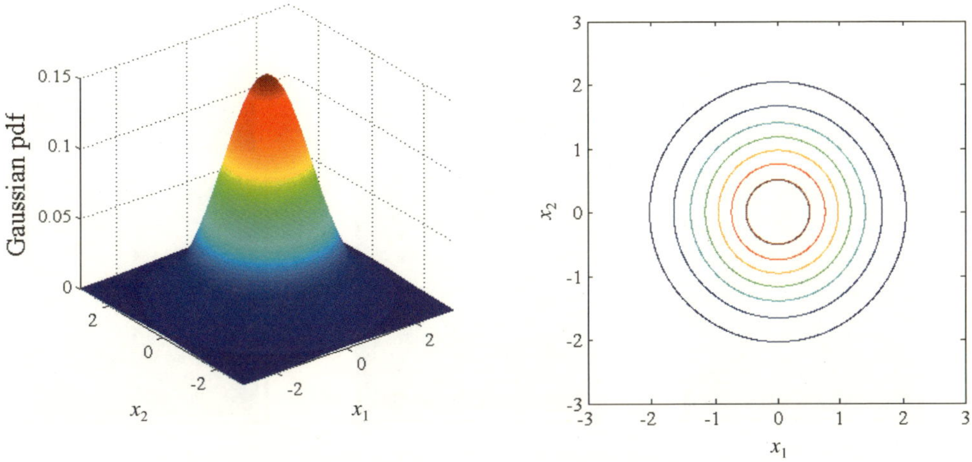

図2.6a　2次元ガウス結合確率密度関数の例1

白色雑音：平均0，分散1，$\rho=0$ 右図は等高線表示．（82ページ参照）

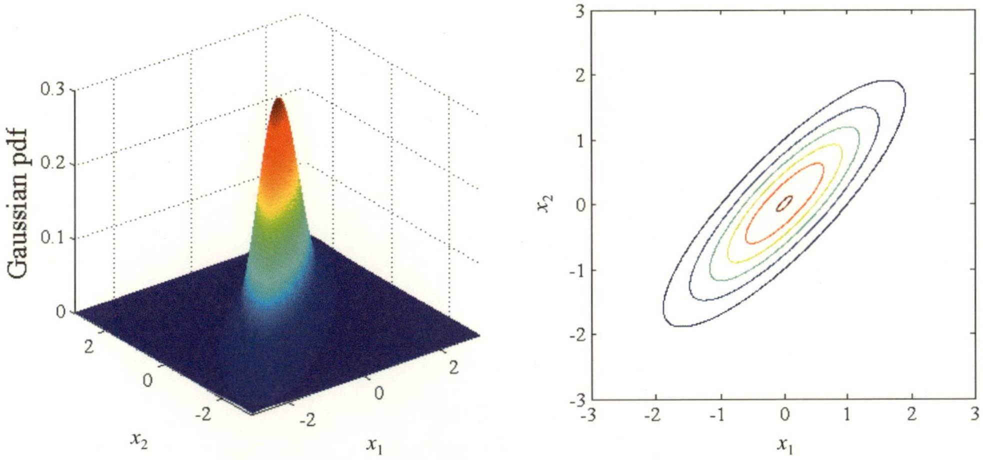

図2.6b　2次元ガウス結合確率密度関数の例2

平均0，分散1，$\rho=0.85$，右図は等高線表示．（82ページ参照）

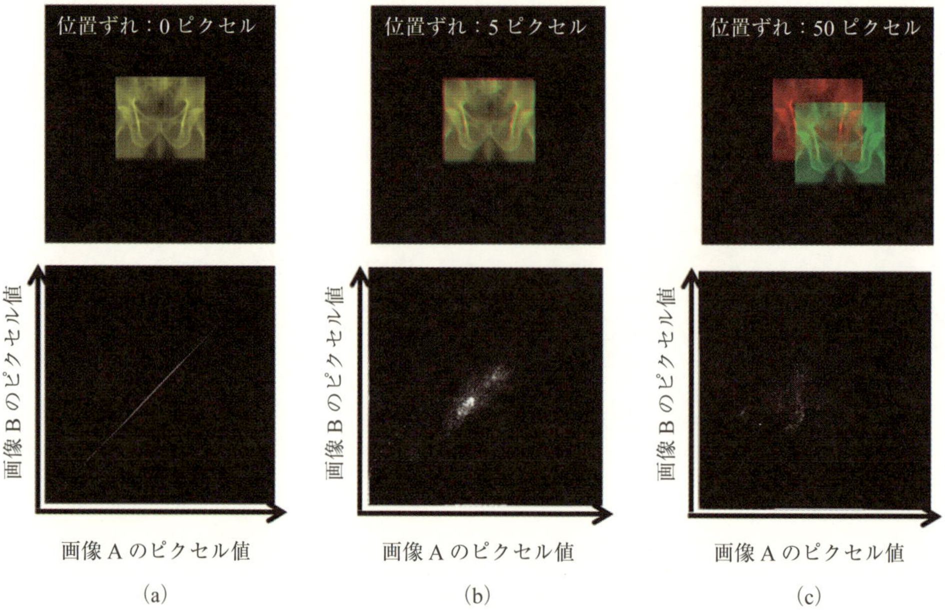

図3.65　位置ずれに対する2つの画像と2次元ヒストグラム
（210ページ参照）

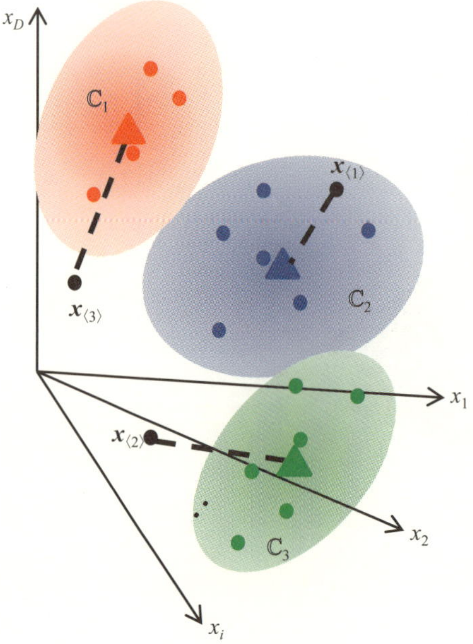

図3.80　最近傍決定法の概要
（233ページ参照）

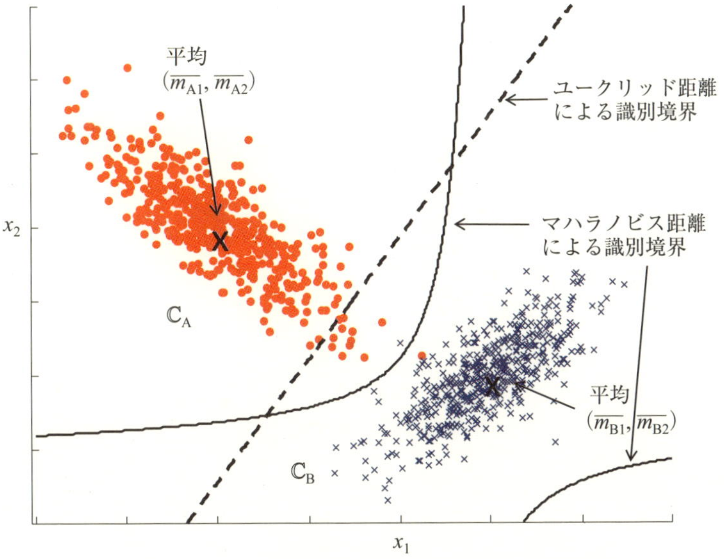

図3.83 ユークリッド距離とマハラノビス距離による境界の違い
（235ページ参照）

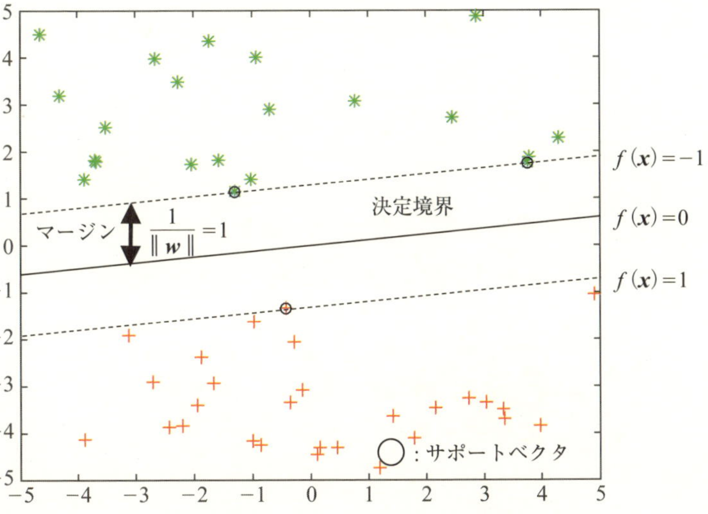

図3.88 ハードマージンSVMの識別境界
（244ページ参照）

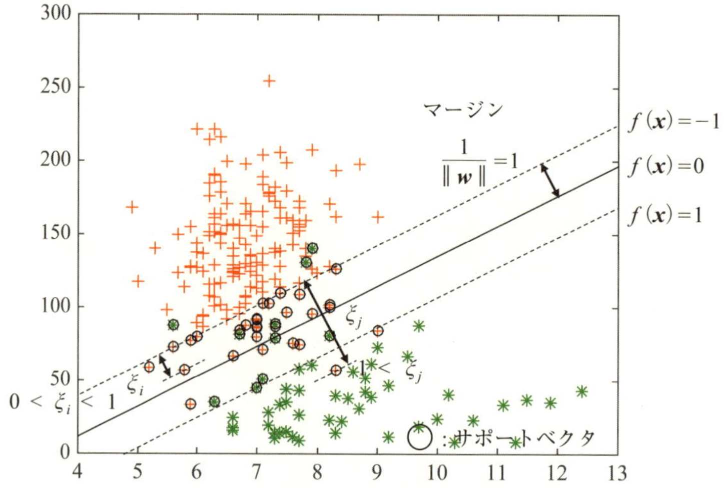

図3.89　ソフトマージンSVMの識別境界（線形）
（246ページ参照）

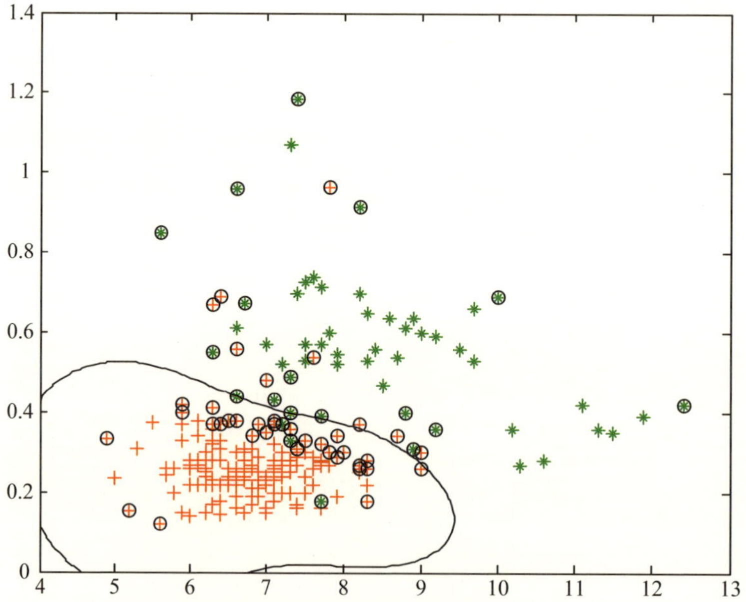

図3.90　ソフトマージンSVMの識別境界例
ガウシアンカーネルによる非線形写像適用.（247ページ参照）

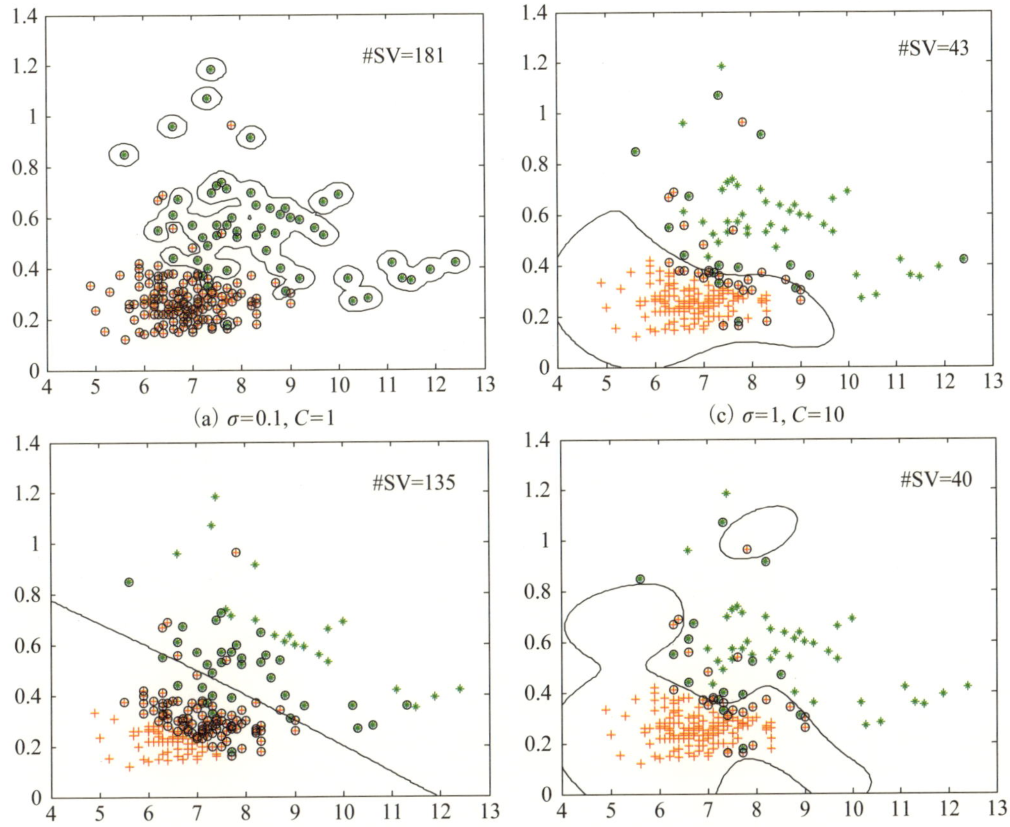

(a) $\sigma=0.1, C=1$　(c) $\sigma=1, C=10$

(b) $\sigma=10, C=1$　(d) $\sigma=1, C=100$

図3.91　さまざまなパラメータによるガウシアンカーネルSVMの識別境界

（252ページ参照）

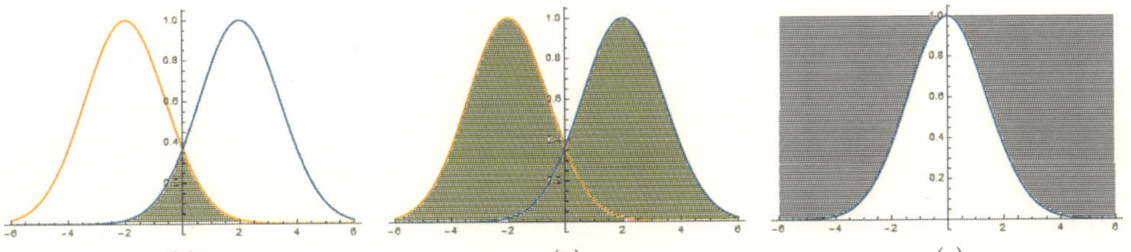

(a)　(b)　(c)

図3.98　ファジー集合における（a）共通集合　（b）和集合　（c）補集合

（268ページ参照）

医学物理学教科書
Medical Physics Textbooks

画像・情報処理

Image and Information Processing

尾川浩一 編著
日本医学物理学会 監修

国際文献社

医学物理学教科書シリーズの刊行にあたって

医学物理学を体系的に記述した日本語の教科書は，いままで出版されておりませんでした。したがって，医学物理学を学ぶ際には，英語の教科書や20年以上前に当学会から出版された「医学物理データブック」を使用していました。このような方法は，非常に大きな労力を要し，それにもかかわらず，体系的な知識を得ることは困難でした。一方，X線CT，MRI，PETの高度化やIMRTなど高精度放射線治療の発展に伴い，その基盤を形成する医学物理学への関心が高まっており，この分野に参入する人の数も著しく増加しております。

当学会は，医学物理学への関心の高まりに応えるため，おおよそ7年前の2011年春に医学物理学の体系的な教科書シリーズの刊行を決定しました。予想していたこととはいえ，いままで出版されていない分野の教科書を出版することは，大変な難事でした。しかし，編者，執筆者のたゆまぬ努力により，2015年春にようやく，「放射線計測学」と「核医学物理学」を刊行いたしました。また，2016年春には「放射線治療物理学」，2017年春には「放射線診断物理学」を刊行しました。そして，それらに引き続きこのたび「画像・情報処理」を刊行する運びとなりました。医学物理学教科書シリーズは全部で7巻の構成であり，これら5巻に引き続き，さらに2巻の刊行が予定されております。

企画にあたり，この教科書シリーズは，大学院レベルの内容とすることをねらいました。すなわち，確立した内容を医学物理学の観点から体系化して記載するだけではなく，その基礎の上に行われている最近の重要な研究の入口までをカバーすることをめざしました。したがって，本シリーズの第一の対象は，医学物理学を学ぶ大学院生であり，その人たちの行う「研究の導入口」となることを期待しています。

しかし，それだけではなく，日本で初めての体系的な教科書として多くの方のお役にたつことをめざしています。医学物理学およびその関連分野で働く研究者や医療技術者にとっては，いままでに修得された知識や経験を整理し，体系化するガイドとしてご使用いただけるのではないかと考えています。特に，本書「画像・情報処理」については，情報処理の持つ分野横断的な性格から，医学物理の関係者だけではなく，放射線医学のさまざまな分野で働く診療放射線技師やエンジニアの方にもぜひ，お読みいただき，ご意見，ご批判いただきたいと考えています。

いままで出版されていない分野の教科書の刊行にご尽力いただいた執筆者，編者，編集顧問の皆様に深く感謝いたします。また，本シリーズの執筆者は延べ100名を超え，当学会としてはかつてない大きさの出版プロジェクトでした。このようなプロジェクトは，未経験の私たちには手に余るものでした。出版事務局として，プロジェクトを進めていただいた(株)国際文献社の若月千尋氏の献身的な努力なしには刊行できなかったのではないかと思います。この場を借りて感謝の意を表します。また，本シリーズの編集顧問であり，本書の第4章を執筆された稲邑清也大阪大学名誉教授におかれては，2017年11月に本書の刊行を待たずに逝去されました。本書の完成を報告するとともにそのご冥福をお祈りいたします。

2018年1月

日本医学物理学会
会長　齋藤秀敏
同　医学物理学教科書編集ad hoc委員会
委員長　遠藤真広

まえがき

日本医学物理学会では，診断物理学，核医学物理学，治療物理学，放射線防護・安全管理学，基礎医学物理学を「医学物理学」の範疇ととらえています。このような伝統的な分類は医学分野での物理学の対象を明示した体系ですが，これらの学問領域を横断的に結ぶものが「情報」ということになります。本書で解説しているさまざまな情報処理技術は，これからの医学物理学の中で大変重要になるコア技術であると確信しています。

情報は漠然とした概念ですが，20世紀半ばにシャノンは情報を定量的に取り扱い，どのようにして効率的，かつ誤りのない情報伝送が可能になるのかを数学的な体系の中で論じました。この情報理論は歴史的には大変新しい学問体系であり，第1章の「情報理論」の中で詳しく述べられています。情報理論の基本概念は，われわれがスマートフォンなどで日常的に見ているWeb上の静止画像，動画像のデータ圧縮技術（JPEGやMPEG）の基礎となっています。

時間を変数とする1次元の関数として情報をとらえたものが信号であり，これは第2章の「信号理論」で詳述されます。信号理論ではどのような数学的モデルとして信号を取り扱うかということから始まり，信号の時間軸および周波数軸での取り扱いが述べられます。その後，ディジタル信号処理のさまざまな技術が紹介されています。信号処理技術の中でも代表的なものは周波数フィルタリングですが，この技術によって信号の中に含まれる雑音や特定の周波数の波の成分を除去できます。また，信号の予測もさまざまな領域で使われている重要な技術になります。

一方，空間的な2次元の関数として情報をとらえたものが画像であり，これは第3章の「画像工学」で詳しく述べられています。この章では，直交変換によって画像を周波数に代表される別の次元で表現し，このような変換が画像の強調，修復，解析，圧縮等にどのように利用されているかが述べられます。画像再構成に関しては，診断物理学または核医学物理学の教科書の内容となるので本章では省き，一般的な画像処理技術について述べています。近年では複数のモダリティによって撮影した画像をフュージョン画像として表示することも行われていますが，この際には画像のレジストレーション技術も必要となり本章で説明しています。後半では種々のパターン認識の技術が紹介され，近年，さまざまな領域で話題になっているAI（artificial intelligence）で最もよく使われているディープラーニングの技術も述べられています。AI技術の活用は無限の可能性があると思われますが，その背景となる技術がどのように発展してきたかを正しく理解しておくことは重要です。

これらの電気工学や情報科学の学問体系のもとで発展してきた情報処理技術とはやや異なりますが，病院システムにおいては，患者情報，検査情報，会計情報などが取り扱われており，このような情報を第4章の「医療情報学」で取り上げてます。この中では個人情報をどう取り扱うのかという観点を含め，さまざまな情報の電子化，ネットワーク化について紹介しています。さらに，このような患者情報を放射線画像情報と結びつけたシステムや世界の標準フォーマットについて詳しく述べられています。

医学における診断でX線CT画像などが役に立つのは当然ですが，今日の放射線治療の領域においても画像の役割は年々増してきています。たとえば，放射線治療ではまず病変の位置を特定するところから始まりますが，さまざまな診断装置から発生した画像には，雑音が混入していたり，コントラストが低い場合があります。このような画像に対して雑音の低減やコントラスト強調を行うことは治療部位を明確化する上で意味があります。一方，治療計画を行うためにはマルチスライスCT画像が必要となり，治療部位を正確に決めるためには，疾患部の領域抽出が必要となります。さらに，このCT画像を電子密度画像に変換して線量分布の計算が行われ，照射計画がつくられます。照射は通常複数回行われますが，そのたびに照射位置の照合が照射装置に設置されたコーンビームCTなどを使った画像と比較されます。

このように，放射線治療の一連の流れを考えただけでも，画像がいかに治療と深く関与しているかがわかります。また，近年のAI技術を用いて自動診断を行う状況を考えてみますと，医学の画像はインターネット上にアップロードされた莫大な量の一般画像とは異なるので，ネット上のビッグデータを利用して診断システムを構築することはできません。患者データは個人情報として厳格に保護されているわけですが，患者の画像や心電信号などの情報，ならびに，電子カルテに記載された疾患情報を一体として利用し，AIの枠組みによるパターン認識と自然言語処理による文字情報の意味理解を組み合わせることで，非常に精度の高い診断システムも構築が可能であると考えています。これらの実現のためにも本書で取り上げたさまざまな技術が役立つことと思われます。

本書が臨床現場で活躍される医学物理士，診療放射線技師，医師はもとより，医学物理学に興味を持つ大学院生，学部生の皆さんの一助となることを願ってやみません。

2017年11月

編集責任者　尾川浩一
（法政大学　教授）

医学物理学教科書シリーズ（構成と編著者）

日本医学物理学会編集

編集代表者：遠藤真広（公益財団法人医用原子力技術研究振興財団）

編集顧問：鬼塚昌彦（元純真学園大学）

西臺武弘（京都医療科学大学名誉教授）

丸橋　晃（京都大学原子炉実験所）

・放射線物理学

編著者：榮　武二（筑波大学　陽子線医学利用研究センター）

・放射線計測学

編著者：納冨昭弘（九州大学医学部）

・画像・情報処理

編著者：尾川浩一（法政大学理工学部）

・放射線治療物理学

編著者：荒木不次男（熊本大学医学部）

・放射線診断物理学

編著者：松本政雄（大阪大学大学院医学系研究科）

・核医学物理学

編著者：村山秀雄（茨城県立医療大学　客員教授）

・医療放射線防護学

編著者：赤羽惠一（国立研究開発法人　量子科学技術研究開発機構　放射線医学総合研究所）

画像・情報処理　執筆者（掲載順）

尾川浩一　（第1章、第3章第1節～第9節）

法政大学理工学部応用情報工学科

八名和夫　（第2章）

法政大学理工学部応用情報工学科

有村秀孝　（第3章第1節～第8節）

九州大学大学院医学研究院保健学部門医用量子線科学分野

彌冨　仁　（第3章第10節～第12節）

法政大学理工学部応用情報工学科

稲邑清也　（第4章）

大阪大学名誉教授

目　　次

医学物理学教科書
画像・情報処理

第3章　画像工学

第4章　医療情報学

第 1 章

情報理論

第1節 はじめに

人類が誕生したときから，人間は情報を交換しながらさまざまな営みを行ってきた．太古の時代における情報伝達の方法は，徒歩によって直接目的地まで出向いたり，煙や光を用いて簡単な合図を送るのみであった．その後，馬や動物を利用してより速く移動することが可能となり，本人が出向かなくても紙や布に書かれた文書という形態での情報伝送も可能となった．さらに，自動車，船，飛行機の発明により，郵便のスピードは格段に速まった．

一方，音声や文字の情報を電気信号（有線）の形態で送ることは，1800年代の電気工学の発展とともに実現した．そして1900年代には無線での通信も可能となった．その後の電気工学，通信工学の発展により，今日ではわれわれは音声や動画などの情報をスマートフォンを用いて，いとも簡単に日常生活の中で取り扱うことができるようになった．電子メールについても20年前は，特定の限られた大学や研究所の研究者のみがインターネットを介して利用していたが，いまや子どもから老人までネットワークにストレスなくアクセスでき，音声，文字，文書を送ることはもちろんとして，webサイトにアクセスし音楽，静止画，動画などをダウンロードして利用することが当然の時代となっている．

このように情報伝送の対象となるメディアや伝送方式はさまざまな変化を遂げてきたが，このモデルは情報理論の創設者であるシャノンの通信路のモデルで表すとわかりやすい．

いま，具体的な事例を用いて情報の伝送について考えてみる．図1.1はAさんからBさんに，ある内容を手紙を用いて伝える場合を想定している．Aさんは，ある考えを文字という表現形式を選び手紙を書く．これをポストに投函することで，手紙がBさんのところに届けられる．Bさんはその手紙を開封し，書かれていた文字を読み，Aさんの考えを理解することになる．

このプロセスを，シャノンの通信路のモデルを用いて，さらに一般的に表現してみる．図1.2はシャノンの通信路のモデルを示すが，情報源で発生した情報，すなわちある事柄についての考えや物理量が，送信機（符号器）において文字や数値，符号，電圧信号などの形態になり，これが通信路を伝送されることになる．伝送の形態としては，文字などを紙や布に書いたもの（手紙）を移動することでもよいし，有線で電線上を信号が伝播してもよいし，無線で空気中を電磁波の形で伝播してもよい．

この通信路には，一般的に雑音が加わる．たとえば，手紙であったら，雨によって文字がにじんでしまったり，有線電話だと混線が起きることもある．無線の場合も，電波の発生源が近くにあると信号成分が相対的に弱まってしまう．

このように劣化した文字，符号，信号を受信して，正しいものに変換するのが受信機（復号器）である．その復号したものを相手が受け取り，送信者の考え方や送信側の物理量を正しく解釈したときにはじめて情報の伝達が正しく行われたことになる．

ここで重要になってくるのは，どのように情報を符号化すれば最も効率よく送ることができるか，また，雑音が混入しても正しく復号するためにはどうしたらよいか，などである．

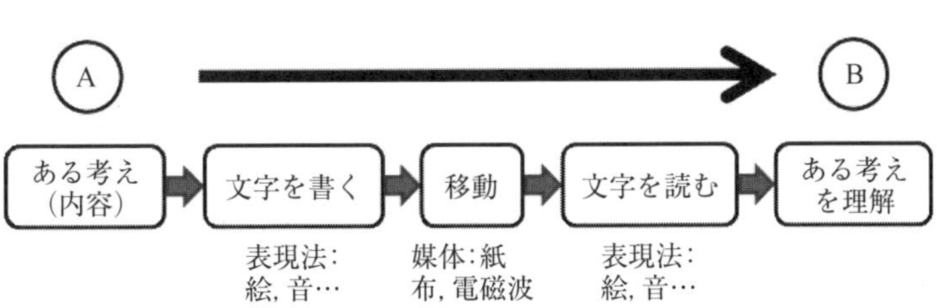

図1.1　情報の流れ

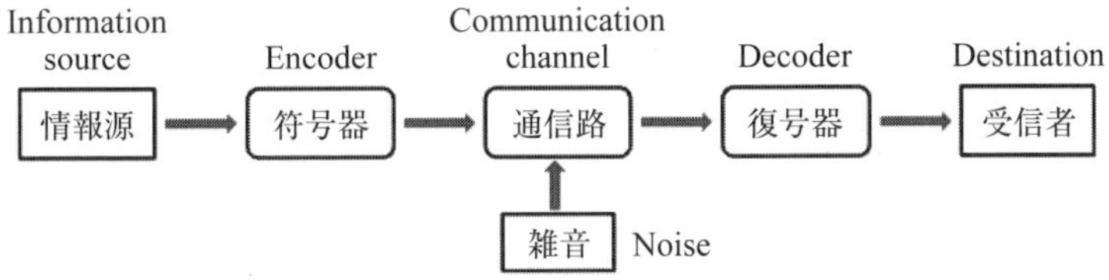

図1.2　シャノンの通信路のモデル

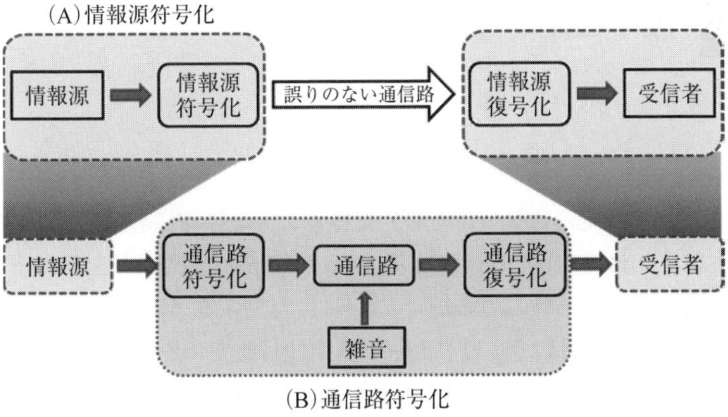

図1.3　情報源符号化と通信路符号化の考え方

シャノンはこの問題を図1.3に示したモデルによってさらに考察した．（A）の部分は情報源符号化と呼ばれている部分である．すなわち，誤りのない通信路を想定し，発生している情報をどのように符号化すれば，最も少ないデータ量（符号量）となるかという視点である．直感的にも納得できると思われるが，たとえば高い頻度で生じている通報に対して，短い長さの符号を割り当て，低い頻度で発生しているものに対して長い符号を割り当てれば，同一の長さの符号をすべてに割り当てるよりも全体のデータ量は減少する．このように，与えられた情報源のどのような通報について，どのような長さの符号を割り当てればよいかを議論するものが，この情報源符号化ということになる．

一方，図1.2に示したように現実の通信系では通信路に雑音が入ってしまう．すなわち，送信側で送った信号が必ずしも受信側と一致しないことが起こる．そこで図1.3上段のモデルの情報源と情報源符号化の部分をまとめて，新たに情報源とみなし，通信路にかかわる部分だけ取り出して，再度符号化を行うものが通信路符号化と呼ばれる部分になる．

このように，誤りが混入することをあらかじめ想定して，誤りに対して強い符号を形成しなければ正しい情報は伝わらない．通信路符号化では，誤りを検出したり，誤りを訂正したりできるような能力を持つ符号とはどういうものか，という議論が展開されることになる．

情報理論では「情報」というわれわれが日常的に使っているにもかかわらず，非常に曖昧な概念を取り扱うために，まずこの量を定義し，数学的に取り扱うことが可能なようにする．そして，通信の効率を向上させ，同時に誤りをも低減させるための符号化の方法を示す．

本章では，情報を確率的現象として取り扱うために，確率の基礎知識が必要となるので，第2節には確率についての記述を行った．また，この情報という漠然とした概念を定量的に表現する情報量の概念を第3節に述べ，第4節では情報源の性質について述べる．さらに，図1.3で示した情報源符号化の概念を第5節に述べる．また，第6節には通信路の性質について述べ，第7節では通信路符号化の考え方を，第8節には具体的な誤り検出・訂正符号について述べる．

第 2 節　確率と確率過程

2.1　確率

さいころを投げある特定の数値（出た目）を得るような操作において，さいころを投げるという行為を試行（trial），出た目の数を標本点（sample），標本点全体の空間を標本空間（sample space）Ωと呼ぶ．さいころの場合，$\Omega=\{1, 2, 3, 4, 5, 6\}$となる．さらに，たとえば出た目の数が偶数である，というようにわれわれが注目している事柄を事象（event）という．事象は標本空間の部分集合（subspace）として表され，上記の場合は$A=\{2, 4, 6\}$となる．そして，さまざまな事象から事象群$\mathscr{A}$が構成される．試行の結果，あるΩに属する標本点ω（すなわち$\omega \in \Omega$）が観測され，それがある部分集合Aに含まれる（$\omega \in A$）ならば事象Aが起こったという．任意の事象Aに対して，Aが起きなかった場合の事象をその余事象（conjugate event）A^Cで表す．すなわち，

$$A^C=\{\omega \in \Omega : \omega \notin A\} \tag{1.1}$$

となる．また，2つの事象A_1, A_2に対してA_1あるいはA_2の少なくとも一方が起こったときをそれらの和事象（union）$A_1 \cup A_2$として表す．すなわち，

$$A_1 \cup A_2=\{\omega \in \Omega : \omega \in A_1 \text{ or } \omega \in A_2\} \tag{1.2}$$

となる．また，A_1およびA_2がともに起こったときを積事象（intersection）$A_1 \cap A_2$という．すなわち，

$$A_1 \cap A_2=\{\omega \in \Omega : \omega \in A_1 \text{ and } \omega \in A_2\} \tag{1.3}$$

となる．さらに，$A_1 \cap A_2$が空集合（null set）ϕになるとき，A_1とA_2は互いに排反（exclusive）であるという．

事象Aの起きる確率（probability）を$P(A)$で表すものとすると，以下の事柄が成り立つ．

(a) 確率の値は0～1の実数となる．

$$0 \leq P(A) \leq 1 \tag{1.4}$$

(b) 標本空間全体の確率は1となる．

$$P(\Omega)=1 \tag{1.5}$$

(c) A_1, A_2, ⋯ が互いに排反な事象ならば次式が成立する．

$$P(A_1 \cup A_2 \cup \cdots) = \sum_{i=1}^{\infty} P(A_i) \tag{1.6}$$

このように，Ω, $\mathscr{A}$, Pによって構成される空間を確率空間（random space）と呼ぶ．さらに，確率に関して以下の基本公式が成り立つ

$$\text{空集合の確率}\quad P(\phi)=0 \tag{1.7}$$

$$\text{余事象の確率}\quad P(A^C)=1-P(A) \tag{1.8}$$

$$\text{和事象の確率}\quad P(A_1 \cup A_2)=P(A_1)+P(A_2)-P(A_1 \cap A_2) \tag{1.9}$$

条件付き確率（conditional probability）（事象A_2が起こったという条件の下で事象A_1が起きる確率）

$$P(A_1 | A_2)=\frac{P(A_1 \cap A_2)}{P(A_2)} \tag{1.10}$$

ベイズの公式（Bayes' theorem）B_1, B_2, ⋯ が互いに排反で$B_1 \cup B_2 \cup \cdots = \Omega$，かつ$P(A)>0$ならば，式（1.11）が成立する．

$$P(B_j | A)=\frac{P(B_j)P(A|B_j)}{\sum_i P(B_i)P(A|B_i)} \tag{1.11}$$

独立性　事象A, Bが互いに独立（independent）ならば，式（1.12）が成立する．

$$P(A \cap B)=P(A) \cdot P(B) \tag{1.12}$$

2.2　確率変数

確率空間（Ω, $\mathscr{A}$, P）に関し，すべての標本点ωについてそれぞれある実数値を対応さ

せる関数$X(\omega)$を考えるとき，このXのことを確率変数（random variable）という．このとき，$\{\omega : X(\omega) \le x\} \in \mathscr{A}$が満たされている．また，

$$F_X(x) = P\{\omega : X(\omega) \le x\} \tag{1.13}$$

をXの分布関数（distribution function）と呼ぶ．以下，簡単のため，

$$F_X(x) = F(x),\ P\{\omega : X(\omega) \le x\} = P(X \le x) \tag{1.14}$$

と表すことにする．分布関数は次のような性質を持つ．

$$a < b \text{ ならば } F(a) \le F(b) \text{：単調非減少} \tag{1.15}$$

$$\lim_{x \to a+0} F(x) = F(a) \text{：右連続} \tag{1.16}$$

$$\lim_{x \to -\infty} F(x) = 0 \tag{1.17}$$

$$\lim_{x \to \infty} F(x) = 1 \tag{1.18}$$

2.3　離散形確率分布関数

Xのとりうる値が有限個，あるいは可算無限個であるときXは離散分布するという．とりうる値を$V = \{v_1, v_2, v_3, \cdots\}$，離散分布の確率関数を$f(v)$とすると，

$$\text{(i)　すべての } k \text{ について}\quad f(v_k) \ge 0 \tag{1.19}$$

$$\text{(ii)}\quad \sum_k f(v_k) = 1 \tag{1.20}$$

が成立する．以下に，代表的な離散分布を示す．

(1) 2点分布　$B(1; p)$　$(0 < p < 1)$

とりうる値が2つだけの分布$V = \{0, 1\}$であり，pは0と1との間の任意の実数である．

$$f(0) = p,\quad f(1) = 1 - p \tag{1.21}$$

(2) 2項分布　$B(n; p)$　$(0 < p < 1)$

2点分布において離散値をnまで拡張した$V = \{0, 1, 2, \cdots, n\}$の分布である．

$$f(k) = {}_n\mathrm{C}_k\, p^k (1-p)^{n-k} \tag{1.22}$$

(3) 幾何分布　$G(p)$　$(0 < p < 1)$

離散値を無限大まで拡張した$V = \{0, 1, 2, \cdots\}$の分布である．

$$f(k) = (1-p)^k p \tag{1.23}$$

(4) ポアソン分布　$P(\lambda)$

ポアソン分布（Poisson distribution）は，医学物理において大変頻繁に現れる分布関数である．たとえば，不安定な原子核が壊変しγ線が放出される事象において，その放出の時間間隔はポアソン分布に従い，また，X線管から放射される光子の数もポアソン分布に従っている．離散値をnまで，すなわち$V = \{0, 1, 2, \cdots, n\}$として，ポアソン分布は

$$f(k)=e^{-\lambda}\frac{\lambda^k}{k!} \tag{1.24}$$

となる．ここで，kは観測値，λは期待値である．

2.4　連続形確率分布関数

Xのとりうる値が実数全体であって，その分布関数の微分や積分が可能な場合もある．このような分布を連続分布という．このとき，確率分布関数（probability distribution function）は

$$F(x)=\int_{-\infty}^{x} f(v)\,dv \tag{1.25}$$

と表され，以下の性質を持つ．

$$\text{(i)}\ \ f(x)\geq 0 \qquad (-\infty<x<\infty) \tag{1.26}$$

$$\text{(ii)}\ \ \int_{-\infty}^{\infty} f(x)\,dx=1 \tag{1.27}$$

また，

$$f(x)=\frac{d}{dx}F(x) \tag{1.28}$$

を確率密度関数（probability density function）と呼ぶ．以下に代表的な連続分布を示す．

(1) 一様分布　$U(a, b)$　$(a < b)$

$$f(x)=\begin{cases}\dfrac{1}{b-a} & a\leq x\leq b\\ 0 & \text{otherwise}\end{cases} \tag{1.29}$$

(2) ベータ分布　$B(\alpha, \beta)$　$(\alpha > 0, \beta > 0)$

$$f(x)=\begin{cases}\dfrac{1}{B(\alpha,\beta)}x^{\alpha-1}(1-x)^{\beta-1} & 0\le x\le 1\\ 0 & \text{otherwise}\end{cases} \tag{1.30}$$

ここで，

$$B(\alpha,\beta)=\int_0^1 t^{\alpha-1}(1-t)^{\beta-1}\,dt \quad \text{（ベータ関数）} \tag{1.31}$$

(3) 指数分布　$E(\alpha)$ $(\alpha > 0)$

$$f(x)=\begin{cases}\alpha e^{-\alpha x} & x\ge 0\\ 0 & x<0\end{cases} \tag{1.32}$$

(4) ガンマ分布　$G(\alpha, v)$ $(\alpha > 0, v > 0)$

$$f(x)=\begin{cases}\dfrac{1}{\Gamma(v)}\alpha^{v}x^{v-1}e^{-\alpha x} & x\ge 0\\ 0 & x<0\end{cases} \tag{1.33}$$

ここで，

$$\Gamma(v)=\int_0^\infty t^{v-1}e^{-t}\,dt \quad \text{（ガンマ関数）} \tag{1.34}$$

(5) 正規分布　$N(\mu, \sigma^2)$ $(-\infty < \mu < \infty, \sigma > 0)$　μ：平均値，σ^2：分散

$$f(x)=\frac{1}{\sqrt{2\pi}\,\sigma}\exp\left\{-\frac{1}{2}\left(\frac{x-\mu}{\sigma}\right)^2\right\} \quad -\infty<x<\infty \tag{1.35}$$

正規分布（normal distribution）はガウス分布（Gaussian distribution）とも呼ばれ，工学上，非常に重要な関数である．特に$N(0,1)$は標準正規分布とも呼ばれる．

(6) コーシー分布　$C(\mu, \alpha)$ $(-\infty < \mu < \infty, \alpha > 0)$

$$f(x)=\frac{1}{\pi}\frac{\alpha}{(x-\mu)^2+\alpha^2} \qquad -\infty<x<\infty \tag{1.36}$$

2.5　確率変数の特性値

離散形確率変数Xの期待値（expectation value）または平均値（mean, average）は

$$E(X)=\sum_k v_k f(v_k) \tag{1.37}$$

で与えられる．また，連続形確率変数Xの期待値は

$$E(X)=\int_{-\infty}^{\infty} x\, f(x)\, dx \tag{1.38}$$

で与えられる．確率変数Xの期待値$E(X)$をμで表すと，$(X-\mu)^2$もまた確率変数となり，この期待値のことを分散（variance）と呼ぶ．分散$V(X)$は，離散形分布に関しては，

$$V(X)=\sum_{k}(v_k-\mu)^2 f(v_k) \tag{1.39}$$

となり，連続形分布に関しては，

$$V(X)=\int_{-\infty}^{\infty}(x-\mu)^2 f(x)\, dx \tag{1.40}$$

として求めることができる．さらに，分散の平方根の値を標準偏差（standard deviation）σといい，この値は平均値からどの程度値がばらつくかをみるための尺度といえる．確率変数X_1, X_2があり，それぞれの平均値がμ_1, μ_2のとき，確率変数の和の分散は，

$$V(X_1+X_2)=V(X_1)+V(X_2)+2E\{(X_1-\mu_1)(X_2-\mu_2)\} \tag{1.41}$$

となる．また，X_1とX_2の共分散（covariance）は次式で表される．

$$\mathrm{Cov}(X_1, X_2)=E\{(X_1-\mu_1)(X_2-\mu_2)\} \tag{1.42}$$

相関係数（correlation coefficient）は式（1.43）で定義され，

$$r(X_1, X_2)=\frac{\mathrm{Cov}(X_1, X_2)}{\sqrt{V(X_1)\cdot V(X_2)}} \tag{1.43}$$

$r(X_1, X_2)=0$ならば，X_1とX_2は無相関であるという．

分散の定義式を拡張し，任意の自然数lに対して，

$$\mu_l=E\{(X-\mu)^l\} \tag{1.44}$$

を考える．これを平均値の周りのl次モーメント（momentum）という．同様に，原点の周りのl次モーメントは式（1.45）で与えられる．

$$\mu_l'=E\{X^l\} \tag{1.45}$$

2.6　確率ベクトル

確率変数を単一の変数から，複数個の確率変数の集合として取り扱ったものが確率ベクトル（random vector）である．いま，確率分布関数$F_X(\boldsymbol{x})$を持つ確率ベクトルを$\boldsymbol{x}=(X_1, \cdots, X_n)^T$とすると，

$$F_{\boldsymbol{X}}(\boldsymbol{x})=P[X_1\leq x_1,\cdots,X_n\leq x_n] \tag{1.46}$$

と定義される．ここでTは転置（transpose）を意味するものとする．右辺について

$$\{\boldsymbol{X}\leq\boldsymbol{x}\}=\{X_1\leq x_1,\cdots,X_n\leq x_n\} \tag{1.47}$$

と表すことにすれば

$$F_{\boldsymbol{X}}(\boldsymbol{x})=P[\boldsymbol{X}\leq\boldsymbol{x}] \tag{1.48}$$

となる．単変数のときと同様に，

$$F_{\boldsymbol{X}}(\infty)=1 \tag{1.49}$$

$$F_{\boldsymbol{X}}(-\infty)=0 \tag{1.50}$$

となり，確率密度関数は以下の式で表される．

$$f_{\boldsymbol{X}}(\boldsymbol{x})=\frac{\partial^n F_{\boldsymbol{X}}(\boldsymbol{x})}{\partial x_1\cdots\partial x_n} \tag{1.51}$$

また，2つの確率ベクトル$\boldsymbol{X}$, $\boldsymbol{Y}$に対する結合分布関数（joint distribution function）は

$$F_{\boldsymbol{XY}}(\boldsymbol{x},\boldsymbol{y})=P[\boldsymbol{X}\leq\boldsymbol{x},\boldsymbol{Y}\leq\boldsymbol{y}] \tag{1.52}$$

となり，結合確率密度関数（joint probability density function）は以下のようになる．

$$f_{\boldsymbol{XY}}(\boldsymbol{x},\boldsymbol{y})=\frac{\partial^{(n+m)} F_{\boldsymbol{XY}}(\boldsymbol{x},\boldsymbol{y})}{\partial x_1\cdots\partial x_n\partial y_1\cdots\partial y_m} \tag{1.53}$$

また，$f_{\boldsymbol{XY}}(\boldsymbol{x},\boldsymbol{y})$から求められる$\boldsymbol{X}$の周辺確率密度関数（marginal probability density function）は，式（1.54）で与えられる．

$$f_{\boldsymbol{X}}(\boldsymbol{x})=\int_{-\infty}^{+\infty}\cdots\int_{-\infty}^{+\infty} f_{\boldsymbol{XY}}(\boldsymbol{x},\boldsymbol{y})\,dy_1\cdots dy_m \tag{1.54}$$

確率ベクトル$\boldsymbol{X}$, $\boldsymbol{Y}$に対する自己相関行列（auto correlation matrix）$\mathbf{R}_{XX}$は

$$\mathbf{R}_{XX}=E[\boldsymbol{X}\boldsymbol{X}^T] \tag{1.55}$$

であり，相互相関行列（cross-correlation matrix）$\mathbf{R}_{XY}$は以下のようになる．

$$\mathbf{R}_{XY}=E[\boldsymbol{X}\boldsymbol{Y}^T] \tag{1.56}$$

確率ベクトル$\boldsymbol{X}=(X_1, X_2,\cdots,X_n)^T$の期待値ベクトル$\boldsymbol{\mu}=(\mu_1,\mu_2,\cdots,\mu_n)^T$は

$$\mu_i=\int_{-\infty}^{+\infty}\cdots\int_{-\infty}^{+\infty} x_i f_{\boldsymbol{X}}(x_1,\cdots,x_n)\,dx_1\cdots dx_n \tag{1.57}$$

である．また，共分散行列（covariance matrix）は

$$\mathbf{K}=E[(\boldsymbol{X}-\boldsymbol{\mu})(\boldsymbol{X}-\boldsymbol{\mu})^T] \tag{1.58}$$

として与えられる．この行列の i 行 j 列成分 K_{ij} は

$$K_{ij}=E[(X_i-\mu_i)(X_j-\mu_j)]=K_{ji} \tag{1.59}$$

となり対称行列である．自己相関相関行列 $\mathbf{R}_{XX}$ と $\mathbf{K}$ との関係は式（1.60）となる．

$$\mathbf{K}=\mathbf{R}_{XX}-\boldsymbol{\mu}\boldsymbol{\mu}^T \tag{1.60}$$

2.7　確率過程

時間の経過とともに確率的に変動するプロセスを確率過程（random process）という．前項では離散的な確率変数をひとつの集合として取り扱ったが，連続量としての有限個の確率変数の集合として，ここでは取り扱う．時刻 ζ から始めて一定区間 T の標本点 t（$t=(t_1, t_2, \cdots, t_n)\in T$）での確率変数 $X(t)$ を考えたものが確率過程である．

確率過程に対しての確率分布関数は結合分布関数

$$F_X(\boldsymbol{x})=\int_{-\infty}^{x_1}\cdots\int_{-\infty}^{x_n} f_X(\boldsymbol{y},\boldsymbol{t})\,dy_1\cdots dy_n \tag{1.61}$$

で与えられ，ここで $f_X(\boldsymbol{y},\boldsymbol{t})$ は確率密度関数であり，以下の条件を満足する．

$$f_X(\boldsymbol{y},\boldsymbol{t})\geq 0 \tag{1.62}$$

$$\int_{-\infty}^{+\infty}\cdots\int_{-\infty}^{+\infty} f_X(\boldsymbol{y},\boldsymbol{t})\,dy_1\cdots dy_n=1 \tag{1.63}$$

この確率過程の中でも特に重要なのはポアソン過程（Poisson process）である．ポアソン過程では時刻 t までに到着（検出）する全カウントを $N(t)$ とすると

$$N(t)=\sum_{n=0}^{\infty} u(t-T(n)) \tag{1.64}$$

と表すことができる．ここで $u(t)$ は単位ステップ関数，$T(n)$ は n 番目の到着までの時間である．この $T(n)$ についてある到着から次の到着までの時間が指数分布し，それぞれが独立である場合，任意の固定した t に対して，到着数が n となる確率は

$$P[N(t)=n]=\frac{(\lambda t)^n}{n!}e^{-\lambda t}u(t) \quad n\geq 0 \tag{1.65}$$

として与えられる．

いま，確率過程 $\{X(t), t\in T\}$ に関して $\{X(t_1), \cdots, X(t_n)\}$ と $\tau(\tau\in T)$ だけずらしたもの

$\{X(t_1+\tau), \cdots, X(t_n+\tau)\}$との結合確率密度関数が等しいとき，この確率過程を定常確率過程という．このとき，分布が時間のシフトに対して変化しない．

第3節 情報量とエントロピー

3.1 情報量

現代は情報社会といわれており，われわれを取り巻く至るところで情報という言葉が氾濫している．この情報は，重さや長さのようなある特定の物理量ではないために測定することができなく，ある情報の持つ大きさという表現をした場合，その量は漠然としたものとなるが，情報を工学的に取り扱う場合には，これを定量的な量として定義する必要がある．

ここで，情報の量に関して次のような考察を行ってみる．たとえば「サハラ砂漠で雨が降った」という通報があったとしよう．この通報の持っている情報の量はどのくらいであろうか．砂漠という場所は年間を通じて雨がほとんど降らない地域であり，その砂漠に雨が降ったということは動植物が生きていくうえで必須の水を得たこととなり，生物にとっては大変重要な意味を持つ．この例では，「ふだん滅多に起きないことが起きた」ことを意味している．この通報を知ることは「意味のあること」であり，通報自体は「大きな情報を持っている」と解釈できる．

これに対して，「4月に東京の千鳥ヶ淵で桜が満開となった」という通報を考えてみよう．皇居の近くの千鳥ヶ淵は桜の名所でもあり4月に大勢の花見客が訪れる場所である．したがって，この通報を聞いても，毎年起きていることが今年も起こった，という程度にしかとらえられないであろう．すなわち，「いつも起きていることが起きた」という通報は，これを聞いた人に対して何ら影響を与えないだろう．このことは，この通報が「大きな情報を持っていない」と解釈できる．

上記の2つの例が示唆することは，情報の大きさ（量）は事象の発生確率と密接な関係があるということであり，発生確率の小さな事象の通報は大きな情報量を持ち，発生確率の大きな事象は小さな情報量になっていることが直感的に認識できると思われる．すなわち，情報量は確率の単調減少関数になっている．

次に情報量の加法性について，例を使って考察してみる．Aさんの事務所の部屋は3階建てのビルの2階の北端の位置にあり，それぞれの階には5部屋があるとする．いま，BさんがAさんの事務所に行って打ち合わせをするとしよう．もしも，BさんがAさんの部屋の位置について何の情報も持っていない場合には，すべての部屋を訪ねてAさんの事務所を見つけることになる．

このとき，ビルの階数は3，1階あたりの部屋の数は5なので，全部の部屋の数は15となり，BさんがAさんの部屋を見つける確率は1/15となる．一方，Bさんが，Aさんの部屋の階についての情報（すなわち2階である）を持っているならば，直接2階まで行きそのフロアの5部屋を探すことになる．すなわちAさんの部屋を見つける確率は1/5となる．この場合は，部屋の位置に関する情報がない状態となっている．また，BさんがAさんの部屋の位置（すなわち北端にある）についての情報を知っていたならば，1，2，3階の北端の位置の部屋を探すことになり，1/3の確率で見いだすことができる．この場合は，階についての情報がない状態である．このことから，以下の関係が存在することが予測できる．すなわち

（部屋を特定する確率）＝（階についての確率）×（フロア内の位置についての確率）

1/15　＝　1/3　×　1/5

一方，情報という観点から考えてみると

（部屋を特定する情報）＝（階についての情報）＋（フロア内の位置についての情報）

となる．このように，確率という観点から考えると，2つの独立事象が同時に起きる確率はその乗算によって与えられるのに対し，情報という観点からはそれぞれの情報の和として構成されることが推論できる．

次に，前述の①情報量（information content）は確率の単調減少関数，および②確率の乗算は情報量に対しては加算，という関係を満たすような確率と情報量を数式的に記述する．

まず，情報量Iは確率pの関数となっているので$I(p)$と記述でき，これはpに対して単調減少関数となる．pは確率であるので$0 \leq p \leq 1$となる．ただし，確率が0の事象を問題にしても意味がないので，$0 < p \leq 1$と考えることにする．また，2つの独立事象の確率をp_1, p_2としたとき，前述の関係から

$$I(p_1 \cdot p_2) = I(p_1) + I(p_2) \tag{1.66}$$

となる．このような関係を与える関数は式(1.67)の対数関数である．

$$I(p) = a \log_e p + b \tag{1.67}$$

ここでa, bは定数である．いま，$p_1 = 1, p_2 = 1$として式(1.66)に代入すると，

$$I(1 \cdot 1) = I(1) + I(1) \tag{1.68}$$

となり，

$$I(1) = 0 \tag{1.69}$$

が得られる．$p = 1$というのは，次にどのような事象が起きるかということがあらかじめわかっている状態を意味しており，その際の情報量が0であることを示している．よって，式(1.67)に$p = 1$を代入すると$b = 0$が得られる．

次に，aの値について考えてみる．これは情報量の大きさを表す尺度（スケーリングファクタ）となっていることがわかるが，いま，2つの事象があり，それぞれの事象が1/2の確率で生起する場合の情報量を，その単位とすることとしよう．その場合，

$$I(1/2) = a \log_e \frac{1}{2} = 1 \tag{1.70}$$

となる．よって，

$$a(\log_e 1-\log_e 2)=-a\log_e 2=1 \tag{1.71}$$

より，

$$a=-\log_2 e \tag{1.72}$$

が得られる．この結果を式（1.67）に代入し，$b=0$を考慮すると，

$$I(p)=-\log_2 e\cdot\log_e p=-\log_2 e\cdot\frac{\log_2 p}{\log_2 e} \tag{1.73}$$

が得られる．すなわち，

$$I(p)=-\log_2 p \tag{1.74}$$

が情報量を与える式となる．ここでの単位は，二者択一の情報をその情報量の基本単位としており，これをビット（bit）と呼ぶ．bitはbinary digitの略である．

3.2　エントロピー

確率変数Xのとりうる値の集合を$x_1, x_2, x_3, \cdots, x_n$とし，$X$が値$x_i$をとる確率を$p_i$とする．たとえば，さいころの場合，$x_i$は出た目の値1, 2, 3, 4, 5, 6のいずれかに該当し，p_iの値は出た目の値にかかわらず1/6となる．前項ではある事象の持つ情報量について述べたが，たとえばこの場合では，1～6のいずれかの目が出るという情報量は$-\log_2(1/6)$となる．

一方，さいころの目全体という見方で考えるとどのようになるであろうか．それぞれの目の出る確率は1/6なので，生起確率とそれぞれの情報量をかけて和をとることによって

$$\sum_{i=1}^{6}\frac{1}{6}\cdot\left(-\log_2\frac{1}{6}\right)=\log_2 6=2.58(\mathrm{bit}) \tag{1.75}$$

が得られる．このように系全体で考えた平均の情報量のことをエントロピー（entropy）といい，一般式では

$$H(X)=-\sum_{i=1}^{n}p_i\log_2 p_i \tag{1.76}$$

として表される．ここで注意すべきことは，たとえば特定の事象に関しての確率p_iが小さければ，その情報量$-\log_2 p_i$は大きな値となるが，エントロピーは系全体でみた情報量の平均値なので，上記のp_iを有する系のエントロピーが大きくなるとはいえない．このことを確かめるために，2つの事象{0, 1}で構成される系を考え，それぞれの生起確率を$p, 1-p$として考えていく．式（1.76）よりこの系のエントロピーは

$$H(X)=H(p)=-\{p\log_2 p+(1-p)\log_2(1-p)\} \tag{1.77}$$

として与えられる．上式はエントロピー関数（entropy function）とも呼ばれ，これ以降の話

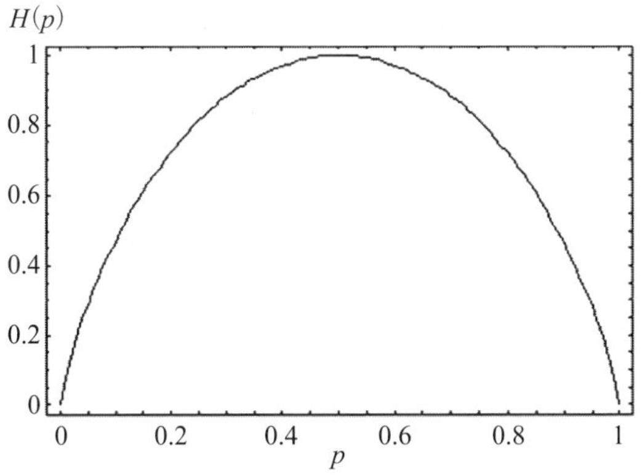

図1.4　エントロピー関数

題の中でもしばしば現れる重要な式である．式 (1.77) を図に表したものが図1.4である．横軸は確率p，縦軸はエントロピーの値を示すが，特徴的な点は$p=0$, $p=1/2$, $p=1$の点である．$p=0$について考えると，これは，事象$\{0\}$が生起する確率が0であること，すなわちもう一方の事象$\{1\}$が生起する確率が1である（すなわち，あらかじめわかっている）ことを示している．このような系では系全体としてみた平均の情報量も0になることは直感的にも理解できるものと思われる．また，$p=1/2$はエントロピーの値が最大となる確率である．このとき事象$\{0\}$, $\{1\}$のそれぞれの生起する確率が1/2となった状態で，どちらが生起するかに関しての曖昧さが最大になっている．このとき，それぞれの情報量は$-\log_2(1/2)=1$ (bit) となり，エントロピーは $(1/2)\cdot 1+(1/2)\cdot 1=1$ (bit) となる．$p=1$の点は，$p=0$と対照的なものであり，このとき$\{0\}$の事象が生ずる確率が1となり，この場合も何が生起するかあらかじめわかっている系となり，この場合のエントロピーは0 (bit) となる．一方，たとえば$p=0.1$を考えてみると，事象$\{0\}$の持つ情報量は$\{0\}$の生起確率$p=0.5$の場合と比較して大きなものとなるが，もう一方の事象$\{1\}$に関しての生起確率は0.9となるため，系全体としてみた情報量は$\{0\}$の生起確率$p=0.5$のときと比較して，小さくなる．

次に，エントロピーの最大値について考察してみる．式 (1.76) はn個の事象から構成される系のエントロピーであるが，この最大値をラグランジュの未定乗数法 (Lagrange multiplier) を用いて求めてみる．いま，それぞれの生起確率p_iについて

$$\sum_{i=1}^{n} p_i = 1 \tag{1.78}$$

が成立しているので，これを拘束条件 (constraint) として目的関数$U(p_i)$をつくり，最大化を行う．すなわち，以下の式のように定義する．

$$U(p_i) = H(p_i) + \lambda\left(\sum_{i=1}^{n} p_i - 1\right) \tag{1.79}$$

ここで，λはラグランジュの未定乗数である．式 (1.79) に式 (1.76) を代入することで次式を得る．

$$U(p_i) = -\sum_{i=1}^{n} p_i \log_2 p_i + \lambda\left(\sum_{i=1}^{n} p_i - 1\right) \tag{1.80}$$

式 (1.80) をp_iで偏微分すると

$$\frac{\partial U(p_i)}{\partial p_i} = -\frac{\partial(p_i \log_2 p_i)}{\partial p_i} + \lambda = -\log_2 p_i - p_i \frac{\partial(\log_2 p_i)}{\partial p_i} + \lambda \tag{1.81}$$

となり，

$$\frac{\partial U(p_i)}{\partial p_i} = 0 \tag{1.82}$$

とすることで最大値を求める．すなわち，

$$-\log_2 p_i - p_i \frac{1}{p_i \log_e 2} + \lambda = 0 \tag{1.83}$$

より

$$\log_2 p_i + \log_2 e = \lambda \tag{1.84}$$

となる．したがって，最終的には

$$\log_2 p_i e = \lambda \tag{1.85}$$

$$p_i = 2^{\lambda}/e \tag{1.86}$$

となる．λは定数であり，エントロピーが最大となる確率p_iがiに依存していない定数となっていることがわかる．この最大値をとる確率を$p_i = p_0$とすると，式 (1.78) から

$$\sum_{i=1}^{n} p_0 = np_0 = 1 \tag{1.87}$$

となり，結果として$p_0 = 1/n$を得ることになる．よって，エントロピーが最大となるのは$p_i = 1/n$のときであり，そのときのエントロピーの値は

$$H = -\sum_{i=1}^{n} \frac{1}{n} \log_2 \frac{1}{n} = \sum_{i=1}^{n} \frac{1}{n} \log_2 n = \log_2 n \tag{1.88}$$

となる．

次に2つの確率変数からなるエントロピーを考えてみる．確率変数Xは$x_1, x_2, \cdots, x_n$の値をとるものとし，確率変数Yは$y_1, y_2, \cdots, y_m$の値をとるものとする．いま，x_iとy_iが同時に起きる確率を$p\,(x_i, y_i)$で表すものとすると，このような系のエントロピーは

$$H(X,Y)=-\sum_{i=1}^{n}\sum_{j=1}^{m}p(x_i,y_j)\log_2 p(x_i,y_j) \tag{1.89}$$

として表すことができる．一方，XとYに関するエントロピーは，それぞれ

$$H(X)=-\sum_{i=1}^{n}p(x_i)\log_2 p(x_i) \tag{1.90}$$

$$H(Y)=-\sum_{j=1}^{m}p(y_j)\log_2 p(y_j) \tag{1.91}$$

となる．$H(X,Y)$ と$H(X)$, $H(Y)$ との間には，

$$H(X,Y)\leq H(X)+H(Y) \tag{1.92}$$

が成立する（証明略）．等号が成立するのは

$$p(x_i,y_j)=p(x_i)\cdot p(y_j) \tag{1.93}$$

となるような，x_iとy_jが独立の場合である．

また，$p(x_i,y_j)$ と$p(x_i)$，$p(y_j)$ との間には，

$$p(x_i,y_j)=p(x_i)\cdot p(y_j|x_i) \tag{1.94}$$

$$p(x_i,y_j)=p(y_j)\cdot p(x_i|y_j) \tag{1.95}$$

なる関係がある．ここで$p(y_j\,|\,x_i)$ はx_iが生起したという条件の下でy_jが生起する条件付き確率である．$p(y_j\,|\,x_i)$ に関するエントロピーは

$$H(Y|x_i)=-\sum_{j=1}^{m}p(y_j|x_i)\log_2 p(y_j|x_i) \tag{1.96}$$

で定義され，これはx_iが生起したという条件の下でのYの条件付きエントロピーであり，Xを知ったときのYに関する条件付きエントロピーは，Xの要素についての生起確率と式(1.96) と乗算したものの和として表され，

$$H(Y|X)=\sum_{i=1}^{n}p(x_i)H(Y|x_i) \tag{1.97}$$

となる．したがって，

$$H(Y|X) = -\sum_{i=1}^{n}\sum_{j=1}^{m} p(x_i)\,p(y_j|x_i)\log_2 p(y_j|x_i)$$
$$= -\sum_{i=1}^{n}\sum_{j=1}^{m} p(x_i, y_j)\log_2 p(y_j|x_i) \tag{1.98}$$

となる．同様に，Yを知ったときのXに関する条件付きエントロピーは

$$H(X|Y) = -\sum_{i=1}^{n}\sum_{j=1}^{m} p(x_i, y_j)\log_2 p(x_i|y_j) \tag{1.99}$$

となる．また，$H(X, Y)$ と$H(X|Y)$ との関係に関しては，

$$H(X,Y) = -\sum_{i=1}^{n}\sum_{j=1}^{m} p(x_i, y_j)\log_2 p(x_i, y_j) = -\sum_{i=1}^{n}\sum_{j=1}^{m} p(x_i, y_j)\log_2 p(x_i)\,p(y_j|x_i)$$
$$= -\sum_{i=1}^{n}\sum_{j=1}^{m} p(x_i, y_j)\log_2 p(x_i) - \sum_{i=1}^{n}\sum_{j=1}^{m} p(x_i, y_j)\log_2 p(y_j|x_i) \tag{1.100}$$

などから，

$$H(X,Y) = H(X) + H(Y|X) \tag{1.101}$$

となる．ここで，

$$p(x_i) = \sum_{j=1}^{m} p(x_i, y_j) \tag{1.102}$$

の関係を用いている．また，$H(X, Y)$ と$H(Y|X)$ の間には式（1.101）同様，

$$H(X,Y) = H(Y) + H(X|Y) \tag{1.103}$$

が成立する．さらに，式（1.92）から

$$H(Y|X) \leq H(Y) \tag{1.104}$$

$$H(X|Y) \leq H(X) \tag{1.105}$$

が成立する．また，$H(X)$ と$H(X|Y)$ の差

$$I(X;Y) = H(X) - H(X|Y) \tag{1.106}$$

は，確率変数XとYの間の相互情報量（mutual information）と呼ばれ，その意味はXの最初の平均的な情報量とYを知ることによって得られるXの平均的な情報量との差，すなわち曖昧さの減少量（＝情報量の増加）を表している．同様に，

$$I(X;Y)=H(Y)-H(Y|X) \tag{1.107}$$

が成立し，式 (1.107) は，式 (1.101)，式 (1.103) などを考慮すると，

$$I(X;Y)=H(X)+H(Y)-H(X,Y) \tag{1.108}$$

$$I(X;Y)=I(Y;X) \tag{1.109}$$

などが，成立することがわかる．

第 4 節　情報源

4.1　情報源の性質

情報源は，その発生する情報の種類によって離散的情報源と連続的情報源に大別される．離散的情報源は特定の時間間隔や特定の時点において，離散量としての情報が発生するようなものである．たとえば，“Hello”という文字列をチャット (chat) によりリアルタイムでインターネットを介して送信した場合，受信側ではある時間間隔ごとに，‘H’, ‘e’, ‘l’, ‘l’, ‘o’という文字列が表示されることになる．ここで“Hello”は通報 (message) と呼ばれる．また，通報を構成する‘H’や‘e’のような文字列をシンボル (symbol)，そして，シンボル全体の集合のことをアルファベット (alphabet) という．日本語の場合ならば，ひらがなやカタカナ全体の集合がアルファベットに該当し，‘あ’ や ‘ア’ などの文字はそのシンボルということになる．

上記の例は，人間がたやすく理解できるアルファベットの例であるが，実際の通信ではこのようなシンボルを {0,1} の集合に置き換えて伝送がなされることになる．この‘0’や‘1’もまたシンボルである．

上記の文字列をチャットで送る例は，特定の時間間隔でシンボルが発生する情報源とみなすことができ，このような情報源を離散的情報源という．これに対して，気温や気圧のデータのように時系列で連続的に数値が変化しているものを発生する情報源もある．このような連続的に変化する情報を出力する情報源を連続的情報源という．離散的情報源は有限個のシンボルの集合（アルファベット）に基づいているが，連続的情報源は，その意味では無限個のシンボルから構成されることになり取り扱いが困難になるが，サンプリングにより離散的情報量と同等の取り扱いが可能となる．本書では，離散的情報源についてのみ取り扱う．

離散的情報源のうち，各時刻で発生するシンボルがそれ以前に発生したシンボルと全く独立に発生する情報源のことを記憶のない情報源 (memoryless information source) と呼ぶ．このような情報源の典型的な例は，さいころを振って出た目の数を次々と送るような情報源である．さいころの目の出方はすべて独立であり，それ以前に出た目の数に影響を受けない

ことは明らかである．このような記憶のない情報源とは異なり，以前に発生したシンボルが次のシンボルの発生確率に影響を与えるものもある．

このような情報源のことを，記憶のある情報源（あるいは，マルコフ情報源：Markov information source, Markov source）と呼ぶ．記憶のある情報源の例は，チャットによる文字列（英文）の通信である．たとえば，英文中で使われている文字（シンボル）の頻度は，スペース'␣'が最も頻度が高く17.41%，'e'が9.76%，'t'が7.01%，'a'が6.15%……となっている．2文字でみた場合の発生頻度は，'e␣'が3.05%，'␣t'が2.40%，'th'が2.03%，'he'が1.97%……となっている．さらに，3文字の場合は，'␣th'が1.62%，'the'が1.36%，'␣he'が1.32%，'␣of'が0.63%……となっている．

このようにわれわれが使用している英語の文章では，個々のシンボルは等しい確率で発生しておらず，また，ある特定のシンボルが発生したとき次に発生するシンボルには偏りがある．上記の例では，'e'の後に出現するシンボルは，'␣'の場合が多いことを意味し，また，'␣'の次には't'がよく発生することを意味している．このように，あるシンボルが発生したとき，次に発生するシンボルの確率が決まっているものが記憶のある情報源である．このような記憶のある情報源のうち，1つ前のシンボルの発生に影響を受けるものを単純マルコフ過程（Markov process）という．また，2つ前までのシンボルに影響を受けるものを二重マルコフ過程，m個前までのシンボルに影響を受ける場合がm重マルコフ過程である．

4.2　マルコフ過程とシャノン線図

マルコフ過程をもう少し詳しく調べるために，0と1の2つのシンボルで構成されたアルファベット$S=\{0, 1\}$が，次のように遷移しながらシンボルを出力するような情報源を考えてみる．ここで，シンボルは単純マルコフ過程に従い，1つ前のシンボルの発生に影響を受けているものとする．

0	→	1	→	1	→	0	→	1	→	0	→	1	→	1	→	0	→	0	→	0	→
	①		②		③		④		⑤		⑥		⑦		⑧		⑨		⑩		

このような遷移の様子を表したものが図1.5である．図1.5では，出力される2つのシンボルを2つの状態（state）として表し，たとえば状態'0'から次に1が出ることによって状態'1'に，あるいは0が出ることによって再び状態'0'に戻ることを示している．

この図では'0'→'1'の遷移が3回，'1'→'1'が2回，'1'→'0'が3回，'0'→'0'が2回となっている．ここでは全体の遷移の数が10回であるが，十分長い間観測すれば，この情報源の単純マルコフ過程としての性質が明らかになってくる．いま，'0'→'1'と遷移する確率を$p(1|0)$，すなわちp(次の状態|現在の状態）という表記で表すと，$p(1|0)$，$p(1|1)$，$p(0|1)$，$p(0|0)$の値は決まった値をとることになる．

このように遷移する状態をその確率（遷移確率：transition probabilityという）とともに表したものがシャノン線図：Shannon diagram（状態遷移図：state diagramとも呼ばれる）であり，例として$p(1|0)=0.2$，$p(0|0)=0.8$，$p(0|1)=0.4$，$p(1|1)=0.6$の場合のシャノン線図を図1.6に示す．また，遷移確率を行列の形で表した

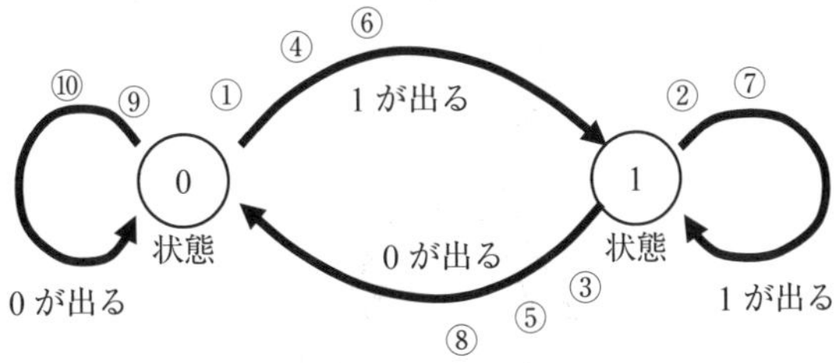

図1.5　出力されるシンボルの遷移を表した図

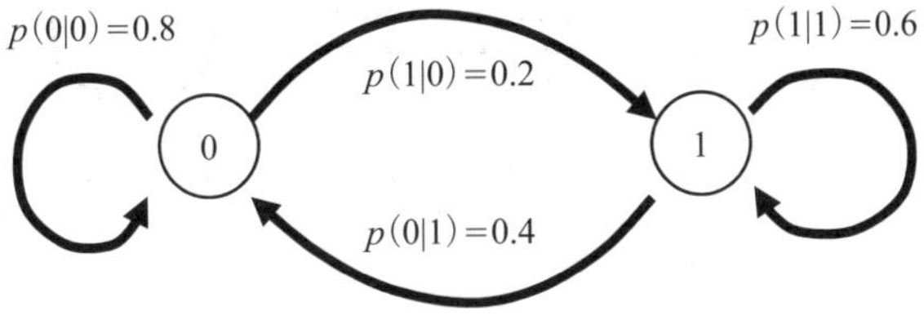

図1.6　シャノン線図

$$\boldsymbol{\pi}=\begin{bmatrix} p(0|0) & p(1|0) \\ p(0|1) & p(1|1) \end{bmatrix} \tag{1.110}$$

を遷移確率行列（transition probability matrix）と呼ぶ．図1.6のシャノン線図で表された単純マルコフ過程の遷移確率行列は

$$\boldsymbol{\pi}=\begin{bmatrix} 0.8 & 0.2 \\ 0.4 & 0.6 \end{bmatrix} \tag{1.111}$$

として表される．この行列の第1行目は現在の状態‘0’に，第2行目は状態‘1’に対応しており，現在の状態‘0’からは，次の状態‘0’または状態‘1’に遷移する（列方向の並び）ことになるので，それぞれの行を構成する要素の和は全確率1となる．第2行目も同じである．

アルファベット$S=\{0, 1, 2\}$が単純マルコフ過程に従う場合のシャノン線図は図1.7のようになる．このシャノン線図から決まる遷移確率行列は

$$\boldsymbol{\pi}=\begin{bmatrix} p(0|0) & p(1|0) & p(2|0) \\ p(0|1) & p(1|1) & p(2|1) \\ p(0|2) & p(1|2) & p(2|2) \end{bmatrix}=\begin{bmatrix} 0.2 & 0.4 & 0.4 \\ 0.3 & 0.6 & 0.1 \\ 0.3 & 0.4 & 0.3 \end{bmatrix} \tag{1.112}$$

である．また，二重マルコフ過程の場合は，発生するシンボルが2つ前までのシンボルに影響を受けることになるので，アルファベット$S=\{0, 1\}$を有する二重マルコフ情報源では，‘00’，‘01’，‘10’，‘11’が4つの状態に該当する．よって，状態‘00’に対し1が出ることにより状態は‘01’に，0が出ることにより状態‘00’に変化する．また，状態‘01’に対し1が出ると状態‘11’に，0が出ると状態‘10’というように遷移する．二重マルコフ過程のシャノン線図の例を図1.8に示す．

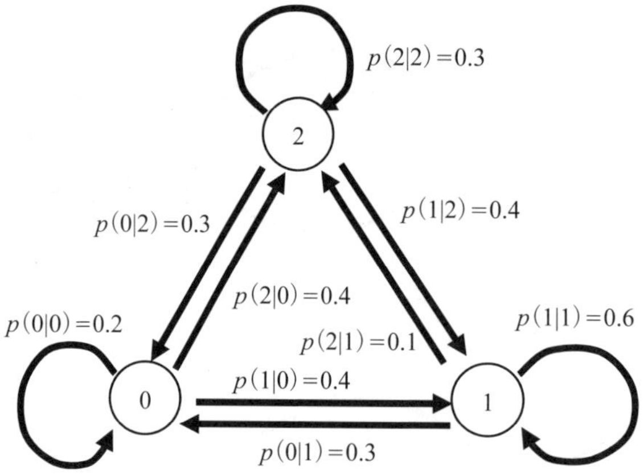

図 1.7　3 状態の単純マルコフ過程のシャノン線図

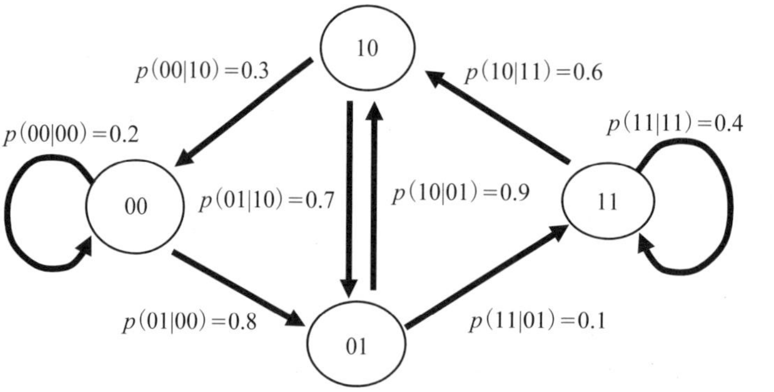

図 1.8　二重マルコフ過程のシャノン線図

ここで，$p(01|00)$ は状態‘00’にあったものが，1 が生じて状態‘01’に遷移する確率を示している．また，1〜4 行目はそれぞれ，状態‘00’，‘01’，‘11’，‘10’からの遷移確率を示している．このシャノン線図の遷移確率行列は，式 (1.113) のように表される．

$$\boldsymbol{\pi}=\begin{bmatrix} p(00|00) & p(01|00) & 0 & 0 \\ 0 & 0 & p(11|01) & p(10|01) \\ 0 & 0 & p(11|11) & p(10|11) \\ p(00|10) & p(01|10) & 0 & 0 \end{bmatrix}=\begin{bmatrix} 0.2 & 0.8 & 0 & 0 \\ 0 & 0 & 0.1 & 0.9 \\ 0 & 0 & 0.4 & 0.6 \\ 0.3 & 0.7 & 0 & 0 \end{bmatrix} \tag{1.113}$$

4.3　遷移確率行列

図 1.9 に示すシャノン線図で表される単純マルコフ過程を考えてみる．このマルコフ過程の遷移確率行列は式 (1.114) で表される．

$$\boldsymbol{\pi}=\begin{bmatrix} 0.3 & 0.7 \\ 0.6 & 0.4 \end{bmatrix} \tag{1.114}$$

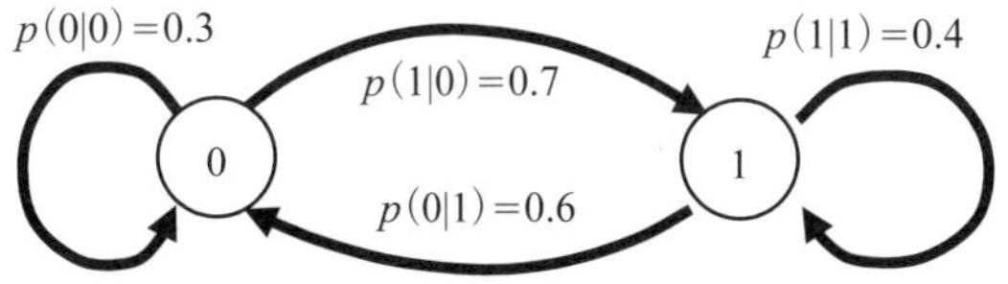

図1.9　シャノン線図

いま，状態'0'をとる確率をq_0，状態'1'をとる確率をq_1とすると，この確率のペア$\boldsymbol{Q}=(q_0, q_1)$は，ある遷移の時点で状態が'0'と'1'をとる確率を示していることになる．そして，初期状態での値を$\boldsymbol{Q}_0$として，1回遷移すると$\boldsymbol{Q}_1=\boldsymbol{Q}_0\boldsymbol{\pi}$，2回遷移すると$\boldsymbol{Q}_2=\boldsymbol{Q}_1\boldsymbol{\pi}$というように状態'0'と'1'をとる確率が変化することになる．一般式で表すと

$$\boldsymbol{Q}_n=\boldsymbol{Q}_0\boldsymbol{\pi}^n \tag{1.115}$$

となる．たとえば，2回遷移すると以下のようになる．

$$\boldsymbol{\pi}^2=\begin{bmatrix}0.3 & 0.7\\0.6 & 0.4\end{bmatrix}\begin{bmatrix}0.3 & 0.7\\0.6 & 0.4\end{bmatrix}=\begin{bmatrix}0.51 & 0.49\\0.42 & 0.58\end{bmatrix} \tag{1.116}$$

3回，4回および5回の遷移で

$$\boldsymbol{\pi}^3=\begin{bmatrix}0.447 & 0.553\\0.474 & 0.526\end{bmatrix},\ \boldsymbol{\pi}^4=\begin{bmatrix}0.4659 & 0.5341\\0.4578 & 0.5422\end{bmatrix},\ \boldsymbol{\pi}^5=\begin{bmatrix}0.4622 & 0.5398\\0.4627 & 0.5373\end{bmatrix} \tag{1.117}$$

となり，9回目には

$$\boldsymbol{\pi}^9=\begin{bmatrix}0.4615 & 0.5385\\0.4615 & 0.5385\end{bmatrix} \tag{1.118}$$

となる．この行列では1行目と2行目の行ベクトルは完全に一致する．このことが意味するのは，遷移の最初の段階では，2つの状態をとる確率が変化しているが，ある一定回数の遷移を経た後では特定の決まった値になるということである．このように遷移の回数nを無限大にしたときの存在確率の分布を極限分布（limiting distribution）と呼ぶ．すなわち，

$$\boldsymbol{Q}_\infty=\lim_{n\to\infty}\boldsymbol{Q}_0\boldsymbol{\pi}^n \tag{1.119}$$

となる．この極限分布は必ずしも存在するというわけではなく，マルコフ情報源のある種のものは極限分布を有しない．遷移確率行列の何乗かが正の要素のみからなる，すなわち何回かの遷移によってすべての経路をたどるようなマルコフ情報源のことを正規マルコフ情報源といい，正規マルコフ情報源は極限分布を持つ．ある遷移確率行列で表されたマルコフ情報源が正規マルコフ情報源かどうかを調べるためには，上記で示されたように$\boldsymbol{\pi}^2$，$\boldsymbol{\pi}^3$，$\boldsymbol{\pi}^4$，…と計算することになるが，これらの正確な値が必要ではなく，単に0より大きい正の数かどうかを調べればいいので，0でない正の要素をxとおいて遷移確率行列を表し，計算を行えばよいことになる．たとえば，次の遷移確率行列

$$\boldsymbol{\pi}=\begin{bmatrix}0.8 & 0.2 & 0 & 0\\ 0 & 0 & 0.6 & 0.4\\ 0 & 0 & 0.8 & 0.2\\ 0.4 & 0.6 & 0 & 0\end{bmatrix} \tag{1.120}$$

は，$\boldsymbol{\pi}^2$を計算すると

$$\boldsymbol{\pi}^2=\begin{bmatrix}0.8 & 0.2 & 0 & 0\\ 0 & 0 & 0.6 & 0.4\\ 0 & 0 & 0.8 & 0.2\\ 0.4 & 0.6 & 0 & 0\end{bmatrix}\begin{bmatrix}0.8 & 0.2 & 0 & 0\\ 0 & 0 & 0.6 & 0.4\\ 0 & 0 & 0.8 & 0.2\\ 0.4 & 0.6 & 0 & 0\end{bmatrix}=\begin{bmatrix}0.64 & 0.16 & 0.12 & 0.08\\ 0.16 & 0.24 & 0.48 & 0.12\\ 0.08 & 0.12 & 0.64 & 0.16\\ 0.32 & 0.08 & 0.36 & 0.24\end{bmatrix} \tag{1.121}$$

となり正規マルコフ情報源であることがわかるが，式（1.120）の0でない要素を次のようにxに置き換えて

$$\boldsymbol{\pi}=\begin{bmatrix}x & x & 0 & 0\\ 0 & 0 & x & x\\ 0 & 0 & x & x\\ x & x & 0 & 0\end{bmatrix} \tag{1.122}$$

$\boldsymbol{\pi}^2$を計算すると

$$\boldsymbol{\pi}^2=\begin{bmatrix}x & x & 0 & 0\\ 0 & 0 & x & x\\ 0 & 0 & x & x\\ x & x & 0 & 0\end{bmatrix}\begin{bmatrix}x & x & 0 & 0\\ 0 & 0 & x & x\\ 0 & 0 & x & x\\ x & x & 0 & 0\end{bmatrix}=\begin{bmatrix}x & x & x & x\\ x & x & x & x\\ x & x & x & x\\ x & x & x & x\end{bmatrix} \tag{1.123}$$

となり，2回の遷移後にすべての要素が正の値となるので正規マルコフ情報源であることが簡単にわかる．

次に正規でないマルコフ情報源の例を示す．図1.10に示した単純マルコフ情報源の遷移確率行列は

$$\boldsymbol{\pi}=\begin{bmatrix}0 & 1\\ 1 & 0\end{bmatrix} \tag{1.124}$$

であり，この行列の偶数回の遷移では

$$\boldsymbol{\pi}^2=\begin{bmatrix}1 & 0\\ 0 & 1\end{bmatrix},\ \boldsymbol{\pi}^4=\begin{bmatrix}1 & 0\\ 0 & 1\end{bmatrix},\cdots,\ \boldsymbol{\pi}^{2n}=\begin{bmatrix}1 & 0\\ 0 & 1\end{bmatrix} \tag{1.125}$$

となり，また，奇数回の遷移では

$$\boldsymbol{\pi}^3=\begin{bmatrix}0 & 1\\ 1 & 0\end{bmatrix},\ \boldsymbol{\pi}^5=\begin{bmatrix}0 & 1\\ 1 & 0\end{bmatrix},\cdots,\ \boldsymbol{\pi}^{2n+1}=\begin{bmatrix}0 & 1\\ 1 & 0\end{bmatrix} \tag{1.126}$$

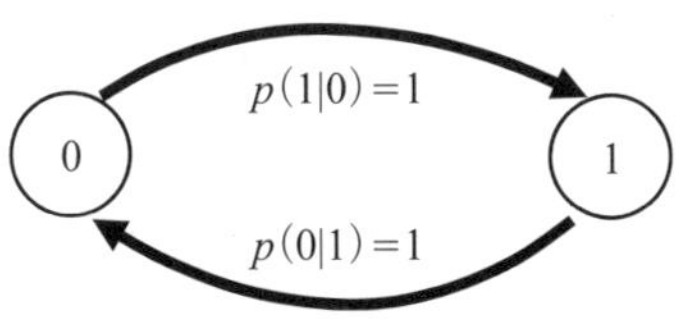

図1.10　正規でない単純マルコフ情報源

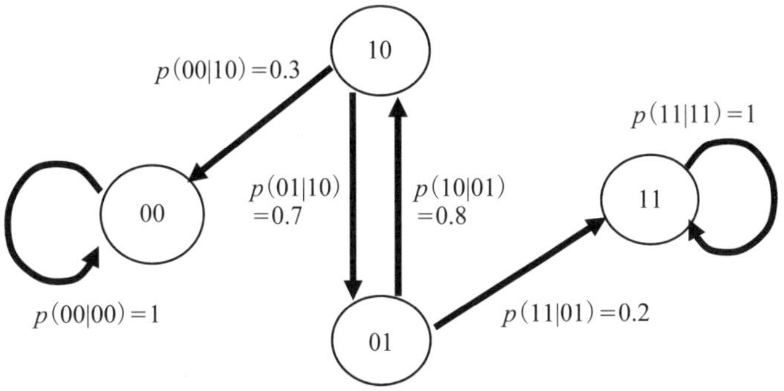

図1.11　正規でない二重マルコフ情報源

となる．よって，$\boldsymbol{\pi}^{2n}$と$\boldsymbol{\pi}^{2n+1}$は異なり，ユニークな$\boldsymbol{\pi}^{\infty}$は存在しない．

また，図1.11は正規でない二重マルコフ情報源の例である．この遷移確率行列は

$$\boldsymbol{\pi}=\begin{bmatrix} 1 & 0 & 0 & 0 \\ 0 & 0 & 0.2 & 0.8 \\ 0 & 0 & 1 & 0 \\ 0.3 & 0.7 & 0 & 0 \end{bmatrix} \tag{1.127}$$

で表される．2回および偶数回の遷移では，

$$\boldsymbol{\pi}^2=\begin{bmatrix} 1 & 0 & 0 & 0 \\ 0.24 & 0.56 & 0.2 & 0 \\ 0 & 0 & 1 & 0 \\ 0.3 & 0 & 0.14 & 0.56 \end{bmatrix},\ \boldsymbol{\pi}^2=\begin{bmatrix} x & 0 & 0 & 0 \\ x & x & x & 0 \\ 0 & 0 & x & 0 \\ x & 0 & x & x \end{bmatrix}=\boldsymbol{\pi}^{2n} \tag{1.128}$$

3回および奇数回の遷移では

$$\boldsymbol{\pi}^3=\begin{bmatrix} 1 & 0 & 0 & 0 \\ 0.24 & 0 & 0.312 & 0.448 \\ 0 & 0 & 1 & 0 \\ 0.468 & 0.392 & 0.14 & 0 \end{bmatrix},\ \boldsymbol{\pi}^3=\begin{bmatrix} x & 0 & 0 & 0 \\ x & 0 & x & x \\ 0 & 0 & x & 0 \\ x & x & x & 0 \end{bmatrix}=\boldsymbol{\pi}^{2n+1} \tag{1.129}$$

となり，すべての要素が正ではないので正規マルコフ情報源ではない．

正規マルコフ情報源には以下のような性質がある．

(1) $\boldsymbol{\pi}^n$はnを無限大にしたとき$\boldsymbol{\pi}^{\infty}$に収束する

(2) $\boldsymbol{\pi}^{\infty}$の各行は同一の状態確率ベクトル$\boldsymbol{w}=(w_1, w_2, w_3, \cdots, w_n)$となる

(3) $\boldsymbol{w}$の各要素は正である

(4) この情報源の定常分布 (stationary distribution) はただ一つ存在し$\boldsymbol{w}$と一致する

前述したように$\boldsymbol{\pi}^{\infty}$を求めるには，各行の要素がすべて一致するまで遷移確率行列を次々に乗算していけばよいが，この計算はたいへん手間がかかることになる．一方，定常分布$\boldsymbol{w}$は

$$\boldsymbol{w\pi} = \boldsymbol{w} \tag{1.130}$$

を満たし，これが極限分布と一致することから，次のような連立方程式を解くことによって$\boldsymbol{w}$を求めることが可能である．

$$\begin{cases} \boldsymbol{w\pi} = \boldsymbol{w} \\ \sum_{i=1}^{n} w_i = 1,\ w_i \geq 0 \end{cases} \tag{1.131}$$

たとえば図1.9のシャノン線図で表された単純マルコフ情報源に関しては，遷移確率行列が式 (1.114) で与えられるので，この定常分布を求めるために$\boldsymbol{w} = (w_1, w_2)$として式 (1.131) より，

$$(w_1, w_2)\begin{bmatrix} 0.3 & 0.7 \\ 0.6 & 0.4 \end{bmatrix} = (w_1, w_2) \tag{1.132}$$

となる．連立方程式の形で書くと，

$$\begin{cases} 0.3w_1 + 0.6w_2 = w_1 \\ 0.7w_1 + 0.4w_2 = w_2 \end{cases} \tag{1.133}$$

となる．また，式 (1.131) より

$$w_1 + w_2 = 1 \tag{1.134}$$

となり，式 (1.133)，式 (1.134) を連立させて解くと$\boldsymbol{w} = (0.4615,\ 0.5385)$が得られる．実際に$\boldsymbol{\pi}^{\infty}$を計算すると，式 (1.118) に示したように9回の遷移後にはじめてすべての行ベクトルの値が一致し，$\boldsymbol{w}$と同じになる．

このような正規マルコフ情報源は遷移を繰り返したときに，すべての経路をとる確率が正であるという条件が付くものであるが，十分長い系列のどの部分も同じ統計的性質を持ち (これをエルゴード性：ergodicityという)，偶数回目の遷移で遷移確率行列の要素の値が0となっても，その次の奇数回目で正の値となるならば，このような情報源は広義のマルコフ情報源として取り扱うことが可能であり，エルゴードマルコフ情報源という．このとき，正規マルコフ情報源と同様に$\boldsymbol{w\pi} = \boldsymbol{w}$を満たす解がただ一つ存在する．これに対して，正規マルコフ情報源は狭義のマルコフ情報源といえる．

図1.10で示した正規でないマルコフ情報源を考えてみよう．この遷移確率行列は，偶数回目の遷移で0となっている要素は，奇数回目の遷移で正の値となっている．また，奇数回

目の遷移で0となっている要素は，偶数回目の遷移で正の値となっている．よってこれはエルゴードマルコフ情報源である．

$$\boldsymbol{\pi}^{2n}=\begin{bmatrix}1 & 0\\ 0 & 1\end{bmatrix},\quad \boldsymbol{\pi}^{2n+1}=\begin{bmatrix}0 & 1\\ 1 & 0\end{bmatrix} \tag{1.135}$$

したがって，下記の連立方程式

$$(w_1, w_2)\begin{bmatrix}0 & 1\\ 1 & 0\end{bmatrix}=(w_1, w_2) \tag{1.136}$$

$$w_1+w_2=1 \tag{1.137}$$

を解くことによって

$$w_1=w_2=1/2 \tag{1.138}$$

として定常分布が求まることになる．

4.4　マルコフ情報源のエントロピー

われわれが実際に取り扱う情報源の多くは前述のエルゴードマルコフ情報源として近似できることが多い．この意味でマルコフ情報源といえば，以後，エルゴードマルコフ情報源を指すものとする．前項において，マルコフ情報源では次数とシンボルの条件付き遷移確率が与えられれば，定常確率が計算できることを示した．このようなマルコフ情報源のエントロピーはどのように考えることができるだろうか．

いま，$S=\{s_1, s_2, \cdots, s_i, \cdots, s_k\}$ なるk個の情報源シンボルと$Q=\{q_1, q_2, \cdots, q_j, \cdots, q_r\}$ なる状態集合を有するm重マルコフ情報源について考えてみる．この場合，m重マルコフ情報源の状態数は，m個で構成されるシンボルの単純マルコフ情報源と等しくなる．すなわち，$r=k^m$であり，Qの要素と同様のシンボル$L=\{l_1, l_2, \cdots, l_i, \cdots, l_r\}$が発生すると考えることができる．たとえばS$=\{0, 1\}$なる二重マルコフ情報源では$Q=\{00, 01, 10, 11\}$となり，$L=\{00, 01, 10, 11\}$である．いま，状態$q_j$にあり，次に$l_i$が出力されたとすると，その際の情報量は

$$I(l_i|q_j)=-\log_2 p(l_i|q_j) \tag{1.139}$$

で表されることになり，状態q_jに関するエントロピーは

$$H(q_j)=-\sum_{i=1}^{k} p(l_i|q_j)\log_2 p(l_i|q_j) \tag{1.140}$$

となる．一方，系全体について考えてみると，すべての状態q_jに関する定常確率$p(q_j)$が求まっているので，マルコフ過程全体のエントロピーは

$$H=\sum_{j=1}^{r} p(q_j)H(q_j)=-\sum_{j=1}^{r} p(q_j)\sum_{i=1}^{k} p(l_i|q_j)\log_2 p(l_i|q_j) \tag{1.141}$$

として表すことができる．

例として，図1.9で表された$S=\{0, 1\}$の単純マルコフ情報源のエントロピーを求めてみよう．まず状態‘0’と‘1’についてそれぞれのエントロピーを求める．すなわち，

$$H_0=-0.3\log_2 0.3-0.7\log_2 0.7=0.8813 \tag{1.142}$$

$$H_1=-0.6\log_2 0.6-0.4\log_2 0.4=0.9710 \tag{1.143}$$

となる．次に状態‘0’，‘1’における定常確率を前述の式から求める．式（1.133）と式（1.134）を連立させて解いた結果から$w_1=6/13=0.4615$，$w_2=7/13=0.5385$が求まるので，系全体のエントロピーは以下の式で与えられる．

$$H=(6/13)H_0+(7/13)H_1=0.9296(\mathrm{bit}) \tag{1.144}$$

また，図1.12の$S=\{0, 1, 2\}$で与えられる単純マルコフ過程のエントロピーについても求めてみる．

この場合，

$$\begin{aligned}H&=-\sum_i\sum_j p(i)p(j|i)\log_2 p(j|i)\\&=p(0)H_0+p(1)H_1+p(2)H_2\end{aligned} \tag{1.145}$$

として，系全体のエントロピーが求まるが，それぞれの状態におけるエントロピーは，

$$H_0=-\sum_{j=0}^{2} p(j|0)\log_2 p(j|0)=-(1/2)\log_2(1/2)-(1/2)\log_2(1/2)=1 \tag{1.146}$$

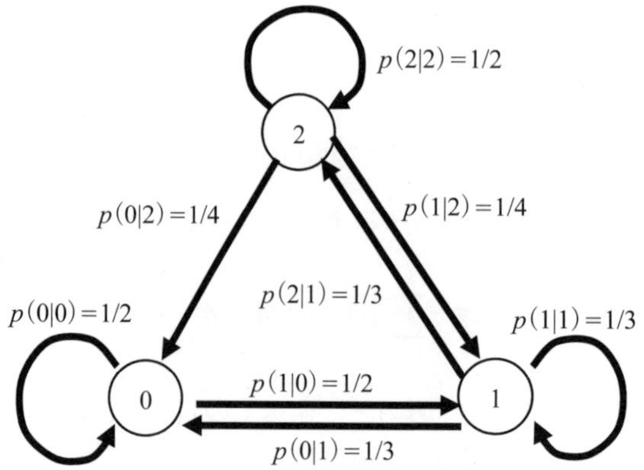

図1.12　3状態の単純マルコフ過程のシャノン線図

$$H_1 = -\sum_{j=0}^{2} p(j|1)\log_2 p(j|1) = 3(-(1/3)\log_2(1/3)) = 1.58 \tag{1.147}$$

$$H_2 = -\sum_{j=0}^{2} p(j|2)\log_2 p(j|2) = 2(-(1/4)\log_2(1/4)) - (1/2)\log_2(1/2) = 1.5 \tag{1.148}$$

となり，

$$(w_1, w_2, w_3)\begin{bmatrix} 1/2 & 1/2 & 0 \\ 1/3 & 1/3 & 1/3 \\ 1/4 & 1/4 & 1/2 \end{bmatrix} = (w_1, w_2, w_3) \tag{1.149}$$

より，

$$\begin{aligned} &w_1/2 + w_2/3 + w_3/4 = w_1 \\ &w_1/2 + w_2/3 + w_3/4 = w_2 \\ &w_2/3 + w_3/2 = w_3 \end{aligned} \tag{1.150}$$

となり，次式と連立させて解く．

$$w_1 + w_2 + w_3 = 1 \tag{1.151}$$

この結果，定常確率として

$$\begin{cases} w_1 = 3/8 \\ w_2 = 3/8 \\ w_3 = 1/4 \end{cases} \tag{1.152}$$

が得られる．したがって，

$$H = \frac{3}{8}\cdot 1 + \frac{3}{8}\cdot 1.58 + \frac{1}{4}\cdot 1.5 = 1.34(\text{bit}) \tag{1.153}$$

となる．

第 5 節　情報源符号化

5.1　符号の分類

われわれは文字情報や画像情報を送受信する場合，'0'や'1'という形で対象となるデータを表現し，これを電気信号に変換することで実現している．このように'0'や'1'で表現される数は2進数（binary digit）と呼ばれるものであるが，コンピュータでの内部的な表現はこのような2進数が使われており信号処理の観点からも都合がよい．本項ではまず，情報を表現するための符号を定義する．

いま，4.1項で述べたような情報源のアルファベット$S=\{s_1, s_2, \cdots, s_r\}$を考える．ここで$s_1$〜$s_r$はそれぞれのシンボルである．同様に$X=\{x_1, x_2, \cdots, x_q\}$なるアルファベットを定義して，$S$を$X$に写像することを考える．すなわち，$S$のシンボルと$X$のシンボルを対応させるわけであるが，このことを符号化（coding）といい，Xは符号アルファベットと呼ばれる．

また，符号シンボルの数がq個の場合をq元符号という．したがって，$q=2$の場合では，'0'と'1'がXのシンボル（符号シンボル）となり，この場合は2元符号（binary code）と呼ばれる．

このような2元符号で表すことのできるシンボルは2つだけにとどまり，実用上問題が起きる．そこで，符号シンボルの集合によって情報シンボルを表現することが行われる．このような符号をブロック符号（block code）と呼ぶ．たとえば，2元のシンボルを4個束ねてブロック符号を構成すると'0000', '0001', '0010'〜'1111'のように16個の符号を作ることが可能になり，多くの情報シンボルと対応づけることができる．このような符号シンボルの系列を符号語と呼ぶ．

現在，英文字を表す符号としてよく使われているアスキーコードは'a'〜'z', 'A'〜'Z', '0'〜'9'のような英数字を含めたさまざまな文字を，'0000000'〜'1111111'の7ビットの2進数の符号語に対応させて表現している．これにより，128個の情報シンボルを表現できることになる．

次に情報シンボルと符号語の対応について考えてみる．符号語の構成の仕方は任意でありさまざまなパターンが考えられる．受信側で情報源のシンボルとして何が送られたかを認識するためには符号語の中に同じものがあってはならない．表1.1はa〜dの情報源のシンボルに対して4つの異なるタイプの符号語（C_1〜C_4）を割り付けた例である．この例では符号C_1, C_3, C_4では符号語の長さがそれぞれ異なり，符号C_2ではすべての符号語の長さが等しくなっている．符号語の長さがすべて等しいものを等長符号といい，異なるものを非等長符号という．

いま，符号C_1について考えてみると，受信側で'0110'を受信したとき情報源からシンボルのacaが送られたのかbdが送られたのか判断ができなくなってしまう．すなわち，'0' '11' '0' と '01' '10' は連続して送信された場合，両者とも'0110'のパターンとなってしまうからである．

このような符号のことを一意復号不可能な符号と呼ぶ．これに対して，符号C_2では'0110'を受信したならば，2ビットごとに区切って'01' '10'が送られたと認識すれば，情報源シンボルのbcが送られたと解釈できる．このような符号を一意復号可能な符号と呼ぶ．

それでは，符号C_3はどうであろうか．この場合，符号語の長さがすべて異なっているので，一律に2ビットずつ区切ることはできないが，送信されてきた符号があらかじめテーブル化された符号と照合して，一致したときにはじめて何が送られたかが明らかになる．

たとえば，情報源シンボルのcbが送られてきた場合を考えてみる．cbに対応する符号は'01101'となるが，最初のタイミングで'0'が受信される．この時点ではa〜dのどのシンボル

表1.1　2元ブロック符号の例

情報源シンボル	符号C_1	符号C_2	符号C_3	符号C_4
a	0	00	0	0
b	01	01	01	10
c	11	10	011	110
d	10	11	0111	1110

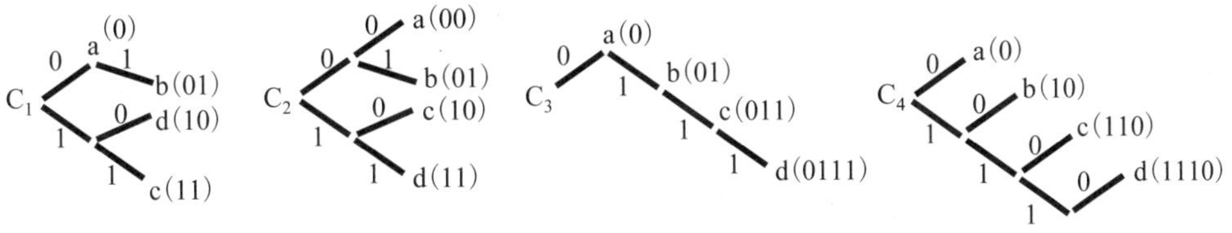

図1.13　符号の木による表現

かは断定できない．次のタイミングで‘1’が送られると，‘01’となるのでb～dのいずれかという判断ができる．

次に‘1’が送られると，‘011’となるのでc～dのいずれかという判断となる．そして，次の‘0’が受信されるとdではないことがわかり，はじめてcが送られたことがわかる．

一方，符号C_4の場合では，情報源シンボルcbに対応する符号は‘11010’となる．この場合，最初の‘1’が受信された時点ではb～dのどのシンボルかは断定できない．次のタイミングで‘1’が送られると‘11’となり，まだc～dのどのシンボルかは断定できないが，次のタイミングで‘0’が送られるとcであることが判明する．このように符号C_4の場合は個々の情報源シンボルの符号を受信した時点でどの符号かがわかる．このような符号を瞬時復号可能な符号と呼ぶ．符号C_2も同様な符号である．

これに対して，符号C_3では次の情報シンボルを構成する符号が現れて，はじめていままで送られてきた符号が何であったのか判定できることになり，このような符号を瞬時復号不可能な符号と呼ぶ．また，符号C_4の場合は‘0’の符号が符号語の区切りとなっているが，このような符号のことをコンマ符号とも呼ぶ．瞬時復号可能な符号では，その符号に属するどの符号語もそれが他の符号語のプレフィックス（prefix）となっていないということがわかる．たとえば符号C_3のcの符号語‘011’のプレフィックスは，‘0’と‘01’であり，これらは符号C_3を構成している符号となっている（a→‘0’，b→‘01’）ので瞬時復号が不可能になっている．これに対して符号C_4のcの符号語‘110’のプレフィックスは，‘1’と‘11’であり，これらは符号C_4を構成していないので瞬時復号が可能になる．

ある符号系列が瞬時符号であるのかないのかをみるためには，図1.13に示すような符号の木（code tree）を描いてみるとすぐにわかる．符号の木は，情報シンボルを0と1の2進木（binary tree）で表したものであり，0と1を上下の木の枝に割り付けていくものである．このような木で表すと，瞬時復号可能な符号の情報源シンボルはすべて枝の先に位置することになる．

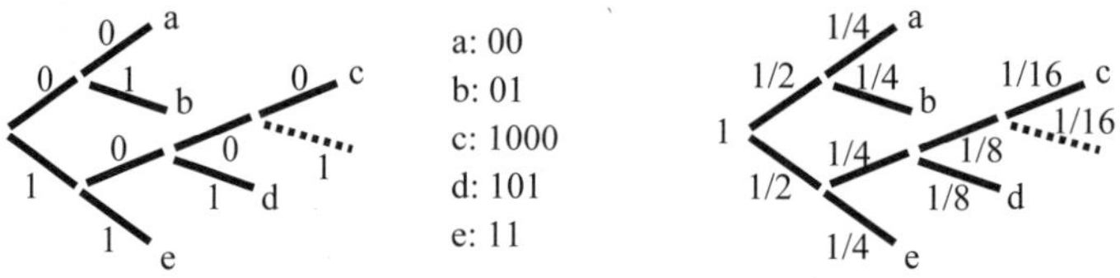

図1.14　クラフト（Kraft）の不等式と符号の関係

5.2　クラフトの不等式

表1.1における符号のうち，符号C_2では符号の長さは（2, 2, 2, 2）で構成され，符号C_4では（1, 2, 3, 4）となっている．このような符号語の長さの組み合わせに関してKraftは次のような定理を導いた．この定理は，r元の瞬時符号（rは正の値）に対して，符号語の長さを$l_1, l_2, \cdots, l_n$とすれば，

$$\sum_{i=1}^{n} r^{-l_i} \leq 1 \tag{1.154}$$

が成立するというものである．

ここでnは情報源シンボルの数である．この定理の意味を理解するために，図1.14左で示す情報源シンボルa～eに割り付けた符号を考えてみる．この符号は瞬時復号可能な符号となっており，情報シンボルは枝の先に位置している．図1.14の右のように木の根元の値を1として，枝分かれするたびに半分に値が分配されていくことを考えてみると，aには1/4，bには1/4，cには1/16，dには1/8，eには1/4の値が分配されることになる．これらの値の合計は，$1/4+1/4+1/16+1/8+1/4=15/16<1$となり，この場合，破線で示した1/16の枝に情報源シンボルが割り当てられていないので，その合計値は1より小さな値となっていることがわかる．そして，仮にその枝に情報源シンボルが割り当てられたならば，その合計値が1となることも明らかである．枝の長さを符号の長さに対応させることによってクラフトの不等式（Kraft's inequality）を解釈すると，この式に現れる$l_1, l_2, \cdots, l_n$の値は符号の長さなので，符号語の長さ$l=2$を持つaの重み1/4は2^{-2}に，$l=2$を持つbの重み1/4は2^{-2}に，$l=4$を持つcの重み1/16は2^{-4}に，$l=3$を持つdの重み1/8は2^{-3}に，$l=2$を持つeの重み1/4は2^{-2}に対応していることがわかる．

5.3　平均符号長

前述したように，どの情報源シンボルに対してどのような符号長の符号語を割り当てるかというのは任意であるが，効率よくデータを伝送するためには注意しなければならないことがある．たとえば表1.1の符号C_2では4つの情報源シンボルに対して（2, 2, 2, 2）の長さを割り当て，符号C_4では（1, 2, 3, 4）となっている．いま，情報源シンボルのaが97%，bが1%，cが1%，dが1%生起する場合を考えると，符号C_2ではaに対して2ビットを，符号C_4ではaに対して1ビットを割り当てた符号語を用いているので，符号C_4のほうが効率的な符号伝送が可能になることは容易に推測できる．

このように，符号の良さを評価するためには，情報源シンボルの生起する確率も考えていかねばならない．そこで，符号の良さの尺度として考案されたものが平均符号長（average code length）Lである．Lは次式のように定義される．

$$L=\sum_{i=1}^{n} l_i p_i \tag{1.155}$$

ここでp_iはi番目のシンボルが生起する確率であり，l_iはi番目のシンボルに割り当てられた符号語の長さである．そして，最小のLを与える符号をコンパクト符号（compact code）と呼ぶ．

この平均符号長と無記憶情報源のエントロピーの間には重要な関係が存在する．すなわち，無記憶情報源のアルファベット$S=\{s_1, s_2, \cdots, s_r\}$のエントロピーを$H(S)$とすると，いかなる2元符号を用いても，その符号が一意に復号可能ならば，

$$L \geq H(S) \tag{1.156}$$

が成り立つというものである．確率の逆数の対数で定義される情報量を用いて計算されるエントロピーが平均符号長とこのような関係を持つことは大変興味深い．この定理は，以下のようにして証明することができる．すなわち，Kraftの不等式からn個の情報源シンボルの符号長に関して，

$$\sum_{i=1}^{n} 2^{-l_i} \leq 1 \tag{1.157}$$

が成立し，左辺をQとすると

$$Q \leq 1 \tag{1.158}$$

が成立する．いま，

$$q_i = 2^{-l_i}/Q \tag{1.159}$$

なる量を考えると

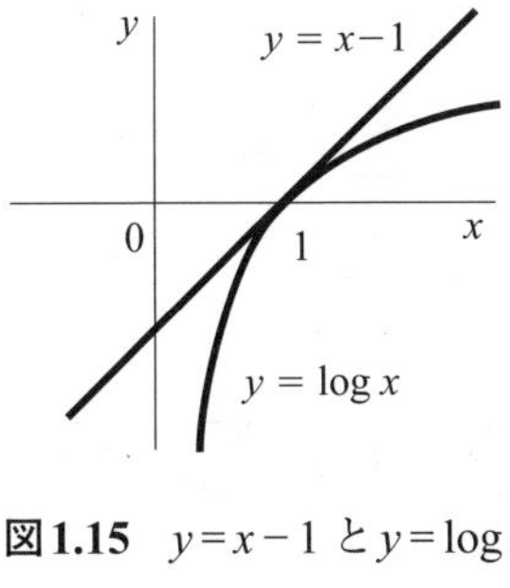

図1.15　$y=x-1$と$y=\log x$

$$q_i \geq 0$$
$$\sum_{i=1}^{n} q_i = 1 \tag{1.160}$$

が成立するので，q_iは確率分布となる．一方，図1.15に示すように$x>0$なる値に対し

$$\ln x \leq x-1 \tag{1.161}$$

が成立し，等号は$x=1$のときとなる．

いま，シンボルの発生確率について，

$$p_i > 0$$
$$\sum_{i=1}^{n} p_i = 1 \tag{1.162}$$

が成り立つので，式（1.161）のxに関して，

$$x = q_i / p_i \tag{1.163}$$

と置き換えると，式（1.161）は

$$\ln(q_i / p_i) \leq (q_i / p_i) - 1 \tag{1.164}$$

となる．よって，両辺にp_iを乗じると

$$p_i \ln \frac{q_i}{p_i} \leq q_i - p_i \tag{1.165}$$

と書くことができ，両辺をすべての要素について加算すると

$$\sum_{i=1}^{n} p_i \ln \frac{q_i}{p_i} \leq \sum_{i=1}^{n} (q_i - p_i) \tag{1.166}$$

となる．この式の右辺に注目すると，式（1.160），式（1.162）より

$$\sum_{i=1}^{n} (q_i - p_i) = \sum_{i=1}^{n} q_i - \sum_{i=1}^{n} p_i = 1 - 1 = 0 \tag{1.167}$$

となり，このことから次式が成立する．

$$\sum_{i=1}^{n} p_i \ln \frac{q_i}{p_i} \leq 0 \tag{1.168}$$

よって，

$$\sum_{i=1}^{n} p_i \ln q_i \leq \sum_{i=1}^{n} p_i \ln p_i \tag{1.169}$$

が得られ，対数の底を2に変換することによって，

$$\sum_{i=1}^{n} p_i \log_2 q_i \le \sum_{i=1}^{n} p_i \log_2 p_i \tag{1.170}$$

となる．両辺に−1をかけることで不等号の向きが逆転し，右辺はエントロピーを表すことから，

$$-\sum_{i=1}^{n} p_i \log_2 q_i \ge -\sum_{i=1}^{n} p_i \log_2 p_i = H(S) \tag{1.171}$$

となる．したがって，式 (1.159) を代入して

$$H(S) \le -\sum_{i=1}^{n} p_i \log_2 q_i = -\sum_{i=1}^{n} p_i \log_2 \frac{2^{-l_i}}{Q} \tag{1.172}$$

となり，式 (1.155)，式 (1.162) などから

$$H(S) \le -\sum_{i=1}^{n} p_i \log_2 2^{-l_i} + \sum_{i=1}^{n} p_i \log_2 Q = \sum_{i=1}^{n} p_i l_i + \log_2 Q = L + \log_2 Q \tag{1.173}$$

が得られる．よって，

$$H(S) \le L + \log_2 Q \tag{1.174}$$

となる．一方，式 (1.158) より

$$\log_2 Q \le 0 \tag{1.175}$$

となり，最終的に

$$H(S) \le L \tag{1.176}$$

が得られる．等号が成立するのは，

$$Q = \sum_{i=1}^{n} 2^{-l_i} = 1 \tag{1.177}$$

のときであり，それぞれのシンボルの生起確率は

$$p_i = 2^{-l_i} \ (i = 1, 2, \cdots, n) \tag{1.178}$$

となる．この式を変形して，

$$l_i = -\log_2 p_i \tag{1.179}$$

が得られる．これが意味するのは，生起確率p_iに対し，その情報量に応じて符号の長さを決めてやれば，平均符号長はエントロピーと一致した最も小さな値が選ばれ，効率のよい符号化が達成されていることである．このような符号がコンパクト符号である．

コンパクト符号の例として，いま，$S=\{s_1, s_2, s_3, s_4\}$に関して，それぞれの情報源シンボルの生起確率が$p_1=1/2$, $p_2=1/4$, $p_3=1/8$, $p_4=1/8$で与えられていたとすると，それぞれのシンボルに対する情報量は1, 2, 3, 3 (bit) ということになり，エントロピーは

$$H(S)=\sum_{i=1}^{4} p_i \log_2 \frac{1}{p_i}=\frac{1}{2}\cdot 1+\frac{1}{4}\cdot 2+\frac{1}{8}\cdot 3+\frac{1}{8}\cdot 3=1.75(\text{bit/symbol}) \tag{1.180}$$

となる．また，平均符号長は

$$L=\sum_{i=1}^{4} p_i l_i=\frac{1}{2}\cdot 1+\frac{1}{4}\cdot 2+\frac{1}{8}\cdot 3+\frac{1}{8}\cdot 3=1.75(\text{bit/symbol}) \tag{1.181}$$

となり，両者が一致していることがわかる．

式 (1.176) ではLが$H(S)$ 以上となることを示しているが，いったいどれだけLを$H(S)$に近づけることができるかということが問題となる．これに関しては以下のような定理が存在する．

すなわち，無記憶情報源Sが与えられたとき

$$L<H(S)+1 \tag{1.182}$$

を満たす2元瞬時符号を必ず構成することができる．

この証明を行うため，いま無記憶情報源Sにおける，シンボルs_iの生起確率をp_iとして，情報源の各シンボルに

$$l_i=\left\lceil \log_2 \frac{1}{p_i} \right\rceil \tag{1.183}$$

なる正の整数の長さの符号を割り当てることとする．ここで$\lceil x \rceil$は小数点以下の切り上げを表す記号とする．すなわち，$\lceil 2.4 \rceil=3$などのような演算を表す．

式 (1.183) より，

$$2^{-l_i} \leq 2^{-\log_2 \frac{1}{p_i}}=2^{\log_2 p_i}=p_i \tag{1.184}$$

となり，$l_1, l_2, \cdots, l_n$はクラフトの不等式を満たすので，

$$\sum_{i=1}^{n} 2^{-l_i} \leq \sum_{i=1}^{n} p_i=1 \tag{1.185}$$

が成立する．また，式 (1.183) から，

$$\log_2 \frac{1}{p_i} \leq l_i < \log_2 \frac{1}{p_i}+1 \tag{1.186}$$

が成立するので，p_iを乗じて和をとると，

$$\sum_{i=1}^{n} p_i \log_2 \frac{1}{p_i} \leq \sum_{i=1}^{n} p_i l_i < \sum_{i=1}^{n} p_i \left(\log_2 \frac{1}{p_i} + 1 \right) \tag{1.187}$$

となる．左辺はエントロピー$H(S)$ に対応し，中央の項は平均符号長なので

$$H(S) \leq L < H(S) + \sum_{i=1}^{n} p_i \tag{1.188}$$

となり，

$$H(S) \leq L < H(S) + 1 \tag{1.189}$$

が得られる．よって，Lは$H(S)$ 以上の値となり，また$H(S)+1$より小さい値を実現できることがわかる．このように，各情報源シンボルに式（1.183）で決まる長さの符号を割り振れば符号が構成できることが明らかになった．このようにして符号の長さを決めているのが，後述するシャノン・ファノ符号である．この場合，必ずしもコンパクト符号にならないことに注意されたい．

5.4　情報源符号化の基本定理

シャノンは以下の定理を導き出した．すなわち，無記憶情報源Sが与えられたとき，Sの拡大に対して符号化を行うことによりいくらでも平均符号長Lが$H(S)$ に近い2元符号を作ることができる，というものである．これは情報源符号化定理（または，シャノンの第一基本定理）と呼ばれている定理であり，式 (1.190) の結果を用いて証明することができる．

ここでSの拡大とはSのシンボルをn個ブロックにしたものであり，S^nと表すことにする．すなわち，式 (1.189) をS^nに適用すれば，

$$H(S^n) \leq L_n < H(S^n) + 1 \tag{1.190}$$

を得ることができる．ここでL_nはS^nの1シンボル当たりの符号長とする．よって，Sの1シンボルに換算するために前式をnで割り，$H(S^n)=nH(S)$ を考慮すると，式 (1.190) は

$$H(S) \leq \frac{L_n}{n} < H(S) + \frac{1}{n} \tag{1.191}$$

となる．ここで$n \to \infty$とする極限をとると

$$\lim_{n\to\infty} H(S) \leq \lim_{n\to\infty} \frac{L_n}{n} < \lim_{n\to\infty} \left(H(S) + \frac{1}{n} \right) = \lim_{n\to\infty} H(S) \tag{1.192}$$

が得られる．はさみうちの原理から，

$$L = \lim_{n \to \infty} \frac{L_n}{n} = H(S) \tag{1.193}$$

が得られ，$n \to \infty$によって平均符号長はいくらでもエントロピーに近づけることが可能であることが示された．ここでは無記憶情報源について取り扱ったが，同様の定理はマルコフ情報源についても成立する．

5.5　シャノン・ファノ符号

5.3項の式（1.189）において$L < H(S) + 1$なる符号を構成できることを示したが，以下で説明するシャノン・ファノ符号（Shannon-Fano code）はこの定理と密接な関係を持つ符号化法である．この符号は以下の手順で作ることができる．いま，対象となるシンボルの数をrとし，情報源のシンボル$s_1, s_2, \cdots, s_r$とそれに対応した生起確率を$p_1, p_2, \cdots, p_r$としておく．

1. 確率の大きいものから順に並べ替える．このようにして並び替えられたシンボルを$s'_1, s'_2, \cdots, s'_r$とする．また，それに対応した確率を$p'_1, p'_2, \cdots, p'_r$とする．
2. s'_iに

$$l_i = \left\lceil \log_2 \frac{1}{p'_i} \right\rceil \tag{1. 194}$$

   なる符号長の符号を割り当てるものとする．
3. それぞれのシンボルに対応した生起確率$p'_1, p'_2, \cdots, p'_r$から，$\alpha_1, \alpha_2, \cdots, \alpha_r$を計算する．ここで

$$\begin{aligned} \alpha_1 &= 0 \\ \alpha_2 &= p'_1 \\ \alpha_3 &= p'_1 + p'_2 \\ \alpha_4 &= p'_1 + p'_2 + p'_3 \\ &\vdots \end{aligned} \tag{1. 195}$$

   である．
4. α_iを2進の小数に変換し，小数点以下のl_i桁を情報源シンボルs'_iの符号語とする．

以下にシャノン・ファノ符号によって符号化する例を示す．4個の情報源シンボルs_1, s_2, s_3, s_4があり，それぞれの生起確率p_1, p_2, p_3, p_4が$p_1 = 0.1$, $p_2 = 0.3$, $p_3 = 0.4$, $p_4 = 0.2$であったとする．この場合，まず生起確率の大きい順にシンボルの順番を変える．すなわち，s_3, s_2, s_4, s_1となり，これがs'_1, s'_2, s'_3, s'_4に対応する．また，並び替え後の確率をp'で表現すると，$p'_1 = 0.4$, $p'_2 = 0.3$, $p'_3 = 0.2$, $p'_4 = 0.1$となる．次に，各シンボルに与える符号の長さを計算する．

すなわち，

$$s'_1 には \left\lceil \log_2 \frac{1}{p'_1} \right\rceil = \left\lceil \log_2 \frac{1}{0.4} \right\rceil = \lceil \log_2 2.5 \rceil = \lceil 1.321\cdots \rceil = 2$$

$$s'_2 には \left\lceil \log_2 \frac{1}{p'_2} \right\rceil = \left\lceil \log_2 \frac{1}{0.3} \right\rceil = \lceil 1.737\cdots \rceil = 2$$

$$s'_3 には \left\lceil \log_2 \frac{1}{p'_3} \right\rceil = \left\lceil \log_2 \frac{1}{0.2} \right\rceil = \lceil 2.321\cdots \rceil = 3$$

$$s'_4 には \left\lceil \log_2 \frac{1}{p'_4} \right\rceil = \left\lceil \log_2 \frac{1}{0.1} \right\rceil = \lceil 3.321\cdots \rceil = 4$$

となり，それぞれの符号の長さが求まった.

符号の長さを決める場合に，このようにいちいち対数の値を求めてから，その値を切り上げするというような面倒なことを行わなくても，図1.16のような数直線を考えて当該の確率の値が，数直線上のどの位置に相当するかを用いたほうが簡単である.

次に$\alpha_1, \alpha_2, \alpha_3, \alpha_4$を計算する．すなわち，式 (1.195) より$\alpha_1 = 0$, $\alpha_2 = p'_1 = 0.4$, $\alpha_3 = p'_1 +$

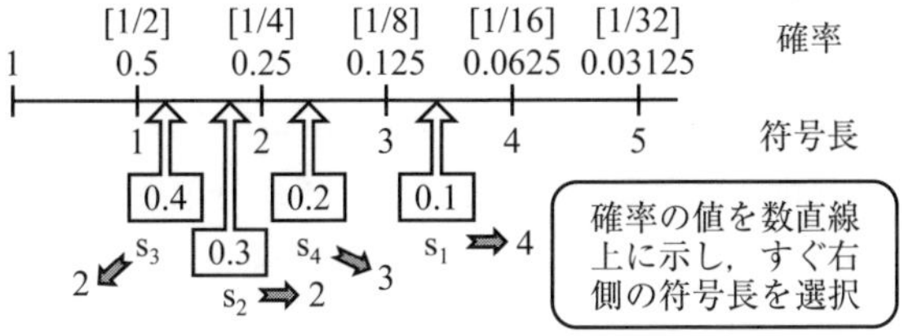

図1.16　確率と符号長

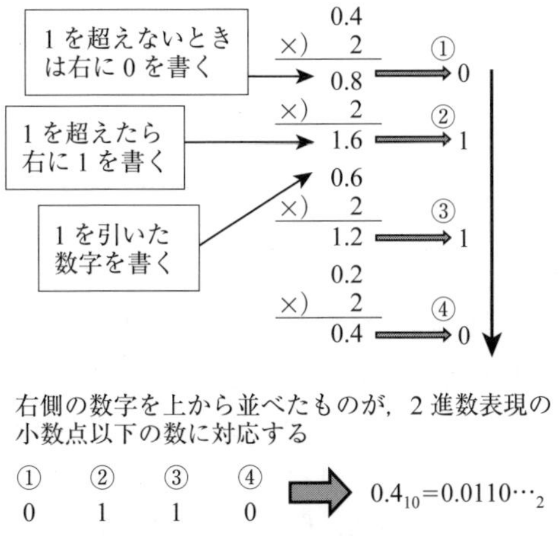

図1.17　10進数から2進数への変換

$p'_2=0.4+0.3=0.7$, $\alpha_4=p'_1+p'_2+p'_3=0.4+0.3+0.2=0.9$となる．これらの数を2進の小数に変換する．簡単な変換方法を図1.17に示すが，ここでは10進数の0.4の値を，次々と2倍しながら求める方法を示している．

この結果，αのそれぞれの値は，

$\alpha_1=0_{10}=0.000\cdots_2$

$\alpha_2=0.4_{10}=0.011\cdots_2$

$\alpha_3=0.7_{10}=0.101\cdots_2$

$\alpha_4=0.9_{10}=0.1110\cdots_2$

となる．ここで0.4_{10}は10進数で表した0.4を示し，$0.011\cdots_2$は2進数を表すが無限に数値が並ぶので適当な長さで打ち切って表記している．

これらの2進の小数の小数点以下の部分から先に求めた符号長分だけ取り出したものが符号語となるので，s'_1すなわちs_3に関しては，符号の長さが2bitおよび$\alpha_1=0.000\cdots_2$より'00'が符号となる．s'_2すなわちs_2に関しては，符号の長さが2bitおよび$\alpha_2=0.011\cdots_2$より，'01'が符号となる．s'_3すなわちs_4に関しては，符号の長さが3bitおよび$\alpha_3=0.101\cdots_2$より，'101'が符号となる．同様にs'_4すなわちs_1は，符号の長さが4bitおよび$\alpha_4=0.1110\cdots_2$より，'1110'が符号となる．これより，s_1：1110，s_2：01，s_3：00，s_4：101となる．

シャノン・ファノ符号はコンパクト符号には必ずしもならない点に注意する必要がある．

5.6　ハフマン符号

コンパクト符号を実現する方法はハフマン（Huffman）によって提案された．以下に，ハフマン符号（Huffman code）を作る方法を示す．いま，対象となるシンボルの数をrとし，情報源のシンボル$s_1, s_2, \cdots, s_r$とそれに対応した生起確率を$p_1, p_2, \cdots, p_r$とする．

1. 確率の大きいものから順に並べ替える．このようにして並び替えられたシンボルをs'_1, $s'_2, \cdots, s'_r$とする．また，それに対応した確率を$p'_1, p'_2, \cdots, p'_r$とする．
2. 最も確率の小さいシンボルs'_rと次に確率の小さいシンボルs'_{r-1}に対し，符号語の末尾に'1'と'0'をセットする．
3. s'_rとs'_{r-1}の確率の和$p'_r+p'_{r-1}$を求め，この2個のシンボルを一つのものとみなし，確率の大きい順にシンボルを並び替える．並び替えられたシンボルは，1つ数が減り$s''_1, s''_2, \cdots, s''_{r-1}$となる．
4. 最も確率の小さいシンボルs''_{r-1}と次に小さいシンボルs''_{r-2}に対し，符号語の末尾に1と0をセットする．
5. 上記の操作を続け，最後に2個のシンボルに1と0をセットして終了となる．

シャノン・ファノ符号のところで用いた例を用いて，実際にハフマン符号化を行ってみる．対象となる問題は，4個の情報源シンボルs_1, s_2, s_3, s_4があり，それぞれの生起確率p_1, p_2, p_3, p_4が，$p_1=0.1$, $p_2=0.3$, $p_3=0.4$, $p_4=0.2$というものである．

ハフマン符号化の場合，図1.18左のようなチャートを書くとわかりやすい．まず，確率の大きい順にシンボルの順番を並び替え，確率の最も小さい2つに対して［1］，［0］を書いておく．次に，この2つの確率の和を求め再度確率の大きい順に並べる．確率の値が等しく

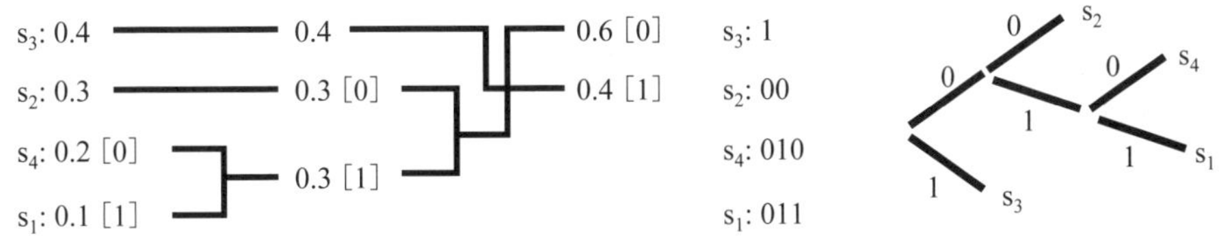

図1.18　ハフマン符号化の方法と符号の木

なった場合には，その2つの和のものを大きいほうに位置づけても，小さいほうに位置づけてもかまわない．図では0.1と0.2の和で0.3ができたためs_2の確率と同じになったが，s_2の下側に表記している．この2つの0.3の確率に対しても小さいほうから [1]，[0] を書いておく．この2つの0.3と0.3の和は0.6となり，再度並び替えるとs_3の確率0.4よりも大きくなるので順番が逆転し，このようにしてできた最後の2つに対しても [1], [0] を書いておく．このように右端まで [1], [0] をふればチャートは完成する．

符号語を作成する場合は，右から線を逆にたどる形でs_1, s_2, s_3, s_4のシンボルまでみていく．この際，[1] や [0] が現れたら，順に書いていくというものである．たとえば，s_3は右からたどっていくと最初に [1] が現れ，それ以降は何も出てこないので，'1'がs_3の符号語となる．s_2の場合は右からたどると，最初に [0] が，そして次にも [0] が出てくるので，'00'が符号語となる．s_4の場合は，右からたどると最初に [0]，次に [1]，最後に [0] が現れるので'010'がその符号語となる．s_1は右からたどると [0], [1], [1] の順で現れるので'011'が符号語となる．ハフマン符号はコンパクト符号を形成する．図1.18の右に示したように符号の木を描くと，すべてのシンボルが枝の先に現れ，コンパクト符号になっていることがわかる．

第6節　通信路

6.1　通信路行列

前節までは情報の定量化，エントロピーなどの概念の基本として，どのようにして情報源シンボルを符号化するかについて述べた．実際に情報を伝送する際には，電線のような有線上を電気信号の変化で情報を伝えるか，無線のように高い周波数の電波を用いて信号を伝えることが行われる．もちろん，光を使っての信号の伝送もある．これらの伝送の過程では雑音の混入などがあり，誤って信号が伝送されることも頻繁に生じる．そのため，信号を伝送する際に誤りを発見したり，誤りを訂正することが可能な符号を用いることが行われている．以後の項では，このような実際の状況を考慮した符号化のあり方について論ずる．

シャノンはこのような実際の通信系を数学的に取り扱うために通信路をモデル化した．すなわち，通信路は入力アルファベット$A = \{a_1, a_2, \cdots, a_r\}$と出力アルファベット$B = \{b_1, b_2,$

$\cdots, b_s\}$，ならびにa_i（ただし$i=1\sim r$）を送信したときにb_j（ただし$j=1\sim s$）を受信する条件付き確率$P(b_j|a_i)$で構成されるものとした．この$P(b_j|a_i)$を行列の形式で記述したものを通信路行列（channel matrix）という．

$$\mathbf{T}=\begin{bmatrix} P(b_1|a_1) & P(b_2|a_1) & \cdots & P(b_s|a_1) \\ P(b_1|a_2) & P(b_2|a_2) & \cdots & P(b_s|a_2) \\ \vdots & \vdots & \ddots & \vdots \\ P(b_1|a_r) & P(b_2|a_r) & \cdots & P(b_s|a_r) \end{bmatrix} \tag{1.196}$$

これらのシンボル間を線で結んだものを通信路線図（channel diagram）という．図1.19左は通信路線図の例である．入力シンボルの個数rと出力シンボルの個数sは同じであっても異なっても良い．

通信路の中でも重要なものは2元通信路であり，これは入力アルファベットが$\{0, 1\}$，出力アルファベットも$\{0, 1\}$の場合である．このうち，$P(0|1)$と$P(1|0)$が等しいものを2元対称通信路（binary symmetric channel: BSC）という．図1.19右に書いた2元対称通信路においてpの値をビット誤り率と呼んでいる．2元対称通信路の通信路行列は次のように表せる．

$$\mathbf{T}=\begin{matrix} & \begin{matrix} 0 & 1 \end{matrix} \\ \begin{matrix} 0 \\ 1 \end{matrix} & \begin{bmatrix} q & p \\ p & q \end{bmatrix} \end{matrix} = \begin{matrix} & \begin{matrix} 0 & 1 \end{matrix} \\ \begin{matrix} 0 \\ 1 \end{matrix} & \begin{bmatrix} 1-p & p \\ p & 1-p \end{bmatrix} \end{matrix} \tag{1.197}$$

6.2　通信路のエントロピーと通信路容量

次に出力シンボルの出現確率について考えてみる．図1.19の左図において，送信側シンボル$a_1, a_2, \cdots, a_r$の生起確率を$P(a_1)$，$P(a_2), \cdots$，$P(a_r)$とすると，受信側のシンボルb_jを受信する確率は，

$$P(b_j)=P(a_1)P(b_j|a_1)+P(a_2)P(b_j|a_2)+\cdots+P(a_r)P(b_j|a_r) \tag{1.198}$$

で与えられることになる．すなわち，

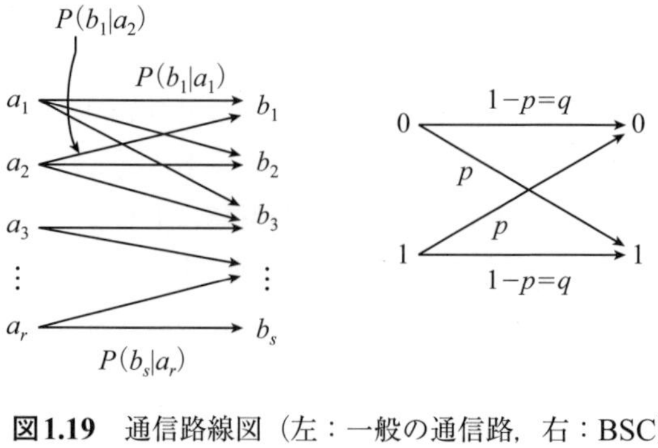

図1.19　通信路線図（左：一般の通信路，右：BSC）

$$P(b_j)=\sum_{i=1}^{r}P(a_i)P(b_j|a_i) \tag{1.199}$$

である．また，出力シンボルb_jを受信したとき，それが送信シンボルa_iから送られてきた確率はベイズの定理（Bayes' theorem）で求めることができる．すなわち，

$$P(a_i|b_j)=\frac{P(a_i,b_j)}{P(b_j)}=\frac{P(a_i)P(b_j|a_i)}{\sum_{k=1}^{r}P(a_k)P(b_j|a_k)} \tag{1.200}$$

である．これを事後確率（posterior probability）とも呼ぶ．

次に，エントロピーの観点から通信路を眺めてみると，送信側のエントロピー$H(A)$は情報源のエントロピーと等価であり，送信側シンボル$a_1, a_2, \cdots, a_r$の生起確率を$P(a_1), P(a_2), \cdots, P(a_r)$とすると，送信側のエントロピー$H(A)$は，

$$H(A)=-\sum_{i=1}^{r}P(a_i)\log_2 P(a_i) \tag{1.201}$$

である．同様に受信側シンボル$b_1, b_2, \cdots, b_s$の生起確率を$P(b_1)$，$P(b_2), \cdots, P(b_s)$とすると，受信側のエントロピー$H(B)$は，

$$H(B)=-\sum_{j=1}^{s}P(b_j)\log_2 P(b_j) \tag{1.202}$$

によって求まる．

また，受信シンボルがb_jであることが知れたときに入力シンボル分布の持つエントロピーのことを事後エントロピー（posterior entropy）$H(A|b_j)$といい，次のように表される．

$$H(A|b_j)=-\sum_{i=1}^{r}P(a_i|b_j)\log_2 P(a_i|b_j) \tag{1.203}$$

この$H(A|b_j)$を受信シンボルb_jの生起確率で平均したものを曖昧度（equivocation）といい$H(A|B)$と書く．すなわち，式（1.204）のように表わされる．

$$H(A|B)=\sum_{j=1}^{s}P(b_j)H(A|b_j)=-\sum_{j=1}^{s}\sum_{i=1}^{r}P(b_j)P(a_i|b_j)\log_2 P(a_i|b_j) \tag{1.204}$$

同様に，$H(B|a_i)$を送信シンボルa_iの生起確率で平均したものを散布度（dissipation）といい$H(B|A)$と書く．すなわち，式（1.205）で表される．

$$H(B|A)=\sum_{i=1}^{r}P(a_i)H(B|a_i)=\sum_{i=1}^{r}\sum_{j=1}^{s}P(a_i)P(b_j|a_i)\log_2 P(b_j|a_i) \tag{1.205}$$

これらのエントロピーの間には

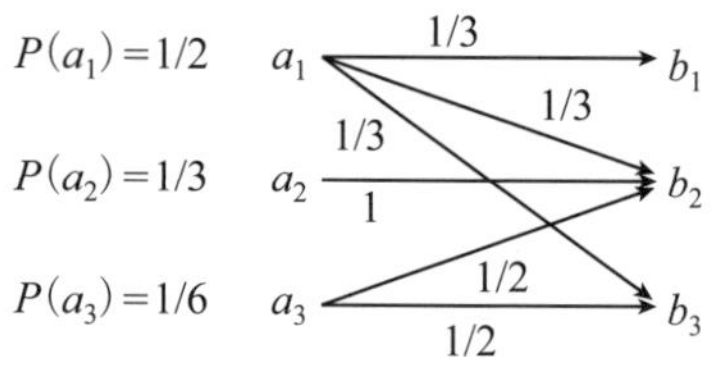

図1.20　エントロピーを求める問題

$$H(B)-H(B|A)=H(A)-H(A|B) \tag{1.206}$$

が成立している．

例題によってこれらのエントロピーを求めてみる．ここでは図1.20で与えられる通信路を想定する．まず，送信側のエントロピーは

$$\begin{aligned} H(A)&=-P(a_1)\log_2 P(a_1)-P(a_2)\log_2 P(a_2)-P(a_3)\log_2 P(a_3) \\ &=\frac{1}{2}\cdot\log_2 2+\frac{1}{3}\cdot\log_2 3+\frac{1}{6}\cdot\log_2 6=1.4591(\mathrm{bit}) \end{aligned} \tag{1.207}$$

となる．受信側のエントロピーを求めるためには，それぞれのシンボルの出現確率を求める必要があり，

$$\begin{aligned} P(b_1)&=P(a_1)P(b_1|a_1)=\frac{1}{2}\cdot\frac{1}{3}=\frac{1}{6} \\ P(b_2)&=P(a_1)P(b_2|a_1)+P(a_2)P(b_2|a_2)+P(a_3)P(b_2|a_3) \\ &=\frac{1}{2}\cdot\frac{1}{3}+\frac{1}{3}\cdot 1+\frac{1}{6}\cdot\frac{1}{2}=\frac{7}{12} \\ P(b_3)&=P(a_1)P(b_3|a_1)+P(a_3)P(b_3|a_3)=\frac{1}{2}\cdot\frac{1}{3}+\frac{1}{6}\cdot\frac{1}{2}=\frac{1}{4} \end{aligned} \tag{1.208}$$

となる．これより，

$$\begin{aligned} H(B)&=P(b_1)\log_2 P(b_1)+P(b_2)\log_2 P(b_2)+P(b_3)\log_2 P(b_3) \\ &=\frac{1}{6}\cdot\log_2 6+\frac{7}{12}\cdot\log_2\frac{12}{7}+\frac{1}{4}\cdot\log_2 4=1.3844(\mathrm{bit}) \end{aligned} \tag{1.209}$$

となる．

曖昧度を求めるためには $P(a_i|b_j)$ の値を求める必要がある．通信路線図においてシンボル b_1 は a_1 からしか送信されないので，

$$P(a_1|b_1)=\frac{P(a_1)P(b_1|a_1)}{P(b_1)}=\frac{1/2\cdot 1/3}{1/6}=1 \tag{1.210}$$

となる．b_2 は a_1 と a_2, a_3 から送信されているので，

$$P(a_1|b_2)=\frac{P(a_1)P(b_2|a_1)}{P(b_2)}=\frac{1/2\cdot 1/3}{7/12}=\frac{2}{7}$$
$$P(a_2|b_2)=\frac{P(a_2)P(b_2|a_2)}{P(b_2)}=\frac{1/3\cdot 1}{7/12}=\frac{4}{7} \qquad (1.211)$$
$$P(a_3|b_2)=\frac{P(a_3)P(b_2|a_3)}{P(b_2)}=\frac{1/6\cdot 1/2}{7/12}=\frac{1}{7}$$

となる．同様に，b_3はa_1とa_3から送信されているので，

$$P(a_1|b_3)=\frac{P(a_1)P(b_3|a_1)}{P(b_3)}=\frac{1/2\cdot 1/3}{1/4}=\frac{2}{3}$$
$$P(a_3|b_3)=\frac{P(a_3)P(b_3|a_3)}{P(b_3)}=\frac{1/6\cdot 1/2}{1/4}=\frac{1}{3} \qquad (1.212)$$

となる．これらの値を式 (1.204) に代入すると

$$H(A|B)=-\frac{1}{6}(0)-\frac{7}{12}\left(\frac{2}{7}\log_2\frac{2}{7}+\frac{4}{7}\log_2\frac{4}{7}+\frac{1}{7}\log_2\frac{1}{7}\right)-\frac{1}{4}\left(\frac{2}{3}\log_2\frac{2}{3}+\frac{1}{3}\log_2\frac{1}{3}\right)=1.0339(\mathrm{bit}) \qquad (1.213)$$

となる．散布度に関しては，$P(a_i)$ や$P(b_j|a_i)$ が与えられているので，この値を式 (1.205) に代入することにより，

$$H(B|A)=-\frac{1}{2}\left(3\cdot\frac{1}{3}\log_2\frac{1}{3}\right)-\frac{1}{3}\cdot 0-\frac{1}{6}\left(2\cdot\frac{1}{2}\log_2\frac{1}{2}\right)=0.9591(\mathrm{bit}) \qquad (1.214)$$

と求めることができる．上記の問題において，

$$H(A)-H(A|B)=1.4591-1.0339=0.425 \qquad (1.215)$$

$$H(B)-H(B|A)=1.3844-0.9591=0.425 \qquad (1.216)$$

となっており，式 (1.206) が成立していることがわかる．この$H(A)-H(A|B)$ の量は相互情報量 (mutual information) $I(A;B)$ と呼ばれる量であるが，最初，送信端でa_iが選ばれることによって持っていた情報量が，受信端においてb_jを受信したことによって減った情報量の平均と考えることができる．

受信側で長さnの符号系列を観測すると，エントロピーは最初のエントロピー$nH(A)$ から$nH(A|B)$ に減少する．よって，実際の通信によって得た正味の平均情報量は$n\{H(A)-H(A|B)\}$となり，1シンボル当たりでは$H(A)-H(A|B)$ (bit／符号) となる．いま，この符号を送信するのにT秒要するものとすれば，符号の伝送速度Rは

$$R=\frac{H(A)-H(A|B)}{T}(\text{bit/sec}) \tag{1.217}$$

として与えられることになる．ここで，符号の平均伝送時間Tは

$$T=\sum_i \tau_i p_i(\text{sec}) \tag{1.218}$$

として表され，p_iはi番目の符号の生起確率，τ_iはその符号を伝送するのに要する時間である．式 (1.217) で与えられる伝送速度の最大値

$$C=\max_{p_i} R=\max_{p_i}\left\{\frac{H(A)-H(A|B)}{T}\right\}(\text{bit/sec}) \tag{1.219}$$

を通信路容量 (channel capacity) と呼ぶ．

6.3　雑音のない系での通信路容量

次に雑音のない（誤りのない）系における通信路容量について考えてみる．雑音がない系なので$H(A|B)=0$となり，通信速度Rは次のように表すことができる．

$$R=\frac{H(A)-H(A|B)}{T}=\frac{H(A)}{T}=\frac{-\sum_i p_i \log_2 p_i}{\sum_i p_i \tau_i} \tag{1.220}$$

この最大値が通信路容量であり，この値を計算するために

$$\sum_i p_i=1 \tag{1.221}$$

なる拘束条件を入れ，ラグランジュの未定乗数法を用いて計算してみる．すなわち，下記の目的関数Uをp_iで偏微分する

$$U=\frac{H(A)}{T}-\lambda\left(\sum_i p_i-1\right) \tag{1.222}$$

$$\frac{\partial U}{\partial p_i}=\frac{1}{T}\frac{\partial}{\partial p_i}\left(-\sum_i p_i \log_2 p_i\right)-\frac{H(A)}{T^2}\frac{\partial}{\partial p_i}\left(\sum_i p_i \tau_i\right)-\lambda \tag{1.223}$$

ここで

$$\frac{\partial}{\partial p_i}(p_i \log_2 p_i)=\log_2 p_i+p_i\frac{\partial}{\partial p_i}(\log_2 p_i) \tag{1.224}$$

であり，この右辺の値については，

$$\frac{\partial}{\partial p_i}(\log_2 p_i)=\frac{\partial}{\partial p_i}\left(\frac{\log_e p_i}{\log_e 2}\right)=\frac{\partial}{\partial p_i}(\log_e p_i)\frac{1}{\log_e 2}$$
$$=\frac{1}{p_i}\frac{1}{\log_e 2}=\frac{1}{p_i}\frac{1}{\frac{\log_2 2}{\log_2 e}}=\frac{1}{p_i}\log_2 e \tag{1.225}$$

なので，式 (1.224)，式 (1.225) を式 (1.223) に代入し，この値を0とすることによって最大値が求まる．すなわち，

$$\frac{\partial U}{\partial p_i}=-\frac{1}{T}(\log_2 p_i+\log_2 e)-\frac{H(A)}{T^2}\tau_i-\lambda=0 \tag{1.226}$$

となる．これより，

$$\log_2 p_i=-\frac{H(A)}{T}\tau_i-\log_2 e-\lambda T \tag{1.227}$$

が得られ，両辺にp_iを乗算し，iについて和をとることにより

$$\sum_i p_i\log_2 p_i=-\frac{H(A)}{T}\sum_i p_i\tau_i-\sum_i p_i(\log_2 e+\lambda T) \tag{1.228}$$

となる．エントロピーや平均伝送時間の項を置き換えて

$$-H(A)=-\frac{H(A)}{T}T-1\cdot(\log_2 e+\lambda T) \tag{1.229}$$

が得られる．この結果，

$$\log_2 e+\lambda T=0 \tag{1.230}$$

となる．この式を，式 (1.227) に代入し，最大値をとる確率をp_{io}と書くと，

$$\log_2 p_{io}=-\frac{H(A)}{T}\tau_i=-C\tau_i \tag{1.231}$$

となり，結果として

$$p_{io}=2^{-C\tau_i} \tag{1.232}$$

が得られる．これは符号の発生確率をp_{io}と決めてやれば最大の通信速度を実現できることを意味する．また，a_iの生起確率が決まっている場合には符号の長さ（符号当たりの通信時間）を

$$\tau_i=-\frac{1}{C}\log_2 p_{io} \tag{1.233}$$

とすれば最大通信速度が実現することを意味している．この式をよくみると

$$\tau_i = \frac{1}{C}(-\log_2 p_{io}) \propto -\log_2 p_{io} \tag{1.234}$$

となっており，符号の長さ（＝伝送時間）をその情報量に応じて決めてやればよいことを示している．

次に異なる長さの符号を組み合わせて情報を送る場合を考えてみる．T秒間の長さを構成する符号の組み合わせの数を$N(T)$とすると，情報を送るということはこの組み合わせの中の一つを選ぶことに相当し，その確率pは$1/N(T)$となる．単位時間当たりに通信できる情報量の最大値が通信路容量なので，$T \to \infty$とする操作を行い

$$C = \lim_{T\to\infty}\frac{\log_2(1/p)}{T} = \lim_{T\to\infty}\frac{\log_2 N(T)}{T} \tag{1.235}$$

として通信路容量が求まることになる．たとえば，s_1, s_2, s_3のシンボルがあり，それぞれの長さがl_1, l_2, l_3だったとする．そして，s_1, s_2, s_3を組み合わせて長さTの系列を作ることを考える．ここで，長さTを構成するシンボルの組み合わせの数を$N(T)$とする．この長さTの系列の末尾はs_1, s_2, s_3のいずれかのものになるはずであり，長さ$T-l_1$の系列の後にs_1がくるものと，長さ$T-l_2$の系列の後にs_2がくるものと，長さ$T-l_3$の系列の後にs_3がくるものから構成されていることになる．よって，組み合わせの数については

$$N(T) = N(T-l_1) + N(T-l_2) + N(T-l_3) \tag{1.236}$$

が成立する．この方程式の解を求めるために，解の形を

$$N(T) = A\alpha^T \tag{1.237}$$

と仮定する．ここでAは定数である．式（1.237）を式（1.236）に代入すると

$$A\alpha^T = A\alpha^{T-l_1} + A\alpha^{T-l_2} + A\alpha^{T-l_3} \tag{1.238}$$

が得られる．ここで，両辺を$A\alpha^T$で割ることにより，

$$1 = \alpha^{-l_1} + \alpha^{-l_2} + \alpha^{-l_3} \tag{1.239}$$

を得る．いま，$x = 1/\alpha$とおくと，

$$1 = x^{l_1} + x^{l_2} + x^{l_3} \tag{1.240}$$

を得る．この式のことを特性方程式（characteristic equation）と呼ぶ．この特性方程式の解を$\beta_1, \beta_2, \beta_3$とすると，$N(T)$は定差方程式となっているので，

$$N(T) = A_1\beta_1^{-T} + A_2\beta_2^{-T} + A_3\beta_3^{-T} \tag{1.241}$$

と表すことができる．ここでA_1, A_2, A_3は定数である．$T \to \infty$では$N(T)$は

$$N(T) \approx A_s \beta_s^{-T} \tag{1.242}$$

として表される．ここでβ_sはβ_1, β_2, β_3のうちの最小の正の実根である．いま，式 (1.240) の右辺を$f(x)$ として以下の関数を考える．

$$f(x) = x^{l_1} + x^{l_2} + x^{l_3} \tag{1.243}$$

この関数をみてみるとl_1, l_2, l_3は正の整数であるので$f(x)$ はxの単調増加関数となっている．そして，

$$f(0) = 0 \tag{1.244}$$

$$f(\infty) = \infty \tag{1.245}$$

なので，式 (1.243) の方程式が，

$$f(x) = 1 \tag{1.246}$$

と交わる点（すなわち，式 (1.240) の解）は1点のみである（正の実根）ことがわかる．よって，通信路容量は

$$C = \lim_{T \to \infty} \frac{\log_2 N(T)}{T} = \lim_{T \to \infty} \frac{\log_2 A_s \beta_s^{-T}}{T} = -\log_2 \beta_s \, (\mathrm{bit/sec}) \tag{1.247}$$

となる．

次に，具体例によって上記のことを説明する．ここでは，符号長が2秒と4秒の2つのシンボルからなる符号を考えてみる．この符号の$T=4, 6, 8$の組み合わせを図1.21に示す．

組み合わせの数について，

$$N(T) = N(T-2) + N(T-4) \tag{1.248}$$

が成り立ち，特性方程式は

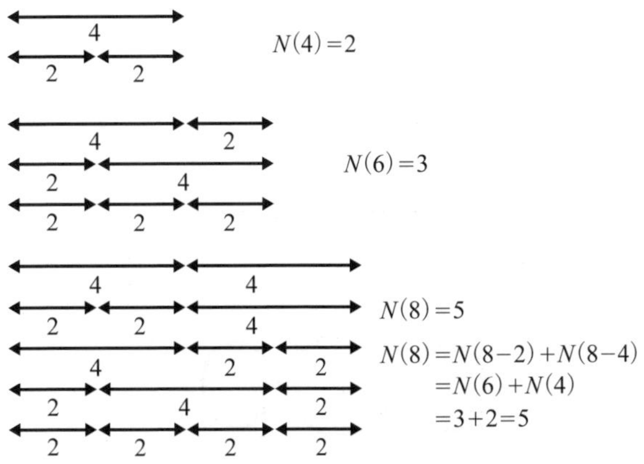

図1.21　$T=4, 6, 8$における符号の組み合わせ

$$1-x^2-x^4=0 \tag{1.249}$$

となる．いま，$x^2=\alpha$とおくと式（1.249）は

$$\alpha^2+\alpha-1=0 \tag{1.250}$$

と表され，これを解くと

$$\alpha=\frac{-1\pm\sqrt{5}}{2} \tag{1.251}$$

となり，xについての解は

$$\alpha=\frac{-1+\sqrt{5}}{2} \Rightarrow \beta_1=-\beta_2=\sqrt{\frac{-1+\sqrt{5}}{2}} \tag{1.252}$$

$$\alpha=\frac{-1-\sqrt{5}}{2} \Rightarrow \beta_3=-\beta_4=j\sqrt{\frac{1+\sqrt{5}}{2}} \tag{1.253}$$

の4つとなる．すなわち，

$$x=\pm 0.78615,\ \pm 1.27202\,j \tag{1.254}$$

である．このうち正の実根は$x=+0.78615$であり，通信路容量は

$$C=-\log_2 0.78615=0.347(\mathrm{bit/sec}) \tag{1.255}$$

となる．シンボルの発生に関して相関があるマルコフ過程の場合でも，同様の考え方によって通信路容量を求めることができる．図1.22の2状態を持つ単純マルコフ過程の場合を考えてみる．ここでτ_{ji}などは状態jから状態iに遷移するのに要する時間を示している．この場合も，前述同様の符号の長さに関する方程式をたてることができる．すなわち，

$$N_i(T)=N_i(T-\tau_{ii})+N_j(T-\tau_{ji}) \tag{1.256}$$

$$N_j(T)=N_j(T-\tau_{jj})+N_i(T-\tau_{ij}) \tag{1.257}$$

これらの方程式を解くために，前と同様に解の形を

$$N_i(T)=a_i\alpha^T \tag{1.258}$$

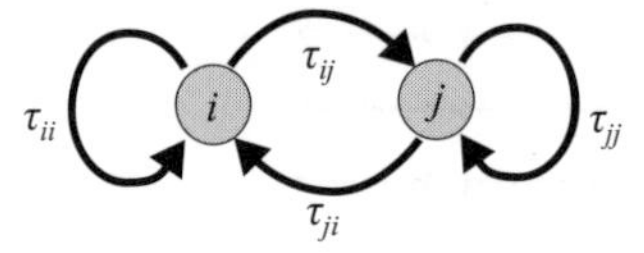

図1.22　マルコフ過程における通信路容量

$$N_j(T)=a_j\alpha^T \quad (1.259)$$

と仮定して，式 (1.256)，式 (1.257) に代入すると

$$a_i\alpha^T=a_i\alpha^{T-\tau_{ii}}+a_j\alpha^{T-\tau_{ji}} \quad (1.260)$$

$$a_j\alpha^T=a_j\alpha^{T-\tau_{jj}}+a_i\alpha^{T-\tau_{ij}} \quad (1.261)$$

となる．α^Tで割って整理すると

$$a_i(\alpha^{-\tau_{ii}}-1)+a_j\alpha^{-\tau_{ji}}=0 \quad (1.262)$$

$$a_j(\alpha^{-\tau_{jj}}-1)+a_i\alpha^{-\tau_{ij}}=0 \quad (1.263)$$

となり，行列形式で表現すると

$$\begin{bmatrix}\alpha^{-\tau_{ii}}-1 & \alpha^{-\tau_{ji}} \\ \alpha^{-\tau_{ij}} & \alpha^{-\tau_{jj}}-1\end{bmatrix}\begin{bmatrix}a_i \\ a_j\end{bmatrix}=\begin{bmatrix}0 \\ 0\end{bmatrix} \quad (1.264)$$

となる．この方程式が$a_i=a_j=0$以外の解を持つためには，以下の行列式の値が0になればよい．すなわち，

$$\begin{vmatrix}\alpha^{-\tau_{ii}}-1 & \alpha^{-\tau_{ji}} \\ \alpha^{-\tau_{ij}} & \alpha^{-\tau_{jj}}-1\end{vmatrix}=0 \quad (1.265)$$

である．方程式の形にすると

$$(\alpha^{-\tau_{ii}}-1)(\alpha^{-\tau_{jj}}-1)-\alpha^{-\tau_{ji}}\alpha^{-\tau_{ij}}=0 \quad (1.266)$$

となり，この方程式を解いて，解αを得て

$$C=-\log_2\alpha \quad (1.267)$$

として，通信路容量を求めることができる．

6.4　雑音のある系での通信路容量

次に雑音のある系，すなわち誤りのある系での通信路容量を考えてみる．ここでは図1.19右に示した2元対称通信路において，入力シンボル0が生起する確率をα，1が生起する確率をβとする．送信側のエントロピーは，生起確率のみによって決定するので

$$H(A)=-\alpha\log_2\alpha-\beta\log_2\beta \quad (1.268)$$

となる．また，出力シンボルとして0が得られる確率は$\alpha(1-p)+\beta p$，1が得られる確率

は $\alpha p+\beta\,(1-p)$ となるので，出力側のエントロピーは

$$H(B)=-\{\alpha(1-p)+\beta p\}\log_2\{\alpha(1-p)+\beta p\}\\ -\{\beta(1-p)+\alpha p\}\log_2\{\beta(1-p)+\alpha p\} \tag{1.269}$$

となる．散布度は

$$\begin{aligned}H(B|A)&=\alpha H(B|0)+(1-\alpha)H(B|1)\\&=\alpha\{-p\log_2 p-(1-p)\log_2(1-p)\}+(1-\alpha)\{-p\log_2 p-(1-p)\log_2(1-p)\}\\&=-p\log_2 p-(1-p)\log_2(1-p)\end{aligned} \tag{1.270}$$

となる．よって，通信路容量は

$$C=\max_{\alpha,\beta}\left\{\frac{H(B)-H(B|A)}{T}\right\} \tag{1.271}$$

として表される．ここで簡単のため $T=1\,(\mathrm{sec})$ とすると式 (1.271) は次のようになる．

$$\begin{aligned}C&=\max_{\alpha,\beta}\{H(B)-H(B|A)\}\\&=\max_{\alpha,\beta}\{H(B)+p\log_2 p+(1-p)\log_2(1-p)\}\end{aligned} \tag{1.272}$$

ここで，$H(B)$ の最大値を考えると，$\alpha=\beta=1/2$ のときに最大となり最大値 $H(B)$ は

$$\max_{\alpha,\beta}\{H(B)\}=-\left\{\frac{1}{2}(1-p)+\frac{1}{2}p\right\}\log_2\frac{1}{2}=\left(-\frac{1}{2}\log_2\frac{1}{2}\right)\cdot 2=1 \tag{1.273}$$

となるので，式 (1.272) は

$$C=1+p\log_2 p+(1-p)\log_2(1-p) \tag{1.274}$$

として与えられる．この式は1からエントロピー関数を引いたものとなっており，ビット誤り率 p によって通信路容量が変化することを示している．もしも，誤りがない場合，すなわち $p=0$ ならば，通信路容量は1 (bit/sec) となる．すなわち，情報は全く失われない．一方，$p=1/2$，すなわち送信したものの半数が誤る場合には通信路容量は0 (bit/sec) となることがわかる．また，$p=1$ の場合，すなわちすべての送信符号を誤る場合には通信路容量は1 (bit/sec) となるが，これは符号の‘0’を‘1’に，‘1’を‘0’に受信側で置き換えればすべての情報は誤りなく送られたことと等価となると考えることができる．

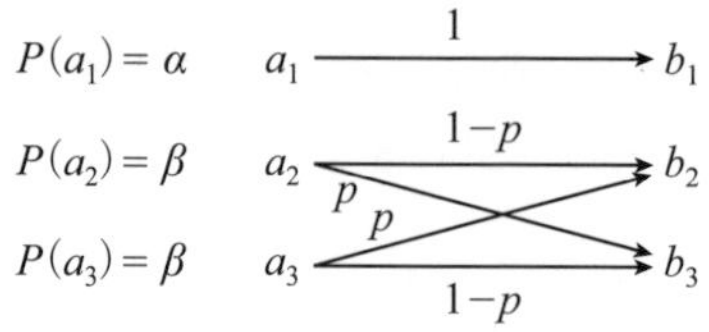

図1.23　誤りのある通信路

次に例として図1.23で示される誤りのある通信路を考えてみる．受信側の3つのシンボルが得られる確率を求めると，

$$\begin{aligned} P(b_1) &= \alpha \\ P(b_2) &= (1-p)\beta + p\beta = \beta \\ P(b_3) &= p\beta + (1-p)\beta = \beta \end{aligned} \tag{1.275}$$

となるので，エントロピーの値は

$$H(B) = -\alpha \log_2 \alpha - 2\beta \log_2 \beta \tag{1.276}$$

となることがわかる．また，散布度に関しては

$$H(B|A) = -2\beta(p \log_2 p + (1-p)\log_2(1-p)) = -2\beta\eta \tag{1.277}$$

となる．ここで，表記を簡単にするため

$$\eta = p \log_2 p + (1-p)\log_2(1-p) \tag{1.278}$$

と置き換えている．通信路容量は$T=1$として考えると

$$C = \max_{\alpha, \beta}\{H(B) - H(B|A)\} \tag{1.279}$$

より，

$$H(B) - H(B|A) = -\alpha \log_2 \alpha - 2\beta \log_2 \beta + 2\beta\eta \tag{1.280}$$

を最大化すればよいので，ラグランジュの未定乗数法に束縛条件

$$\alpha + 2\beta = 1 \tag{1.281}$$

を導入し，目的関数Uを最大化するものとする．すなわち，

$$U = -\alpha \log_2 \alpha - 2\beta \log_2 \beta + 2\beta\eta + \lambda(\alpha + 2\beta - 1) \tag{1.282}$$

ここで，λは係数である．上記の式をαについて偏微分すると

$$\frac{\partial U}{\partial \alpha} = -\log_2 \alpha - \alpha \frac{1}{\alpha} \frac{1}{\log_e 2} + \lambda \tag{1.283}$$

また，βについて偏微分すると

$$\frac{\partial U}{\partial \beta} = -2\log_2 \beta - 2\beta \frac{1}{\beta} \frac{1}{\log_e 2} + 2\eta + 2\lambda \tag{1.284}$$

となり，

$$\frac{\partial U}{\partial \alpha}=0 \tag{1.285}$$

$$\frac{\partial U}{\partial \beta}=0 \tag{1.286}$$

とすると，式 (1.283) からは

$$\lambda=\log_2 \alpha+\frac{1}{\log_e 2} \tag{1.287}$$

が得られ，式 (1.284) からは

$$\eta+\lambda=\log_2 \beta+\frac{1}{\log_e 2} \tag{1.288}$$

が得られる．式 (1.288) に式 (1.287) を代入すると，

$$\eta+\log_2 \alpha+\frac{1}{\log_e 2}=\log_2 \beta+\frac{1}{\log_e 2} \tag{1.289}$$

となり，最終的に次の関係が得られる．

$$\eta=\log_2 \beta-\log_2 \alpha \tag{1.290}$$

このことから，

$$\frac{\beta}{\alpha}=2^{\eta} \tag{1.291}$$

となり，α と β の関係として下記の式が得られる．

$$\beta=\alpha 2^{\eta} \tag{1.292}$$

一方，式 (1.292) を式 (1.281) に代入すると以下の式が得られる．

$$\alpha+2\alpha 2^{\eta}=1 \tag{1.293}$$

これを解いて，

$$\alpha=\frac{1}{1+2^{\eta+1}} \tag{1.294}$$

$$\beta=\frac{2^{\eta}}{1+2^{\eta+1}} \tag{1.295}$$

が求まる．よって，最大値は式 (1.282) より

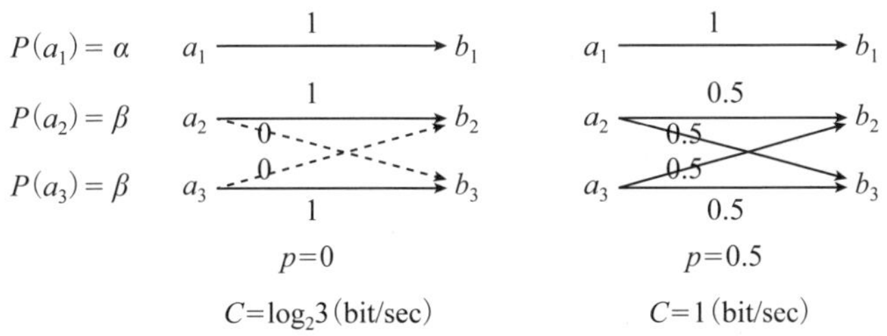

図1.24　誤りのある通信路における通信路容量

$$U=-\frac{1}{1+2^{\eta+1}}\log_2\frac{1}{1+2^{\eta+1}}-2\frac{2^\eta}{1+2^{\eta+1}}\log_2\frac{2^\eta}{1+2^{\eta+1}}+2\frac{2^\eta}{1+2^{\eta+1}}\eta \tag{1.296}$$

となる．整理すると，

$$C=U=\log_2(1+2^{\eta+1}) \tag{1.297}$$

が得られる．ここで式 (1.278) にpの値を代入してみる．$p=0$ならば，誤りがないことを意味するが，そのとき，

$$\eta=0\cdot\log_2 0+(1-0)\cdot\log_2(1-0)=0 \tag{1.298}$$

となり，通信路容量は

$$C=\log_2(1+2^{\eta+1})=\log_2(1+2^{0+1})=\log_2 3 \tag{1.299}$$

となる．一方，$p=1/2$の場合は

$$\eta=\frac{1}{2}\log_2\frac{1}{2}+\left(1-\frac{1}{2}\right)\log_2\left(1-\frac{1}{2}\right)=-1 \tag{1.300}$$

となり，通信路容量は

$$C=\log_2(1+2^{-1+1})=\log_2 2=1 \tag{1.301}$$

となり，a_2, a_3の符号が情報伝送に寄与していないことがわかる．これらの状態を図1.24に示した．

第 7 節　通信路符号化

7.1　通信路の符号化の考え方

第5節の情報源の符号化では，情報源のシンボルに対してどのように符号を割り付けるかについて述べてきた．そして効率のよい符号を生成するためには，発生頻度の高いシンボルには短い符号語を割り当て，発生頻度の低いシンボルには長い符号語を割り当てることを述べた．このとき，符号器から出力されてくるのは0と1の系列である．一方，通信路を考えた場合には信号伝送の途中で誤りなどが生ずるのが一般的である．

そこで第6節においてその通信路を伝送するうえでの最も高い性能となる通信路容量を定義して，さまざまな誤りのある場合について通信路容量がどのように変化するかを考察した．このような誤りのある通信路では，情報源符号化によって得られた符号をそのまま送信しても必ずしも良い結果が得られるわけではない．すなわち，発生する誤りまでを含めて対応できる最適な符号が望まれることになる．本節では，第1節の図1.3で示したように通信路の入力端と出力端に符号器と復号器を取り付け，これらを一体化したものを考え，信頼性の高い符号をどのように生成していくかという通信路符号化（channel coding）の考え方について述べる．

7.2　繰り返し伝送による信頼性の向上

いま，2元対称通信路を考え，そのビット誤り率が$p=0.01$であったとする．このような通信路で符号を伝送すると，受信側では1%の符号が誤って受信されていることになる．この誤り率を低下させるために，たとえば‘0’を送信する際に‘000’というように3個分の符号を送信して，受信端において‘0’の数が3個，または2個（1カ所だけ誤る）の場合に，‘0’が送信されたと解釈することにする．このような判定法は多数決判定法と呼ばれるものであるが，1個だけ‘0’を送るよりも，3個送って多く受信された符号を送信符号と解釈するほうが信頼性が高まることは明らかである．このような判定を行う場合，正しく送信されたケースは‘000’（3個とも正しく送信される），‘001’, ‘010’, ‘100’（2個が正しく送信され，1個だけ誤って送信される）の4パターンとなる．よって，ビット誤り率をpとすると，最終的に正しく受信される確率p_Cは

$$p_C=(1-p)^3+3p(1-p)^2 \tag{1.302}$$

として表すことができる．同様に誤る確率は

$$p_E=1-p_C=p^3+3p^2(1-p) \tag{1.303}$$

となり，$p=0.01$の場合には，$p_E \simeq 3\times10^{-4}$と非常に小さな値を実現できる．

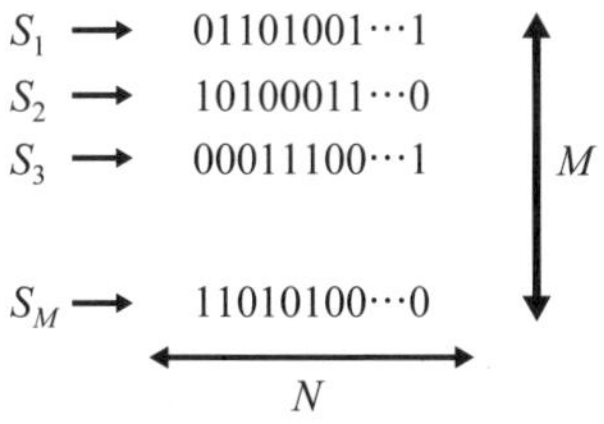

図1.25　生成する符号

一方で，正味の1ビットを送ればよいところを同じ符号を3回送信することになるので3ビット必要となり，伝送速度（効率）は1/3に低下することは明らかである．このように繰り返して符号を伝送する場合には誤り率を減らすことが可能となるが，繰り返しの回数分だけ通信速度が低下することになる．このような問題に対してシャノンは繰り返した伝送を行わなくても，伝送誤り率を小さくすることができることを証明した．

7.3　通信路符号化定理

シャノンが証明した内容は，通信路が与えられたときに伝送速度Rが通信路容量Cよりも小さければ，伝送速度を0に近づけなくても，いくらでも復号誤り率の小さな符号を構成できるという内容であり，これは通信路符号化定理（シャノンの第二基本定理）と呼ばれる．この定理の証明を行うために，情報源から0と1が等確率で発生するような情報源を考える．そして，図1.25のように0と1をランダムに発生させて長さNのM個の符号を作り，それを情報源シンボル$s_1, s_2, s_3, \cdots, s_M$に対応させるものとする．いま，$s_1, s_2, s_3, \cdots, s_M$が等確率で発生するものとすると，その中の1つのシンボルが選ばれる確率は$1/M$となり，エントロピーは

$$M \cdot \frac{1}{M} \log_2 M = \log_2 M \tag{1.304}$$

となる．そして，1つの符号はNビットで構成されるので符号の伝送速度は，符号シンボル当たり

$$R = \frac{\log_2 M}{N} \ (\text{bit/sec}) \tag{1.305}$$

となる．いま，任意の符号語を送信したときに通信路のビット誤り率がpだったとすると，Nが大きいときにNp個のビットが誤ることになる．すなわち，符号が1つも誤りがなく伝送される個数は${}_N C_0 = 1$，1カ所だけ誤った場合の数は${}_N C_1 = N$，2カ所だけ誤るものは${}_N C_2 = N \cdot (N-1)/2$となり，$Np$個誤るものの場合の数は${}_N C_{Np}$となる．符号のどこかに誤りを生ずるということは，そのような新しい符号が発生することを意味するので，送信側で1個だった符号（長さはN）が，受信側ではz個に増加していることを意味する．すなわち，

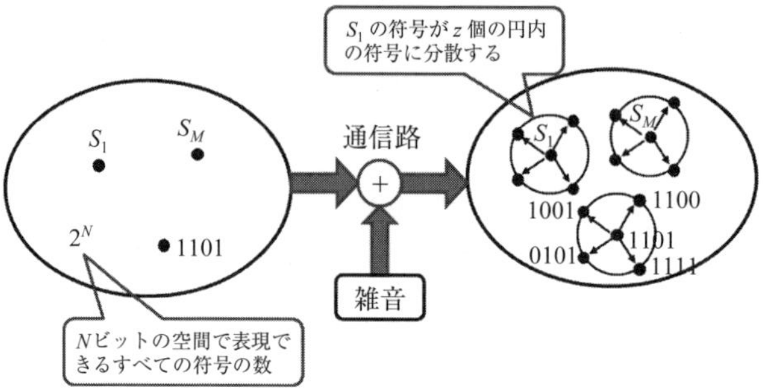

図1.26　誤りによって増加する符号パターン

$$z=1+{}_N C_1+{}_N C_2+{}_N C_3+\cdots+{}_N C_{Np} \tag{1.306}$$

である．このうちの最初の1個だけが送信側と同じ，すなわち誤りがなく正しく伝送された符号となっている．図1.26に符号パターンが拡大する様子を示す．この図の中では送信側で1個あった'1101'という符号が，受信側でどれかのビットの位置で誤りを生じて，原符号から4個の符号が派生し，合計で5個に増加しているようすを示している．

zは別の表記では

$$z=1+N+\frac{N\cdot(N-1)}{2}+\cdots+\frac{N!}{(Np)!\cdot(N-Np)!} \tag{1.307}$$

となる．いま，Nが十分大きく，$p\approx 0$ならば，zの範囲は

$$\frac{N!}{(Np)!(N-Np)!}<z<Np\frac{N!}{(Np)!(N-Np)!} \tag{1.308}$$

と書くことができる[1)]．また，スターリングの公式

$$x!\approx x^x \tag{1.309}$$

を式(1.308)に適用し，さらにNpはN^Nに比較して十分小さく無視できることを考慮すると

$$z\approx\frac{N^N}{(Np)^{Np}(N-Np)^{N-Np}} \tag{1.310}$$

となる．この式を整理し，

$$z\approx\frac{1}{(p^p(1-p)^{1-p})^N} \tag{1.311}$$

を得る．よって，両辺の対数（底は2）をとると

$$\log_2 z=N\cdot(-p\log_2 p-(1-p)\log_2(1-p)) \tag{1.312}$$

となり，エントロピー関数$H(p)$を用いて表すと

$$z=2^{N(-p\log_2 p-(1-p)\log_2(1-p))}=2^{NH(p)} \tag{1.313}$$

となる．一方，

$$R=\frac{\log_2 M}{N} \tag{1.314}$$

より，

$$RN=\log_2 M \tag{1.315}$$

となるので，

$$M=2^{RN} \tag{1.316}$$

となる．いま，符号語全体の中からM個の符号をランダムに選び，入力シンボルに割り振ったので送信符号以外の$M-1$個の符号が，2^{RN}個の符号を内部に持つ円からただ1つでも選ばれる確率は，たかだか

$$p_E=\frac{M-1}{2^N}2^{NH(p)} \tag{1.317}$$

となる．いま，Mが大きいとすると

$$p_E=\frac{M}{2^N}2^{NH(p)} \tag{1.318}$$

と書くことができるが，式 (1.316) を式 (1.318) に代入すると

$$p_E=\frac{2^{RN}}{2^N}2^{NH(p)}=2^{N(R-(1-H(p)))} \tag{1.319}$$

となる．もしも，

$$R<1-H(p) \tag{1.320}$$

が成立するならば$N\to\infty$のときに$p_E\to 0$となる．ここで，2元対称通信路の通信路容量Cが

$$C=1-H(p) \tag{1.321}$$

と表されることを考慮すると，$R<C$ならばNを無限大に大きくすれば，符号誤り率を無限小にするような符号を構成できることになる．

逆に，p_Eが任意に小さな符号が存在し，この符号の符号語数が

$$M=2^{NR} \qquad (R>C) \tag{1.322}$$

であったとする．どの系列の受信符号が得られたかで送信符号を対応させることを考えると，1つの系列の符号の個数は$2^N/M$である．一方，1つの符号は$2^{NH(p)}$個に分散するので

$$2^N/M>2^{NH(p)} \tag{1.323}$$

が成立しなければならない．$M=2^{NR}$を代入すると，

$$2^N/2^{NR}>2^{NH(p)} \tag{1.324}$$

となり，

$$2^{N(1-R)}>2^{NH(p)} \tag{1.325}$$

となる．よって$1-R>H(p)$となり，

$$1-H(p)>R \tag{1.326}$$

が得られる．この結果，$C>R$となるが，これは最初に仮定した$R>C$とは矛盾する．したがって，仮定が誤っていたことになる．これらより，通信路が与えられ$R<C$なる任意のRに対して，任意に小さい復号誤り率p_Eの符号が存在する．逆に$C>R$なる任意のRに対しては，任意に小さいp_Eを有する符号は存在しない．

この証明のように，長い符号系列を用いれば漸近的に$p_E \to 0$を達成することができる．しかし，現実には有限の長さの符号を用いることになるので，なるべく小さなNに対して，なるべく小さなp_Eを実現することが要求される．これらを実現したものが次節で述べる誤り訂正，検出符号である．

第8節 誤り訂正・検出符号

8.1 誤り訂正・検出の原理

誤り訂正における基本的な考え方は，2つのレベルで考えることができる．1つの考え方は受信側で誤りの発生を検出して，送信側に再送要求を出し誤りのない符号を得るという考え方である．もう一つは，受信側で誤りを検出して，その誤りを受信側で訂正するというも

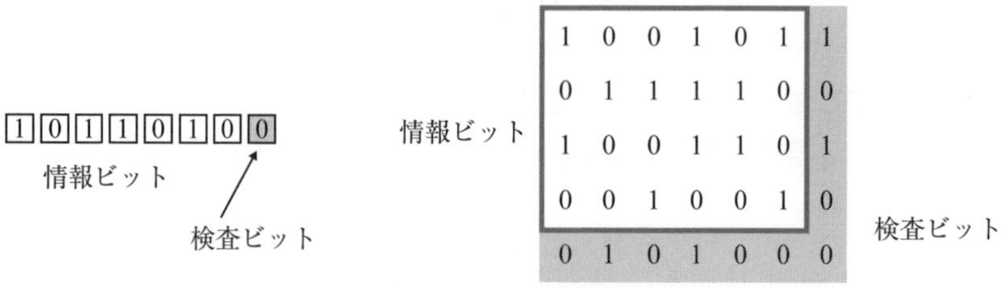

図1.27 パリティ検査符号（偶数パリティ）
左：単一パリティ検査符号，右：水平垂直パリティ検査符号

のである．後者のほうは，誤りの検出と同時に訂正まで行う必要があるので送信符号に対してそのような仕組みを持たせる必要がある．

誤り検出の古典的な方法はパリティ検査（parity check）という方法である．いま，kビットの2元符号$\boldsymbol{x}_k=(x_1, x_2, \cdots, x_k)$を考える．ここで$x_1, x_2, \cdots, x_k$は0または1の符号である．いま，$\boldsymbol{x}_k$の1の数に注目して，この個数が奇数の場合$x_k$の後に1ビット$x_{k+1}$を追加し$x_{k+1}=1$とすることで，$k+1$ビットで構成される符号$\boldsymbol{x}_{k+1}$の中の1の数は偶数となる．また，もしも，$\boldsymbol{x}_k$の1の個数が偶数の場合には$x_{k+1}=0$とすることで，この場合も$\boldsymbol{x}_{k+1}$の中の1の数は偶数となる．このような方式を偶数パリティという．同様に，$\boldsymbol{x}_{k+1}$の中の1の個数を奇数にしたものを奇数パリティという．

ここで，$x_1, x_2, \cdots, x_k$の部分を情報ビット，x_{k+1}の部分を検査ビットと呼ぶ．誤りの検出では，送信側と受信側で偶数パリティで送るか，奇数パリティで送るかをあらかじめ決めておけば，もし，偶数パリティと決めたのに1の数が奇数個であったら誤りが発生したことがわかるということになる．

このような符号を単一パリティ検査符号という．簡単に推測できるように，誤りの数が2個となる場合にはもはや受信符号から誤りの発生は検出できなくなる．このパリティ検査の方法を水平方向だけではなく，垂直方向にも拡張することもできる．この場合，水平と垂直方向で誤りの発生したところがわかるので，その交差する点の場所を特定でき，誤りを訂正することも可能となる．これを水平垂直パリティ検査符号という．

8.2　符号の距離

誤りの検出と訂正において重要となるのは符号空間における距離の概念である．ここでは符号空間における距離を定義し，誤りの検出や訂正という観点から考察する．いま，図1.28に示したように，通信路に符号$\boldsymbol{u}=(x_1, x_2, \cdots, x_n)$を入力し，符号$\boldsymbol{v}=(y_1, y_2, \cdots, y_n)$が通信路から出力されたものとする．ここで，$x_1, x_2, \cdots, x_n$および$y_1, y_2, \cdots, y_n$は0または1である．

このとき，次の距離を定義する．

$$d(\boldsymbol{u},\boldsymbol{v})=\sum_{i=1}^{n}(x_i-y_i)^2 \tag{1.327}$$

この距離のことをハミング距離（Hamming distance）といい，符号の中に含まれる1の数

$$d(\boldsymbol{u},\boldsymbol{0})=\sum_{i=1}^{n}x_i^2 \tag{1.328}$$

をハミング重み（Hamming weight）と呼ぶ．

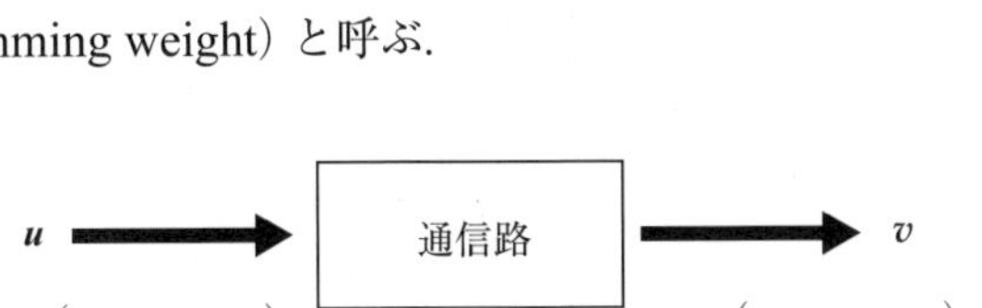

図1.28　符号の通信路への入出力

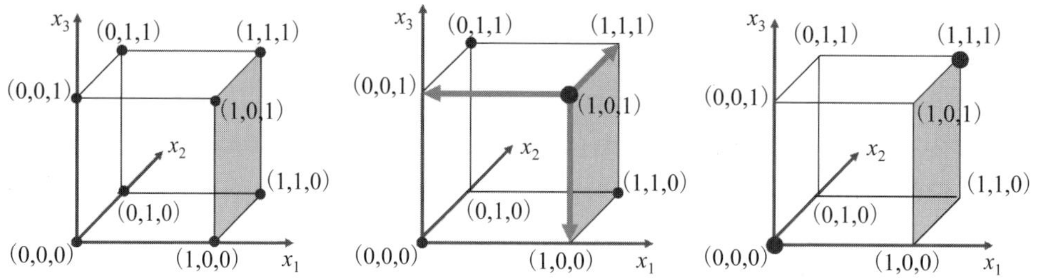

図1.29　符号空間上の符号の位置

いま，これらの符号空間上の距離と誤り検出・訂正などの関係を説明するために，図に描くことが可能な3次元の符号空間（符号長3）を考える．図1.29左は，符号長3の2元符号(0,0,0)，(0,0,1)，(0,1,0)，⋯，(1,1,1) などの符号の空間的位置を示している．この図からわかるように，たとえば，符号 (0,1,0) と (1,0,0) とのハミング距離 d (010,100) は立方体の頂点から頂点にたどり着くまでの辺の数を意味し2であり，符号 (0,1,1) と (0,1,0) の距離 d (011,010) は1であることがわかる．いま，符号間の距離が2であるものを使って，符号を作るとすると ($d=2$)，符号としては (0,0,0)，(0,1,1)，(1,0,1)，(1,1,0) が選択されることになる（図1.29中央の黒点）．別の $d=2$ となる符号の集合は，(1,1,1)，(1,0,0)，(0,1,0)，(0,0,1) である．いま，対象となる送信符号が (1,0,1) であったとすると，通信路で1ビット誤りが生ずれば，(1,0,1) の符号は (1,1,1)，(1,0,0)，(0,0,1) のいずれかの符号に変化することになる．これらは，前者の符号語の集合の中には存在しないので，誤りが起きたことがわかる．ただし，たとえば誤りが起きて (0,0,1) が受信されたとしても，そのもともとの符号が (1,0,1) であったのか，(0,1,1) だったのか，(0,0,0) であったのかはわからない．なぜならば，(0,0,1) と上記の3つの符号はすべて距離が1だからである．

次に $d=3$ のもので符号を構成する場合を考えてみる（図1.29右）．その1つの例は (0,0,0) と (1,1,1) を用いるというものである．いま，送信符号が (0,0,0) であったとして，1ビット誤りが発生した場合を考えてみよう．誤りの発生によって送信符号は (1,0,0)，(0,1,0)，(0,0,1) のいずれかに変化することとなる．もしも，1ビットだけ誤ったことがわかっていれば (0,0,0) が受信側で変化しても，(1,1,1) が1ビットだけ誤って到達する (1,1,0)，(0,1,1)，(1,0,1) の符号にはならない．よって，この場合，誤りの検出と訂正が可能になって，本来の送信符号が (0,0,0) であることが受信側で判断できることになる．このように，誤りの検出，訂正とその符号集団を構成しているハミング距離とは密接な関係がある．

前記のことを明確に表現するため，2つの符号の間の最小距離を以下のように定義すると，

$$d_{\min} = \min_{\substack{\boldsymbol{u}_i, \boldsymbol{v}_j \in C \\ \boldsymbol{u}_i \neq \boldsymbol{v}_j}} \left\{ d(\boldsymbol{u}_i, \boldsymbol{v}_j) \right\} \tag{1.329}$$

もし $d_{\min} \geq 2t+1$ ならば，この符号はどのような t 重以下の誤りを訂正できる．さらに，$d_{\min} \geq t+1$ ならば，この符号はどのような t 重以下の誤りを検出できるといえる．

N ビットで符号を構成する場合，単一の誤りで N 個の新たな符号が現れることになり，もともとの符号を合わせると $(1+N)$ 個になる．よって，2^N の符号空間の中に単一誤り訂正符

号をM個生成するための条件は

$$M \leq \frac{2^N}{1+N} \tag{1.330}$$

となる．これを単一誤り訂正符号に対するハミングの限界式という．前例で示したように$N=3$の場合は$M=2$（たとえば　000, 111），$N=4$で$M=3$（たとえば，0111, 1001, 1100），$N=5$で$M=6$，$N=8$で$M=28$となっている．

いま，符号語数をMとすると，この中の1つの符号語を伝送すれば，情報量は

$$I = -\log_2 \frac{1}{M} = \log_2 M \tag{1.331}$$

となる．符号長をNビットとすると1ビット当たりの情報量は

$$R = \frac{I}{N} = \frac{\log_2 M}{N} \tag{1.332}$$

となる．ここで，Rは符号の伝送速度（符号効率）であるが，Rが大きくなるほどよいが，Mには限界があるのでRにも限界が存在することになる．

このようにブロック符号では，長さNが限られていれば，符号語数Mの大きな符号が優れている．それではこのような符号はどうやって選ぶかが問題となるが，このような符号を数学的に生成できるようにしたものが，次に述べる線形符号と呼ばれるものである．

8.3　線形符号

符号長をnとするとき線形符号（linear code）は，式（1.333）のパリティ検査方程式を満たす符号語$\boldsymbol{w} = (x_1, x_2, \cdots, x_n)$の集合として定義される．

$$\begin{cases} a_{11}x_1 + a_{12}x_2 + \cdots + a_{1n}x_n = 0 \\ a_{21}x_1 + a_{22}x_2 + \cdots + a_{2n}x_n = 0 \\ \vdots \\ a_{m1}x_1 + a_{m2}x_2 + \cdots + a_{mn}x_n = 0 \end{cases} \pmod 2 \tag{1.333}$$

行列の形で表すと，

$$\mathbf{H}\boldsymbol{w}^T = \mathbf{0} \tag{1.334}$$

ここで

$$\mathbf{H} = \begin{bmatrix} a_{11} & a_{12} & \cdots & a_{1n} \\ a_{21} & a_{22} & & a_{2n} \\ \vdots & & \ddots & \vdots \\ a_{m1} & a_{m2} & \cdots & a_{mn} \end{bmatrix} \qquad \boldsymbol{w}^T = \begin{bmatrix} x_1 \\ x_2 \\ \vdots \\ x_n \end{bmatrix} \tag{1.335}$$

であり，a_{ij}, x_jなどは以下の2を法とする以下の演算（mod 2）に従うものとする．

$$0+0=0, \quad 0+1=1, \quad 1+0=1, \quad 1+1=0 \tag{1.336}$$

$$0\times0=0, \quad 0\times1=0, \quad 1\times0=0, \quad 1\times1=1 \tag{1.337}$$

いま，以下のパリティ検査方程式を考えてみる．

$$x_1+x_2+x_3+x_4=0 \tag{1.338}$$

$$x_1+x_3+x_5=0 \tag{1.339}$$

式（1.338）からx_4はx_1, x_2, x_3から求まり，式（1.339）からx_5はx_1, x_3から求まることがわかる．式（1.338）の両辺にx_1, x_2, x_3を加えると

$$2x_1+2x_2+2x_3+x_4=x_1+x_2+x_3 \tag{1.340}$$

となるが，ここで$2x_1$, $2x_2$, $2x_3$はx_1, x_2, x_3の値にかかわらずmod 2の演算なので0となる．よって

$$x_4=x_1+x_2+x_3 \tag{1.341}$$

となる．また，式（1.339）の両辺にx_1, x_3を加えると

$$2x_1+2x_3+x_5=x_1+x_3 \tag{1.342}$$

となり，$2x_1$, $2x_3$はx_1, x_3の値にかかわらずmod 2の演算なので0となる．よって，

$$x_5=x_1+x_3 \tag{1.343}$$

となる．このことから，式（1.338），式（1.339）のパリティ検査方程式を満たす符号はx_1, x_2, x_3に対して0,1のすべてのパターンを当てはめ，x_4とx_5を式（1.341），式（1.343）からそれぞれ求めることによって決まり，表1.2のようになる．

ここで，符号長5ビット（5変数）で2つの方程式があるので，自由に選べる変数の数が$5-2=3$となり，符号語数は$2^3=8$となった．自由に選べる変数を情報点（information

表1.2　生成された符号

	x_1	x_2	x_3	x_4	x_5
$\boldsymbol{w}_1$	0	0	0	0	0
$\boldsymbol{w}_2$	0	0	1	1	1
$\boldsymbol{w}_3$	0	1	0	1	0
$\boldsymbol{w}_4$	0	1	1	0	1
$\boldsymbol{w}_5$	1	0	0	1	1
$\boldsymbol{w}_6$	1	0	1	0	0
$\boldsymbol{w}_7$	1	1	0	0	1
$\boldsymbol{w}_8$	1	1	1	1	0

digit）と呼び，2元の場合，情報ビットと呼ぶ．情報点からパリティ検査方程式により定まる変数を検査点（check digit）と呼び，2元の場合，検査ビットと呼ぶ．

いま，情報点の数をk，検査点の数をmとすると，

$$k=n-m \tag{1.344}$$

が成立する．この例では情報点がx_1, x_2, x_3，検査点がx_4, x_5であるが，

$$x_2=x_1+x_3+x_4 \tag{1.345}$$

とすれば，情報点をx_1, x_3, x_4，検査点をx_2, x_5とすることも可能である．また，パリティ検査行列をさらに見やすくするために以下の方程式の変形が許される．

（a）両辺に0以外の定数をかける

（b）任意の方程式にそれ以外の定数倍した方程式を加える

（c）方程式の順序を入れ替える

いま，次のパリティ検査方程式を考え，これを簡単にすることを行う．

$$\begin{aligned} x_2+x_4 &=0\\ x_3+x_4+x_5+x_6 &=0\\ x_1+x_2+x_4+x_5 &=0\\ x_2+x_3+x_5+x_6 &=0 \end{aligned} \tag{1.346}$$

これらの方程式からなるパリティ検査行列は式（1.347）で表される．ここで符号語を$\boldsymbol{w}=(x_1, x_2, \cdots, x_6)$としている．（○はターゲットとなる要素，□は処理済みの要素）

$$\mathbf{H}=\begin{bmatrix} \textcircled{0} & 1 & 0 & 1 & 0 & 0\\ 0 & 0 & 1 & 1 & 1 & 1\\ \textcircled{1} & 1 & 0 & 1 & 1 & 0\\ 0 & 1 & 1 & 0 & 1 & 1 \end{bmatrix} \tag{1.347}$$

1行目と3行目の入れ替え

（1）上式で1行1列目を1にするために，1行目と3行目を入れ替える．これをパリティ検査行列$\mathbf{H}_1$とする．

$$\mathbf{H}_1=\begin{bmatrix} \boxed{1} & 1 & 0 & 1 & 1 & 0\\ 0 & \textcircled{0} & 1 & 1 & 1 & 1\\ 0 & \textcircled{1} & 0 & 1 & 0 & 0\\ 0 & 1 & 1 & 0 & 1 & 1 \end{bmatrix} \tag{1.348}$$

2行目と3行目の入れ替え

（2）上式で2行2列目が0なのでここを1にするために2行目と3行目を入れ替え，これをパリティ検査行列$\mathbf{H}_2$とする

$$\mathbf{H}_2=\begin{bmatrix}1 & \textcircled{1} & 0 & 1 & 1 & 0\\ 0 & \boxed{1} & 0 & 1 & 0 & 0\\ 0 & 0 & 1 & 1 & 1 & 1\\ 0 & 1 & 1 & 0 & 1 & 1\end{bmatrix} \tag{1.349}$$

1行目と2行目の加算

(3) 上式の1行2列が1なのでここを0にするために，1行目に2行目を加える．2つの行の加算は以下の通りである（mod 2の加算に注意）．

$$\begin{array}{r}1\ \ 1\ \ 0\ \ 1\ \ 1\ \ 0\\ +)\ 0\ \ 1\ \ 0\ \ 1\ \ 0\ \ 0\\ \hline 1\ \ 0\ \ 0\ \ 0\ \ 1\ \ 0\end{array}\qquad\begin{array}{l}\leftarrow 1\text{行目}\\ \leftarrow 2\text{行目}\\ \leftarrow \text{新しい}1\text{行目}\end{array}$$

これをパリティ検査行列$\mathbf{H}_3$とする．

$$\mathbf{H}_3=\begin{bmatrix}1 & \boxed{0} & 0 & 0 & 1 & 0\\ 0 & 1 & 0 & 1 & 0 & 0\\ 0 & 0 & 1 & 1 & 1 & 1\\ 0 & \textcircled{1} & 1 & 0 & 1 & 1\end{bmatrix} \tag{1.350}$$

4行目と2行目の加算

(4) 上式の4行2列目を0にするために，4行目に2行目を加える．2つの行の加算は以下の通りである．

$$\begin{array}{r}0\ \ 1\ \ 1\ \ 0\ \ 1\ \ 1\\ +)\ 0\ \ 1\ \ 0\ \ 1\ \ 0\ \ 0\\ \hline 0\ \ 0\ \ 1\ \ 1\ \ 1\ \ 1\end{array}\qquad\begin{array}{l}\leftarrow 4\text{行目}\\ \leftarrow 2\text{行目}\\ \leftarrow \text{新しい}4\text{行目}\end{array}$$

これをパリティ検査行列$\mathbf{H}_4$とする．

$$\mathbf{H}_4=\begin{bmatrix}1 & 0 & 0 & 0 & 1 & 0\\ 0 & 1 & 0 & 1 & 0 & 0\\ 0 & 0 & 1 & 1 & 1 & 1\\ 0 & \boxed{0} & \textcircled{1} & 1 & 1 & 1\end{bmatrix} \tag{1.351}$$

4行目と3行目の加算

(5) 上式の4行3列目を0にするために，4行目に3行目を加える．2つの行の加算は以下の通りである．

$$\begin{array}{r}0\ \ 0\ \ 1\ \ 1\ \ 1\ \ 1\\ +)\ 0\ \ 0\ \ 1\ \ 1\ \ 1\ \ 1\\ \hline 0\ \ 0\ \ 0\ \ 0\ \ 0\ \ 0\end{array}\qquad\begin{array}{l}\leftarrow 4\text{行目}\\ \leftarrow 3\text{行目}\\ \leftarrow \text{新しい}4\text{行目}\end{array}$$

これをパリティ検査行列$\mathbf{H}_5$とする．

$$\mathbf{H}_5 = \begin{bmatrix} 1 & 0 & 0 & 0 & 1 & 0 \\ 0 & 1 & 0 & 1 & 0 & 0 \\ 0 & 0 & 1 & 1 & 1 & 1 \\ 0 & 0 & 0 & 0 & 0 & 0 \end{bmatrix} \tag{1.352}$$

単位行列部分

これを$\mathbf{H}$の台形正準形という．ここでは行列の左側が単位行列によって構成されている．また，式（1.346）では方程式が4本あったが，このうち1本は独立でなかったために，結果的に4行目の要素がすべて0となった．この$\mathbf{H}_5$の非ゼロの行ベクトル数を$\mathbf{H}$の階数（rank）という．この場合，rank＝3である．$\mathbf{H}_5$から非ゼロの行ベクトルを取り出し，最初の行列（$\mathbf{H}_5$の点線の正方形の枠の内部）が単位行列になるようにすると$\mathbf{H}$の既約台形正準形$\mathbf{H}'$となる．

$$\mathbf{H}' = \begin{bmatrix} 1 & 0 & 0 & 0 & 1 & 0 \\ 0 & 1 & 0 & 1 & 0 & 0 \\ 0 & 0 & 1 & 1 & 1 & 1 \end{bmatrix} \tag{1.353}$$

よって式（1.354）が成立する．

$$\mathbf{H}\boldsymbol{w}^T = \mathbf{0} \Leftrightarrow \mathbf{H}'\boldsymbol{w}^T = \mathbf{0} \tag{1.354}$$

これらを方程式で表すと，

$$\begin{aligned} &x_1 + x_5 = 0 \\ &x_2 + x_4 = 0 \\ &x_3 + x_4 + x_5 + x_6 = 0 \end{aligned} \tag{1.355}$$

となり，式（1.346）を簡単化することができた．

8.4　誤り訂正線形符号

受信系列を$\boldsymbol{w} = (x_1, x_2, \cdots, x_n)$とする．誤りのない通信路では

$$\mathbf{H}\boldsymbol{w}^T = \mathbf{0} \tag{1.356}$$

となり，誤りがあれば

$$\mathbf{H}\boldsymbol{w}^T \neq \mathbf{0} \tag{1.357}$$

となる．一般に

$$\boldsymbol{s} = \mathbf{H}\boldsymbol{w}^T \tag{1.358}$$

と考え，$\boldsymbol{s}$を受信系列$\boldsymbol{w}$のシンドローム（syndrome）（訂正子）と呼ぶ（$\boldsymbol{s} \neq \mathbf{0}$）．この$\boldsymbol{s}$よりどこに誤りがあったのかが推定できる．たとえば，式（1.355）から作られる符号は，x_4, x_5, x_6を情報ビット，x_1, x_2, x_3を検査ビットとして表1.3のような符号となる．

いま，表1.3の$\boldsymbol{w}_3$の符号の3番目のビットx_3に誤りがあったとき，受信符号は$\boldsymbol{w}'$＝

表1.3 生成された符号

	x_1	x_2	x_3	x_4	x_5	x_6
$\boldsymbol{w}_1$	0	0	0	0	0	0
$\boldsymbol{w}_2$	0	0	1	0	0	1
$\boldsymbol{w}_3$	1	0	1	0	1	0
$\boldsymbol{w}_4$	1	0	0	0	1	1
$\boldsymbol{w}_5$	0	1	1	1	0	0
$\boldsymbol{w}_6$	0	1	0	1	0	1
$\boldsymbol{w}_7$	1	1	0	1	1	0
$\boldsymbol{w}_8$	1	1	1	1	1	1

(1,0,0,0,1,0) となるが，これは (1,0,1,0,1,0) + (0,0,1,0,0,0)，すなわち

$$\boldsymbol{w}' = \boldsymbol{w}_3 + \boldsymbol{e}_3 \qquad (\mathrm{mod}\,2) \tag{1.359}$$

と表される．ここで誤りのパターンは一般的に以下のように表すことができる．

$$\boldsymbol{e}_i = (\underbrace{00\cdots0}_{i-1}\,1\,0\cdots0) \tag{1.360}$$

ここでは，$i=3$ となっている．よってシンドローム $\boldsymbol{s}$ は

$$\boldsymbol{s} = \mathbf{H}\boldsymbol{w}'^T = \mathbf{H}(\boldsymbol{w}_3 + \boldsymbol{e}_i)^T = \mathbf{H}\boldsymbol{w}_3{}^T + \mathbf{H}\boldsymbol{e}_i{}^T = \mathbf{H}\boldsymbol{e}_i{}^T \tag{1.361}$$

となる．この式は $\boldsymbol{s}$ が $\mathbf{H}$ の i 列目と同じということを示す．実際に計算してみると

$$\begin{bmatrix} 1 & 0 & 0 & 0 & 1 & 0 \\ 0 & 1 & 0 & 1 & 0 & 0 \\ 0 & 0 & 1 & 1 & 1 & 1 \end{bmatrix} \begin{bmatrix} 1 \\ 0 \\ 0 \\ 0 \\ 1 \\ 0 \end{bmatrix} = \begin{bmatrix} 0 \\ 0 \\ 1 \end{bmatrix} \tag{1.362}$$

となり，右辺は $\mathbf{H}$ の3列目と同じになっている．よって，$\mathbf{H}$ の列ベクトルが非ゼロですべて異なれば，誤りの有無は $\boldsymbol{s} \neq \mathbf{0}$ か $\boldsymbol{s} = \mathbf{0}$ かを検査すればよく，また $\boldsymbol{s} \neq 0$ となる誤りがある場合は，$\boldsymbol{s}$ のパターンが $\mathbf{H}$ のどの列ベクトルに一致するかを調べればよい．このような符号のことをハミングの単一誤り訂正符号（ハミング符号）と呼ぶ．

いま，符号長 n，検査点数 m，情報点数 $k=n-m$ なる単一誤り訂正2元符号が存在するための必要十分条件は

$$n \leq 2^m - 1 \tag{1.363}$$

である．よって，このような2元符号を構成できる数 $M(M=2^k)$ に関しては

$$n+1 \leq 2^m = 2^{n-k} = 2^n / 2^k = 2^n / M \tag{1.364}$$

となり

$$M \leq \frac{2^n}{n+1} \tag{1.365}$$

である．これをハミングの上界というが，mの値に対してn, kがこの値より小さいとき符号を実現可能であることを意味する．

8.5　符号の多項式表現

ここでは，符号を多項式の形で表現する．符号語を（$a_0, a_1, a_2, \cdots, a_{n-1}$）とするとその多項式表現は

$$F(x) = a_0 + a_1x + a_2x^2 + \cdots + a_{n-1}x^{n-1} \tag{1.366}$$

となる．いま$n=7$として符号（1,0,1,0,1,1,0）を表すとすると

$$1 \cdot x^0 + 0 \cdot x^1 + 1 \cdot x^2 + 0 \cdot x^3 + 1 \cdot x^4 + 1 \cdot x^5 + 0 \cdot x^6 \tag{1.367}$$

となるので

$$1 + x^2 + x^4 + x^5 \tag{1.368}$$

がその表現形式となる．このように符号長nの2元符号の符号語を（$n-1$）次の0または1を係数とする多項式で表現したものを符号多項式（code polynomial）と呼ぶ．

次に，このような多項式を用いて符号をどのように作るかを述べる．符号多項式を用いる場合，（$n-1$）次以下の多項式（全体で2^n個ある）のうち，m次の多項式$G(x)$で割り切れるもののみを符号語として採用するというのが基本的な考え方となる．ここで$G(x)$を生成多項式（generator polynomial）と呼ぶ．

いま，符号長n，生成多項式$G(x)$の次数をmとすると，符号多項式$F(x)$の総数は2^{n-m}となる．$F(x)$は$G(x)$で割り切れるので

$$F(x) = Q(x)G(x) \tag{1.369}$$

となる．ここで，$Q(x)$は（$n-m-1$）次以下の多項式で2^{n-m}個ある．このそれぞれに$F(x)$に対応させれば符号を生成することができる．ここで，$G(x)$で割り切れる（$n-1$）次の多項式の総数は2^{n-m}個となっている．

このようにして生成された符号を用いた誤り検出の基本的考え方は，$F(x)$は$G(x)$で割り切れるので，もしも$F(x)$に誤りが生じ$F'(x)$に変化すると$F'(x)$は$G(x)$で割り切れるとは限らない，ということである．いま，商を$Q(x)$，余りを$R(x)$とすると

$$F'(x) = Q(x)G(x) + R(x) \tag{1.370}$$

が成立する．ここで$G(x)$がm次なので，$R(x)$は$m-1$次以下の多項式となる．そしてどのような誤りが生じたかは，$R(x)$が手がかりとなる．このような$R(x)$をシンドローム多項式

(syndrome polynomial) と呼ぶ.

以下に符号の作り方を2種類紹介する.

①符号に情報ビットが現れない形

情報ビット数をkとすると$Q(x)$の次数は$(k-1)$となる. 情報ビットを$Q(x)$の係数に対応させて$Q(x)\ G(x)$を計算し, 符号多項式とする.

例：$n=8$, $k=4$, $m=4$, $G(x)=1+x+x^4$とする. いま, 情報ビットを(1,0,0,1)とするとその多項式表現は$Q(x)=1+x^3$となる.

$$
\begin{aligned}
F(x)&=Q(x)G(x)=(1+x^3)(1+x+x^4)\\
&=1+x+x^3+2x^4+x^7=1+x+x^3+x^7 \pmod 2
\end{aligned}
\tag{1.371}
$$

これより生成された符号は$\boldsymbol{w}=(1,1,0,1,0,0,0,1)$となる. この場合, 情報ビットのパターン(1,0,0,1)が生成された符号語に現れてこない.

②符号に情報ビットが現れる形

この方式では情報ビットを符号多項式の高次のk個の係数に対応させる. いま, $(k-1)$次の多項式を$P(x)$として

$$
x^{n-k}P(x)=x^m P(x) \tag{1.372}
$$

を$G(x)$で割り, 余り$R(x)$を求める. すなわち,

$$
x^{n-k}P(x)=Q(x)G(x)+R(x) \tag{1.373}
$$

ここで符号多項式を

$$
F(x)=x^{n-k}P(x)+R(x) \tag{1.374}
$$

とすると

$$
F(x)=Q(x)G(x) \tag{1.375}
$$

となり, この場合も$F(x)$は$G(x)$で割り切れる.

例：前例同様, $n=8, k=4, m=4, G(x)=1+x+x^4$とし, 情報ビットを(1,0,0,1)とすると,

$$
P(x)=1+x^3 \tag{1.376}
$$

これにx^{n-k}を乗ずると

$$
x^4P(x)=x^4(1+x^3)=x^4+x^7 \tag{1.377}
$$

となり, これを$G(x)$で割ると,

$$
x^4P(x)=x^3(1+x+x^4)+x+1=Q(x)G(x)+R(x) \tag{1.378}
$$

となる. したがって

$$
F(x)=x^4P(x)+R(x)=x^4(1+x^3)+x+1=1+x+x^4+x^7 \tag{1.379}
$$

として符号$\boldsymbol{w}=(1,1,0,0,1,0,0,1)$を得ることができる．この場合，情報ビット(1,0,0,1)が符号語の末尾（高次項）に現れている．このように符号語の中で検査ビット部と情報ビット部とが分かれている符号を組織符号(systematic code)と呼ぶ．

パリティ検査行列は符号多項式から以下のようにして求めることができる．前例の$n=8$, $k=4$, $m=4$, $G(x)=1+x+x^4$を使って説明する．符号生成の方法は②を利用する．$k=4$より情報点を構成するビットパターン(0,0,0,1)，(0,0,1,0)，(0,1,0,0)，(1,0,0,0)に対応する符号を生成し，線形性からパリティ検査行列が決まることになる．ビットパターン(0,0,0,1)に関しては，

$$P(x)=x^3 \tag{1.380}$$

となり，

$$x^4P(x)=x^7 \tag{1.381}$$

を$G(x)$で割って$R(x)$を求める．図1.30に符号多項式の割り算を示す．これより，商と余りが求まり式(1.373)の形で表現すると

$$x^4P(x)=(1+x^3)(1+x+x^4)+x^3+x+1 \tag{1.382}$$

となり，式(1.374)の形を作ることができる．

$$F(x)=x^4P(x)+R(x)=1+x+x^3+x^7 \tag{1.383}$$

この結果$\boldsymbol{w_1}=(1,1,0,1,0,0,0,1)$を得る．同様に，ビットパターン(0,0,1,0)，(0,1,0,0)，(1,0,0,0)に対応する符号はそれぞれ$\boldsymbol{w_2}=(0,0,1,1,0,0,1,0)$, $\boldsymbol{w_3}=(0,1,1,0,0,1,0,0)$, $\boldsymbol{w_4}=(1,1,0,0,1,0,0,0)$となる．一般に情報点を$(x_5, x_6, x_7, x_8)$とすると，それに対応する符号語は，その線形性より

$$\boldsymbol{w}=x_8\boldsymbol{w_1}+x_7\boldsymbol{w_2}+x_6\boldsymbol{w_3}+x_5\boldsymbol{w_4} \tag{1.384}$$

として表現できる．同様に以下の式も成り立つ．

$$\boldsymbol{w}^T=x_8\boldsymbol{w_1^T}+x_7\boldsymbol{w_2^T}+x_6\boldsymbol{w_3^T}+x_5\boldsymbol{w_4^T} \tag{1.385}$$

すなわち，

$$
\begin{array}{r}
x^3+1 \\
x^4+x+1\,)\overline{\,x^7\qquad\qquad\qquad} \\
-)\,x^7+x^4+x^3 \\
\hline
x^4+x^3 \\
-)\,x^4+x+1 \\
\hline
x^3+x+1
\end{array}
$$

図1.30　符号多項式の割り算1

$$\begin{bmatrix} x_1 \\ x_2 \\ x_3 \\ x_4 \\ x_5 \\ x_6 \\ x_7 \\ x_8 \end{bmatrix} = x_8 \begin{bmatrix} 1 \\ 1 \\ 0 \\ 1 \\ 0 \\ 0 \\ 0 \\ 1 \end{bmatrix} + x_7 \begin{bmatrix} 0 \\ 0 \\ 1 \\ 1 \\ 0 \\ 0 \\ 1 \\ 0 \end{bmatrix} + x_6 \begin{bmatrix} 0 \\ 1 \\ 1 \\ 0 \\ 0 \\ 1 \\ 0 \\ 0 \end{bmatrix} + x_5 \begin{bmatrix} 1 \\ 1 \\ 0 \\ 0 \\ 1 \\ 0 \\ 0 \\ 0 \end{bmatrix} \tag{1.386}$$

よって，

$$\begin{aligned} x_1 &= x_5 + x_8 \\ x_2 &= x_5 + x_6 + x_8 \\ x_3 &= x_6 + x_7 \\ x_4 &= x_7 + x_8 \end{aligned} \tag{1.387}$$

となる．このパリティ検査行列は

$$\mathbf{H} = \begin{bmatrix} 1 & 0 & 0 & 0 & 1 & 0 & 0 & 1 \\ 0 & 1 & 0 & 0 & 1 & 1 & 0 & 1 \\ 0 & 0 & 1 & 0 & 0 & 1 & 1 & 0 \\ 0 & 0 & 0 & 1 & 0 & 0 & 1 & 1 \end{bmatrix} \tag{1.388}$$

となる．

8.6 巡回符号

前項で述べた線形符号の中でも特に重要なものが巡回符号（cyclic code）と呼ばれるものである．巡回符号は，符号語を巡回置換したときでも符号語になっているという性質を持つ．ここで巡回置換（cyclic transition）とは，式（1.366）の係数

$$\boldsymbol{w} = (a_0, a_1, a_2, \cdots, a_{n-1}) \tag{1.389}$$

に対して右方向に1桁ずつずらし，最右端の符号を左端に置くという置換である．すなわち，

$$\boldsymbol{w}' = (a_{n-1}, a_0, a_1, a_2, \cdots, a_{n-2}) \tag{1.390}$$

が，置換後の符号になるというものである．また，生成多項式が$G(x) = x^n - 1$の因数になっている．これを示すために式（1.366）の多項式表現にxを乗ずると，

$$\begin{aligned} xF(x) &= a_0 x + a_1 x^2 + a_2 x^3 + \cdots + a_{n-2} x^{n-1} + a_{n-1} x^n \\ &= a_{n-1} + a_0 x + a_1 x^2 + a_2 x^3 + \cdots + a_{n-2} x^{n-1} + a_{n-1}(x^n - 1) \end{aligned} \tag{1.391}$$

となる．この多項式を（$x^n - 1$）で割った余り，すなわちmod（$x^n - 1$）は，

$$F'(x)=a_{n-1}+a_0x+a_1x^2+a_2x^3+\cdots+a_{n-2}x^{n-1} \tag{1.392}$$

となるが，これは式（1.389）の$\boldsymbol{w}$を巡回置換した式（1.390）の$\boldsymbol{w}'$を多項式表現したものとなっている．このように符号系列の多項式表現にxを乗じ，(x^n-1)で割った余りは，元の符号系列の巡回置換の多項式表現となっている．これを式で表現すると，

$$F'(x)\equiv xF(x) \quad \mathrm{mod}(x^n-1) \tag{1.393}$$

となる．すなわち，$F'(x)$と$xF(x)$をそれぞれ(x^n-1)で割った余りは等しい．

次数$(n-1)$次以下の巡回符号の多項式を$F(x)$とすると，任意のiに対して

$$x^iF(x) \quad \mathrm{mod}(x^n-1) \tag{1.394}$$

も符号多項式となり，これらの符号多項式の線形結合も，また符号多項式になるから，

$$H(x)\equiv(b_0+b_1x+b_2x^2+\cdots+b_hx^h)F(x)\equiv B(x)F(x) \quad \mathrm{mod}(x^n-1) \tag{1.395}$$

は符号多項式となる．ただし，$b_0, b_1, b_2, \cdots, b_h$は0または1の値である．いま，巡回符号のうちすべて0となる符号語以外の最小次数の多項式を選び$G(x)$と置くものとする．任意の符号多項式$F(x)$を$G(x)$で割った商を$Q(x)$，余りを$R(x)$とすると

$$F(x)=Q(x)G(x)+R(x) \tag{1.396}$$

が成り立ち，$F(x)$と$Q(x)\ G(x)$は符号多項式なので$R(x)$も符号多項式となる．この$R(x)$に関しては$G(x)$がすべて0となる符号語以外の最小次数の多項式なので

$$R(x)=0 \tag{1.397}$$

となり，任意の符号多項式は

$$F(x)=Q(x)G(x) \tag{1.398}$$

によって与えられることになる．ここで$G(x)$が生成多項式になっているが，式（1.391），式（1.392）から

$$F(x)=F'(x)+a_{n-1}(x^n-1) \tag{1.399}$$

と書ける．一方，$F(x)$と$F'(x)$は$G(x)$で割り切れるので，(x^n-1)も$G(x)$で割り切れなければならないことがわかる．

例として$n=7,\ k=4,\ m=3$で生成多項式$G(x)=1+x^2+x^3+x^4$の巡回符号を求めてみる．$G(x)$はx^7-1を割り切ることができる，すなわち図1.31のように

$$x^7-1=(1+x^2+x^3+x^4)(1+x^2+x^3) \tag{1.400}$$

なので，巡回符号を構成できる．情報ビットを$(q_0,\ q_1,\ q_2)$として多項式表現すると

$$Q(x)=q_0+q_1x+q_2x^2 \tag{1.401}$$

$$
\begin{array}{r}
x^3+x^2+1 \\
x^4+x^3+x^2+1 \overline{)\, x^7-1 \qquad\qquad} \\
-)\, x^7+x^6+x^5+x^3 \\
\hline
x^6+x^5+x^3+1 \\
-)\, x^6+x^5+x^4+x^2 \\
\hline
x^4+x^3+x^2+1 \\
-)\, x^4+x^3+x^2+1 \\
\hline
0
\end{array}
$$

図1.31　符号多項式の割り算2

表1.4　生成された符号

	x_1	x_2	x_3	x_4	x_5	x_6	x_7
$\boldsymbol{w}_1$	0	0	0	0	0	0	0
$\boldsymbol{w}_2$	1	0	1	1	1	0	0
$\boldsymbol{w}_3$	0	1	0	1	1	1	0
$\boldsymbol{w}_4$	1	1	1	0	0	1	0
$\boldsymbol{w}_5$	0	0	1	0	1	1	1
$\boldsymbol{w}_6$	1	0	0	1	0	1	1
$\boldsymbol{w}_7$	0	1	1	1	0	0	1
$\boldsymbol{w}_8$	1	1	0	0	1	0	1

となり，符号語は

$$F(x)=Q(x)G(x) \tag{1.402}$$

から構成できるので

$$F(x)=(q_0+q_1x+q_2x^2)(1+x^2+x^3+x^4) \tag{1.403}$$

として $(q_0,\ q_1,\ q_2)$ に0, 1の値を代入して符号を作ると表1.4のようになる．巡回符号に関して誤りが発生したときの検出と訂正は，前述したシンドロームによって実現される．いま，巡回符号を多項式表現した$F(x)$ に誤りが生じて，$H(x)$ が得られたものとする．誤りを多項式表現したものを$E(x)$ とすると，

$$H(x)=F(x)+E(x) \tag{1.404}$$

という形で表現されることになる．$F(x)$ に関しては生成多項式$G(x)$ で割り切れるので，$H(x)$ を$G(x)$ で割った余りと，$E(x)$ を$G(x)$ で割った余りは等しいということになる．よって，$E(x)$ を$G(x)$ で割った余り$S(x)$ と$E(x)$ が一対一で対応していれば，誤りの位置を特定できることになる．この$S(x)$ は$F(x)$ とは独立に$E(x)$ のみによって決まり，これを巡回符号のシンドロームという．

たとえば，生成多項式$G(x)=1+x+x^3$で生成される長さ7の巡回符号を考えると，1個の

表1.5　誤りの位置と対応するシンドローム

$E(x)$	$S(x)$
1	1
x	x
x^2	x^2
x^3	$1+x$
x^4	$x+x^2$
x^5	$1+x+x^2$
x^6	$1+x^2$

誤りを示す誤り多項式$E(x)$は7個あり，それらを$G(x)$で割った余りを示すと表1.5のようになる．誤り多項式とシンドロームが一対一に対応しているので，シンドロームによって1個の誤りを訂正できることがわかる．この巡回符号は巡回ハミング符号（cyclic Hamming code）と呼ばれている．

（尾川浩一）

参考図書

この教科書は医学物理学を学ぶ者が最低限知っておくべき「情報に関する数学的取り扱い」について要点をダイジェスト的に記述してあり，情報理論および符号理論のさらなる詳細について学びたい場合は，下記に示した優れた教科書を通読して理解を深めて欲しい．また，この他にもたくさんの教科書が出版されており，さまざまな切り口から情報理論について書かれているので参考にされたい．

1）宮川洋：情報理論　電子通信大学講座39巻．1979, コロナ社，東京
2）今井秀樹：情報理論．1984, 昭晃堂，東京
3）甘利俊一：情報理論．1970, ダイヤモンド社，東京
4）アブラムソン，宮川洋訳：情報理論入門．1969, 好学社，東京

第 2 章

信号理論

第1節 さまざまな信号

本章では時間とともに観測値が変動するランダム信号の特徴づけと，その解析法について述べる．ランダム信号は時間をパラメータとする確率変数として定義され，本章では$X(t)$と記す．たとえば，サーベイメータで観測される環境放射線強度の変化をみてみよう．観測を開始する時刻を0とした観測例を図2.1に示す

このようなランダム信号は新たに観測するごとに異なった波形を示す．したがって，ある時刻$t = t_0$における観測値は確率変数（random variable）と考えることができる．ランダム信号（random signal）はランダム過程，確率過程（stocastic process）などとも呼ばれる．図2.1に示された1つの具体的な観測波形は見本関数と呼ばれ$x(t)$のように小文字を用いて区別する．見本関数$x(t)$は1つの時間関数である．ランダムな要素を含まない確定信号といえども実際の観測信号にはランダムな計測雑音が含まれ，ランダム信号として扱う必要がある場合が少なくない．また，正弦波のような代表的な確定信号も観測するごとに位相がランダムであればランダム信号として取り扱う必要が生ずる．このことはデータ伝送などの通信分野でしばしば実際に生ずる．以後，ランダム信号を単に信号と呼ぶこととする．信号の例をいくつかみてみよう．

図2.2は閉眼安静時の脳波である．この図ではα波と呼ばれる10 Hz前後の顕著なリズムがみられる．この信号のように信号に含まれる周波数成分が特定の周波数の近くに集中している信号を，狭帯域信号（narrowband signal）と呼ぶ．

一方，図2.1に示した環境放射線の変化はランダム性が強く広帯域信号（wideband signal）と呼ぶ．これら2つの信号は，いずれも観測時間範囲内で信号の統計的性質が時間によらず定常な信号とみなされるが，時間とともに信号の性質が変化する場合，非定常信号と呼ばれる．図2.3に成田空港からロンドン・ヒースロー空港までに航空機内で観測された放射線強度を示す．

航空機は一般に機体の重量に応じて燃費が最適となる巡航高度で飛行するため，燃料の消

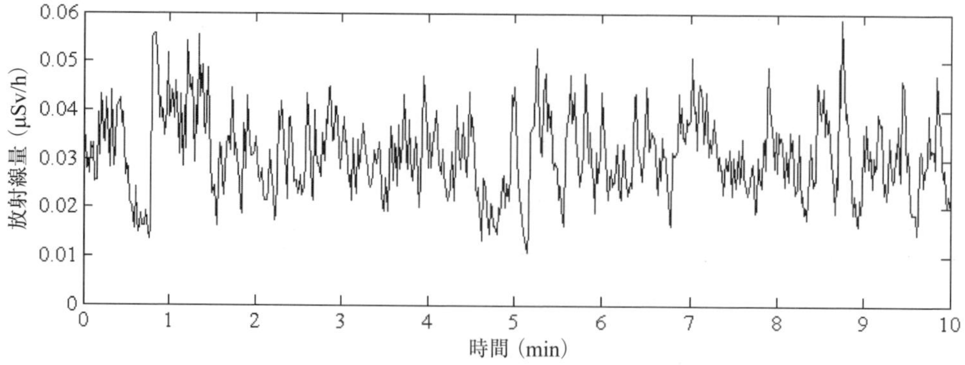

図2.1　ランダム信号の例
環境放射線強度ALOKA TCS-172，時定数3秒で測定.

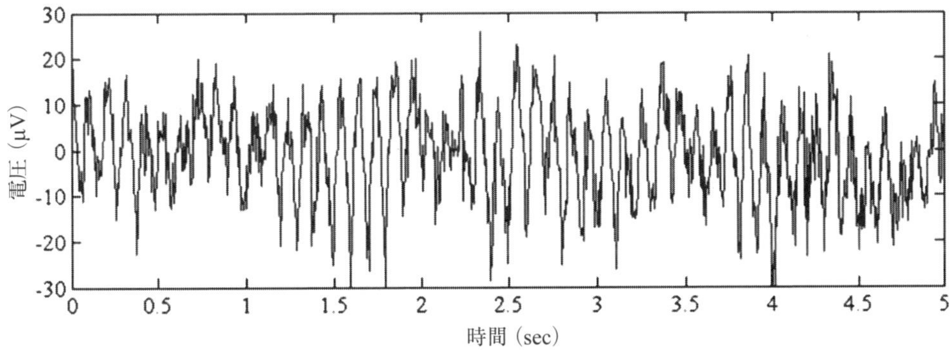

図2.2　閉眼安静時，後頭部で観測された脳波

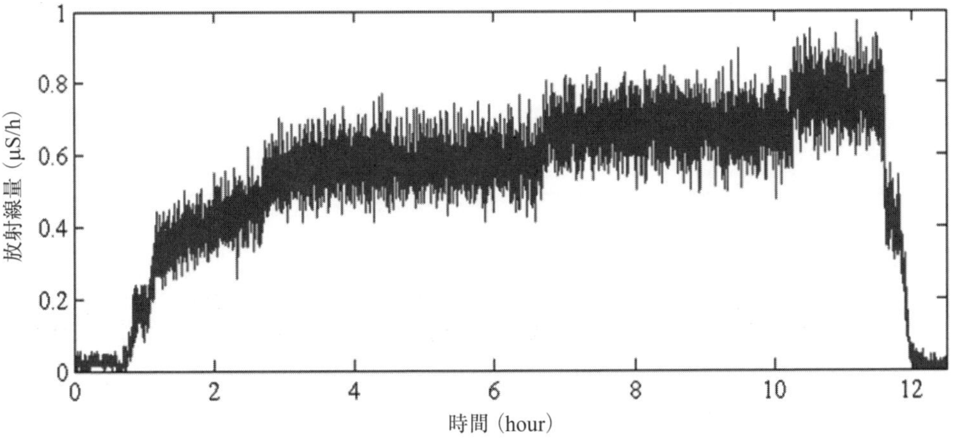

図2.3　航空機内放射線強度

成田–ロンドン・ヒースロー間，許可を得てALOKA社製TCS-172時定数3秒で測定.

費に応じて巡航高度を段階的に高くする．図より巡航高度32,000，34,000，36,000フィートと段階的に変化するに従い，放射線強度も変化している様子がわかる．また，高緯度では放射線強度が低緯度に比べて高いことが知られており，図中1時間から3時間の間で，高度が等しいにもかかわらず放射線強度が徐々に増加しているのは，成田からロシアに向かって北上していることによる．この場合，時間とともに平均強度が変化している．

このように信号の統計的性質が時間とともに変化する場合，非定常信号と呼ばれる．ここでは信号の帯域，定常といった用語を一般的な意味で用いているが正確な定義を次節以降で述べることとする．

第2節　信号の特徴づけ

確率変数はその確率分布，確率密度関数によって特徴づけられる．信号$X(t)$ は時刻を固定すると1つの確率変数であるから確率分布（probability distribution），確率密度関数（probability density function）によって特徴づけられる．すなわち，時刻tを1つ定め，$t=t_1$と固定したとき，$X(t_1)$をX_1と書けばX_1は確率分布

$$F_{X_1}(x) = \Pr[X_1 \leq x] \tag{2.1}$$

および確率密度関数

$$f_{X_1}(x) = \frac{\partial}{\partial x} F_{X_1}(x) \tag{2.2}$$

によって特徴づけられる．確率密度関数は振幅ヒストグラムの極限と考えると理解しやすい．参考のため乱数を使ってガウス分布に従う白色雑音（white noise）を1000点発生させ，ヒストグラムと確率密度関数を重ねて描いたものを図2.4，図2.5に示した．

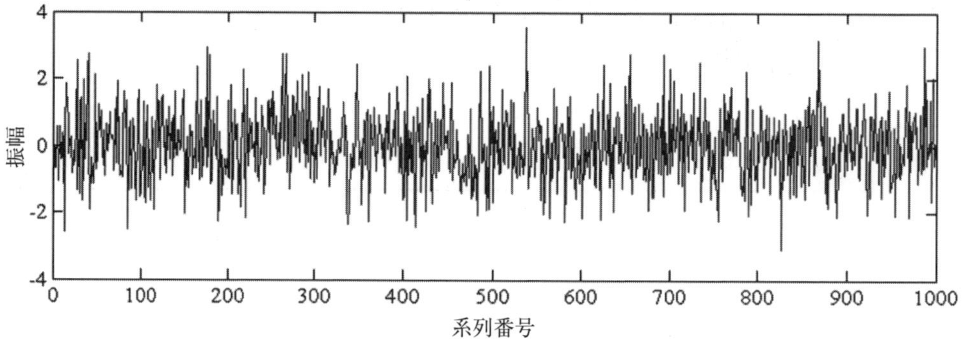

図2.4　白色ガウス雑音（平均値0，標準偏差1）の例

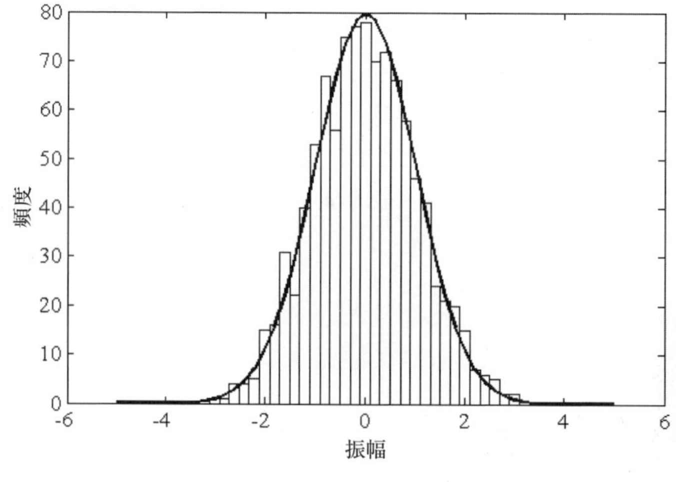

図2.5　ヒストグラムと確率密度関数（実線）

確率密度関数のスケールを合わせてヒストグラムに重ねて描いた．

第 3 節　結合確率分布と結合確率密度関数

ある時刻における信号の性質は，その時刻における信号値の確率分布および確率密度関数で特徴づけられるが，信号全体は任意数の任意時刻の組に対する結合確率分布および結合確率密度関数によって特徴づけられることになる．すなわち，ランダム信号は任意の自然数$N(=1, 2, 3, \cdots)$および任意の時刻の組$\{t_n\}, n=1,\cdots,N$に対する結合確率分布（joint probability distribution）

$$F_{X_1\cdots X_N}(x_1,\cdots,x_N)=\Pr[X_1\le x_1,\cdots,X_N\le x_N] \tag{2.3}$$

および結合確率密度関数（joint probability distribution function）

$$f_{X_1\cdots X_N}(x_1,\cdots,x_N)=\frac{\partial}{\partial x_1\cdots\partial x_N}F_{X_1\cdots X_N}(x_1,\cdots,x_N) \tag{2.4}$$

を定めることによって特徴づけられる．ここで，$X(t_n)$，$n=1,\cdots,N$を簡単のためX_n, $n=1,\cdots,N$と表した．結合確率分布がガウス分布に従う場合，信号はガウス信号またはガウス過程と呼ばれる．ガウス信号の結合確率密度関数は具体的に，

$$f_{X_1\cdots X_N}(x_1,\cdots,x_N)=\frac{1}{\sqrt{(2\pi)^N\left|\mathbf{C}_X^{-1}\right|}}\exp\left\{-\frac{(\boldsymbol{x}-\bar{\boldsymbol{X}})^T\mathbf{C}_X^{-1}(\boldsymbol{x}-\bar{\boldsymbol{X}})}{2}\right\} \tag{2.5}$$

と書ける．ここで$\boldsymbol{x}=[x_1,\cdots,x_N]^T$, $\boldsymbol{X}=[X_1,\cdots,X_N]^T$と定義したとき，

$$\bar{\boldsymbol{X}}=E[\boldsymbol{X}]=[E[X_1],\cdots,E[X_N]]^T,\ \mathbf{C}_{\boldsymbol{X}}=E[(\boldsymbol{X}-\bar{\boldsymbol{X}})(\boldsymbol{X}-\bar{\boldsymbol{X}})^T] \tag{2.6}$$

である．$\bar{\boldsymbol{X}}$, $\mathbf{C}_{\boldsymbol{X}}$はそれぞれ平均ベクトル，共分散行列（covariance matrix）と呼ばれる．実際の観測データから，特にNの大きな結合分布または密度を推定し信号を特徴づけることは困難であるが，ガウス信号では平均ベクトル，共分散行列のみによって結合分布が定まるので実用的な取り扱いが可能となる．計測雑音のモデルとして用いられる平均値0の白色ガウス雑音においては，異なる時刻における信号は独立であるため，結合確率密度関数は次式のように簡単に表すことができる．

$$f_{X_1\cdots X_N}(x_1,\cdots,x_N)=\prod_{n=1}^{N}f_{X_n}(x_n)=\frac{1}{\sqrt{(2\pi\sigma)^N}}\exp\left\{-\sum_{n=1}^{N}\frac{x_n^2}{2\sigma^2}\right\} \tag{2.7}$$

図2.6に相関がある2次元ガウス結合確率密度関数の例を示した．この場合，式(2.5)は

$$f_{X_1X_2}(x_1,x_2)=\frac{1}{2\pi\sigma_{X_1}\sigma_{X_2}\sqrt{1-\rho^2}}\exp\left\{-\left(\frac{\tilde{x}_1^2+\tilde{x}_2^2-2\rho\cdot\tilde{x}_1\tilde{x}_2}{2(1-\rho^2)}\right)\right\} \tag{2.8}$$

と書ける．ここで$\tilde{x}_n$, $n=1, 2$は正規化された変数$\tilde{x}_n=(x_n-E[X_n])/\sigma_{X_n}$，また$\rho$は相関係数

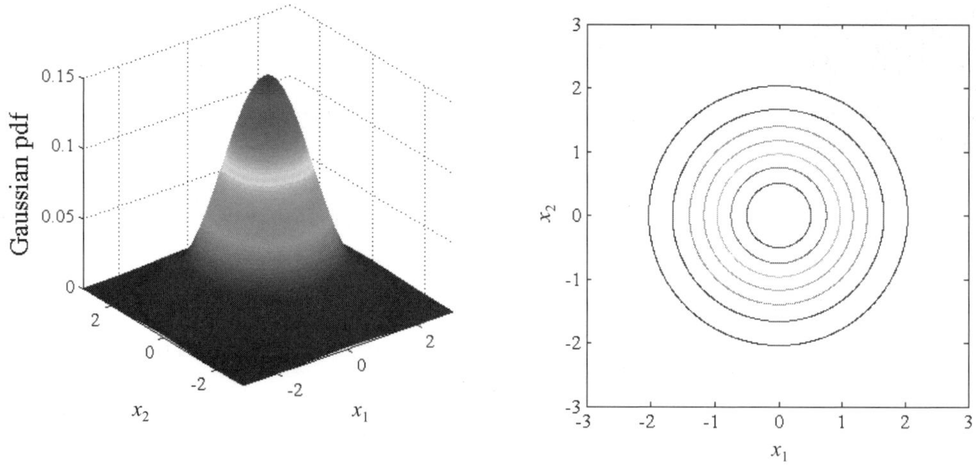

図2.6a　2次元ガウス結合確率密度関数の例1（口絵参照）
白色雑音：平均0，分散1，$\rho=0$右図は等高線表示．

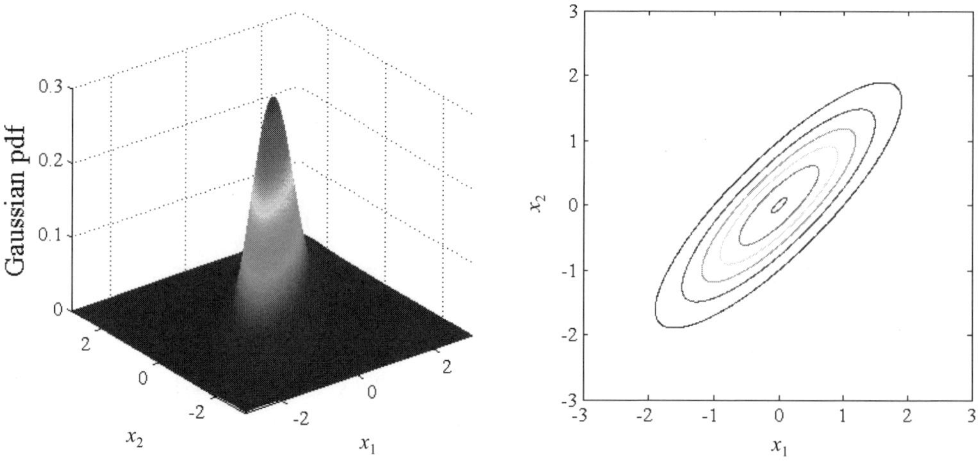

図2.6b　2次元ガウス結合確率密度関数の例2（口絵参照）
平均0，分散1，$\rho=0.85$，右図は等高線表示．

(correlation coefficient) $\rho=E[(X_1-E[X_1])(X_2-E[X_2])]/(\sigma_{X_1}\sigma_{X_2})$ を表す．

さて，信号のとり得る値が離散的な場合は結合確率分布，結合確率密度に代えて結合離散分布（joint discrete distribution）を用いた特徴づけを行うことができる．すなわち，式(2.3)に代えて，

$$P_{X_1\cdots X_N}(x_1,\cdots,x_N)=\Pr[X_1=x_1,\cdots,X_N=x_N] \tag{2.9}$$

を用いることができる．ここでx_n, $n=1,\cdots,N$は信号がとり得る離散的な値の集合Xの元とする．例として放射線カウント数の数学モデルとして用いられるポアソン計数過程を取り上げよう．ポアソン過程（Poisson process）とは，ある事象（たとえば放射線がセンサでとらえられること）がアフターエフェクトなく（すなわち，任意の時刻tにおける事象生起が過

去の事象生起の履歴によらない）完全にランダムに発生する過程をモデル化したものである．このことを数式で表現しよう．まず，ランダム信号$X(t)$を時間［0, t）に発生する事象数とする．ポアソン過程においては，

$$\Pr[\Delta X(t)=1]=\lambda(t)\Delta t+o(\Delta t^2) \tag{2.10}$$

$$\Pr[\Delta X(t)\geq 2]=o(\Delta t^2) \tag{2.11}$$

が成り立つ．ここで，$\lambda(t)$は時刻tにおける事象生起密度を表す．また，上式中$\Delta X(t)=X(t+\Delta t)-X(t)$であり，$o(\Delta t^2)$は

$$\lim_{\Delta t\to 0}\frac{o(\Delta t^2)}{\Delta t}=0 \tag{2.12}$$

を満たす高次の無限小である．ポアソン過程の本質は，事象生起がいかなるアフターエフェクトも持たないことにあり，時刻tの直前に事象の発生があっても，しばらく事象の発生が途絶えていても時刻tにおける事象生起の確率は変わらない．式(2.10）で$\lambda(t)$が時刻tのみの関数となっていることに注意しよう．式(2.11）は同一時刻に事象が生起することはないことを示している．式(2.10)，式(2.11）より

$$\Pr[X(t)=x]=\frac{\left(\int_0^t\lambda(\tau)\,d\tau\right)^x}{x!}\exp\left\{-\int_0^t\lambda(\tau)\,d\tau\right\},\quad x=0,1,2,\cdots \tag{2.13}$$

が導かれる（付録A参照）．事象生起密度（event occurrence density）が時間によらず一定で$\lambda(t)=\lambda_0$と書ける場合は，

$$\Pr[X(t)=x]=\frac{(\lambda_0\cdot t)^x}{x!}\exp(-\lambda_0\cdot t),\quad x=0,1,2,\cdots \tag{2.14}$$

となる．$\lambda_0\cdot t$は時間［0, t）における平均事象生起数であり，この平均値のみで分布全体が決まることに注意されたい．放射線計測用のGM管（LND社製712）によって1分ごとに観測されたカウントデータ（cpm）の例を図2.7に示す．

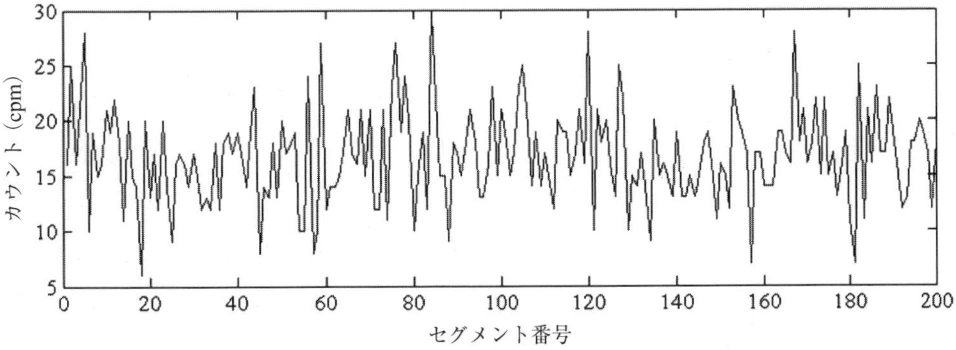

図2.7　GM管による環境放射線カウント数の変化（1分ごと）

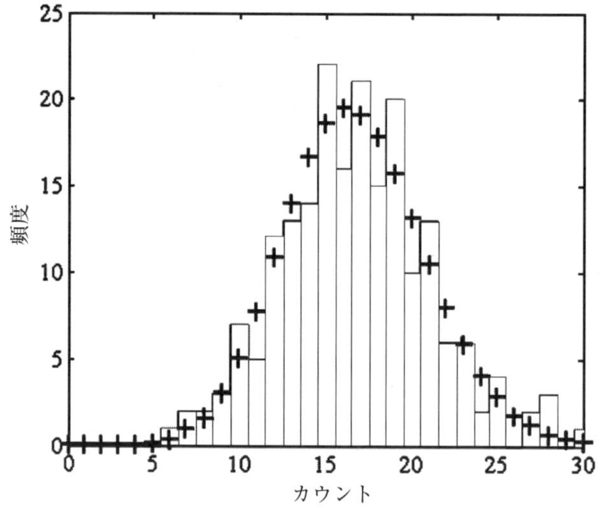

図2.8　放射線カウント値ヒストグラムとポアソン分布から予測される期待値（+）

この例では200分間の観測で平均16.7 cpmであった．この平均値を式(2.14）に代入して得られるカウント数の期待値とヒストグラムを重ねて描いた結果を図2.8に示す．

式(2.14）は1次元の離散確率分布（discrete probability distribution）であるが，ポアソン過程全体は式(2.9）で定義される離散結合確率分布により特徴づけられる．ポアソン過程の離散結合確率分布は次の手順で再帰的に求めることができる．時間［0, ∞）で定義されるポアソン過程を考え，先に定めたように$X(t)$を時間［0, t）に発生する事象数とし，簡単のため$X_n = X(t_n)$，$n = 1, 2, \cdots$と書く，ここでt_nは単調非減少，すなわち$t_n \le t_{n+1}$, $n = 1, 2, \cdots$とする．このとき，まず式(2.13）より，

$$P_{X_1}(x_1) = \Pr[X_1 = x_1] = \frac{\left(\int_0^{t_1} \lambda(\tau)\,d\tau\right)^{x_1}}{x_1!} \exp\left\{-\int_0^{t_1} \lambda(\tau)\,d\tau\right\} \tag{2.15}$$

が成り立つ．次に

$$P_{X_2|X_1}(x_2|x_1) = \Pr[X_2 - X_1 = x_2 - x_1] = \frac{\left(\int_{t_1}^{t_2} \lambda(\tau)\,d\tau\right)^{(x_2 - x_1)}}{(x_2 - x_1)!} \exp\left\{-\int_{t_1}^{t_2} \lambda(\tau)\,d\tau\right\} \tag{2.16}$$

となる．したがって

$$P_{X_1 X_2}(x_1, x_2) = P_{X_2|X_1}(x_2|x_1)\, P_{X_1}(x_1) = \frac{\left(\int_{t_1}^{t_2} \lambda(\tau)\,d\tau\right)^{(x_2 - x_1)} \left(\int_0^{t_1} \lambda(\tau)\,d\tau\right)^{x_1}}{(x_2 - x_1)!\,x_1!} \exp\left\{-\int_0^{t_2} \lambda(\tau)\,d\tau\right\} \tag{2.17}$$

と2次元の離散結合確率分布を求めることができる．一般に

$$P_{X_1 \cdots X_{N-1}}(x_1, \cdots, x_{N-1}),\quad x_1 \leq \cdots \leq x_{N-1} \tag{2.18}$$

が既知であれば次式が成立する．

$$P_{X_1 \cdots X_{N-1}}(x_1, \cdots, x_N) = P_{X_N|X_1 \cdots X_{N-1}}(x_N | x_1, \cdots, x_{N-1})\ \ P_{X_1 \cdots X_{N-1}}(x_1, \cdots, x_{N-1}) \tag{2.19}$$

ポアソン過程においては，ある時点から先の事象生起数は，それ以前の事象生起数には影響されない（独立増分性）ので$P_{X_N|X_1 \cdots X_{N-1}}(x_N | x_1, \cdots, x_{N-1}) = P_{X_N| X_{N-1}}(x_N | x_{N-1})$ が成り立つ．したがって

$$P_{X_1 \cdots X_N}(x_1, \cdots, x_N)$$
$$= P_{X_N|X_{N-1}}(x_N | x_{N-1}) P_{X_1 \cdots X_{N-1}}(x_1, \cdots, x_{N-1}) \tag{2.20}$$
$$= \frac{\left(\int_{t_{N-1}}^{t_N} \lambda(\tau) d\tau\right)^{(x_N - x_{N-1})}}{(x_N - x_{N-1})!} \exp\left\{-\int_{t_{N-1}}^{t_N} \lambda(\tau) d\tau\right\} \cdot P_{X_1 \cdots X_{N-1}}(x_1, \cdots, x_{N-1}) \tag{2.21}$$

として，帰納的に結合離散確率分布を求めることができる．

ポアソン過程の特徴づけについては，下記サンプル密度関数（sample density function）がパラメータ推定などの実用上で有用である．サンプル密度関数は時間［0, T）に特定の事象生起が発生する確率密度として定義される．時間［0, T）にN個の事象が発生し，その生起時刻が$t_1, \cdots, t_N$である確率密度を考えよう．この特定の事象生起は時間［0, t_1）に事象が発生せず，時刻t_1に事象が発生，次いで時間［t_1, t_2）に事象が発生せず，時刻t_2に発生，$\cdots$，時間［t_{N-1}, t_N）に事象が発生せず，時刻t_Nに発生，［t_N, T）に事象が発生しない，という一連の事象が同時に起こることと解釈される．したがって，その確率密度が

$$f(t_1, \cdots, t_N | N_T = N)$$
$$= \lambda(t_1) \exp\left\{-\int_0^{t_1} \lambda(\tau) d\tau\right\} \cdots \lambda(t_{N-1}) \exp\left\{-\int_{t_{N-1}}^{t_N} \lambda(\tau) d\tau\right\} \lambda(t_N) \exp\left\{-\int_{t_N}^{T} \lambda(\tau) d\tau\right\}$$
$$= \prod_{n=1}^{N} \lambda(t_n) \exp\left\{-\int_0^T \lambda(\tau) d\tau\right\} \tag{2.22}$$

と得られる．式(2.22）は事象生起密度$\lambda(t)$ に対してパラメトリックなモデル$\lambda(t; \theta)$ が想定される場合，観測データの尤度関数（likelihood function）を与えるものであり，パラメータ推定に応用される．例として，

$$\lambda(t; \theta) = \theta \cdot \exp\left\{-\frac{t}{\tau}\right\} \tag{2.23}$$

となる場合を考えよう．ここでτは既知の時定数とする．式(2.23）を式(2.22）に代入して対数をとった対数尤度$L(\theta; t_1, \cdots, t_N | N_T = N)$ は，

$$L(\theta; t_1, \cdots, t_N | N_T = N) = \sum_{n=1}^{N} \ln \lambda(t_n; \theta) - \int_0^T \lambda(t; \theta)\, dt \tag{2.24}$$

$$= N \cdot \ln \theta - \frac{1}{\tau} \sum_{n=1}^{N} t_n - \theta\tau \left\{ 1 - \exp\left(-\frac{T}{\tau} \right) \right\} \tag{2.25}$$

となる．

$$\frac{\partial}{\partial \theta} L(\theta; t_1, \cdots, t_N | N_T = N) = 0 \tag{2.26}$$

を解いて，パラメータθの最尤推定値$\hat{\theta}$が

$$\hat{\theta} = \frac{N}{\tau} \cdot \left\{ 1 - \exp\left(-\frac{T}{\tau} \right) \right\}^{-1} \tag{2.27}$$

と求まる．一般にランダム信号の結合確率密度関数はランダム信号の性質を“完全に”特徴づけるとともに，実用上も上記のように観測される見本関数を代入して得られる尤度関数として，パラメータ推定やパターン分類などに広く用いられる．

第 4 節　モーメント

結合確率分布関数，結合確率密度関数または離散結合確率分布は，信号の性質を完全に記述するものであるが，実用的には，より簡便で見通しのよい意味づけが可能なモーメント（moment）もしくはモーメント関数（moment function）を用いた信号の特徴づけを行うことが多い．このことを，まず1次元の場合でみてみよう．

信号$X(t)$において時刻tを固定して考えれば，信号は1次元の確率変数とみなすことができる．簡単のためその確率変数を単にXと書くことにする．確率変数Xの特徴を表すために平均値$E[X]$や分散$\sigma^2{}_X$が用いられる．平均値（mean value）は確率変数の中心的な代表値であり，分散（variance）の平方根をとった標準偏差（standard variation）は確率変数の広がりの尺度である．したがって，それらの値が与えられると，信号がおおよそどの範囲の値をとるか見当をつけることができる．

確率分布関数や確率密度関数といった関数の代わりに2つの数値が変動範囲の目安を与えることとなる．さて，確率変数の原点の周りのn次モーメントμ_nは，

$$\mu_n = E[X^n],\ n = 1,\ 2, \cdots \tag{2.28}$$

また，平均値の周りのn次モーメントm_nは，

$$m_n = E[(X - E[X])^n],\ n = 1,\ 2, \cdots \tag{2.29}$$

と定義される．原点の周りの一次モーメントμ_1は平均値，平均値の周りの二次モーメントは分散σ_X^2である．これらに加えて，実用上三次および四次の平均値の周りのモーメントm_3とm_4はそれぞれ分布の非対称性および尖りを表し，分布を特徴づける指標として有用である．対称な分布では$m_3=0$となり，正の方向に裾が伸びた分布では正の値，逆に負の方向に裾が伸びた分布では負の値をとる．m_3を正規化した

$$m_3'=m_3/m_2^{3/2} \tag{2.30}$$

を分布の歪度（skewness）と呼ぶ．またm_4を正規化した

$$m_4'=m_4/m_2^2 \tag{2.31}$$

を分布の尖度(kurtosis)と呼び，正規分布ではm_4'は0，正規分布に比して尖った分布では正，平たくつぶれた分布は負の値を示す．

さて信号全体を特徴づけるためにはモーメントの代わりにモーメント関数が用いられる．

原点の周りのn次モーメント関数$\mu_n(t_1,\cdots,t_N)$は，

$$\mu_n(t_1,\cdots,t_N)=E[X(t_1)\cdots X(t_N)] \tag{2.32}$$

平均値の周りのn次モーメント関数$m_n(t_1,\cdots,t_N)$は，

$$m_n(t_1,\cdots,t_N)=E[(X(t_1)-E[X(t_1)])\cdots(X(t_N)-E[X(t_N)])] \tag{2.33}$$

と定義される．2次の原点の周りのモーメントは自己相関関数（autocorrelation function），平均値の周りのモーメントは共分散関数（autocovariance function）と呼ばれ，実用上特に有用である．自己相関関数は異なる時点における信号値の積の平均であり$t_0=t,\ t_1=t+\tau$と置いて，

$$R_X(t,\tau)=\mu_2(t_0,t_1)=E[X(t)\cdot X(t+\tau)] \tag{2.34}$$

などと書くことが多い．共分散関数も同様に，

$$C_X(t,\tau)=m_2(t_0,t_1)=E[(X(t)-E[X(t)])\cdot(X(t+\tau)-E[X(t+\tau)])] \tag{2.35}$$

と表される．

第5節　定常性

信号を解析するうえで信号の性質が時間的に変化しない定常信号（stationary signal）であるとするか，変化する非定常信号とするかによって取り扱いは大きく異なる．定常性は次のように定義される．

5.1　強定常

信号の任意の結合確率分布あるいは結合確率密度関数が任意の時間シフトに対して不変である場合，信号は強定常（strictly stationary）であるという．すなわち，任意の$N(=1, 2, 3, \cdots)$，および任意の時刻の組t_n, $n=1,\cdots, N$，および任意の時間シフト量τとシフトした時刻の組$t'_n=t_n+\tau$, $n=1,\cdots, N$に対して，

$$F_{X_1\cdots X_N}(x_1,\cdots, x_N)=F_{X'_1\cdots X'_N}(x_1,\cdots, x_N) \tag{2.36}$$

$$f_{X_1\cdots X_N}(x_1,\cdots, x_N)=f_{X'_1\cdots X'_N}(x_1,\cdots, x_N) \tag{2.37}$$

が成立するとき信号は強定常であるという．ここで$X'_n=X(t_n+\tau)$，$n=1,\cdots, N$と置いた．

5.2　弱定常

強定常性の条件は実際の信号処理においては厳しすぎる．また観測データから検証することも困難である．実際の応用で信号が定常であるというときは，次に述べる弱定常性を意味することが多い．また，この弱定常性の仮定のもとで，後に述べるパワースペクトルなどの実用上有用な概念や最適フィルタの設計方法などが導かれる．信号$X(t)$が次の2つの条件を満たすとき信号は弱定常（weakly stationary）であるという．

条件1：平均値が一定．すなわち，任意の時間差τに対し$E[X(t)]=E[X(t+\tau)]$となる．
条件2：次式で定義される自己相関関数が時間差τのみに依存する関数となる．

$$R_X(t, \tau)=E[X(t)X(t+\tau)] \tag{2.38}$$

条件2より信号が弱定常であれば，自己相関関数はτのみの関数として$R_X(\tau)$と表すことができる．また，条件1, 2より共分散関数もτのみの関数として$C_X(\tau)$と書くことができる．

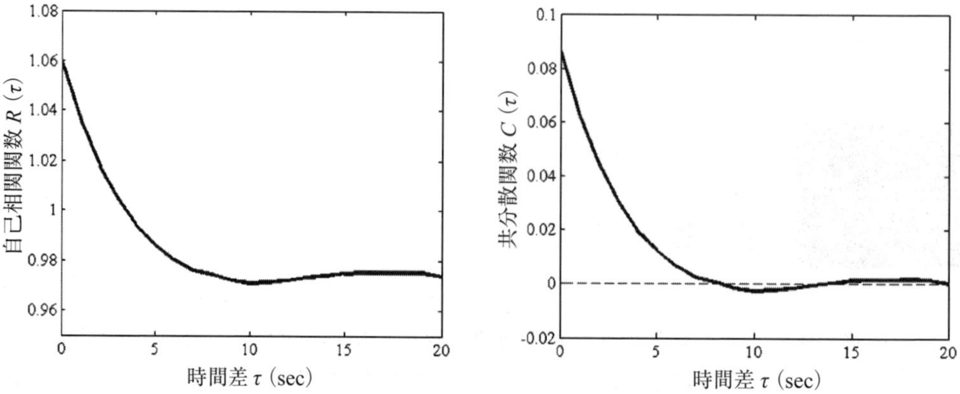

図2.9　環境放射線データの自己相関関数（左）と共分散関数（右）の推定量
観測データからの推定方法については次節で詳しく述べる．

環境放射線観測データ（図2.1）に対して信号の定常性を仮定して自己相関関数と共分散関数を推定した例を示す．縦軸の単位は$\times 10^{-3}(\mu Sv/h)^2$である．記録の時定数が3秒であることに対応して自己相関，共分散関数の持続時間が伸びている様子がわかる．

また，共分散関数の原点における値は信号の分散値，自己相関関数における$\tau\to\infty$の極限は平均値の二乗となることに注意しよう．すなわち，

$$C_X(0)=E[(X(t)-E[X(t)])^2] \tag{2.39}$$

$$\lim_{\tau\to\infty} R_X(\tau)=E^2[X(t)] \tag{2.40}$$

が成り立つ．また．信号が定常であれば自己相関関数と共分散関数の差は一定で，その値は平均値の二乗となる．

$$C_X(\tau)=R_X(\tau)-E^2[X(t)] \tag{2.41}$$

図2.1に示した放射線量を例にとると，その平均値は0.0312(μSv/h）である．自己相関関数においてτが大きくなると$(0.0312)^2=0.9736\times 10^{-3}(\mu Sv/h)^2$に，共分散関数は0に漸近することになるが，図2.9においてそのことが示されている．

第6節　パワースペクトルと自己相関関数

本節では信号を周波数領域で特徴づける量としてパワースペクトル（power spectrum）について述べる．パワースペクトルは信号のパワーの周波数軸上の分布をみるものであるが，前節で述べた二次のモーメントと密接に関連している．

フーリエ変換可能な時間の関数$x(t)$について考えよう．まず，信号のエネルギーを定義する．関数$x(t)$のエネルギーEは，

$$E=\int_{-\infty}^{\infty} x^2(t)\,dt \tag{2.42}$$

と定義される．具体的なイメージをつかむために内部抵抗0の理想的な電圧源$x(t)$（ボルトV）に，抵抗値1（オームΩ）の抵抗Rを接続した簡単な回路を考えよう．この抵抗に流れる電流$I(t)$は，$I(t)=x(t)/R=x(t)$（アンペアA）となる．したがって，抵抗Rで消費される瞬時電力$P(t)$（ワットW）は

$$P(t)=I(t)\cdot x(t)=x^2(t) \tag{2.43}$$

と表される．式(2.42）は瞬時電力$P(t)$を時間で積分したものが抵抗の消費エネルギーEとなるという事実を表している．式(2.43）により，簡単な電気回路の例で式(2.42）が確かに物理的な意味を持つエネルギーを表す式となっていることを確認した．このことを敷衍して

一般の時間信号に対して式(2.42) 右辺を信号のエネルギーと呼ぶ.

さて, $x(t)$ のフーリエ変換を$X(f)$ と書くとき, パーセバルの等式 (Parseval's theorem)

$$E=\int_{-\infty}^{\infty} x^2(t)\,dt=\int_{-\infty}^{\infty}\left|X(f)\right|^2 df \tag{2.44}$$

が成り立つ. ただし,

$$X(f)=\int_{-\infty}^{\infty} x(t)\cdot e^{-i2\pi ft}\,dt \tag{2.45}$$

ここで

$$E(f)=|X(f)|^2 \tag{2.46}$$

とすれば, $E(f)$ は式(2.44) より信号$x(t)$ のエネルギーの周波数分布を表していることが理解される. 信号のエネルギーの周波数分布を知ることは, 信号の特徴をとらえる意味で重要である.

前記の考え方は対象とする信号$x(t)$ のフーリエ変換 (Fourier transform) が存在することが前提となっているが, 一般のランダム信号$x(t)$ はフーリエ変換が存在するための条件

$$\int_{-\infty}^{\infty}\left|x(t)\right|dt<\infty \tag{2.47}$$

を満たさないことが多いことから, エネルギースペクトルをそのまま適用することはできない. 式(2.47) の条件は「絶対可積分」と呼ばれる. エネルギーに換えて単位時間当たりの平均信号エネルギー, 言い換えると, 平均パワーを導入することにより, この困難を解決することができる. すなわち, 信号のエネルギーの周波数分布を考える代わりに, 平均パワーの周波数分布を考えるわけである. まず, 定常ランダム信号$x(t)$ を有限時間で打ち切った, 打ち切り信号 (truncated signal) $x_T(t)$ を下記のように定義する.

$$x_T(t)=\begin{cases} x(t) & |t|\le T/2 \\ 0 & \text{otherwise} \end{cases} \tag{2.48}$$

式(2.47) を満たさない絶対可積分でない定常ランダム信号であっても, その打ち切り信号$x_T(t)$ は絶対可積分と考えられる. したがって, $x_T(t)$ のフーリエ変換$X_T(f)$ が存在する. また, 打ち切り信号のエネルギーE_Tが発散することなく

$$E_T=\int_{-\infty}^{\infty} x_T^2(t)\,dt=\int_{-T/2}^{T/2} x_T^2(t)\,dt \tag{2.49}$$

と表現できる. ここで時間Tを次第に大きくしていくことにより信号の全体像に近づくことができる. そこで, 時間$T\to\infty$の極限における収束性を維持するため, 式(2.49) 両辺をTで除し単位時間当たりの平均エネルギー, すなわち, 平均パワーP_Tを考えることとすると,

$$P_T = \lim_{T\to\infty}\frac{1}{T}\int_{-T/2}^{T/2} x_T^2(t)\,dt = \lim_{T\to\infty}\frac{1}{T}\int_{-\infty}^{\infty} x_T^2(t)\,dt \tag{2.50}$$

が成り立つ．式(2.50) の右辺にパーセバルの等式を適用すると，

$$P_T = \lim_{T\to\infty}\frac{1}{T}\int_{-\infty}^{\infty} x_T^2(t)\,dt = \lim_{T\to\infty}\frac{1}{T}\int_{-\infty}^{\infty} \left|X_T(f)\right|^2 df \tag{2.51}$$

が成り立つ．さらに，両辺の期待値をとると，

$$E[P_T] = \lim_{T\to\infty}\frac{1}{T}\int_{-T/2}^{T/2} E[x_T^2(t)]\,dt = \int_{-\infty}^{\infty}\lim_{T\to\infty}\frac{E\left[\left|X_T(f)\right|^2\right]}{T}df \tag{2.52}$$

が得られる．式(2.52) の左辺は定常な信号であれば一定であり，自己相関関数の原点の値となる．平均値0の定常信号であれば信号の分散値である．ここで，

$$P(f) = \lim_{T\to\infty}\frac{E\left[\left|X_T(f)\right|^2\right]}{T} \tag{2.53}$$

と定義すれば，$P(f)$ は平均パワーの周波数分布を表すことがわかる．この$P(f)$ をパワースペクトルと呼ぶ．信号が定常であれば，自己相関関数とパワースペクトルが互いにフーリエ変換で関係づけられることが導かれる．すなわち，自己相関関数を$R(\tau)$ とすれば，

$$P(f) = \int_{-\infty}^{\infty} R(\tau)\exp(-i2\pi f\tau)\,d\tau \tag{2.54}$$

$$R(\tau) = \int_{-\infty}^{\infty} P(f)\exp(i2\pi f\tau)\,df \tag{2.55}$$

となる関係がある．この関係は発見者の名前をとってウィナー・ヒンチンの定理（Wiener Khinchin formula）と呼ばれる．

たとえば，自己相関関数が，

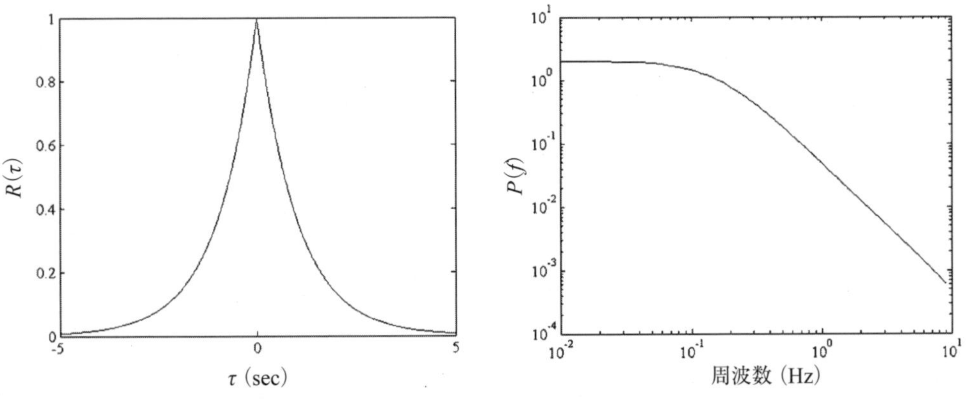

図2.10　自己相関関数$R(\tau)$（左）と対応するパワースペクトル$P(f)$ の例（右）

$$R(\tau) = a \cdot \exp\left\{-\frac{|\tau|}{T}\right\} \tag{2.56}$$

と与えらえる場合，式(2.56) を式(2.54) に代入し，

$$P(f) = \frac{2a}{T}\frac{1}{(1/T)^2 + (2\pi f)^2} \tag{2.57}$$

を得る．この自己相関関数とパワースペクトルのペアを図2.10に示した．

第 7 節　信号の帯域幅

信号の平均パワーが周波数軸上に占める範囲を信号帯域（signal band）と呼び，これは信号を特徴づける重要な量となる．本節ではパワースペクトルをもとに信号帯域の表し方について述べる．まず，信号パワーが周波数原点$f=0$の周りに集中する低域通過形信号について考える．信号の帯域幅（bandwidth）についてはいくつかの定義があるが，ここでは代表的なRMS帯域幅，6 dB帯域幅，およびエントロピー（entropy）帯域幅について述べる．

■RMS帯域幅W_{RMS}

$$W_{\mathrm{RMS}} = \sqrt{\frac{\int_{-\infty}^{\infty} f^2 P(f)\,df}{\int_{-\infty}^{\infty} P(f)\,df}} = \sqrt{\int_{-\infty}^{\infty} f^2 \tilde{p}(f)\,df} \tag{2.58}$$

ただし，

$$\tilde{p}(f) = \frac{P(f)}{\int_{-\infty}^{\infty} P(f)\,df} \tag{2.59}$$

■6dB帯域幅$W_{6\mathrm{dB}}$

パワースペクトルの最大値から6dB（1/4）に低下する周波数までの幅．

■エントロピー帯域幅W_e

$$W_e = \frac{1}{2}\exp\left\{\int_{-\infty}^{\infty} \tilde{p}(f)\ln\left(\frac{1}{\tilde{p}(f)}\right)df\right\} \tag{2.60}$$

以下，異なるスペクトル形状に対して定義による帯域幅の違いをみてみよう．

・例1

$$P(f)=\frac{1}{\left\{1+\left(\frac{f}{B}\right)^2\right\}^2} \tag{2.61}$$

このとき，$\int_{-\infty}^{\infty}P(f)df=\frac{B\pi}{2}$　したがって，$\tilde{p}(f)=\frac{2}{B\pi\left\{1+\left(\frac{f}{B}\right)^2\right\}^2}$　(2.62)

上式より

$$W_{\mathrm{RMS}}=\sqrt{\int_{-\infty}^{\infty}f^2\tilde{P}(f)\,df}=B \tag{2.63}$$

式(2.61) より6dB帯域幅は明らかにB［Hz］であるから，この例ではRMS帯域幅と6 dB帯域幅は一致する．エントロピー帯域幅は数値的な計算より1.7B［Hz］となり前者2種類の帯域より大きな値をとる．

・例2

$$P(f)=\begin{cases}1 & |f|\leq B\\ 0 & \text{otherwise}\end{cases} \tag{2.64}$$

一般にすべての周波数において一定の強度を持つ信号を白色雑音と呼ぶ．この例のようにある周波数以下でのみ一定の強度を持つ信号は帯域制限された白色雑音と呼ばれる．信号のパワーが存在する周波数範囲という帯域幅の本来の意味から，式(2.64) で表される帯域制限された白色雑音の場合，帯域幅はB［Hz］と考えるのが自然で合理的である．簡単な計算および考察により

$$W_{\mathrm{RMS}}=\frac{1}{\sqrt{3}}B,\ W_{\mathrm{6dB}}=W_e=B \tag{2.65}$$

となる．この例では6dB帯域幅およびエントロピー帯域幅が合理的な帯域を与えている．

・例3

$$P(f)=\frac{1}{\sqrt{2\pi}B}e^{-\frac{f^2}{2B^2}} \tag{2.66}$$

この例では，

$$W_{\mathrm{RMS}}=B,\ W_{\mathrm{6dB}}=\sqrt{2\ln 4}B\cong 1.665B,\ W_e=\sqrt{\frac{e\pi}{2}}B\cong 2.066B \tag{2.67}$$

となり，$W_e > W_{\mathrm{6dB}} > W_{\mathrm{RMS}}$となる．分析対象と用途に応じて定義を選択する必要が生ずる．

さて，中心周波数$f_c>0$の周りに信号パワーが分布する帯域通過型の信号について考える．図2.11に示すように，帯域計算は正の周波数領域にある信号パワーのみを対象とするため，低域通過型（low pass type）と帯域通過型（band pass type）信号では帯域幅の定義が異なることに注意しよう．

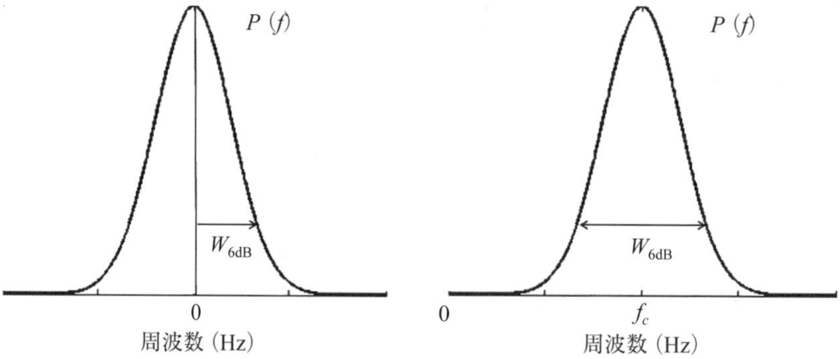

図2.11　帯域幅の例（低域通過信号（左），帯域通過信号（右））

帯域通過信号において帯域幅は次のように定義される．

■RMS帯域幅W_{RMS}（帯域通過型信号）

$$W_{\mathrm{RMS}} = 2\sqrt{\frac{\int_0^{\infty}(f-f_c)^2 P(f)\,df}{\int_0^{\infty} P(f)\,df}} \tag{2.68}$$

式(2.68) においてW_{RMS}はパワースペクトルを正規化して確率密度関数ととらえた場合，標準偏差の2倍を帯域幅とすることに対応している．

■ 6dB帯域幅（帯域通過型信号）

中心周波数$f_c = 0$の周りに信号パワーが分布する低域通過型の信号と同様，最大値から6dB低い値を与える周波数幅とする．

■エントロピー帯域幅W_e（帯域通過型信号）

$$W_e = \exp\left\{\int_0^{\infty} p(f)\ln\left(\frac{1}{p(f)}\right)df\right\} \quad ただし，\ p(f) = \frac{P(f)}{\int_0^{\infty} P(f)\,df} \tag{2.69}$$

第 8 節　信号変換

本節では信号変換（signal transformation）によって信号の統計量がどのように変化するかについて述べる．

8.1　信号変換1（線形時不変変換）

信号$X(t)$ を$Y(t)$ に変換する規則L

$$L: X(t) \rightarrow Y(t) \tag{2.70}$$

について考える．変換規則は次のように表現することもある．

$$Y(t) = L[X(t)] \tag{2.71}$$

いずれにしても，「変換」は関数を関数に対応づける規則であることに注意しよう．数値を数値に対応づける規則は「関数」，関数を数値に対応づける規則は「汎関数」と呼ばれる．

さて，変換Lが次の2条件を満たすとき線形（linear）と呼ばれる．

条件1：任意の実数αに対して$L: X(t) \rightarrow Y(t)$ のとき

$$L[\alpha \cdot X(t)] = \alpha \cdot Y(t) \tag{2.72}$$

条件2：$L: X_1(t) \rightarrow Y_1(t)$，$L: X_2(t) \rightarrow Y_2(t)$のとき

$$L[X_1(t) + X_2(t)] = Y_1(t) + Y_2(t) \tag{2.73}$$

前記の条件は信号の定数倍あるいは複数の信号を加算する操作と変換の順序が交換可能であることを示している．これらの条件は実用的には限られた範囲で成立する理想的なものと考えるべきであり，応用にあたっては適用条件に関して注意を払う必要がある．

任意の信号$X(t)$ はディラックのδ関数を用いて，

$$X(t) = \int_{-\infty}^{\infty} \delta(t-\tau)\, X(\tau)\, d\tau \tag{2.74}$$

と表現される．線形性の条件1, 2を式(2.74) に適用すれば，

$$Y(t) = L[X(t)] = \int_{-\infty}^{\infty} L[\delta(t-\tau)]\, X(\tau)\, d\tau = \int_{-\infty}^{\infty} h(t,\tau)\, X(\tau)\, d\tau \tag{2.75}$$

となる変換前後の関係が得られる．ここで$h(t, \tau)$ は時刻τに発生するインパルス$\delta(t-\tau)$ に対する応答であり，インパルス応答（impulse response）と呼ばれる．応答波形がインパルス発生時刻に影響を受けず不変であるときは$h(t, \tau) = h(t-\tau)$ と表すことができる．この条件を満たす変換を時不変（time invariant）な変換と呼ぶ．線形で時不変な変換においては，

$$Y(t) = \int_{-\infty}^{\infty} h(t-\tau)\, X(\tau)\, d\tau = \int_{-\infty}^{\infty} X(t-\tau)\, h(\tau)\, d\tau \tag{2.76}$$

となる関係が成り立つ．以下，$X(t)$ が弱定常過程の場合について変換後の信号$Y(t)$ の統計量を変換前の信号$X(t)$ の統計量と関連づける．式(2.76) によって変換される信号$Y(t)$ の平均値は，

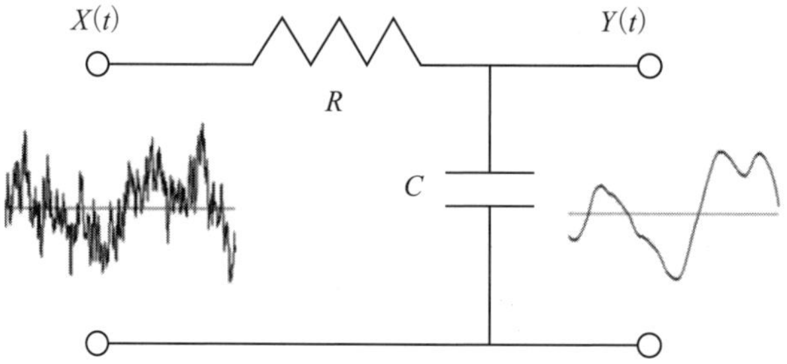

図2.12　式(2.78) で示される信号変換の電気回路的解釈

$$E[Y(t)] = \int_{-\infty}^{\infty} E[X(t-\tau)]h(\tau)d\tau = \mu\int_{-\infty}^{\infty} h(\tau)d\tau \qquad (2.77)$$

となり，原信号$X(t)$ の平均値μにインパルス応答の積分値を乗じた値となる．変換信号$Y(t)$の自己相関関数$R_Y(\tau)$ およびパワースペクトル$P_Y(f)$ はそれぞれ，

$$R_Y(\tau) = \int_{-\infty}^{\infty}\int_{-\infty}^{\infty} h(t+\tau-\tau_1)\, h(t-\tau_2)\cdot R_X(\tau_2-\tau_1)\, d\tau_1 d\tau_2 \qquad (2.78)$$

$$P_Y(f) = |H(f)|^2 P_X(f) \qquad (2.79)$$

となることが導かれる．ここで$H(f)$ はインパルス応答$h(t)$ のフーリエ変換を表し，線形時不変変換後の統計量はインパルス応答により決まることがわかる．一例として，パワー密度が全周波数にわたって一定（=1）であるような白色雑音に，インパルス応答$h(t)$ が，

$$h(t) = a\cdot\exp\left\{-\frac{t}{T}\right\},\ t \geq 0 \qquad (2.80)$$

となる変換を施せば，

$$R_Y(\tau) = \int_{-\infty}^{\infty} h(t)h(t+\tau)dt = \frac{a^2 T}{2}\exp\left\{-\frac{|\tau|}{T}\right\} \qquad (2.81)$$

$$P_Y(f) = \frac{a^2}{(1/T)^2 + (2\pi f)^2} \qquad (2.82)$$

を得る．この例における変換出力$Y(t)$ は図2.12に示すように電気回路的に白色雑音を抵抗RとコンデンサCからなる低域フィルタを通過させた後の出力を表している．

8.2　信号変換2（周波数変換）

信号変換の例として信号の多重化伝送等に応用される周波数変換を取り上げる．原信号$X(t)$ に正弦波$\cos(2\pi f_0 t+\varphi)$ を乗じた信号$Y(t)$ を考えよう．すなわち，

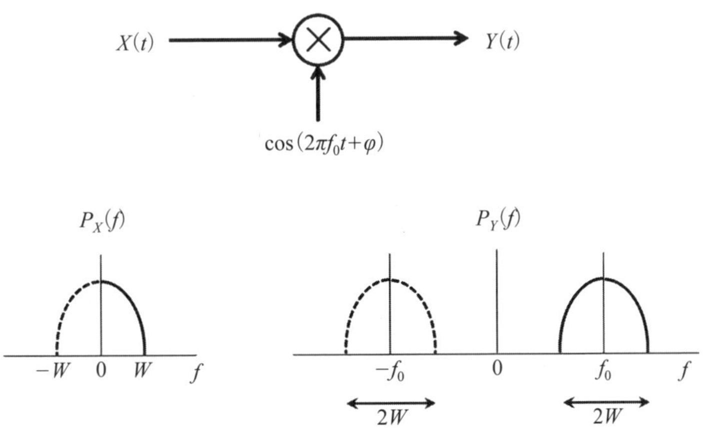

図2.13　信号変換の例（周波数変換）

$$Y(t) = X(t)\cos(2\pi f_0 t + \varphi) \tag{2.83}$$

伝送理論・通信分野ではこのような正弦波のことをキャリア信号（carrier signal）と呼ぶ．キャリア信号の位相は $[0,\ 2\pi]$ の範囲に一様分布するランダム変数であるとする．このとき，パワースペクトル $P_Y(f)$ は，

$$P_Y(f) = \frac{1}{4}\{P_X(f - f_0) + P_X(f + f_0)\} \tag{2.84}$$

と表される．

式(2.84) は図2.13に示すように原信号にキャリア信号を乗ずることにより周波数成分をシフトすることができる．式(2.84) を導こう．準備として，いくつかのフーリエ変換の公式を示す．まず，

$$\int_{-\infty}^{\infty} 1 \cdot e^{-i2\pi ft} dt = \delta(f) \tag{2.85}$$

これは1のフーリエ変換がディラックのデルタ関数 $\delta(f)$ となることを表しているが，このことは $\delta(f)$ のフーリエ逆変換を計算することで容易に導くことができる．すなわち，

$$\int_{-\infty}^{\infty} \delta(f) \cdot e^{i2\pi ft} df = \int_{-\infty}^{\infty} \delta(f) e^{i2\pi 0t} df = \int_{-\infty}^{\infty} \delta(f) df = 1 \tag{2.86}$$

となることから式(2.85) が成立することがわかる．次に，時間関数 $w(t)$ のフーリエ変換が $W(f)$ であるとき $w(t)\exp(i2\pi\alpha t)$ のフーリエ変換は $W(f-\alpha)$ となることに注意する．ここで，$w(t)\cdot\exp(i2\pi\alpha t)$ のフーリエ変換は，

$$\int_{-\infty}^{\infty} \{w(t)\exp(i2\pi\alpha t)\} \exp(-i2\pi ft) dt = \int_{-\infty}^{\infty} w(t)\exp\{-i2\pi(f-\alpha)t\} dt \tag{2.87}$$

と書ける．式(2.87) 右辺は$w(t)$ のフーリエ変換$W(f)$ においてfを$f-\alpha$に置き換えたものすなわち，$W(f-\alpha)$ にほかならない．

以上の準備のもとで式(2.84) を示そう．ウィナー・ヒンチンの定理より$Y(t)$ のパワースペクトルは，

$$P_Y(f)=\int_{-\infty}^{\infty}R_Y(\tau)e^{-i2\pi f\tau}d\tau \tag{2.88}$$

と書ける．ここで$R_Y(\tau)$ は$Y(t)$ の自己相関関数を表す．式(2.83) より，

$$R_Y(\tau)=E[X(t)\cdot X(t+\tau)\cos(2\pi f_c t+\varphi)\cos(2\pi f_c(t+\tau)+\varphi)] \tag{2.89}$$

信号$x(t)$ とキャリア信号との独立性から式(2.89) はさらに次のように変形される．

$$\begin{aligned}R_Y(\tau)&=E[X(t)\cdot X(t+\tau)]\,E[\cos(2\pi f_c t+\varphi)\cos(2\pi f_c(t+\tau)+\varphi)]\\&=R_X(\tau)\cdot E\left[\frac{1}{2}(\cos(2\pi f_c\tau)+\cos(2\pi f_c(2t+\tau)+2\varphi))\right]\end{aligned} \tag{2.90}$$

式(2.90) 右辺において期待値E内の第2項に現れるφは［0, 2π］の範囲に一様分布することから，第2項の期待値をとると0となる．したがって，

$$R_Y(\tau)=\frac{1}{2}R_X(\tau)\cos(2\pi f_c\tau) \tag{2.91}$$

となる関係が得られる．オイラーの公式を使うと式(2.91) は，

$$R_Y(\tau)=\frac{1}{4}R_X(\tau)\left\{e^{-i2\pi f_c t}+e^{i2\pi f_c t}\right\} \tag{2.92}$$

と書ける．両辺にフーリエ変換$F[\cdot]$ を施せば，

$$P_Y(f)=\frac{1}{4}\left\{P_X(f)*F\left[e^{-i2\pi f_c t}\right]+P_X(f)*F\left[e^{i2\pi f_c t}\right]\right\} \tag{2.93}$$

を得る．ここで，* は重畳積分を表す．式(2.85)，式(2.87) を用いると，

$$F[\mathrm{e}^{-i2\pi f_c t}]=\delta(f+f_c) \tag{2.94}$$

$$F[\mathrm{e}^{i2\pi f_c t}]=\delta(f-f_c) \tag{2.95}$$

が導かれる．式(2.94)，式(2.95) を式(2.93) に代入すれば，

$$P_Y(f)=\frac{1}{4}\int_{-\infty}^{\infty}P_X(f-f')\delta(f'+f_c)df'+\frac{1}{4}\int_{-\infty}^{\infty}P_X(f-f')\delta(f'-f_c)df' \tag{2.96}$$

$$=\frac{1}{4}\{P_X(f+f_c)+P_X(f-f_c)\} \tag{2.97}$$

が得られる．

第 9 節　ディジタル信号処理

ディジタル信号処理（digital signal processing）を行うためには，信号をディジタル化してコンピュータに取り込まなければならない．そのための装置がAD（アナログ・ディジタル）変換器である．

AD変換は2段階のプロセスからなる．第一段階で一定時間間隔で信号をサンプリング（sampling）する．このプロセスを信号の離散化（discretization）と呼ぶ．サンプリングにより元の観測信号$x(t)$は数列$\{x(t_0),\cdots,x(t_{N-1})\}$に変換される．第二段階ではサンプリングされた数列を離散的なレベル（通常は何ビットかの整数）に置き換える．このプロセスは量子化（quantization）と呼ばれ，目的に応じて量子化レベルを決めることとなる．用途によっては8ビットで十分な場合もある．生体信号処理では10〜16ビットが一般的であるが，高精度を求める用途では24ビット程度の量子化レベルを用いる．

さて，AD変換の第一段階，離散化の過程ではサンプリング間隔を何秒に設定するかが重要な問題となる．粗いサンプルでは原信号の特徴が失われてしまう．かといって不必要に細かいサンプリングは避けたい．そこで，必要にして十分なサンプリング間隔を定める根拠となるサンプリング定理について理解しよう．

9.1　サンプリング定理

サンプリング定理によればB［Hz］に帯域制限された観測信号$x(t)$は，信号の帯域の2倍，$2B$［Hz］のサンプリング周波数（1秒間のサンプリングデータ数）でサンプリングすることにより原信号$x(t)$の情報を失うことなく離散化することができる．ここで情報を「失うことなく」とは，離散化された信号系列から原信号$x(t)$が復元できるということを意味している．サンプリング定理（sampling theorem）を図2.14に示した4ステップ（A, B, C, D）に分けて示す．

ステップA：証明に必要なステップとしてB［Hz］で帯域制限された原信号$x(t)$のパルス振幅変調信号（pulse amplitude modulation: PAM）$x_p(t)$を考える．$x_p(t)$は$x(t)$と，等間隔に置かれたδ関数列$p(t)$の積として次式で表される．

$$x_p(t)=x(t)\cdot p(t)=x(t)\cdot\sum_{n=-\infty}^{\infty}\delta(t-nT)=\sum_{n=-\infty}^{\infty}x(nT)\cdot\delta(t-nT) \tag{2.98}$$

$x_p(t)$はサンプル点$t=nT$に振幅$x(nT)$のデルタ関数を置いたインパルス列となることからパルス振幅変調信号と呼ばれる．

ここで，$x_p(t)$はサンプル点$t=nT$における信号値のみを情報として持つことに注意しよう．言い換えると，パルス振幅変調することにより原信号のサンプル時点以外の信号値$x(t), t\neq nT$,

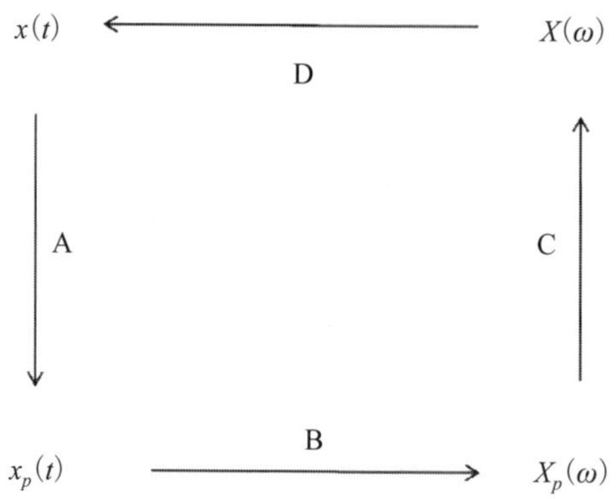

図2.14　サンプリング定理を理解する4ステップ

$n=0,\ \pm1,\ \pm2,\cdots$の情報は失われる．サンプリング定理はこの失われた情報がサンプリング周波数を$2B$［Hz］以上とすることにより復元できると主張している．さて，インパルス列$p(t)$は周期Tの周期関数であるからフーリエ級数展開できて

$$p(t)=\frac{1}{T}\sum_{n=-\infty}^{\infty}e^{in\omega_0 t},\quad \omega_0=\frac{2\pi}{T} \tag{2.99}$$

とも書ける（付録B参照）．式(2.98)，式(2.99)よりパルス振幅変調信号$x_p(t)$は次のように書ける．

$$x_p(t)=x(t)\cdot\frac{1}{T}\sum_{n=-\infty}^{\infty}e^{in\omega_0 t}=\frac{1}{T}\sum_{n=-\infty}^{\infty}x(t)\cdot e^{in\omega_0 t} \tag{2.100}$$

ステップB：パルス振幅変調信号$x_p(t)$のフーリエ変換を$X_p(\omega)$とすれば式(2.100)から，

$$X_p(\omega)=\frac{1}{T}\sum_{n=-\infty}^{\infty}X(\omega-n\omega_0) \tag{2.101}$$

となることが導かれる（付録C参照）．ここで，$X(\omega)$は原観測信号$x(t)$のフーリエ変換を表す．

ステップC：$2\pi B\le\frac{\omega_0}{2}$，すなわち，$T\le\frac{1}{2B}$なる条件を満たせば，式(2.101)から，

$$X(\omega)=T\cdot\Pi(\omega)\cdot X_p(\omega) \tag{2.102}$$

となる．ここで$\Pi(\omega)$は$|\omega|\le2\pi B$の範囲で1，その他の範囲で0を値とする矩形関数で窓関数と呼ばれる．式(2.102)はサンプル点における信号の値から原信号波形が復元されることをフーリエ変換の領域で示している．

ステップD：式(2.102)の両辺をフーリエ逆変換すると，

$$x(t)=2BT\sum_{n=-\infty}^{\infty}x(nT)\cdot\mathrm{Sinc}\,(2B(t-nT)) \tag{2.103}$$

が導かれる．ここでSinc(t) はSinc関数と呼ばれ，次式で定義される．

$$\mathrm{Sinc}\,(t)=\frac{\sin(\pi\cdot t)}{\pi\cdot t} \tag{2.104}$$

式(2.103) はサンプリングの条件を満たせば離散的な信号値から原信号が厳密に復元されることを表している．

サンプリング周波数を決めるにあたり対象となる信号の周波数帯域を知ることが重要である．サンプリングの条件を守らないと離散化された信号にエリアシング（aliasing）現象と呼ばれる致命的な誤差が生ずる．たとえば，10 Hzの正弦波を対象として離散化する場合，サンプリング定理に従えば20 Hz以上のサンプリング周波数で離散化しなければならない．仮に10 Hzでサンプルしたとしよう．サンプル値は一定の値の列となることは明白である．このことは本来10 Hzの周波数を持つ信号がサンプリング定理の条件を満たさなかったため，直流（0 Hz）の信号とみなされてしまったことを表している．10 Hzの信号が0 Hzという“別名”を得る意味でエリアシング誤差と呼ばれる．エリアス（alias）は“別名”を意味する英語である．10 Hzより少し高い，あるいは低い周波数で離散化すると10 Hzの信号が直流に近い，きわめて低い周波数の信号として離散化されることはすぐに理解できるであろう．

このように信号の周波数帯域を知ることは重要であるが，実際の信号において周波数上限を明確に定めることは，必ずしも容易ではない．計測雑音によって帯域が広がる場合もあるし，信号自体ある周波数を境にして，それを超えるとフーリエ変換値が完全に0となるという条件が成立することは想定しがたい．そこで実際の信号処理では処理の対象としたい信号の周波数上限$f_{\max}$を定め，それ以上の周波数成分を低域通過フィルタに通して抑えてから$f_{\max}$の2倍のサンプリング周波数で離散化するという手順を踏む．このフィルタのことをアンチエリアスフィルタ（anti-aliasing filter）と呼ぶ．たとえば，音響信号をAD変換する場合を考えよう．録音音声から会議記録を残すだけの目的であれば，信号の帯域は4 kHzもあれば十分である．実際の音声信号は可聴範囲だけでも20 kHzは存在する．このような場合，まずアンチエリアスフィルタを用いて信号の帯域を4 kHzに強制的に制限してから8 kHzのサンプリング周波数でAD変換すればよい．

9.2　離散フーリエ変換（DFT）

前節で述べたように信号の特徴づけには時間領域とともに周波数領域の性質が用いられる．連続信号$x(t)$ はフーリエ変換により周波数領域に変換される．サンプリング定理に従い離散化された信号 $\{x_n,\ n=0,\cdots,N-1\}$ に対してはフーリエ変換の代わりに離散フーリエ変換により周波数領域に変換される．離散系列 $\{x_n\}$, $n=0,\cdots,N-1$の離散フーリエ変換DFT（discrete Fourier transform）を $\{X_k\}$, $k=0,\cdots,N-1$とすれば，

$$X_k = \sum_{n=0}^{N-1} x_n \cdot e^{-i\frac{2\pi nk}{N}}, \quad k = 0, \cdots, N-1 \tag{2.105}$$

と定義される．またフーリエ変換された系列 $\{X_k\}, k=0,\cdots,N-1$ はフーリエ逆変換IDFT（inverse discrete Fourier transform）により原系列に戻すことができる．すなわち，

$$x_n = \frac{1}{N}\sum_{k=0}^{N-1} X_k \cdot e^{i\frac{2\pi nk}{N}}, \quad n = 0, \cdots, N-1 \tag{2.106}$$

信号処理を行ううえで実信号のフーリエ変換と離散フーリエ変換の対応づけを常に意識する必要がある．$f_{\max}$［Hz］に帯域制限された信号$x(t)$ をサンプリング周波数$f_s(>2f_{\max})$ で時間［0, T）の間，離散化し離散系列$x_n(=x(n\Delta t)), n=0,\cdots,N-1$を得たとしよう．$\Delta t$はサンプリング間隔を表し，サンプリング周波数$f_s$の逆数である．$x(t)$ のフーリエ変換を$X(f)$とすれば，離散系列$x_n(=x(n\Delta t)), n=0,\cdots,N-1$の離散フーリエ変換 $\{X_k\}, k=0,\cdots,N-1$との間に，

$$X_k = \begin{cases} \dfrac{1}{\Delta t}X(k\Delta f), & k = 0,\cdots,\dfrac{N}{2} \\ \dfrac{1}{\Delta t}X((k-N)\Delta f), & k = \dfrac{N}{2}+1,\cdots,N-1 \end{cases} \tag{2.107}$$

となる関係がある．Δfは周波数分解能を表し$\Delta f = 1/(N\Delta t)$ で与えられる．したがって，$k=N/2$のとき$k\Delta f = 1/(2\Delta t) = f_s/2$となり，サンプリング周波数$f_s$のもとで許される最高の周波数を表す．$k=N/2+1,\cdots,N-1$の範囲は負の周波数を表すことに注意しよう．

9.3　高速フーリエ変換（FFT）

離散フーリエ変換DFTを高速に計算するアルゴリズムとしてFFT（fast Fourier transform）が知られている．パワースペクトル推定など，繰り返し回数の多い離散フーリエ変換を実行するアプリケーションで有用な計算手法である．離散的なサンプル値系列 $\{x_0,\cdots,x_{N-1}\}$ のDFTに要する複素乗算回数はN^2である．FFTアルゴリズムではこの乗算回数を減じ効率的に計算する．以下で代表的な時間間引き（DIT: decimation in time）アルゴリズムについて述べる．まず，DFTの定義式において回転因子W_Nを導入する．

$$X_k = \sum_{n=0}^{N-1} x_n \cdot e^{-i\frac{2\pi nk}{N}} = \sum_{n=0}^{N-1} x_n \cdot W_N^{nk}, \quad k = 0,\cdots,N-1 \tag{2.108}$$

ここで回転因子W_Nを

$$W_N = e^{-i\frac{2\pi}{N}} \tag{2.109}$$

と定義した．W_Nは複素平面上の単位円の上にあり，W_Nを乗ずるごとに単位円上を反時計回りに$2\pi/N$(radian）だけ回転させた点に移動することから回転因子（rotation factor）と呼ばれる．Nを偶数とすれば，定義よりW_Nは次の性質を持つことがわかる．

$$W_N^N = 1,\ W_N^{N/2} = -1 \tag{2.110}$$

$$W_N^n = W_{N/2}^{n/2} \tag{2.111}$$

さて，DFTの定義式(2.105) において，右辺を偶数番目のサンプル値x_{2n}と奇数番目のサンプル値x_{2n+1}に関する項の和に分けると，以下のように示される．

$$X_k = \sum_{n=0}^{N/2} x_{2n} W_N^{2nk} + \sum_{n=0}^{N/2} x_{2n+1} W_N^{(2n+1)k}, \quad k = 0, \cdots, N-1 \tag{2.112}$$

$$= \sum_{n=0}^{N/2} x_{2n} W_{N/2}^{nk} + W_N^k \sum_{n=0}^{N/2} x_{2n+1} W_{N/2}^{nk}, \quad k = 0, \cdots, N-1 \tag{2.113}$$

この変形において回転因子の性質（式(2.111)）を用いた．$k \le N/2-1$の範囲を考えると式(2.113) 右辺第1項は偶数番目のデータの$N/2$点DFT, 第2項は奇数番目のデータの$N/2$点DFTにW_N^kを乗じて得られることがわかる．$N/2 \le k \le N-1$の範囲では$k' = k - N/2$と置き式(2.113) を書き換えると次式が得られる．

$$X_{k'+N/2} = \sum_{n=0}^{N/2} x_{2n} W_{N/2}^{n(k'+N/2)} + W_N^{(k'+N/2)} \sum_{n=0}^{N/2} x_{2n+1} W_{N/2}^{n(k'+N/2)}, \quad k' = 0, \cdots, N/2-1 \tag{2.114}$$

ここでk'を改めてkと置き直し，回転因子の性質（式(2.110)，式(2.111)）を用いて式(2.114)を変形すると，

$$X_{k+N/2} = \sum_{n=0}^{N/2} x_{2n} W_{N/2}^{nk} - W_N^k \sum_{n=0}^{N/2} x_{2n+1} W_{N/2}^{nk}, \quad k = 0, \cdots, N/2-1 \tag{2.115}$$

となるので，同様に偶数番目と奇数番目のデータの$N/2$点DFTにより表現されることがわかる．式の変形には回転因子の性質（式(2.110)，式(2.111)）を用いた．この関係を用いてFFTアルゴリズムでは$N = 2^M$, $M = 1, 2, \cdots$で表されるN点DFTを帰納的に求める．FFTアルゴリズムを図式的に表すために図2.15で定義されるバタフライ演算が用いられる．

図2.15では，

$$\begin{aligned} x &= u + a \cdot v \\ y &= u - a \cdot v \end{aligned} \tag{2.116}$$

を意味している．この記法を用いて$N = 8 = 2^3$の場合について式(2.113)，式(2.115)を図2.16に示す．

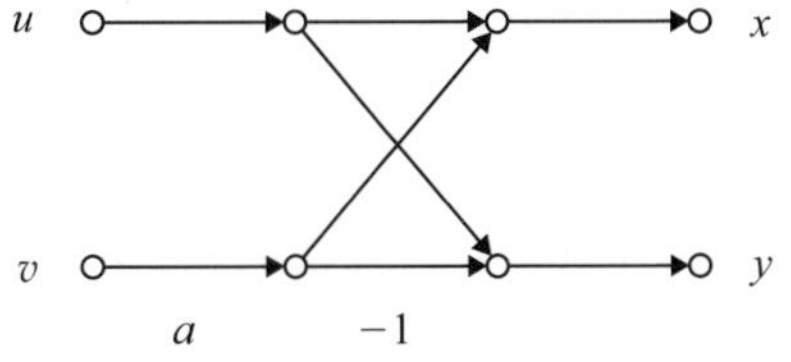

図2.15　バタフライ演算

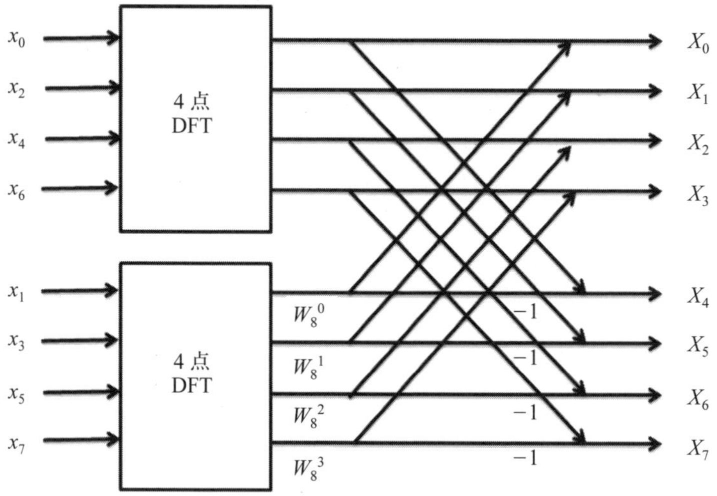

図2.16　FFTにおける帰納的アルゴリズムの図示（$N=8$）

図2.16で用いた記法を計算流れ図と呼ぶ．ここで4点FFTをさらに分解し最終的に図2.16の計算流れ図を得る．

図2.17において，左端の信号の順序が一見不規則にみえるが，これはビット逆順と呼ばれ，次のように得られる．まず，データインデックスの順番0から7を二進数で000から111で表す．右端がLSB（重み1），左端をMSB（重み4）として十進数に変換する代わりに左端をLSB，右端をMSBとして十進数に変換するとビット逆順が得られる．

図2.17において$N=8$の場合は3つのブロックに分かれた3段構成となっていることがわかる．一般に$N=2^M$の場合，M（$=\log_2 N$）段構成となる．各段の計算においてバタフライ演算の数は$N/2$，各バタフライ演算に含まれる複素乗算数は1，したがって，N点FFTに必要とされる複素乗算数は（$N/2$)$\log_2 N$となる．DFTに必要とされるN^2回の複素乗算に比して，Nが大きくなるにつれ計算量的に有利となることがわかる．

9.4　パワースペクトル推定

DFTまたはFFTの応用として信号の特徴づけに重要で信号解析・処理に頻繁に用いられるパワースペクトルの実際的な推定手順を示す．

Step 1：サンプリング間隔Δtを決定する

信号の帯域，すなわち，信号に含まれる周波数成分が$f_{\max}$［Hz］以下であれば，

$$\Delta t < \frac{1}{2f_{\max}} \tag{2.117}$$

とする．サンプリング間隔Δtの逆数をサンプリング周波数と呼びf_sで表す．このとき，式(2.117）の条件は，

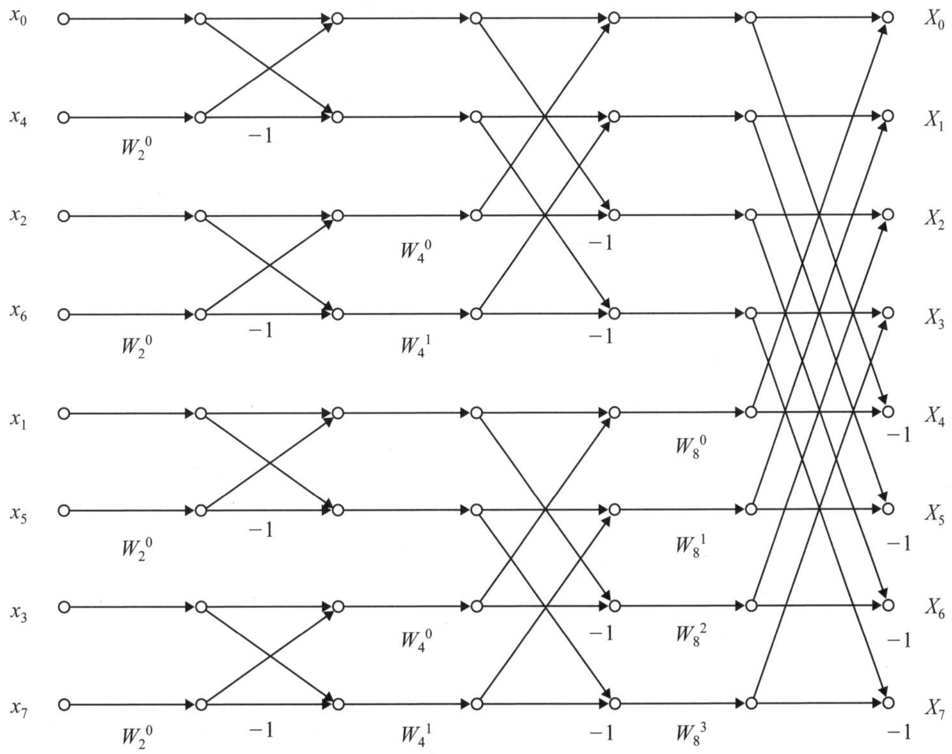

図2.17　FFT計算流れ図（$N=8$）

表2.1　ビット逆順（$N=8$）

十進数	二進数	二進数 ビット逆順	十進数
0	000	000	0
1	001	100	4
2	010	010	2
3	011	110	6
4	100	001	1
5	101	101	5
6	110	011	3
7	111	111	7

$$f_s > 2f_{\max} \tag{2.118}$$

と等価である．すなわち，サンプリング周波数f_sは信号帯域の2倍以上と定める．

帯域が100 Hzの信号を想定しよう．この信号に対してサンプリング周波数は200 Hz以上，サンプリング間隔は5 ms以下と定めればよい．ただし，信号が数学的な意味で完全に帯域制限されていることはない．また，実際の観測データにはほとんどの場合，広帯域の雑音が重畳される．これらの影響を除去し，正確な推定を行うには，想定される周波数上限以上の信号成分を除去する，急峻なカットオフ特性を持つ低域通過フィルタを施す必要がある．このフィルタをアンチエリアスフィルタと呼ぶ．アンチエリアスフィルタは雑音除去に限らず，たとえば，用途によって4 kHz以下の帯域に限って音声信号処理を行えばよいといった場合，強制的に帯域制限させる場合がある．4 kHz以上の音声成分をアンチエリアスフィルタにより十分減衰させたのち，8 kHzのサンプリング周波数でAD変換すればこの用途には十分である．

Step 2：分析データ長Tを定める

先に述べたように所望の周波数分解能Δfにより分析データ長Tが定まる．周波数分解能をΔf以上，すなわち，Δfより小さな値としたければ，

$$T \geq 1/\Delta f \tag{2.119}$$

としなければならない．0.5 Hz以上の周波数分解能を得たければ2 sec以上のデータ長を確保する必要がある．

Step 3：分析データセグメント数の決定

パワースペクトルの推定は上記条件を満たす分析データを1セグメント（segment）とし，複数セグメントの観測データを得たうえでおのおののペリオドグラム（periodgram）（離散フーリエ変換の絶対値二乗を計算した後，そのアンサンブル平均（ensemble average）を求めたもの）によりなされる．平均をとるセグメント数は所望の推定精度から求められる．一般にパワースペクトル推定に用いる平均回数をMとすると推定パワースペクトルの変動係数εは，

$$\varepsilon = \sqrt{\frac{1}{M}} \tag{2.120}$$

となる．したがって，10回加算を行えば推定変動係数は0.32，約30%と見込まれる．

Step 4：DFTを用いたパワースペクトル推定

信号の性質（帯域）および推定条件（所望の周波数分解能と推定精度）から決定されたサンプリング周波数，セグメント長，セグメント数をもとにDFTを用いてパワースペクトルを計算する手順を示す．

推定の具体的なイメージをつかむために推定パラメータ設定例を示す．周波数帯域100 Hzの信号に対して，周波数分解能0.2 Hz,変動係数0.25と定めて，パワースペクトルを求めたいとしよう．まず，帯域が100 Hzであることからサンプリング周波数を200 Hzと定める．周波数分解能0.2 Hzを得るためにはセグメント長をその逆数，5秒とる必要がある．サンプリング周波数が200 Hzであるから1セグメントのデータ点数は200×5＝1000点となる．これがDFTの点数となる．FFTを用いて計算を高速化する場合，推定条件を満たす最も近い点数，ここでは1024点をセグメント点数とすることとなる．変動係数を0.25とするためには式(2.120)よりセグメント数M＝16が要求される．したがって，観測データ長は16×5＝90秒となる．

以上の準備のもとでパワースペクトルは次のように推定される．まず，セグメントmの離

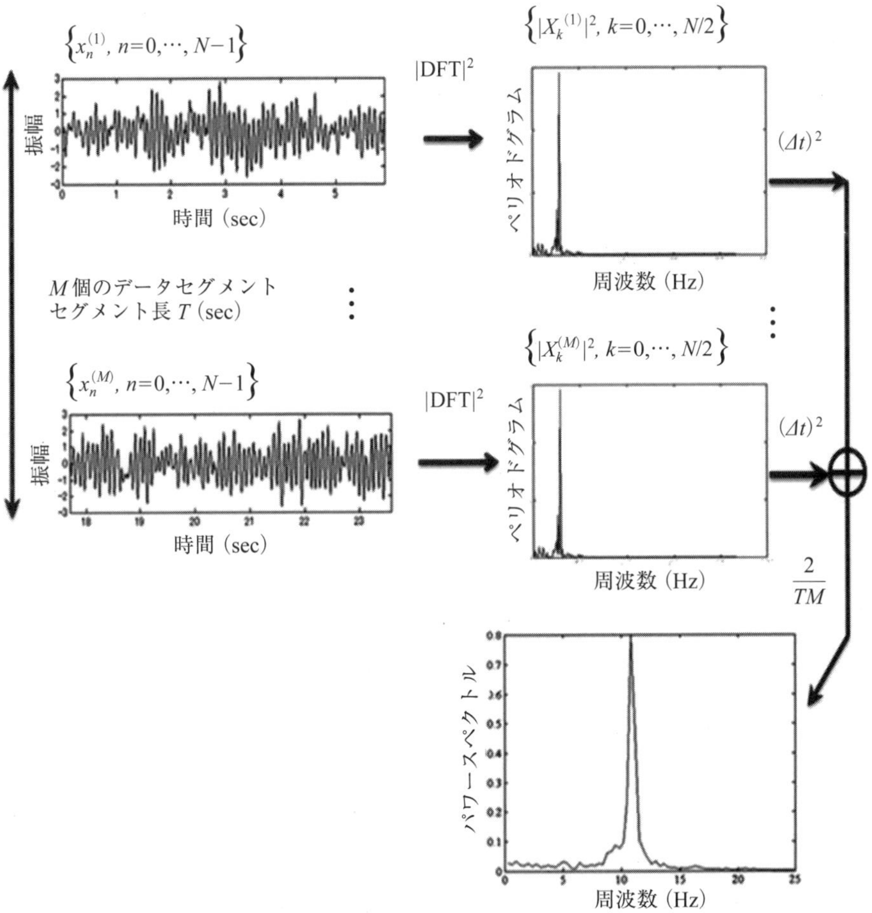

図2.18　DFTを用いたパワースペクトル推定手順

散フーリエ変換を求める.

$$\{X_k^{(m)}\};\ k=0,\cdots,N,\quad m=1,\cdots,M \tag{2.121}$$

このとき，パワースペクトル$P(f)$の離散推定値は下記の式で得られる.

$$P(k\varDelta f)=\frac{\dfrac{1}{M}\displaystyle\sum_{m=1}^{M}\left|X_k^{(m)}\right|^2(\varDelta t)^2}{N\varDelta t},\quad k=0,\cdots,N/2 \tag{2.122}$$

負の周波数領域の値は,

$$P(k\varDelta f)=\frac{\dfrac{1}{M}\displaystyle\sum_{m=1}^{M}\left|X_{N+k}^{(m)}\right|^2(\varDelta t)^2}{N\varDelta t},\quad k=-1,\cdots,-N/2+1 \tag{2.123}$$

となる. 一般に信号値が実数の場合，パワースペクトルは偶関数となり，負の周波数は物理的な意味を持たない．また$k=0$は直流成分であり，通常，解析対象信号はあらかじめ直流分を差し引いて平均0として別に扱うことが多い．これらのことから，正の周波数領域の値を2倍したものを片側パワースペクトルと呼び，一般に信号解析に用いられる．すなわち，片側パワースペクトルは，

$$P(k\Delta f)=\frac{\dfrac{2}{M}\displaystyle\sum_{m=1}^{M}\left|X_k^{(m)}\right|^2(\Delta t)^2}{N\Delta t},\quad k=1,\cdots,N/2 \tag{2.124}$$

として得られる．

式(2.124) によるパワースペクトル推定において，セグメントの始点と終点における信号の不連続性により高周波域パワーが相対的に増加し，誤差が生ずる．この誤差はセグメント長が短いほど顕著に表れる．そこで，原信号$x_T(t)$ にセグメントの端点で，ゆるやかに0に収束する窓関数$w(t)$ を乗じた信号$z_T(t)$

$$z_T(t)=w(t)\cdot x_T(t) \tag{2.125}$$

を対象信号としてパワースペクトルを推定することが多い．実用上よく使われるハニング窓 (Hanning window) は次式で表される．

$$w(t)=\frac{1}{2}\left(1+\cos\left(2\pi\frac{t}{T}\right)\right) \tag{2.126}$$

窓関数 (window function) の効果を示す例として35 Hzの正弦波を0.5秒間観測したデータの例を図2.19に示す．

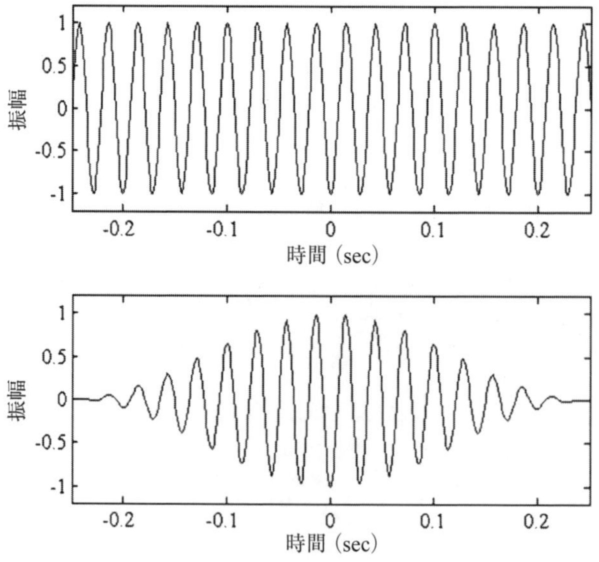

図2.19 窓関数の効果 (ハニング窓)
(上：原信号，下：ハニング窓関数を乗じた信号)

窓関数を乗じない場合，データの始点終点で不連続性がみられる．離散フーリエ変換（サンプリング間隔1 ms，データ点数500）によりペリオドグラムを求めたものを図2.20に示す．破線がハニング窓なし（矩形窓），実線がハニング窓ありの場合である．窓関数を乗ずることにより，スペクトルの広がり誤差が著しく改善されていることがわかる．

ここで窓関数を乗じてペリオドグラムを計算すると，パワーロスが生ずることに注意しなければならない．窓関数を乗じた信号の平均パワーは

$$E\left[\frac{1}{T}\int_{-T/2}^{T/2} z_T^2(t)\,dt\right] = \frac{1}{T}\int_{-T/2}^{T/2} E\left[z_T^2(t)\right]dt = \sigma_z^2 \tag{2.127}$$

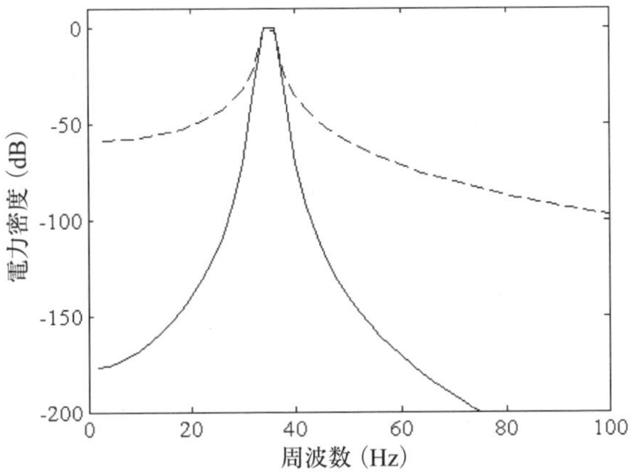

図2.20　ペリオドグラム（破線：矩形窓，実線：ハニング窓）

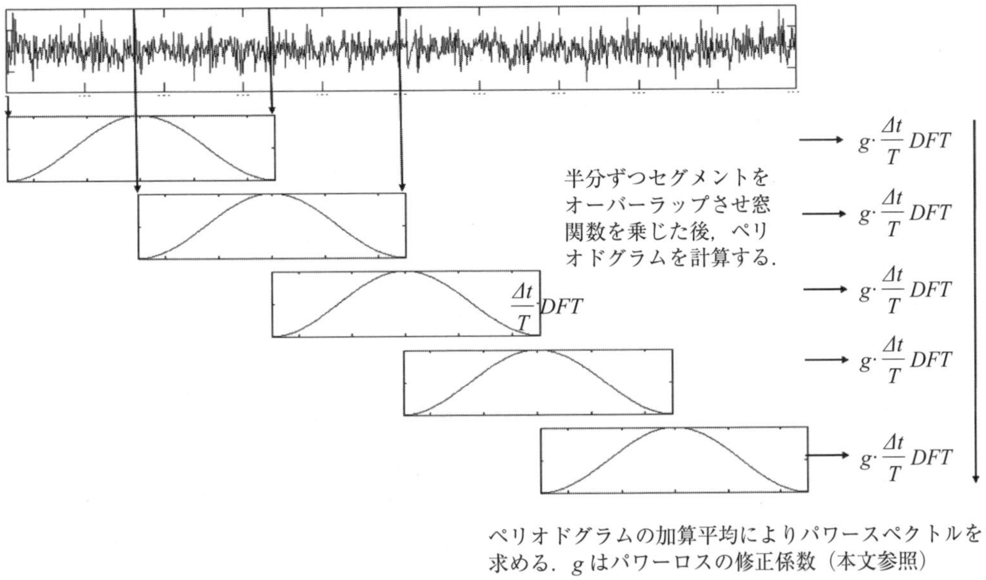

図2.21　パワースペクトル推定（ハーフオーバーラップ法）

となるが，左辺は

$$E\left[\frac{1}{T}\int_{-T/2}^{T/2} z_T^2(t)\,dt\right] = E\left[\frac{1}{T}\int_{-T/2}^{T/2} w(t)^2\cdot x_T^2(t)\,dt\right]$$
$$= \frac{1}{T}\int_{-T/2}^{T/2} w^2(t)\cdot E[x_T^2(t)]\,dt = \frac{\sigma_x^2}{T}\int_{-T/2}^{T/2} w^2(t)\,dt \tag{2.128}$$

と計算されるので，窓関数を乗ずることによりパワーは変化し

$$\sigma_z^2 = \left\{\frac{1}{T}\int_{-T/2}^{T/2} w(t)^2 dt\right\}\sigma_x^2 \tag{2.129}$$

となる関係が成り立つ．ハニング窓では$\sigma_z^2 = (3/8)\cdot\sigma_x^2$と計算される．したがって，窓関数を乗じてパワースペクトルを計算する手順において，各セグメントに窓関数を乗じ，ペリオドグラムを求めたのちパワー補正（ハニング窓では8/3倍）を行う必要がある．また，加算平均を行う際，窓関数で振幅が大きく減衰する両端の信号値を有効に使うため，隣り合うセグメントの半分をオーバーラップさせた中間的なセグメントを加えペリオドグラムを計算する場合が多い．この方法をハーフオーバーラップ法と呼ぶ．

9.5　FIRフィルタ設計

DFTの応用として，実用上有用なFIRフィルタ設計の例を示そう．FIRとはfinite impulse responseの略であり，有限次数のディジタルフィルタの総称である．ここでは，音声帯域信号の分析を目的としたパスバンド4 kHzの低域通過フィルタの設計例を示す．この方法により任意の周波数特性を持つフィルタの設計が可能である．フィルタ設計には種々の方法があるが，ここでは離散フーリエ逆変換を用いたフィルタ係数計算法を示す．サンプリング間隔Δtで離散化された信号を，フィルタ長NのFIRフィルタでフィルタリングするものとする．フィルタ係数の離散フーリエ変換で得られる離散周波数における値を所望のフィルタ特性となるように与え，その逆変換によりフィルタ係数を求める．

パスバンドを直流から4 kHzとするローパスフィルタ係数を求めてみよう．サンプリング周波数48 kHzとすると，$N=241$と設定すれば周波数分解能Δfは$\Delta f = f_s/(N-1) = 200$ Hzとなる．求めるフィルタ係数h_nの離散フーリエ変換をH_k, $k=0,\cdots,N-1$とすれば4 kHzは$4000/\Delta f = 20$なので，離散化周波数の20点目がパスバンド上限となる．したがって，所望の離散周波数特性は，

$$H_k = \begin{cases} 1; & k=0,\cdots,20;\quad k=221,\cdots,240 \\ 0; & k=21,\cdots,220 \end{cases} \tag{2.130}$$

と書ける．H_kの離散フーリエ逆変換によってフィルタのインパルス応答を求めることができる．H_kの与え方により用途に応じたフィルタが自由に設計できる．所望の周波数特性H_kを定めたらH_kの離散フーリエ逆変換h_n

$$h_n = \frac{1}{N}\sum_{k=0}^{N-1} H_k \cdot \exp\left(i2\pi\frac{nk}{N}\right), \quad n = 0, \cdots, N-1 \tag{2.131}$$

を求める．本例で実際の計算結果を図2.22に示す．

離散フーリエ変換の周期性を考慮し，時間原点を$N/2$点だけシフトすることにより時間遅れを持った0位相特性のFIRフィルタのインパルス応答を得る．すなわち，

$$h_n \Leftarrow h_{n-N/2} \tag{2.132}$$

と置き換える．ここで$h_n = h_{n \pm N}$なる性質に注意して，図2.23に示すFIRフィルタのインパ

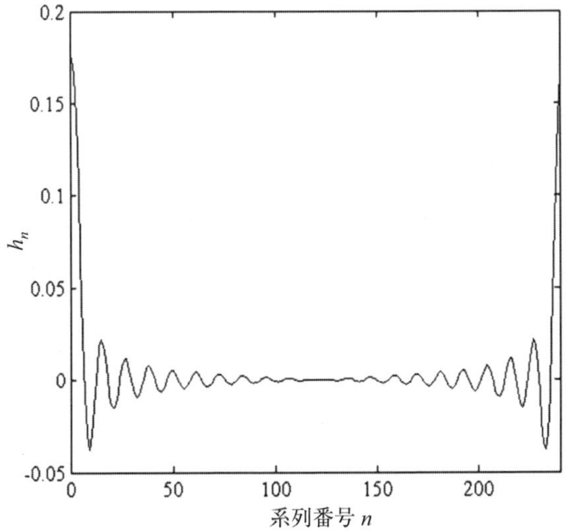

図2.22　低域通過周波数特性の離散フーリエ逆変換例

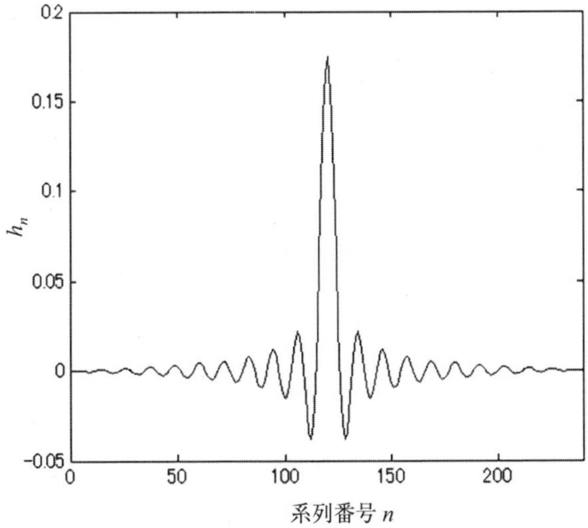

図2.23　得られたFIRフィルタのインパルス応答

ルス応答を得る．

第10節　さまざまな信号処理

10.1　信号処理の類型

信号のディジタル化によりさまざまな信号処理を柔軟に行うことが可能となる．信号処理の目的は観測データから，データに"潜む"所望の情報を引き出すことといえる．代表的な信号処理として，信号の予測，補間，強調，雑音キャンセル，エコーキャンセルなどがある．これら信号処理についてみてみよう．

信号の予測

信号の予測（prediction）とは現時点をtとするとき信号$x(t+\tau)$，$\tau>0$の値を$x(t)$，$t\leq0$の値から推定することである．より一般的には予測に使うデータは$x(t)$，$t<0$に限ることはなく$x(t+\tau)$，$\tau>0$に関連する観測可能なすべての信号を用いることができる．$x(t+\tau)$，$\tau>0$に関連する信号を$x_m(t); m=1,\cdots, M, t<0$とすれば，信号の予測とは$x(t+\tau)$，$\tau>0$の値を，関連する信号$x_m(t); m=1,\cdots, M, t<0$の観測値により推定することといえる．

信号の補間

信号の補間（interpolation）とは時点tにおける信号の値$x(t)$をtを含まない観測時間$T=T_b\cup T_f$，ただし，$T_b=(-\infty, t_b]$，$T_f=[t_f, \infty)$の信号値から推定することをいう．

信号の平滑化

変動の大きい信号において信号の平均的な変化を推定することを平滑化（smoothing）という．信号モデルにより定式化は異なるが，たとえば信号モデルとして観測信号$x(t)$が信号$s(t)$と雑音$n(t)$の和として$x(t)=s(t)+n(t)$と表される場合，観測信号$x(t)$から$s(t)$を推定する問題といえる．

雑音キャンセル

観測信号が信号に雑音が重畳したものであり雑音源に関する情報が得られる場合，その情報をもとにして雑音を取り除くことを雑音キャンセル（noise cancel）という．騒音の中でインタビューの音声記録を行う場合，インタビューを記録するマイクとは別に主に騒音を記録するマイクを用意し，インタビュー記録から差し引くことにより雑音を軽減することができる．市販の雑音キャンセルヘッドホンもこの原理を応用したものである．生体信号処理では交流誘導障害の除去や胎児心電図を母親の心電図から分離するなどの処理に応用されている．

エコーキャンセル

電話やインターネットによる音声通信を行う場合，相手のスピーカから出た自分の音声が相手のマイクロホンで拾われて戻ってきてしまい通話がしにくくなることがある．この現象をエコー（echo）と呼ぶ．通常は相手の装置にこのようなことが起こらないようにエコーキャンセル（echo cancel）の仕組みが装置に実装されているが，状態によって機能しないとこのような現象が起こる．

10.2　最適信号処理

本節では前節で述べたさまざまな信号処理を統一的に取り扱うことができる最適信号処理の方法について述べる．以後，信号は離散化されているものとする．時点nで信号処理に用いるデータベクトル$\boldsymbol{X}_n$を

$$\boldsymbol{X}_n=[x_1[n],\ x_2[n],\cdots,x_L[n]]^T \tag{2.133}$$

と書き，入力ベクトルと呼ぶ．ここでTは行列（ベクトル）の転置を表す，したがって，式(2.133）は$\boldsymbol{X}_n$がL次元の縦ベクトルであることを表している．

例を示そう．現時点をnとし，信号x_nの観測値｛$x_n,\ x_{n-1},\cdots,x_{n-K}$｝を用いて$m$点先の値$x_{n+m}$を予測する問題を考える．入力ベクトルは，

$$\boldsymbol{X}_n=[x_n,\ x_{n-1},\cdots,x_{n-K}]^T \tag{2.134}$$

となる．信号x_nとは別に予測に有用な信号z_nが観測されれば，信号z_nを入力ベクトルに加え，

$$\boldsymbol{X}_n=[x_n,\ x_{n-1},\cdots,x_{n-K},z_n,\ z_{n-1},\cdots,z_{n-K}]^T \tag{2.135}$$

とすればよい．一般に信号処理に有用と思われる観測信号（observed signal）をすべて入力ベクトルに含めることができる．この入力ベクトルの変換により出力信号y_nを得る．変換を線形変換に限定した場合，最適線形フィルタ（optimal linear filter），あるいは最適線形系（optimal linear system）と呼ばれ，以下に設計法を述べる．この場合，変換は重みベクトル$\boldsymbol{W}$

$$\boldsymbol{W}=[w_1,\ w_2,\cdots,w_L]^T \tag{2.136}$$

を用いて，

$$y_n=\boldsymbol{W}^T\boldsymbol{X}_n=\sum_{l=1}^{L}w_l x_l[n] \tag{2.137}$$

と書ける．フィルタ出力y_nの目標値，すなわち，出力として得たい信号値を理想出力と呼びd_nで表す．先ほどの予測の例では$d_n=x_{n+m}$となる．このことから入力ベクトル$\boldsymbol{X}_n$と理想出力d_nの組〈$\boldsymbol{X}_n,\ d_n$〉によって信号処理の内容が決まることがわかる．たとえば，

$$\boldsymbol{X}_n=[x_{n-2},\ x_{n-1},\ x_{n+1},\ x_{n+2}]^T,\ d_n=x_n \tag{2.138}$$

とすれば前後それぞれ2点のデータから現時点nの値を推定する補間の問題を表し，観測

データx_nが信号s_nと雑音η_nの和として$x_n=s_n+\eta_n$と表される場合，

$$\boldsymbol{X}_n=[x_{n-N},\cdots,x_{n-1},x_n,x_{n+1},x_{n+2},\cdots,x_{n+N}]^T,\ d_n=s_n \tag{2.139}$$

とすれば平滑化の問題となる．その他，本節で挙げた雑音キャンセルやエコーキャンセルの問題も，入力ベクトル$\boldsymbol{X}_n$と理想出力（ideal output）d_nの組$\langle\boldsymbol{X}_n, d_n\rangle$を適切に選ぶことで同じ枠組みでフィルタ設計を行うことができる．ただ，多少説明を要するので次節で詳しく取り上げる．

種々の問題が統一的な枠組みで定式化されることを念頭に置き，重みベクトル$\boldsymbol{W}$の求め方について述べよう．理想出力d_nとフィルタ出力y_nの差を何らかの意味で最小化することを考える．最も一般的に採用されている基準は誤差$e_n=d_n-y_n$の二乗平均

$$E[e_n^2]=E[(d_n-y_n)^2] \tag{2.140}$$

を最小化することである．これは唯一の基準ではなく，データ依存の重み付き累積誤差

$$\sum_{k=0}^{\infty}\lambda^k e_{n-k}^2 \tag{2.141}$$

を最小化するなど各種の手法が存在するが，ここでは基本的な式(2.140）で平均二乗誤差を最小にする重みベクトルの求め方を示す．式(2.141）において$1>\lambda>0$は過去の誤差の評価に対する影響を徐々に減ずるための重み係数であり「忘却係数」と呼ばれる．

式(2.140）を展開すると，

$$E[e_n^2]=E[(d_n-y_n)^2]=E[(d_n-\boldsymbol{W}^T\boldsymbol{X}_n)^2]=E[d_n^2]-2\boldsymbol{W}^TE[d_n\boldsymbol{X}_n]+\boldsymbol{W}^TE[\boldsymbol{X}_n\boldsymbol{X}_n^T]\boldsymbol{W} \tag{2.142}$$

を得る．簡単化のため，

$$\boldsymbol{P}=E[d_n\boldsymbol{X}_n],\ \mathbf{R}=E[\boldsymbol{X}_n\boldsymbol{X}_n^T] \tag{2.143}$$

と置くと，最小化すべき評価関数は，ベクトルの内積を考慮すると

$$E[e_n^2]=E[d_n^2]-2\boldsymbol{W}^T\boldsymbol{P}+\boldsymbol{W}^T\mathbf{R}\boldsymbol{W}=E[d_n^2]-2\boldsymbol{P}^T\boldsymbol{W}+\boldsymbol{W}^T\mathbf{R}\boldsymbol{W} \tag{2.144}$$

と書ける．$\boldsymbol{P}$は理想出力と入力の相互相関ベクトル（cross-correlation vector），$\mathbf{R}$は入力の自己相関行列（auto-correlation matrix）である．$E[e_n^2]$を最小化する最適重み（optimal filter）$\boldsymbol{W}$は，

$$\frac{\partial}{\partial\boldsymbol{W}}E[e_n^2]=0 \tag{2.145}$$

を満たす．式(2.144)，式(2.145）より最適重み$\boldsymbol{W}^*$は連立一次方程式

$$\mathbf{R}\boldsymbol{W}^*=\boldsymbol{P} \tag{2.146}$$

を満たすことがわかる[8)]．式(2.146）を正規方程式（normal equation）と呼ぶ．式(2.144)，式(2.146）より最適重みにより実現される最小平均二乗誤差が次のように求まる．

$$\min_{W} E[e_n^2] = E[d_n^2] - 2\boldsymbol{P}^T\boldsymbol{W}^* + \boldsymbol{W}^{*T}\mathbf{R}\boldsymbol{W}^* = E[d_n^2] - \boldsymbol{P}^T\boldsymbol{W}^* = E[d_n^2] - \boldsymbol{P}^T\mathbf{R}^{-1}\boldsymbol{P} \quad (2.147)$$

最適線形フィルタの設計法を要約すると以下のようになる．

1. 問題を分析し入力ベクトル$\boldsymbol{X}_n$と理想出力d_nの組〈$\boldsymbol{X}_n$, d_n〉を定める．
2. 理想出力と入力の相互相関ベクトル$\boldsymbol{P}$，入力の自己相関行列$\mathbf{R}$を求める．
3. 正規方程式$\mathbf{R}\boldsymbol{W}^* = \boldsymbol{P}$を解いて最適な重みを求める．
4. 最小平均二乗誤差$\min_{W} E[e_n^2] = E[d_n^2] - \boldsymbol{P}^T\mathbf{R}^{-1}\boldsymbol{P}$を求め最適フィルタの性能を評価する．

10.3　最適フィルタ設計例

信号の予測，雑音キャンセル，エコーキャンセルを例にとって，上記手順に従って最適フィルタを設計してみよう．

10.3.1　信号の予測

$\boldsymbol{X}_n = [x_n, x_{n-1}]^T$, $d_n = x_{n+1}$なる場合を考える．すなわち，現時点と一時点前の信号の値x_n, x_{n-1}を用いて一時点先の信号値x_{n+1}を予測する最適な重みベクトル$\boldsymbol{W} = [w_1, w_2]^T$を求めてみよう．入力ベクトルと理想出力が決まったら理想出力と入力の相互相関ベクトル$\boldsymbol{P}$，入力の自己相関行列$\mathbf{R}$を求める．まず，

$$\boldsymbol{P} = E[d_n\boldsymbol{X}_n] = \begin{bmatrix} E[x_{n+1}x_n] \\ E[x_{n+1}x_{n-1}] \end{bmatrix} \quad (2.148)$$

$$\mathbf{R} = E[\boldsymbol{X}_n\boldsymbol{X}_n^T] = \begin{bmatrix} E[x_n^2] & E[x_nx_{n-1}] \\ E[x_nx_{n-1}] & E[x_{n-1}^2] \end{bmatrix} \quad (2.149)$$

となる．ここで信号系列の自己相関関数$r[n, k]$を，

$$r[n, k] = E[x_nx_{n+k}] \quad (2.150)$$

と定義する．信号系列の定常性を仮定すると，自己相関関数$r[n, k]$は時間差kのみの関数となり$r[k]$と書ける．このとき$\boldsymbol{P}$, $\mathbf{R}$はそれぞれ，

$$\boldsymbol{P} = E[d_n\boldsymbol{X}_n] = \begin{bmatrix} r[1] \\ r[2] \end{bmatrix}, \quad \mathbf{R} = E[\boldsymbol{X}_n\boldsymbol{X}_n^T] = \begin{bmatrix} r[0] & r[1] \\ r[1] & r[0] \end{bmatrix} \quad (2.151)$$

となる．これより，最適重みが従う正規方程式

$$\begin{bmatrix} r[0] & r[1] \\ r[1] & r[0] \end{bmatrix}\begin{bmatrix} w_1^* \\ w_2^* \end{bmatrix} = \begin{bmatrix} r[1] \\ r[2] \end{bmatrix} \quad (2.152)$$

が得られる．この連立方程式を解いて最適重み$\boldsymbol{W}^*$を得る．このとき，最小二乗誤差は，

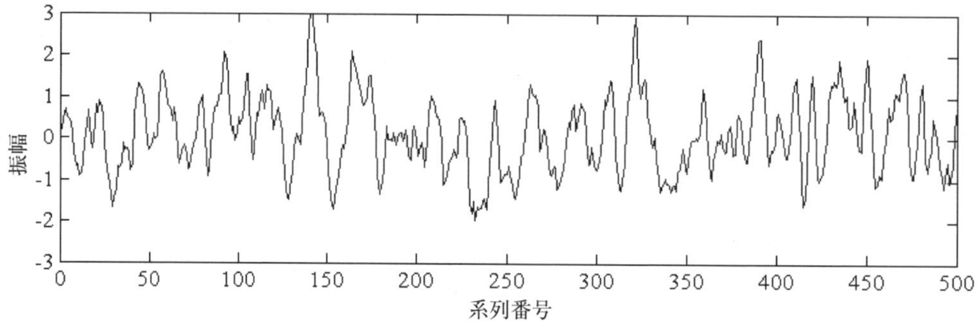

図2.24　予測対象信号の例

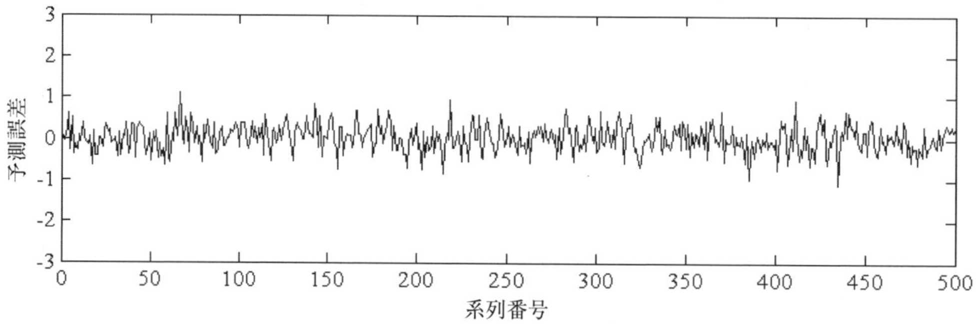

図2.25　予測誤差系列の例

$$\min_{\boldsymbol{W}} E[e_n^2] = E[d_n^2] - \boldsymbol{P}^T \mathbf{R}^{-1} \boldsymbol{P} = r[0] - (w_1^* r[1] + w_2^* r[2]) \tag{2.153}$$

となる．この予測フィルタ設計には自己相関関数が重要な役割を果たしていることがわかる．自己相関関数$r[k]$は得られた観測データ$\{x_n; n=1,\cdots,N\}$から次式に従って推定される．

$$\tilde{r}[k] = \frac{1}{N-k} \sum_{n=1}^{N-k} x_n x_{n+k} \tag{2.154}$$

図2.24に自己相関関数が$r[0]=1$, $r[1]=0.9$, $r[2]=0.7$である時系列の見本関数を示した．この場合最適な重みは

$$\begin{bmatrix} 1 & 0.9 \\ 0.9 & 1 \end{bmatrix} \begin{bmatrix} w_1^* \\ w_2^* \end{bmatrix} = \begin{bmatrix} 0.9 \\ 0.7 \end{bmatrix} \tag{2.155}$$

を解いて，$w_1^* = 1.42$, $w_2^* = -0.578$となる．

最適な予測式は$y_n = \boldsymbol{X}_n^T \boldsymbol{W}^* = 1.42x_{n-1} - 2.578x_{n-2}$となり，この予測式による予測誤差を図2.25に示した．図2.25は最適な予測によっても，なお予測しきれなかった信号成分を示している．予測誤差分散は式(2.153)より$\min_{W} E[e_n^2] = r[0] - (w_1^* r[1] + w_2^* r[2]) = 0.126$と計算される．

データ補間や平滑化も入力ベクトルと理想出力を適切に定めることにより同様の手順で最適フィルタを設計することができる．

10.3.2　雑音キャンセル，エコーキャンセル

次に入力ベクトルと理想出力の考え方に多少工夫が必要な雑音キャンセルおよびエコーキャンセルフィルタの設計方法を示そう．雑音キャンセルにおいては2系統の信号が観測される．主入力と呼ばれる，取り出したい信号s_nと雑音η_nが重畳した入力信号$z_n(=s_n+\eta_n)$，参照入力と呼ばれる主入力に含まれる雑音に近い入力信号η'_nの2つである．雑音キャンセルの基本的な考え方は参照入力η'_nのフィルタリングにより主入力の雑音成分η_nを推定して差し引くことにより雑音をキャンセルするというものである．

この場合，素直に考えれば，入力ベクトル$\boldsymbol{X}_n$は，リアルタイム処理を想定した場合，$\boldsymbol{X}_n=[\eta'_n, \eta'_{n-1}, \cdots, \eta'_{n-L}]^T$，理想出力$d_n$は$\eta_n$となる．しかし，取り出したい信号$s_n$と雑音$\eta_n$が無相関であるとすれば，理想出力を主入力$z_n(=s_n+\eta_n)$とすることで目的を達することができる．いま，理想出力d_nを主入力z_nとすれば，

$$E[e_n^2]=E[\{(s_n+\eta_n)-y_n\}^2]=E[\{s_n+(\eta_n-y_n)\}^2] \tag{2.156}$$
$$=E[s_n^2]+2E[s_n(\eta_n-y_n)]+E[(\eta_n-y_n)^2] \tag{2.157}$$

を得る．ここで，y_nはフィルタ出力$y_n=\boldsymbol{W}^T\boldsymbol{X}_n$を表す．式(2.157) 右辺第1項は定数，第2項は主入力の雑音成分η_n，参照入力η'_nがいずれも平均0でs_nと無相関であるとすれば0となる．したがって，

$$\min_{\boldsymbol{W}} E[e_n^2]=\min_{\boldsymbol{W}} E[(\eta_n-y_n)^2] \tag{2.158}$$

となり，理想出力をη_nに設定した場合と等価な結果が得られることがわかる．図2.26はエコーキャンセルの原理を示したものである．

この図では受信，送信2系統の信号伝送路がありx_nが受信信号，z_nが送信信号である．図は受信信号x_nがA点から送信路B点に漏えいし，x'_nとして送信信号z_nに重畳している様子を表している．ここで受信信号x_nをフィルタリングし，送信信号に重畳したエコー成分x'_nを推定し，送信信号から差し引くことによりエコー成分をキャンセルしたい．この状況は電話やインターネット通話を想定し，A点がスピーカ，B点がマイクと考えればわかりやすい．雑音キャンセルと同様の原理で入力ベクトルを$\boldsymbol{X}_n=[x'_n, x'_{n-1}, \cdots, x'_{n-L}]^T$理想出力を$d_n=x'_n+z_n$とすることによりエコーキャンセルが実現される．ここで送信信号z_nが受信信号x_nと無相関と仮定した．

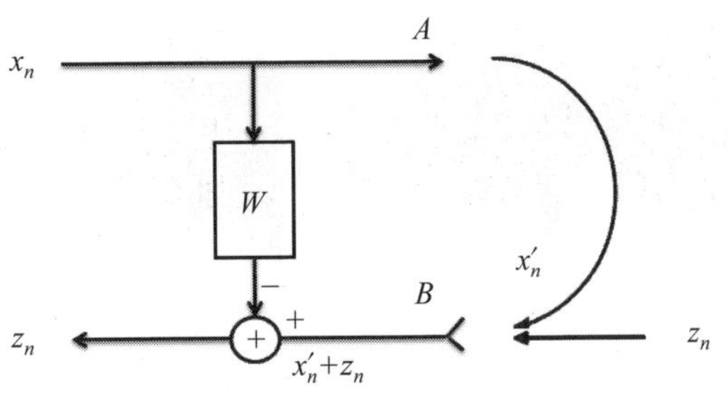

図2.26　エコーキャンセルの原理

10.4 適応信号処理

さまざまな信号処理が最適線形フィルタの設計法で実現されることを述べた．この方法は評価関数として平均二乗誤差を用いているため，信号の性質の変化にリアルタイムで適応することが困難である．実用的な観点から対象信号の統計的性質の変化に自動的に追従する適応フィルタ（adaptive filter）がある．ここでは最も基本的なLMSアルゴリズムを例に適応フィルタの原理を述べる．

最適線形系と基本的な考え方は同様であるが評価関数として，最小二乗誤差$E[e_n^2]=E[(d_n-y_n)^2]$を最小化する代わりに，瞬時二乗誤差$e_n^2=(d_n-y_n)^2$を逐次減少させることを考える．e_n^2の重みベクトル方向の勾配を求めると，

$$\frac{\partial}{\partial \boldsymbol{W}} e_n^2 = \frac{\partial}{\partial \boldsymbol{W}} (d_n - \boldsymbol{X}_n^T \boldsymbol{W})^2 = -2 e_n \boldsymbol{X}_n \tag{2.159}$$

が得られる．重みを逐次更新するものとして$\boldsymbol{W}_n$と書き，最急降下法の考え方を用いれば，

$$\boldsymbol{W}_{n+1} = \boldsymbol{W}_n - \mu \frac{\partial}{\partial \boldsymbol{W}_n} e_n^2 = \boldsymbol{W}_n + \mu e_n \boldsymbol{X}_n \tag{2.160}$$

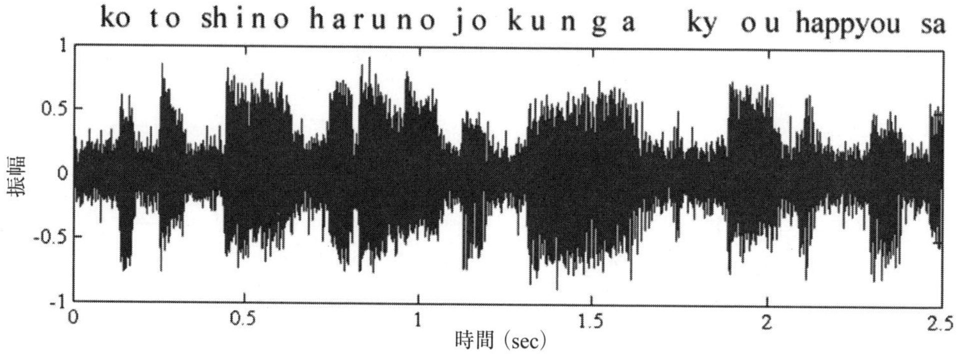

図2.27 雑音を含むオリジナル音声波形
ラジオ放送の音声“今年の春の叙勲が今日発表さ”に雑音を重畳させたシミュレーション波形．

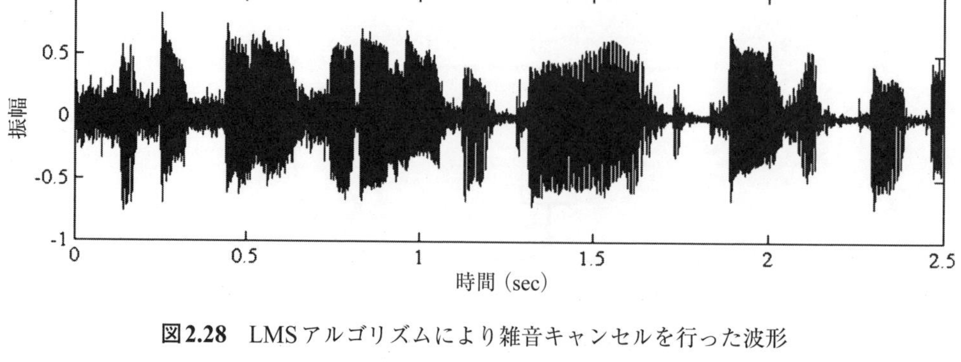

図2.28 LMSアルゴリズムにより雑音キャンセルを行った波形

となる更新式により逐次瞬時二乗誤差を減少させることができる．このアルゴリズムはLMSアルゴリズムと呼ばれ，実用的なシステムで広く用いられている．2.5秒分の音声信号に対して，LMSアルゴリズムを用いて雑音キャンセルした例を図2.27, 図2.28に示す．

図2.27で母音の切れ間にみられる定常的雑音成分が図2.28では徐々に減少している様子がわかる．

◆むすび◆

本章では信号理論の基礎と応用上有用と思われる信号処理の例について述べた．信号理論，信号処理は情報処理の一分野であり広範な内容を含む．さらに進んだ学習のための参考書を紹介したい．

1)，2）は標準的な教科書として確率論の基礎から信号理論の基礎をていねいに解説している．3）は相関・スペクトル解析に関する古典的名著．出版以来32刷，2010年新装版が出版されすでに3刷となっており，基本的な事項が網羅的に記述されている．4）は時間周波数解析を理論的に厳密に記述している．5）6）は放射線検出等，事象の生起時刻系列を理論的に取り扱う“点過程”を扱った書で5）は古典的名著．6）には点過程の系統的で広範なモデル化と新しい解析法が記述されている．7）はディジタル信号処理の定番教科書で版を重ねている．初版は1989年．8）には適応フィルタの設計法は詳細にわかりやすく記されている．9）は統計的決定理論に基づく信号処理に関する名著の改訂版．10）には状態変数モデル等による進んだ時系列解析法の開発者自身による解説がある．

読者の方の興味に従って，これらの書籍を参考に，さらに学習を進められることをすすめたい．

（八名和夫）

参考文献

1）Peyton ZP, Jr.: Probability, Random Variables, and Random Signal Principles 4th edition. 2000, McGraw-Hill
2）Papoulis A, Pillai SU: Probability, Random Variables and Stochastic Processes, 4th edition. 2002, McGraw-Hill
3）日野幹雄：スペクトル解析．1977，朝倉書店，東京
4）L. コーエン：時間-周波数解析．1998，朝倉書店，東京
5）Cox DR, Isham V: Random Point Processes. Chapman & Hall 1980, the first CRC reprint 2000
6）Snyder DL, Miller MI: Random Point Processes in Time and Space Second Edition. 1991, Springer-Verlag
7）Oppenheim AV, Schafer RW: Discrete-Time Signal Processing 3rd Edition. 2010, Pearson Higher Education Inc
8）Haykin SO: Adaptive Filter Theory 5th edition. 2013, Prentice Hall
9）Van Trees HL, Bell KL: Detection Estimation and Modulation Theory. 2013, Part I, 2nd edition, Wiley
10）北川源四郎：時系列解析入門．2005，岩波書店，東京

付録A　非定常ポアソン過程における事象生起数分布の導出

式(2.10)，式(2.11) より式(2.13) を導く．記法を簡略化して

$$P_x(t) = \Pr[X(t) = x] \quad x = 0, 1, 2, \cdots \tag{A1}$$

と書く．$x = 0$の場合

$$P_0(t+\Delta t) = P_0(t) \cdot \Pr[\Delta X(t) = 0] \tag{A2}$$

であるから，式(2.10)，式(A2) より

$$P_0(t+\Delta t) = P_0(t) \cdot (1 - \lambda(t)\Delta t) + o(\Delta t^2) \tag{A3}$$

両辺をΔtで除し，$\Delta t \to +0$の極限をとると，微分方程式

$$\frac{d}{dt}P_0(t) = -\lambda(t)P_0(t) \tag{A3}$$

を得る．初期条件$P_0(0) = 1$のもとに，これを解いて，

$$P_0(t) = \exp\left\{-\int_0^t \lambda(t)\,d\tau\right\} \tag{A4}$$

を得る．$x \geq 1$では式(2.11) を考慮すると

$$P_x(t+\Delta t) = P_x(t) \cdot \Pr[\Delta X(t) = 0] + P_{x-1}(t) \cdot \Pr[\Delta X(t) = 1] + o(\Delta t^2) \tag{A5}$$

となる．式(2.10)，式(A5) より

$$P_x(t+\Delta t) = P_x(t) \cdot (1 - \lambda(t)\Delta t) + P_{x-1}(t) \cdot \lambda(t)\Delta t + o(\Delta t^2) \tag{A6}$$

両辺をΔtで除し，$\Delta t \to +0$の極限をとると，下記微分方程式が得られる．

$$\frac{d}{dt}P_x(t) = -\lambda(t)P_x(t) + \lambda(t) \cdot P_{x-1}(t) \tag{A7}$$

式(A4) と式(A7) より，逐次$P_x(t), x = 1, 2, \cdots$を求めると式(2.13) が得られる．

$$P_x(t) = \frac{\left(\int_0^t \lambda(\tau)\,d\tau\right)^x}{x!}\exp\left(-\int_0^t \lambda(\tau)\,d\tau\right) \tag{2.13}$$

付録B　インパルス列のフーリエ級数展開

式(2.99) を導く．インパルス列$p(t)$ は周期Tの周期関数であるから，複素フーリエ級数展開できて，

$$p(t) = \sum_{k=-\infty}^{\infty} P_k e^{k\omega_0 t} \tag{B1}$$

と書ける．ここで，フーリエ係数P_kは，

$$P_k = \frac{1}{T}\int_{-T/2}^{T/2} p(t)e^{-ik\omega_0 t}dt = \frac{1}{T}\int_{-T/2}^{T/2} \sum_{n=-\infty}^{\infty} \delta(t-nT)e^{-ik\omega_0 t}dt$$

$$= \frac{1}{T}\int_{-T/2}^{T/2} \delta(t)e^{-ik\omega_0 t}dt = \frac{1}{T} \tag{B2}$$

と求まる．式(A2) においてフーリエ係数P_kはkによらず一定となることに注意しよう．式(B2) を(B1) に代入すると，

$$p(t) = \frac{1}{T}\sum_{k=-\infty}^{\infty} e^{k\omega_0 t} \tag{B3}$$

となり，式(2.99) が得られる．

付録C　PAM信号のフーリエ変換

式(2.101) を導く．$x_p(t)$ のフーリエ変換を$F[x_p(t)]$ と記すことにすると，式(2.100) より，

$$F[x_p(t)] = \frac{1}{T}\sum_{n=-\infty}^{\infty} F[x(t)e^{in\omega_0 t}] \tag{C1}$$

一般に$x(t)$ のフーリエ変換を$X(\omega)$，$\omega = 2\pi f$としたとき，

$$F[x_p(t)e^{i\alpha t}] = X(\omega - \alpha) \tag{C2}$$

となる．式(C1)，(C2) より，

$$F[x_p(t)] = \frac{1}{T}\sum_{n=-\infty}^{\infty} F[x(t)e^{in\omega_0 t}] = \frac{1}{T}\sum_{n=-\infty}^{\infty} X(\omega - n\omega_0) \tag{C3}$$

となり，式(2.101) が得られる．

第 3 章

画像工学

第 1 節　直交変換の基礎

画像工学の基礎となる直交変換の基礎について解説する．直交変換（orthogonal transform）の目的は，任意の信号または関数を直交基底（cos波やsin波などの直交関数系）に分解することである．直交基底の係数を求めることで，直交変換は周波数解析，画像圧縮，画像認識に応用されている．直交変換はユニタリ変換の枠組みで表現される．直交変換の基本的な例として，フーリエ変換，コサイン変換を解説する．

1.1　最小二乗法と直交変換

直交変換の目的は，信号を直交基底（orthogonal basis）に分解することにある[1)-3)]．たとえば，図3.1に示すように，フーリエ級数展開では，任意の波を直交基底系である基本周波数の整数倍のsin波とcos波に分解する．本項では，まず最小二乗法を用いて直交関数展開を定式化することにより，直交変換の基本的な考えを概説する．

任意のアナログ信号$f(x)$は次のようなN個の直交関数$\phi_{\mathrm{i}}(x)$の線形結合として近似できる．これを直交関数展開（orthogonal function expansion）と呼ぶ．

$$f(x) \approx C_0\phi_0(x) + C_1\phi_1(x) + \cdots + C_{N-1}\phi_{N-1}(x) \tag{3.1}$$

ここで，区間［a,b］のすべての点xに対して，式(3.1）の右辺の近似式と左辺の信号$f(x)$との差が最も小さくなるように，係数C_iを決定する（最小二乗法）．

$$J = \frac{1}{2}\int_a^b \left(f(x) - \sum_{k=0}^{N-1} C_k\phi_k(x) \right)^2 dx \rightarrow \min \tag{3.2}$$

ここで，Jは目的関数で，係数C_iに関して下に凸の二次関数であるから，係数C_iはJをC_iで偏微分し，0と置くことによって求められる．

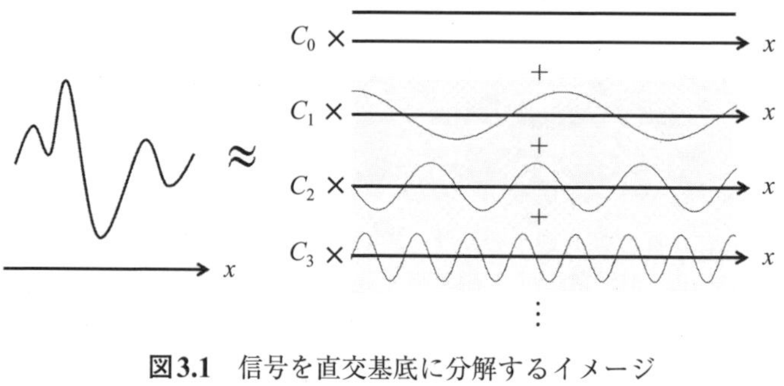

図3.1　信号を直交基底に分解するイメージ

$$\frac{\partial J}{\partial C_i}=\int_a^b\left(f(x)-\sum_{k=0}^{N-1}C_k\phi_k(x)\right)(-\phi_i(x))\,dx \tag{3.3}$$

$$=\sum_{k=0}^{N-1}C_k\int_a^b\phi_k(x)\phi_i(x)\,dx-\int_a^b f(x)\phi_i(x)\,dx \tag{3.4}$$

$$=C_i\int_a^b\phi_i^2(x)\,dx-\int_a^b f(x)\phi_i(x)\,dx=0 \tag{3.5}$$

式(3.4) から式(3.5) への変形では，$\phi_i(x)$ が直交関数であるため，以下の式が成り立つことを用いている．

$$\int_a^b\phi_k(x)\phi_i(x)\,dx=0\quad(k\neq i) \tag{3.6}$$

したがって，係数C_iは以下の式から求めることができる．

$$C_i=\frac{\int_a^b f(x)\phi_i(x)\,dx}{\int_a^b\phi_i^2(x)\,dx} \tag{3.7}$$

このことから，任意のアナログ信号$f(x)$ はN個の直交関数$\phi_i(x)$ の線形結合によって近似できることがわかる．この式は直交変換の基本的な考えを示しており，つまり線形結合(linear combination) 近似の式(3.1) の係数を求める式(3.7) が直交変換に対応し，式(3.1) を求めることは直交逆変換に対応する．また，式(3.7) は，xの関数からiの関数への変換を表す．後で述べるが，たとえば，フーリエ変換では，時間（または距離）xの実空間から周波数（または空間周波数(spatial frequency)）iへの変換が行われる．

フーリエ級数展開の場合，直交関数は$\cos k\omega_0 x$と$\sin k\omega_0 x$(kは整数，ω_0は基本（角）周波数，xは時間または距離）である．任意のアナログ信号$f(x)$ を幅Tの区間［$-T/2, T/2$］で$\sin k\omega_0 x$と$\cos k\omega_0 x$を用いて直交関数展開すると，以下のようになる．

$$f(x)=\frac{a_0}{2}+\sum_{k=1}^{\infty}(a_k\cos k\omega_0 x+b_k\sin k\omega_0 x) \tag{3.8}$$

式(3.7) を用いて，係数a_kとb_kを求めると，以下の式で表すことができる．

$$a_k=\frac{2}{T}\int_{-T/2}^{T/2}f(x)\cos k\omega_0 x\,dx \tag{3.9}$$

$$b_k=\frac{2}{T}\int_{-T/2}^{T/2}f(x)\sin k\omega_0 x\,dx \tag{3.10}$$

ここで係数a_kとb_kはそれぞれ$\cos k\omega_0 x$と$\sin k\omega_0 x$の振幅である．

1.2 直交変換とユニタリ変換

ユニタリ変換は実数を複素数まで拡張し，一般化した直交変換である．前節では，基底を直交関数としたが，その代わりに直交基底ベクトルを用いて展開する．任意の信号ベクトル $\boldsymbol{f}=(f_0, f_1, \cdots, f_{N-1})^T$ を直交基底ベクトル $\boldsymbol{a}_i$ で展開すると，以下のようになる．T は転置（行列の行と列を入れ替える）を表す．

$$\boldsymbol{f} \approx C_0\boldsymbol{a}_0 + C_1\boldsymbol{a}_1 + \cdots + C_i\boldsymbol{a}_i + \cdots + C_{N-1}\boldsymbol{a}_{N-1} \tag{3.11}$$

$$\boldsymbol{a}_i = \begin{pmatrix} a_{i0} \\ \vdots \\ a_{i(N-1)} \end{pmatrix} \tag{3.12}$$

$$C_i = \frac{(\boldsymbol{a}_i, \boldsymbol{f})}{\|\boldsymbol{a}_i\|^2} \quad (i=0,\cdots,N-1) \tag{3.13}$$

$\|\cdot\|$ は L_2 ノルムを表す．$\|\boldsymbol{a}_i\|=1$ とすると，$C_i=(\boldsymbol{a}_i, \boldsymbol{f})$ となる．ここで，$(\boldsymbol{a}_i, \boldsymbol{f})$ は $\boldsymbol{a}_i$ と $\boldsymbol{f}$ の内積である．

$\boldsymbol{x}=(x_0, x_1, \cdots, x_{N-1})^T$ に対する L_p ノルムの定義を以下に示す．

$$L_p = \left(\sum_{i=0}^{N-1} |x_i|^p \right)^{\frac{1}{p}} \tag{3.14}$$

$C_i=(\boldsymbol{a}_i, \boldsymbol{f})$ をベクトルと行列で表すと，以下のようになる．

$$\begin{pmatrix} C_0 \\ \vdots \\ C_{N-1} \end{pmatrix} = \begin{pmatrix} a_{00} & \cdots & a_{0(N-1)} \\ \vdots & \ddots & \vdots \\ a_{(N-1)0} & \cdots & a_{(N-1)(N-1)} \end{pmatrix} \begin{pmatrix} f_0 \\ \vdots \\ f_{N-1} \end{pmatrix} \tag{3.15}$$

$$\boldsymbol{C} = \mathbf{A}\boldsymbol{f} \tag{3.16}$$

$$\mathbf{A} = \begin{pmatrix} \boldsymbol{a}_0^T \\ \vdots \\ \boldsymbol{a}_i^T \\ \vdots \\ \boldsymbol{a}_{N-1}^T \end{pmatrix} \tag{3.17}$$

この行列 $\mathbf{A}$ は複素数まで拡張したとき，ユニタリ行列（unitary matrix）と呼ばれ，式（3.17）はユニタリ変換行列である．ユニタリ変換（unitary conversion）は，直交変換を一般化した形式となっている．元の関数 $\boldsymbol{f}$ を求める操作をユニタリ逆変換といい，以下の式で表記できる．

$$\boldsymbol{f} = \mathbf{A}^{-1}\boldsymbol{C} \tag{3.18}$$

ただし，逆行列は以下のように求める．

$$\mathbf{A}^{-1}=\overline{\mathbf{A}^{T}} \tag{3.19}$$

ここで$\overline{\mathbf{A}}$は複素共役を示す．いま，$\mathbf{A}\overline{\mathbf{A}^{T}}$を計算してみると

$$\mathbf{A}\overline{\mathbf{A}^{T}}=\begin{pmatrix} \boldsymbol{a}_0^T \\ \boldsymbol{a}_1^T \\ \vdots \\ \boldsymbol{a}_{N-1}^T \end{pmatrix}\begin{pmatrix} \overline{\boldsymbol{a}_0} & \overline{\boldsymbol{a}_1} & \cdots & \overline{\boldsymbol{a}_{N-1}} \end{pmatrix} \tag{3.20}$$

$$=\begin{pmatrix} (\boldsymbol{a}_0,\overline{\boldsymbol{a}_0}) & (\boldsymbol{a}_0,\overline{\boldsymbol{a}_1}) & \cdots & (\boldsymbol{a}_0,\overline{\boldsymbol{a}_{N-1}}) \\ (\boldsymbol{a}_1,\overline{\boldsymbol{a}_0}) & (\boldsymbol{a}_1,\overline{\boldsymbol{a}_1}) & \cdots & (\boldsymbol{a}_1,\overline{\boldsymbol{a}_{N-1}}) \\ \vdots & \vdots & \ddots & \vdots \\ (\boldsymbol{a}_{N-1},\overline{\boldsymbol{a}_0}) & (\boldsymbol{a}_{N-1},\overline{\boldsymbol{a}_1}) & \cdots & (\boldsymbol{a}_{N-1},\overline{\boldsymbol{a}_{N-1}}) \end{pmatrix} \tag{3.21}$$

となり，$\boldsymbol{a}_i$は直交基底ベクトルであるから，以下の式が成り立つ．

$$(\boldsymbol{a}_i,\overline{\boldsymbol{a}_j})=\delta_{ij} \tag{3.22}$$

ここで，δ_{ij}はクロネッカーデルタである．したがって，ユニタリ行列は以下の性質を持つ．$\mathbf{I}$は単位行列を示す．

$$\mathbf{A}\overline{\mathbf{A}^{T}}=\overline{\mathbf{A}^{T}}\mathbf{A}=\mathbf{I} \tag{3.23}$$

ユニタリ変換の利点は，離散フーリエ変換，離散コサイン変換，KL変換などの直交変換を同じ理論式で表現できることにある．

1.3　フーリエ変換

1.3.1　1次元連続フーリエ変換

1次元連続フーリエ変換は，連続信号や連続関数に対する直交変換の1つで，単にフーリエ変換（Fourier transform）と呼ばれる場合が多い．実空間xの信号を$f(x)$とすると，そのフーリエ変換$F(u)$を用いて以下のように書くことができる．

$$f(x)=\int_{-\infty}^{\infty}F(u)e^{i2\pi ux}du \tag{3.24}$$

この式はフーリエ級数展開（式(3.8)）に対応する．式(3.24)において，$F(u)$は複素波である$e^{i2\pi ux}$の振幅である．この複素波はオイラーの公式$e^{i2\pi ux}=\cos(2\pi ux)+i\sin(2\pi ux)$から，sin波とcos波から構成される．また，複素波の振幅は，以下のフーリエ変換$F(u)$から求められる．

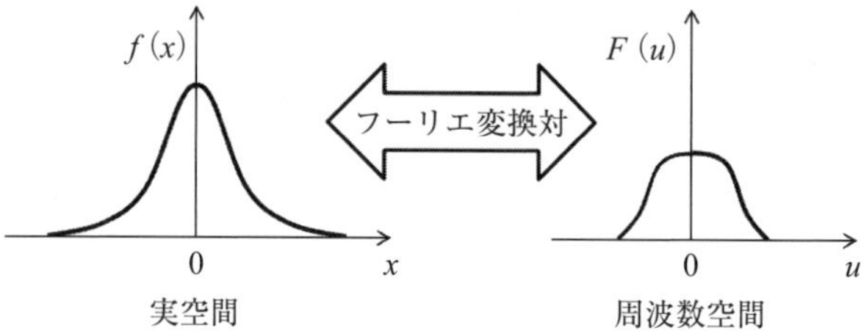

図3.2　実空間と周波数空間における信号

$$F(u)=\int_{-\infty}^{\infty} f(x)\,e^{-i2\pi ux}\,dx \tag{3.25}$$

このフーリエ変換の式(3.25)は，式(3.9)と(3.10)に対応する．式(3.24)と(3.25)は，それぞれ実空間と周波数空間の関数であるが，数学的に等価である（図3.2）．ここで，$f(x)$と$h(x)$の畳み込み積分（convolution）（記号は＊を用いる）のフーリエ変換は，それぞれのフーリエ変換の積になる．以下に式で示す．

$$FT[f(x)*h(x)]=F(u)H(u)$$
$$\left(ただし，f(x)*h(x)=\int_{-\infty}^{\infty} f(t)\,h(x-t)\,dt\right) \tag{3.26}$$

ここで，$FT[\cdot]$はフーリエ変換を示す．この関係は周波数空間の畳み込み積分でも同様に成り立つ．

$$FT^{-1}[F(u)*H(u)]=f(x)\,h(x) \tag{3.27}$$

$FT^{-1}[\cdot]$は逆フーリエ変換を示す．

1.3.2　1次元離散フーリエ変換

複素関数f_x（xはデータ番号）の1次元離散フーリエ変換（discrete Fourier transform: DFT）とその逆変換は以下のようになる．

$$C_u=\frac{1}{\sqrt{N}}\sum_{x=0}^{N-1} f_x e^{-i\frac{2\pi}{N}ux} \tag{3.28}$$

$$f_x=\frac{1}{\sqrt{N}}\sum_{u=0}^{N-1} C_u e^{i\frac{2\pi}{N}ux} \tag{3.29}$$

ここで，uは周波数番号である．実数のデータを扱う場合，実数のデータf_x($x=0, 1, \cdots, N-1$)の離散フーリエ変換は$u=N/2$を中心として対称であり，複素関数となる．これを複素共役対称性と呼ぶ．証明は以下のとおりである．C_uで$u=N-u$と置き，C_{N-u}の複素共役を求めると，以下のようになる．

$$\overline{C_{N-u}}=\frac{1}{\sqrt{N}}\sum_{x=0}^{N-1}f_x e^{i\frac{2\pi}{N}(N-u)x} \tag{3.30}$$

（$\because f_x$は実数なので，$\overline{f_x}=f_x$）

$$=\frac{1}{\sqrt{N}}\sum_{x=0}^{N-1}f_x e^{-i\frac{2\pi}{N}ux} \tag{3.31}$$

（$\because e^{i2\pi}=1$）

$$=C_u \tag{3.32}$$

uは周波数に相当する番号であるが，$u=N/2$はナイキスト周波数に対応する．また，複素共役対称性から，実数のDFTの実数部は偶関数で，虚数部は奇関数となる．重要なDFTの性質を以下に示す．

・実数のDFT　⇒ 実部：偶関数，虚部：奇関数
・実数かつ偶関数のDFT　⇒ 実部：偶関数，虚部：0
・実数かつ奇関数のDFT　⇒ 実部：0，虚部：奇関数

1.3.3　1次元離散フーリエ変換のユニタリ変換行列

1次元の複素信号f_x（データ番号：$x=0, 1, \cdots, N-1$）の離散フーリエ変換のユニタリ行列は以下のように書ける．

$$\mathbf{A}=\frac{1}{\sqrt{N}}\begin{pmatrix} 1 & 1 & 1 & \cdots & 1 \\ 1 & W_N^1 & W_N^2 & \cdots & W_N^{N-1} \\ 1 & W_N^2 & W_N^4 & \cdots & W_N^{2(N-1)} \\ \vdots & \vdots & \vdots & \ddots & \vdots \\ 1 & W_N^{N-1} & W_N^{2(N-1)} & \cdots & W_N^{(N-1)^2} \end{pmatrix} \tag{3.33}$$

ここで，$W_N=e^{-i\frac{2\pi}{N}}$ は回転子と呼ばれる．W_N^uは，$\frac{2\pi}{N}$ の角度ごとに周期Nでuが変化し，回転する複素平面上の単位ベクトルとなる．図3.3に$N=4$のときの回転子ベクトルの回転の様子を示す．$W_4=e^{-i\frac{2\pi}{4}}=e^{-i\frac{\pi}{2}}$ であり，回転子の値は以下のようになる．

$$W_4^1=e^{-i\frac{\pi}{2}}=-i,\ W_4^2=e^{-i\pi}=-1,\ W_4^3=e^{-i\frac{3\pi}{2}}=i,\ W_4^4=e^{-i2\pi}=1 \tag{3.34}$$

DFTのユニタリ逆変換行列は以下のように記述できる．

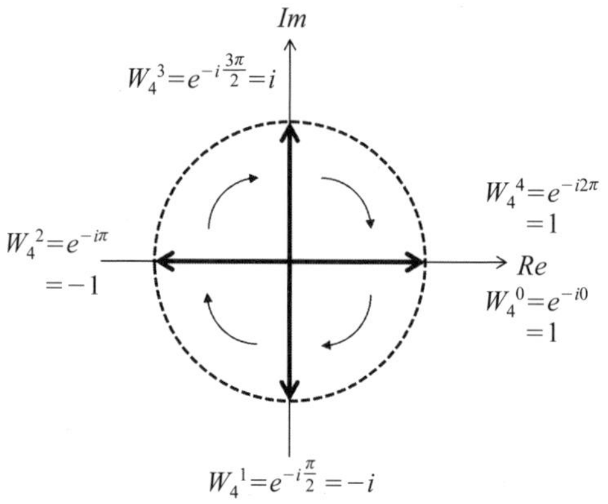

図3.3　N=4のときの回転子ベクトル．
Re: 実軸，*Im*: 虚軸

$$\mathbf{A}^{-1} = \overline{\mathbf{A}^T} = \frac{1}{\sqrt{N}} \begin{pmatrix} 1 & 1 & 1 & \cdots & 1 \\ 1 & W_N^{-1} & W_N^{-2} & \cdots & W_N^{-(N-1)} \\ 1 & W_N^{-2} & W_N^{-4} & \cdots & W_N^{-2(N-1)} \\ \vdots & \vdots & \vdots & \ddots & \vdots \\ 1 & W_N^{-(N-1)} & W_N^{-2(N-1)} & \cdots & W_N^{-(N-1)^2} \end{pmatrix} \tag{3.35}$$

このユニタリ変換行列を用いたDFTの計算には式(3.16) と式(3.18) を用いる．

1.3.4　1次元DFTの実際の計算例

図3.4（上）に示す実数のデータ列 $\{f_0=1, f_1=1, f_2=0, f_3=0\}$ に対してDFTを適用してみる．$N=4$のときのDFTの変換行列**A**（ユニタリ変換行列）とその逆行列$\mathbf{A}^{-1}$を求める．

$$\mathbf{A} = \frac{1}{\sqrt{4}} \begin{pmatrix} 1 & 1 & 1 & 1 \\ 1 & W_4^1 & W_4^2 & W_4^3 \\ 1 & W_4^2 & W_4^4 & W_4^6 \\ 1 & W_4^3 & W_4^6 & W_4^9 \end{pmatrix} \tag{3.36}$$

ここで，$W_4^1 = W_4^9$, $W_4^2 = W_4^6$となるので，DFT変換行列は以下のように計算される．

$$\mathbf{A} = \frac{1}{2} \begin{pmatrix} 1 & 1 & 1 & 1 \\ 1 & -i & -1 & i \\ 1 & -1 & 1 & -1 \\ 1 & i & -1 & -i \end{pmatrix} \tag{3.37}$$

したがって，DFTの逆変換行列$\mathbf{A}^{-1}$は次のようになる．

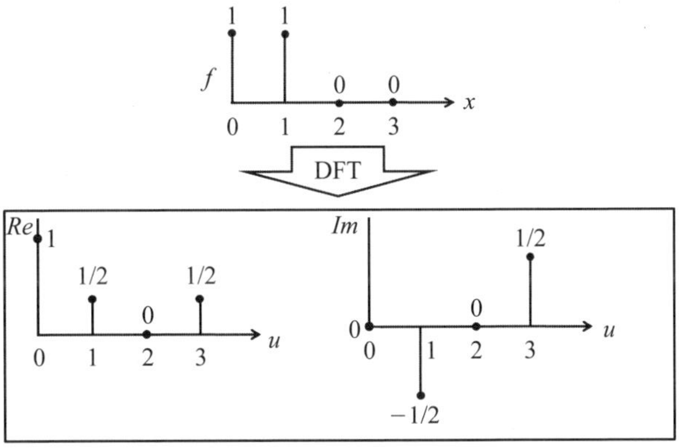

図3.4　簡単な信号列の離散フーリエ変換の計算結果

$$\mathbf{A}^{-1}=\overline{\mathbf{A}^{T}}=\frac{1}{2}\begin{pmatrix}1 & 1 & 1 & 1\\ 1 & i & -1 & -i\\ 1 & -1 & 1 & -1\\ 1 & -i & -1 & i\end{pmatrix} \tag{3.38}$$

一方，与えられた実数のデータを列ベクトルで表現すると，次のようになる．

$$\boldsymbol{f}=\begin{pmatrix}1\\ 1\\ 0\\ 0\end{pmatrix} \tag{3.39}$$

したがって，DFTは以下のように計算できる．

$$\boldsymbol{C}=\begin{pmatrix}C_0\\ C_1\\ C_2\\ C_3\end{pmatrix}=\mathbf{A}\boldsymbol{f}=\frac{1}{2}\begin{pmatrix}1 & 1 & 1 & 1\\ 1 & -i & -1 & i\\ 1 & -1 & 1 & -1\\ 1 & i & -1 & -i\end{pmatrix}\begin{pmatrix}1\\ 1\\ 0\\ 0\end{pmatrix}=\frac{1}{2}\begin{pmatrix}2\\ 1-i\\ 0\\ 1+i\end{pmatrix} \tag{3.40}$$

図3.4（下）に上記の簡単な信号列の離散フーリエ変換の計算結果のグラフを示す．*Re*は実軸を，*Im*は虚軸を示す．この結果から$C_1=\overline{C_3}$となり，「離散フーリエ変換は$u=N/2$を中心として対称（折り返し）で，複素共役となる」ことが確認できる．また，この係数ベクトルにDFTの逆変換行列（ユニタリ逆変換）を適用すると，以下のように元の実数のデータ列に戻せることが確認できる．

$$\boldsymbol{f}=\mathbf{A}^{-1}\boldsymbol{C}=\frac{1}{4}\begin{pmatrix}1 & 1 & 1 & 1\\ 1 & i & -1 & -i\\ 1 & -1 & 1 & -1\\ 1 & -i & -1 & i\end{pmatrix}\begin{pmatrix}2\\ 1-i\\ 0\\ 1+i\end{pmatrix}=\frac{1}{4}\begin{pmatrix}2+1-i+0+1+i\\ 2+i+1+0-i+1\\ 2-1+i+0-1-i\\ 2-i-1+0+i-1\end{pmatrix}=\begin{pmatrix}1\\ 1\\ 0\\ 0\end{pmatrix} \tag{3.41}$$

1.3.5　高速フーリエ変換

データ数Nが2のべき乗であれば，離散フーリエ変換の計算を効率化でき，その計算アルゴリズムを高速フーリエ変換（fast Fourier transform: FFT）という．ここでは，簡潔に理論を説明する．

まず，$W_N = e^{-i\frac{2\pi}{N}}$ と置くと，複素関数f_xのDFTとその逆変換は以下のようになる．

$$C_u = \frac{1}{\sqrt{N}} \sum_{x=0}^{N-1} f_x W_N^{ux} \tag{3.42}$$

$$f_x = \frac{1}{\sqrt{N}} \sum_{u=0}^{N-1} C_u W_N^{-ux} \tag{3.43}$$

ここでC_uは以下のように偶数番目と奇数番目の係数に分けて書き直すことができる．

$$C_u = \frac{1}{\sqrt{N}} \left(f_0 + f_1 W_N^u + f_2 (W_N^u)^2 + \cdots + f_{N-1} (W_N^u)^{N-1} \right) \tag{3.44}$$

$$\begin{aligned} &= \frac{1}{\sqrt{N}} \Big\{ f_0 + f_2 (W_N^u)^2 + f_4 (W_N^u)^4 + \cdots + f_{N-2} (W_N^u)^{N-2} \\ &\quad + W_N^u \left(f_1 + f_3 (W_N^u)^2 + f_5 (W_N^u)^4 + \cdots + f_{N-1} (W_N^u)^{N-2} \right) \Big\} \end{aligned} \tag{3.45}$$

一方，$W_N^{2n} = W_{N/2}^n$（nは自然数），$W_N^{N/2} = -1$, $W_N^{\frac{N}{2}+m} = -W_N^m$ $\left(0 \le m \le \frac{N}{2} - 1\right)$ となるので，C_uは以下のように書ける．

$$\begin{aligned} C_u = \frac{1}{\sqrt{N}} \Big\{ & f_0 + f_2 W_{N/2}^u + f_4 (W_{N/2}^u)^2 + \cdots + f_{N-2} (W_{N/2}^u)^{N/2-1} \\ & + W_N^u \left(f_1 + f_3 W_{N/2}^u + f_5 (W_{N/2}^u)^2 + \cdots + f_{N-1} (W_{N/2}^u)^{N/2-1} \right) \Big\} \end{aligned} \tag{3.46}$$

$$\begin{aligned} C_{\frac{N}{2}+u} = \frac{1}{\sqrt{N}} \Big\{ & f_0 + f_2 W_{N/2}^u + f_4 (W_{N/2}^u)^2 + \cdots + f_{N-2} (W_{N/2}^u)^{N/2-1} \\ & - W_N^u \left(f_1 + f_3 W_{N/2}^u + f_5 (W_{N/2}^u)^2 + \cdots + f_{N-1} (W_{N/2}^u)^{N/2-1} \right) \Big\} \end{aligned} \tag{3.47}$$

したがって，$N/2$個のDFTの計算をすればよいことになる．式(3.46) と式(3.47) の計算はバタフライ演算と呼ばれる．理由は演算のフローを図で書くと，蝶のように見えるからである．以下に簡単な例として，4点のデータ列$\boldsymbol{f} = \{f_0, f_1, f_2, f_3\}$のFFTを考えてみる．この場合，式(3.46) と式(3.47) は以下のようになる．

$$C_0 = \frac{1}{\sqrt{N}} \left\{ f_0 + f_2 W_2^0 + W_4^0 (f_1 + f_3 W_2^0) \right\} \tag{3.48}$$

$$C_1 = \frac{1}{\sqrt{N}} \left\{ f_0 + f_2 W_2^1 + W_4^1 (f_1 + f_3 W_2^1) \right\} \tag{3.49}$$

$$C_2 = \frac{1}{\sqrt{N}} \left\{ f_0 + f_2 W_2^0 - W_4^0 (f_1 + f_3 W_2^0) \right\} \tag{3.50}$$

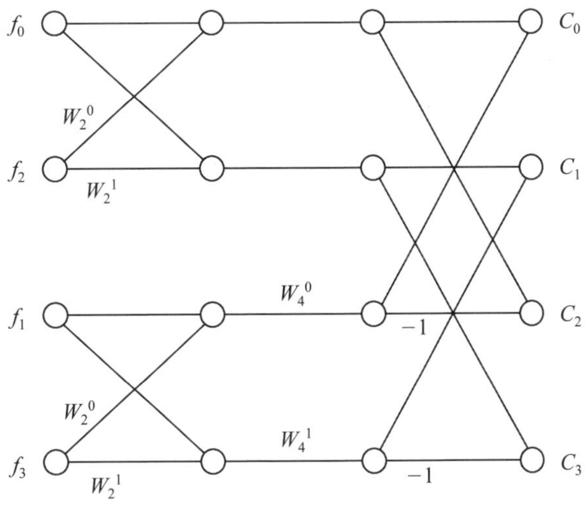

図3.5　4点のデータ列のFFTの計算フローにおけるバタフライ演算

$$C_3 = \frac{1}{\sqrt{N}}\left\{f_0 + f_2W_2^1 - W_4^1\left(f_1 + f_3W_2^1\right)\right\} \tag{3.51}$$

この式を図で描くと，図3.5のようになり，バタフライ演算の形式になっている．ただし，この図では，$\frac{1}{\sqrt{N}}$ の乗算を省略している．

1.4　コサイン変換

1.4.1　連続コサイン変換

連続コサイン変換（cosine transform）は基底関数としてcos波だけを用いる，連続的な信号または関数$f(x)$ に対する直交変換であり，実数の偶関数に適用する場合のフーリエ変換ともいえる．

$$C(u) = 2\int_0^{\infty} f(x)\cos(2\pi ux)\,dx \tag{3.52}$$

フーリエ変換後の関数も実数の偶関数になるので，コサイン逆変換も数学的に同じ式となる．

$$f(x) = 2\int_0^{\infty} C(u)\cos(2\pi ux)\,du \tag{3.53}$$

1.4.2　離散コサイン変換

図3.6に示すように実数の信号f_x（データ番号：$x = 0, 1, \cdots, N-1$）を左右反転させ，長さ$2N$のデータ列を考える．データ列をx軸について左右対称にすることで，偶関数にしてい

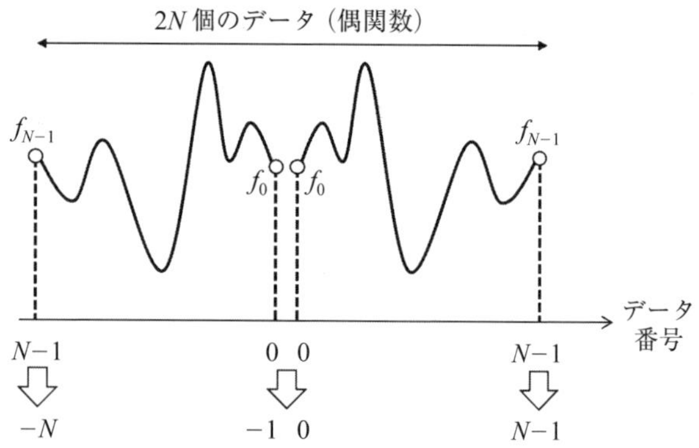

図3.6　離散コサイン変換を行うためのデータ列

る．このような実数の偶関数ならば，離散フーリエ変換では基底関数はcos波だけでよい．このような離散フーリエ変換は，離散コサイン変換（discrete cosine transform: DCT）と呼ばれる．DCTの結果も実数の偶関数となる．1次元実数の信号f_xのDCTとその逆変換は以下のようになる．

$$C_u = \sum_{x=0}^{N-1} f_x D_{ux} \tag{3.54}$$

$$f_x = \sum_{u=0}^{N-1} C_u D_{ux} \tag{3.55}$$

ここで，係数D_{ux}は以下のように定義する．

$$D_{ux} = \begin{cases} \dfrac{1}{\sqrt{N}} & (u=0, x=0,1,\cdots,N-1) \\ \sqrt{\dfrac{2}{N}} \cos\dfrac{\pi}{2N}(2x+1)u & (u=1,2,\cdots,N-1, x=0,1,\cdots,N-1) \end{cases} \tag{3.56}$$

DCT変換のユニタリ行列は以下のように表すことができる．

$$\mathbf{A} = \begin{pmatrix} D_{00} & \cdots & D_{0(N-1)} \\ \vdots & \ddots & \vdots \\ D_{(N-1)0} & \cdots & D_{(N-1)(N-1)} \end{pmatrix} \tag{3.57}$$

逆変換の行列は$\mathbf{A}^{-1} = \mathbf{A}^T$から求めることができる．

1.4.3　離散コサイン変換の計算例

図3.7（上）に示す実数のデータ列 $\{f_0 = 1, f_1 = 1, f_2 = 0, f_3 = 0\}$ に対してDCTを適用してみる．$N = 4$のときのDCTの変換行列**A**（ユニタリ変換行列）とその逆行列$\mathbf{A}^{-1}$を求める．

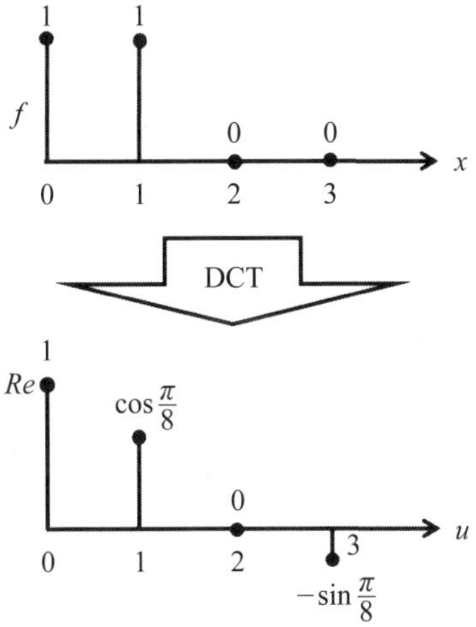

図3.7　簡単な信号列の 離散コサイン変換の計算

$$D_{12}=\frac{1}{\sqrt{2}}\cos\frac{5\pi}{8}=\frac{1}{\sqrt{2}}\cos\left(\pi-\frac{3\pi}{8}\right)=-\frac{1}{\sqrt{2}}\cos\frac{3\pi}{8}$$

$$D_{32}=\frac{1}{\sqrt{2}}\cos\frac{15\pi}{8}=\frac{1}{\sqrt{2}}\cos\left(2\pi-\frac{\pi}{8}\right)=\frac{1}{\sqrt{2}}\cos\frac{\pi}{8}$$

などを利用すると，以下のDCT変換行列が得られる．

$$\mathbf{A}=\frac{1}{2}\begin{pmatrix} 1 & 1 & 1 & 1 \\ \sqrt{2}\cos\frac{\pi}{8} & \sqrt{2}\cos\frac{3\pi}{8} & -\sqrt{2}\cos\frac{3\pi}{8} & -\sqrt{2}\cos\frac{\pi}{8} \\ 1 & -1 & -1 & 1 \\ \sqrt{2}\cos\frac{3\pi}{8} & -\sqrt{2}\cos\frac{\pi}{8} & \sqrt{2}\cos\frac{\pi}{8} & -\sqrt{2}\cos\frac{3\pi}{8} \end{pmatrix} \tag{3.58}$$

$$\boldsymbol{C}=\begin{pmatrix} C_0 \\ C_1 \\ C_2 \\ C_3 \end{pmatrix}=\mathbf{A}\boldsymbol{f}=\frac{1}{2}\begin{pmatrix} 1 & 1 & 1 & 1 \\ \sqrt{2}\cos\frac{\pi}{8} & \sqrt{2}\cos\frac{3\pi}{8} & -\sqrt{2}\cos\frac{3\pi}{8} & -\sqrt{2}\cos\frac{\pi}{8} \\ 1 & -1 & -1 & 1 \\ \sqrt{2}\cos\frac{3\pi}{8} & -\sqrt{2}\cos\frac{\pi}{8} & \sqrt{2}\cos\frac{\pi}{8} & -\sqrt{2}\cos\frac{3\pi}{8} \end{pmatrix}\begin{pmatrix} 1 \\ 1 \\ 0 \\ 0 \end{pmatrix} \tag{3.59}$$

$$=\frac{1}{2}\begin{pmatrix} 2 \\ \sqrt{2}\left(\cos\frac{\pi}{8}+\cos\frac{3\pi}{8}\right) \\ 0 \\ \sqrt{2}\left(\cos\frac{3\pi}{8}-\cos\frac{\pi}{8}\right) \end{pmatrix}=\begin{pmatrix} 1 \\ \cos\frac{\pi}{8} \\ 0 \\ -\sin\frac{\pi}{8} \end{pmatrix}=\begin{pmatrix} 1 \\ 0.924 \\ 0 \\ -0.383 \end{pmatrix} \tag{3.60}$$

ここで，$\cos A+\cos B=2\cos\left(\frac{A+B}{2}\right)\cos\left(\frac{A-B}{2}\right)$ を用いた.

図3.7（下）に結果を示す．これより，図3.4のような$N/2$に対しての対称性が現れないことがわかる.

第2節 画像形成モデル

一般的に医用画像形成過程では，被検体（患者）からの物理的な粒子（光子）または波（電磁波，超音波など）を医療用撮像装置の信号検出器で画像として検出する．医療用画像撮像システム（画像形成システム）では，入力信号が信号検出器に入射してからアナログデータを出力画像信号として取得するまでを，一般に線形システムとして扱うことができる．本節では，画像形成モデルに必要な数学的理論を解説する.

2.1 線形システム

入力信号を$f(x)$，線形システムを$L[\cdot]$とすると，出力信号$g(x)$は以下のように定義でき，これは線形システム応答（linear system response）と呼ばれる.

$$g(x)=L[f(x)] \tag{3.61}$$

図3.8に線形システムの入出力関係（システム応答）を示す．一般的な線形システム（画像形成システムも含む）は，線形性（linearity）とシフトインバリアント（shift-invariant: 位置不変または時不変）の性質を持つ．以下に線形性とシフトインバリアントの定義を示す.

［線形性］

入力信号を$f_1(x)$，$f_2(x)$，出力信号をそれぞれ$g_1(x)$，$g_2(x)$とするとき，$g_1(x)=L[f_1(x)]$と$g_2(x)=L[f_2(x)]$の入出力関係が成り立つものとする．このとき以下の式(3.62)で示される線形結合が成り立てば，そのシステムは線形であるという.

$$L[a_1f_1(x)+a_2f_2(x)]=a_1g_1(x)+a_2g_2(x) \tag{3.62}$$

ただし，a_1, a_2は定数である.

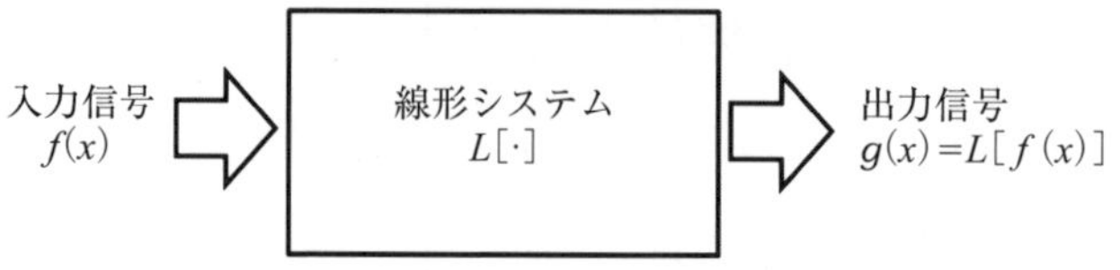

図3.8 線形システムの入出力関係

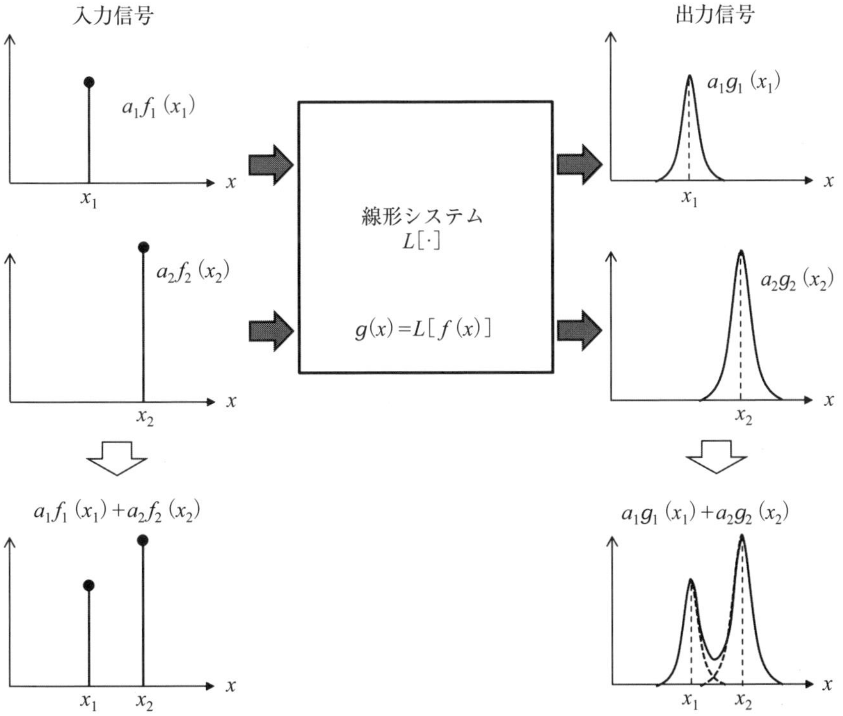

図3.9　システムが線形かつシフトインバリアントであるときの入出力関係

［シフトインバリアント］

線形システムで$g(x)=L[f(x)]$の入出力関係がある場合，以下の式(3.63)のように入力信号の位置がシフトしても，出力信号の形が変化しない性質をシフトインバリアントという．もし，ある画像形成システムでシフトインバリアントが成立した場合，そのシステム内で場所ごとの応答特性（点広がり関数）が同じであることを意味する．

$$L[f(x-\tau)]=g(x-\tau) \tag{3.63}$$

ここで，$g(x)$は出力信号，$f(x)$は入力信号，τはシフト量（具体的には位置または時間などのずれ量）を示す．図3.9にシステムが線形かつシフトインバリアントであるときの入出力関係を示す．

2.2　線形システム応答

まず，1つの点光源の入力信号のシステム応答を考える．図3.10に1つの点光源の入力信号のシステム応答を示す．ここでは，空間的な大きさを持たない点光源をDiracのデルタ関数$\delta(x)$（Dirac's delta function）で近似する．以下にデルタ関数の定義を示す．

$$\delta(x-a)=\begin{cases}\infty & (x=a)\\ 0 & (x\neq a)\end{cases} \tag{3.64}$$

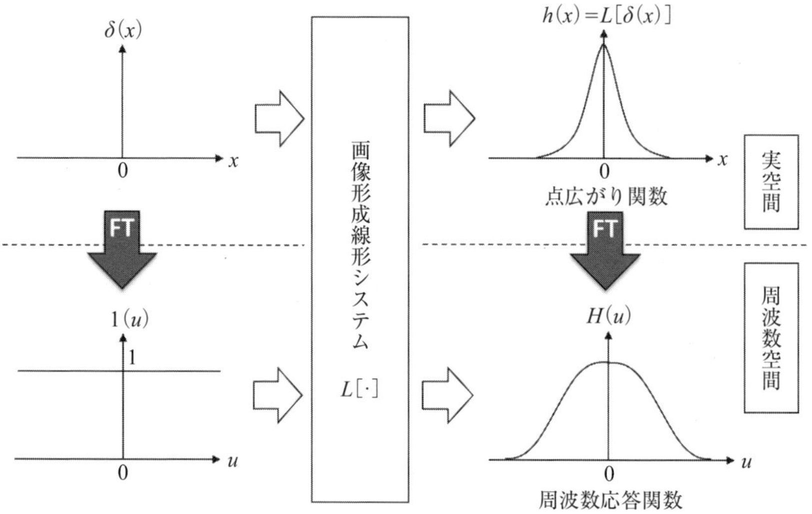

図3.10　一つの点光源信号のシステム応答

$$\int_{-\infty}^{\infty}\delta(x)\,dx=1 \tag{3.65}$$

デルタ関数には以下の移動特性（shifting property）がある．

$$\int_{-\infty}^{\infty}f(x)\delta(x-a)\,dx=f(a) \tag{3.66}$$

2次元の場合では，入力信号（原画像）を$f(x, y)$，デルタ関数を$\delta(x, y)$とすると，式(3.67)のように，入力信号はデルタ関数の移動特性を用いて入力信号とデルタ関数の畳み込み（コンボリューション）積分で表現できる．

$$f(x,y)=\iint_{-\infty}^{\infty}f(s,t)\delta(x-s,y-t)\,dsdt \tag{3.67}$$

検出信号の広がりの数学的モデルが点広がり関数（point spread function: PSF）である．PSFを$h(x)$とすると，点広がり関数は次のように書ける．

$$h(x)=L[\delta(x)] \tag{3.68}$$

システム工学の観点からみると，PSFは点光源のインパルス信号（デルタ関数）に対するインパルス応答関数である．たとえば，放射線治療の線量計算アルゴリズム（pencil beam convolution method）で用いられるX線の空間的エネルギー沈積の物理モデルである線量沈積カーネル（dose deposition kernel）は，空間的エネルギー沈積のPSFである．

図3.10の点光源信号の画像形成システム応答に話を戻すと，実空間ではデルタ関数で近似した入力信号に対する出力として点広がり関数$h(x)$を考える（図3.10上段）．一方，周波数空間では，入力のデルタ関数はすべての周波数の波の振幅が1である関数で，出力は高周波数の波の振幅が低下した関数となる（図3.10下段）．この出力は周波数応答関数または

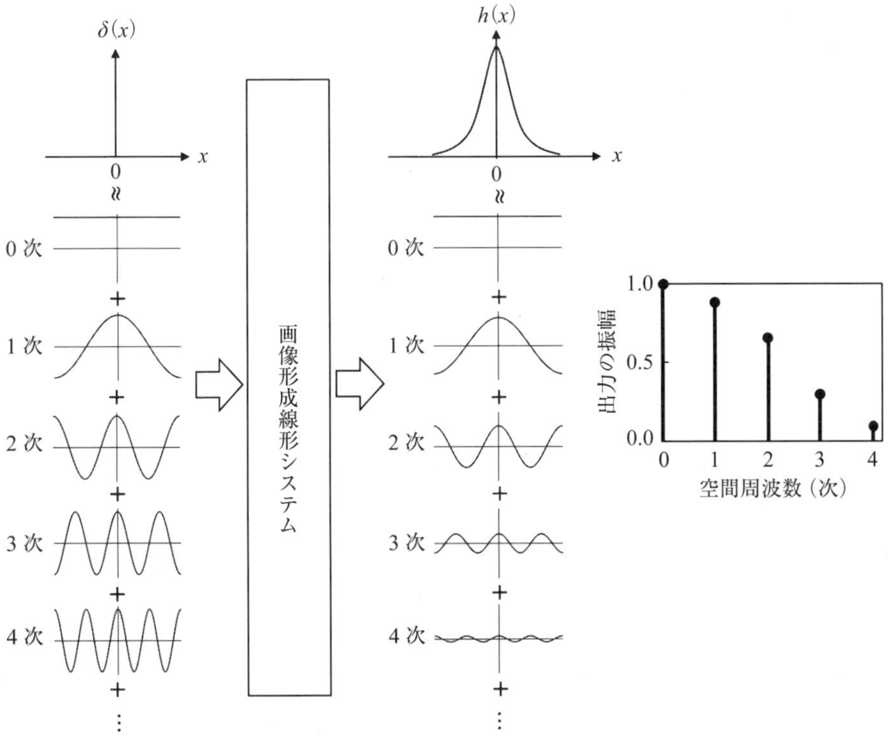

図3.11　1次元デルタ関数のインパルス応答のフーリエ級数展開

変調伝達関数（modulation transfer function: MTF）と呼ばれ，画像の鮮鋭度の評価に用いられる．

図3.11に1次元デルタ関数のインパルス応答のフーリエ級数展開を示す．入力のデルタ関数はすべての周波数の波で同じ大きさの振幅を持つが，出力の波は高周波ほど振幅が小さくなる．それらの波の振幅をプロットした結果が図3.11の右端のグラフで，MTFの線スペクトル表示である．

2.3　畳み込み積分を用いた画像形成モデル

医用画像の形成過程を数学的モデルで表すと，入力の物理信号と点広がり関数の畳み込み積分となる．前項で画像検出器に入射する物理信号はデルタ関数の連続的な点列の集合として考えることができると説明した．いま，原画像を$f(x, y)$，線形システムを$L[\cdot]$，PSFを$h(x, y)$とすると，出力画像$g(x, y)$は以下のように表すことができる．

$$g(x,y)=L[f(x,y)] \tag{3.69}$$

$$=L\left[\iint_{-\infty}^{\infty} f(s,t)\delta(x-s, y-t)\,dsdt\right] \tag{3.70}$$

$$=\iint_{-\infty}^{\infty} f(s,t)L[\delta(x-s, y-t)]\,dsdt \tag{3.71}$$

$$=\iint_{-\infty}^{\infty} f(s,t)\,h(x-s,y-t)\,ds\,dt \tag{3.72}$$

$$=f(x,y)*h(x,y) \tag{3.73}$$

ここで，$*$は畳み込み積分を示す．入力信号がPSF $h(x,y)$ によって劣化するので，画像の劣化モデルともいえる．画像劣化モデルについては本章第6節画像修復で解説する．

図3.12に $g(x)=\int_{-\infty}^{\infty} f(s)h(x-s)ds$ を例として，1次元の畳み込み積分の計算方法を示す．まず，図の左端のように$f(s)$と$h(s)$を用意する．次に，$h(s)$を原点に関して左右を入れ替え，$h(-s)$とする．これを正の方向にxだけ平行移動させ，そのたびに $g(x)=\int_{-\infty}^{\infty} f(s)h(x-s)ds$ を計算する．この図3.12の中央では，$h(x-s)$ を$x=2, 1, 0, -1$だけ平行移動させた場合を示した．図の右端では，$g(2)$，$g(1)$，$g(0)$，$g(-1)$ を計算した結果を黒丸点で示した．

畳み込み積分の実際の計算では，2次元のPSFの$h(x,y)$ はxとyの関数なので，上下左右反転してから畳み込み積分する点に注意する．PSFが点対称ならば，反転させる必要はないが，非対称なPSF（たとえば，線量計算における線量沈積カーネル）の場合，点対称に反転させたPSFを用意してから，畳み込み積分を行う必要がある．

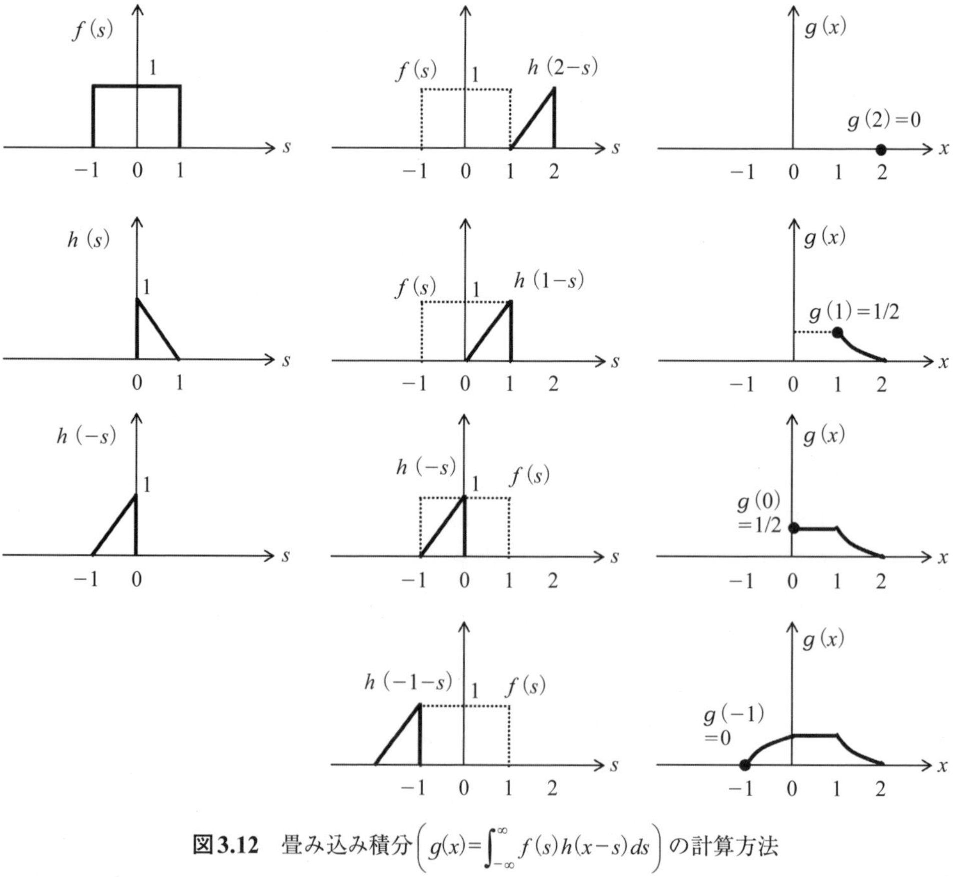

図3.12　畳み込み積分$\left(g(x)=\int_{-\infty}^{\infty} f(s)h(x-s)ds\right)$の計算方法

2.4　線形モデルの応用例

2.4.1　鮮鋭度の評価の基本

画像の鮮鋭度を評価することは，撮像装置の品質管理，品質保証の観点からとても重要であり，一般にMTFを用いて周波数領域で鮮鋭度の評価が行われる．その手法などは他の良書[4]を参考にしていただきたい．本項では，鮮鋭度評価の理論的な背景を解説する．2次元画像の鮮鋭度評価の場合，2次元PSFの2次元フーリエ変換から2次元MTFを求める必要がある．

$$H(u,v)=\int_{-\infty}^{\infty}\int_{-\infty}^{\infty}h(x,y)e^{-i2\pi(ux+vy)}dxdy \tag{3.74}$$

ここで，x, yは2次元の空間座標，$h(x, y)$は2次元PSF，u, vはそれぞれx, yに対応する空間周波数，$H(u, v)$は2次元MTFである．一般に実験でこの2次元PSFを求めることは難しい．このため，$v=0$とおくと上記の式は以下のようになる．

$$H(u,0)=\int_{-\infty}^{\infty}\left\{\int_{-\infty}^{\infty}h(x,y)dy\right\}e^{-i2\pi ux}dx \tag{3.75}$$

$$=\int_{-\infty}^{\infty}l(x)e^{-i2\pi ux}dx \tag{3.76}$$

$$=L(u) \tag{3.77}$$

ここで，$l(x)$は1次元線広がり関数（line spread function: LSF）である．2次元PSFに等方性がある場合，1次元LSFのフーリエ変換は2次元MTFの断面となる．この理論に基づき，実験的に測定しやすい1次元LSFを求め，それをフーリエ変換することによって2次元MTFの断面を求めることができる．

2.4.2　線量分布計算

放射線治療における線量計算アルゴリズムの1つである畳み込み積分法（コンボリューション法）は，TERMA（total energy released per unit mass）の3次元マップに対する線量沈積カーネル（dose deposition kernel）によるフィルタ処理である．線量沈積カーネルは，放射線治療計画の線量分布計算におけるX線エネルギー沈積の物理モデルである．superposition法も線量沈積カーネルの形が物質密度によって変化するが計算モデルは同じである．TERMAを$T(x, y, z)$，線量沈積カーネルを$K(x, y, z)$とすると，吸収線量$D(x, y, z)$は以下の式で計算できる[5]．

$$D(x,y,z)=T(x,y,z)*K(x,y,z) \tag{3.78}$$

図3.13に4MVと10MVのときのTERMA，対応する線量沈積カーネルと深部線量百分率（percentage depth dose: PDD）を示す．4 MVに比べて，10 MVのカーネルは深さ方向に対して，二次電子の広がりが大きいので，結果のPDDでも深さ方向に対するボケが大きく，ビルドアップピークが深くなることがわかる．

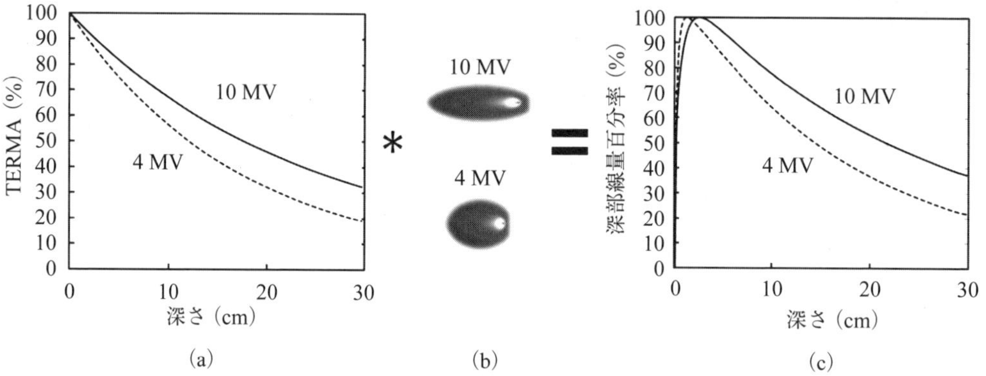

図3.13　畳み込み積分法による線量計算
(a) 4 MVと10 MVのときのTERMA, (b) 対応する線量沈積カーネル, (c) 深部線量百分率.

第3節　画像のディジタル化

画像のディジタル化は，サンプリングとそれに続く量子化によって実行される．サンプリング間隔は空間的な解像度を決定し，量子化レベル数は濃度分解能を決定する．まず，ディジタル化の基礎となるアナログ信号のサンプリングを定式化し，サンプリング定理とエイリアシングエラーとの関係を説明する．次に量子化と，アナログ信号とディジタル信号の誤差である量子化誤差を理論的に解説する．最後に，サンプリング間隔と量子化レベル数の医用画像への影響を考察する．

3.1　サンプリングとサンプリング定理

サンプリング（標本化）(sampling) とは，一定量の間隔（例：距離間隔，時間間隔）でアナログ信号を測定することである．測定した位置と値を，それぞれサンプリング点とサンプリング値と呼ぶ．この一定量の間隔をサンプリング間隔という．画像の場合，サンプリング点を中心とする小区画をピクセルまたは画素と呼ぶ．サンプリングの目的は，主に2つある．

(1)　時間または空間的に連続するアナログ信号を，有限個のデータに圧縮すること．そして，そのサンプリングデータから元のアナログ信号（原画像 (original image)）を再現（近似）できること（図3.14）.

(2)　アナログ信号を適切なサンプリング間隔でサンプリングし，コンピュータで扱いやすいディジタル信号に変換すること．

サンプリング定理によると，ある信号$f(x)$の最高周波数をu_M，補間関数をsinc(x)，サン

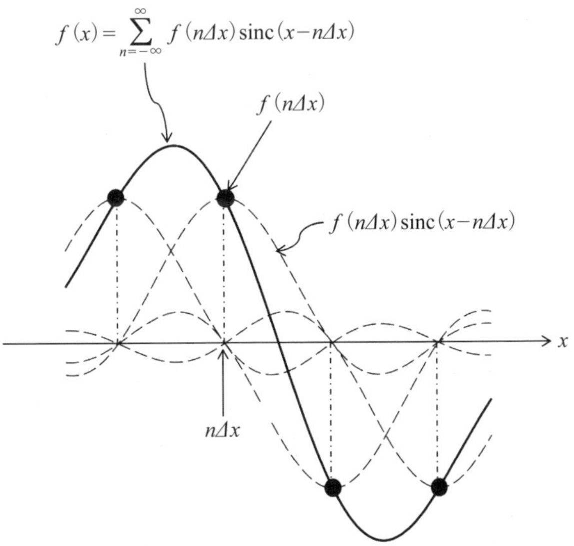

図3.14　サンプリング定理に従ってサンプリングした離散データから元の信号を再現する概念図
●はサンプリング点を示す.

プリング間隔を $\Delta x=\dfrac{1}{2u_M}$ とすると，サンプリングされた信号 $f(n\Delta x)$ からもとの信号は，以下の式を用いて表すことができる．図3.14にサンプリング定理に従ってサンプリングした離散データから，元の信号を再現する概念図を示す．

$$f(x)=\sum_{n=-\infty}^{\infty} f(n\Delta x)\,\mathrm{sinc}(x-n\Delta x) \tag{3.79}$$

ただし，

$$\mathrm{sinc}(x)=\frac{\sin(\pi x)}{\pi x} \tag{3.80}$$

である．つまり，サンプリング定理とはある信号の最高周波数 u_M が既知であるとき，離散データ $f(n\Delta x)$ から連続関数の補間関数 $\mathrm{sinc}(x)$ を用いて，元の信号を連続関数として再現できる，という理論である．この式は離散データの畳み込み積分の形になっているので，サンプリングの数学的表現である，くし形関数 $\mathrm{comb}_{\Delta x}(x)$ を用いて以下のように書くことができる．

$$f(x)=\{f(x)\cdot\mathrm{comb}_{\Delta x}(x)\}*\mathrm{sinc}(x) \tag{3.81}$$

ここで，くし形関数は以下のように定義され，デルタ関数列から構成される．くし形関数については後で説明する．

$$\mathrm{comb}_{\Delta x}(x)=\sum_{n=-\infty}^{\infty}\delta(x-n\Delta x) \tag{3.82}$$

サンプリング定理を適用する場合，一般に原信号の最高周波数がわからない場合が多い．そこで，サンプリング定理に従うサンプリング間隔を決定するためには，周波数帯域を制限するか，事前に最高周波数を求める必要がある．さらに，ピクセルサイズ（一般にサンプリング間隔はピクセルサイズと一致する）は撮像系または画像再構成の技術的な制約で決まる場合がある．

サンプリング定理は画像データ補間にも使われており，三次関数を用いて，sinc(x) を近似するので，cubic補間と呼ばれている．

3.2 実空間と周波数空間におけるサンプリング定理

サンプリング定理（sampling theorem）を，実空間と周波数空間における信号を用いて説明する[6]．図3.15(a) にサンプリングする前の実空間（左側）におけるアナログ信号と，周波数空間（右側）における信号を示す．サンプリングされた関数$f_{\Delta x}(x)$ は，くし形関数 $\mathrm{comb}_{\Delta x}(x)$ を用いて，以下の式のように表現できる．

$$f_{\Delta x}(x)=f(x)\cdot\mathrm{comb}_{\Delta x}(x) \tag{3.83}$$

ここで，Δxはくし形関数のデルタ関数列の間隔（サンプリング間隔）である．これを図3.15 (b)(左) に示す．くし形関数をフーリエ変換（$FT[\cdot]$）すると以下のようになる．

$$FT[\mathrm{comb}_{\Delta x}(x)]=\frac{1}{\Delta x}\sum_{n=-\infty}^{\infty}\delta\left(u-\frac{n}{\Delta x}\right)=\frac{1}{\Delta x}\mathrm{comb}_{1/\Delta x}(u) \tag{3.84}$$

ここで，uは周波数である．これは，図3.15 (b)(右) のように周波数空間で $\frac{1}{\Delta x}$ の間隔で並ぶくし形関数となる．そこで，$FT[f(x)]=F(u)$ とすると，サンプリングされた関数$f_{\Delta x}(x)$ のフーリエ変換は，以下のように書ける．

$$FT[f_{\Delta x}(x)]=F_{\Delta x}(u)=F(u)*\frac{1}{\Delta x}\mathrm{comb}_{1/\Delta x}(u) \tag{3.85}$$

つまり，サンプリングされた信号$f_{\Delta x}(x)=f(x)\cdot\mathrm{comb}_{\Delta x}(x)$ は，周波数空間では $\frac{1}{\Delta x}$ の間隔で並ぶくし形関数 $\frac{1}{\Delta x}\mathrm{comb}_{1/\Delta x}(u)$と，$f(x)$ をフーリエ変換した$F(u)$ との畳み込み積分となる（図3.16(a) 右）．同じスペクトル$F(u)$ が $\frac{1}{\Delta x}$ 間隔で生じるので，ナイキスト周波数である $\frac{1}{2\Delta x}$ が計算上の最高周波数となる．もし，$F(u)$ の最高周波数u_Mが $\frac{1}{2\Delta x}$ より大きい場合$\left(\frac{1}{2\Delta x}\leq u_M\right)$，スペクトルの裾の重なりが起こる．この重なりで生じる擬似信号は

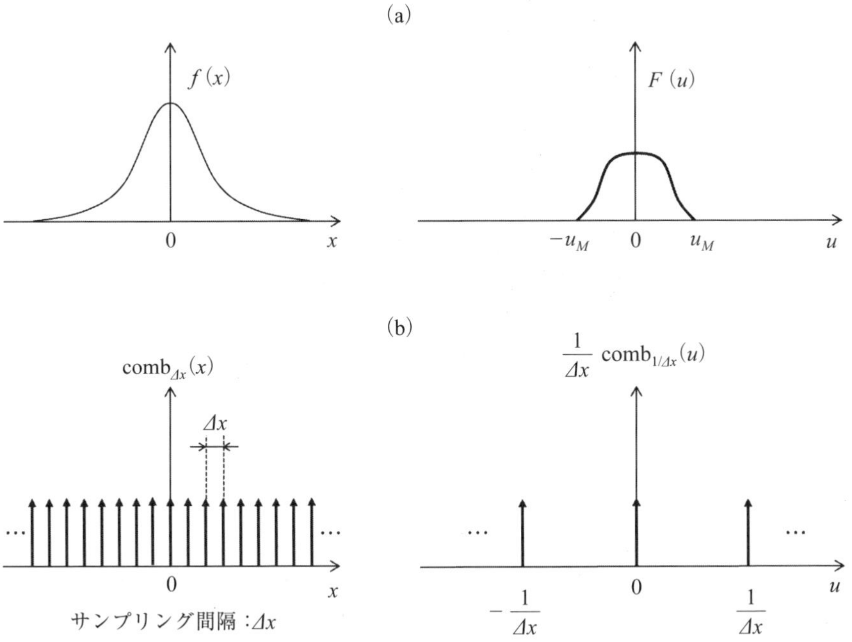

図3.15　実空間（左）と周波数空間（右）における関数の表現
(a) 任意のアナログ信号，(b) くし形関数.

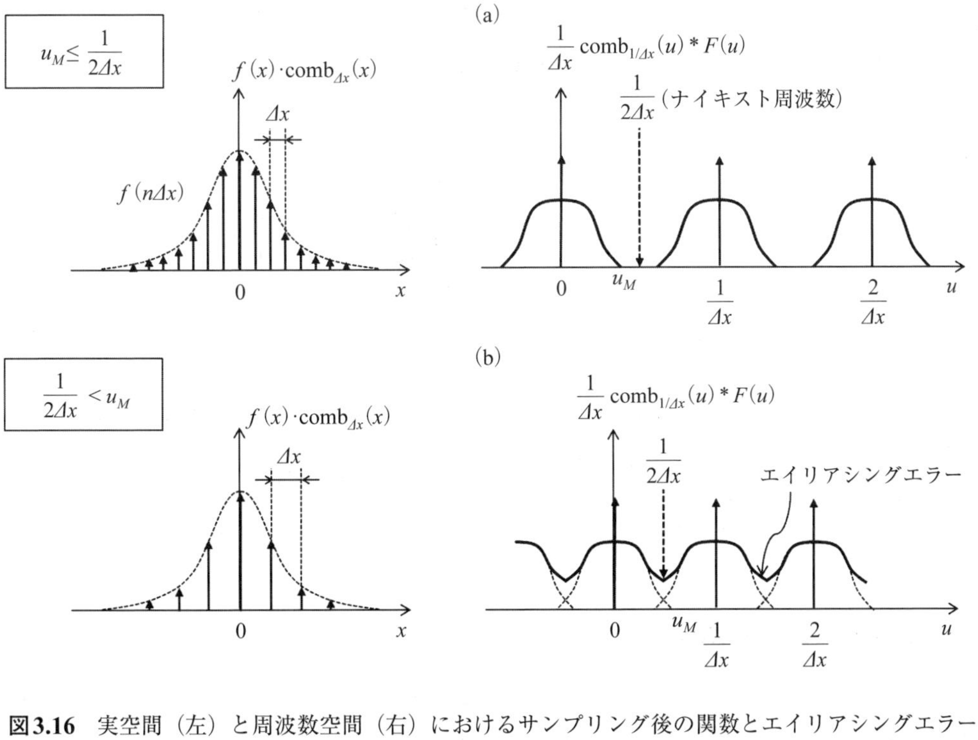

図3.16　実空間（左）と周波数空間（右）におけるサンプリング後の関数とエイリアシングエラー
(a) $u_M \leq 1/(2\Delta x)$ のとき，エイリアシングエラーは起こらない，(b) $1/(2\Delta x) < u_M$ のとき，エイリアシングエラーが起こる.

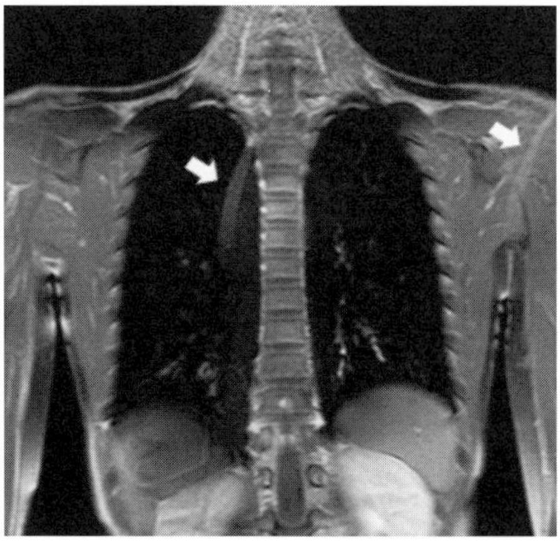

図3.17　MR画像で生じた折り返しアーチファクト
（鹿児島大学吉浦敬教授の好意による）

エイリアシングエラー（aliasing error）と呼ばれる（図3.16(b)右）．このエイリアシングエラーは実空間では折り返し信号として現れる．たとえば，MR画像では，撮像範囲（field of view: FOV）以外からの高周波の信号をコイルで受信し，エイリアシングエラーが原因で再構成時に折り返しの画像が重なって現れる．図3.17にMR画像で生じた折り返しアーチファクトを示す．このアーチファクトは，FOVの外の腕からの高周波の信号を，それより低い周波数でサンプリングしたために起こったと考えられる．

前述のように，$\frac{1}{\Delta x}$ 間隔で同じスペクトル $F(u)$ が生じるので，ナイキスト周波数である $\frac{1}{2\Delta x}$ が最高周波数となる．そこで，周波数域での $F_{\Delta x}(u)$ を，$\mathrm{rect}(u)$（$|u| \leq \frac{1}{2\Delta x}$ では1，それ以外は0）という矩形関数によって帯域制限することを考える．このとき逆フーリエ変換（$FT^{-1}[\cdot]$）は以下のようになる．

$$FT^{-1}[F_{\Delta x}(u) \cdot \mathrm{rect}(u)] = FT^{-1}\left[\left\{F(u) * \frac{1}{\Delta x}\mathrm{comb}_{1/\Delta x}(u)\right\} \cdot \mathrm{rect}(u)\right] \quad (3.86)$$

$$= \left\{f(x) \cdot \mathrm{comb}_{\Delta x}(x)\right\} * \mathrm{sinc}(x) \quad (3.87)$$

つまり，サンプリング後の関数 $f(x) \cdot \mathrm{comb}_{\Delta x}(x)$ と $\mathrm{sinc}(x)$ の畳み込み積分となる．もし，$f(x)$ の最高周波数が $|u| \leq \frac{1}{2\Delta x}$ の範囲にあるならば，$f(x) \cdot \mathrm{comb}_{\Delta x}(x)$ と $\mathrm{sinc}(x)$ によって，元の信号 $f(x)$ を完全に復元できるといえる．これはサンプリング定理と一致する．

3.3　量子化と量子化誤差

アナログ信号をディジタル信号に変換するには，サンプリングの次に量子化（quantization）が必要である．量子化とは，各サンプリング点のアナログ値（測定値）を，一定間隔で分割された有限個の離散レベル（例：8bitなら0から255までの256段階のレベ

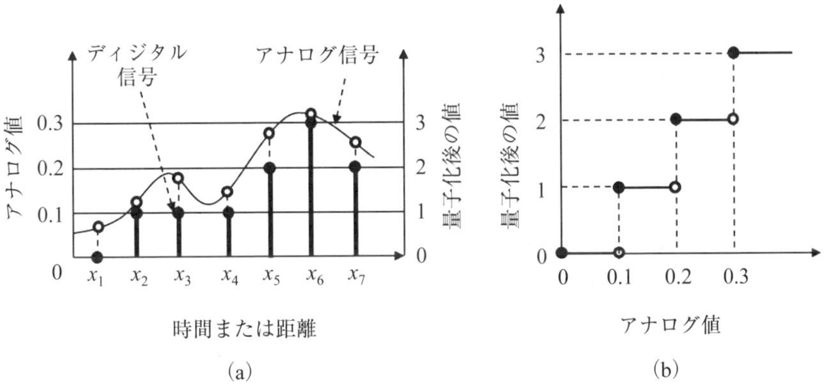

図3.18　2bitの量子化の例
(a) 元のアナログ信号と量子化された信号，(b) 量子化関数．

ル）に割り当てることであり，analog-to-digital（A/D）変換に相当する[7),8)]．画像においては，量子化レベル数が濃度分解能を決定する．つまり，低コントラストの対象物を撮像したい場合，量子化レベル数を多くする必要がある．サンプリングされたディジタルデータは，画像の場合，濃度値（ピクセル値）と呼ばれる．

図3.18に2bitの量子化の例を示す．図3.18(a) の実線は元のアナログ信号を示し，○印はサンプリング点を示す．そのサンプリング点を図3.18(b) の量子化関数を用いて量子化する．ただし，図3.18(b) の黒丸-白丸は左閉右開区間を示す．たとえば，x_2におけるサンプリングデータは約0.12であるから，量子化関数より量子化値は1となる．

図3.19(a) にピクセル値をz軸方向，つまり深さ方向にとった胸部X線写真の3次元表示を示す．量子化レベルのビット数をビット深さ（bit depth）という．また，図3.19(b) に量子化レベル数が8bitの場合の濃度値とグレイスケールとの関係を示す．一般的に小さいピクセル値を黒い方の輝度とし，大きいピクセル値を白い方の輝度とする．

元のアナログ信号と量子化後の代表値との差を量子化誤差と呼ぶ[9)]．アナログ値を量子化した場合，サンプリング定理に従ったサンプリング間隔で測定したとしても量子化誤差を含むことになる．したがって，正確に原信号を再現することはできない．このため，式(3.79) は原信号の波形の近似となる．ここで，量子化幅が均一である場合，信号の振幅をD，量子化レベル数をN_qとすると，量子化幅Δqと量子化bit数B_qは以下のようになる．

$$\Delta q = \frac{D}{N_q} \tag{3.88}$$

$$B_q = \log_2 N_q \tag{3.89}$$

アナログ信号の値aの発生確率（確率密度関数）$p(a)$ が一様分布であるとき，信号の区間 $[a_i, a_{i+1}]$ における量子化後の代表値をq_iとすると，量子化誤差の二乗平均 $\langle E^2 \rangle$ は式(3.90) のように表すことができる．

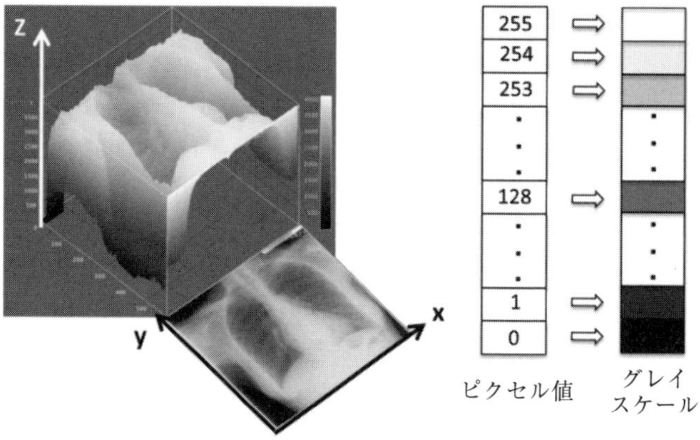

(a) (b)

図3.19 (a) ピクセル値をz軸にとった胸部X線写真の3次元表示，(b) 量子化レベル数（ビット深さ）が8bitの場合のピクセル値とグレイスケールとの関係

$$\left\langle E^2 \right\rangle = \frac{1}{N_q} \sum_{i=1}^{N_q} \int_{a_i}^{a_{i+1}} (a - q_i)^2 p(a)\, da \tag{3.90}$$

たとえば，区間 $[-\Delta q/2, \Delta q/2]$，代表値 $q_i = 0$，確率密度関数 $p(a) = 1/\Delta q$ とすると，

$\left\langle E^2 \right\rangle = \frac{1}{N_q} \sum_{i=1}^{N_q} \int_{-\frac{\Delta q}{2}}^{\frac{\Delta q}{2}} a^2 \left(\frac{1}{\Delta q} \right) da = \frac{\Delta q^2}{12}$ となる．したがって，信号の振幅を一定にすると，

$\Delta q = D/N_q$ より量子化誤差は量子化レベル数を大きくすると小さくなる．

3.4　画素と撮像範囲の関係

医療におけるディジタル画像は空間的に広がる物理量（アナログ信号）をあるサンプリング間隔で測定し，量子化したディジタルデータである．一般に，2次元検出器で検出してサンプリングする場合と，2次元または3次元空間で画像再構成する場合がある．前述のようにサンプリング点を中心とする小区画をピクセル（pixel: picture element）または画素と呼ぶが，3次元画像の場合，ボクセル（voxel: volume element）と呼ぶこともある．また，撮像する実空間の物理的な撮像範囲をFOV（field of view）と呼ぶ．図3.20に単純X線写真の場合の画素と撮像範囲の関係を示す．図3.20では，2次元のFOVを示している．xとy方向のFOVの物理的な長さをF_xとF_y，それぞれの方向のピクセル数をMとNとすると，xとy方向の画素サイズp_x, p_yは以下のように定義できる．

$$p_x = \frac{F_x}{M}, \quad p_y = \frac{F_y}{N} \tag{3.91}$$

なお，xとy方向の画素数を使って$M \times N$と書き，マトリクスサイズと呼ぶことがある．

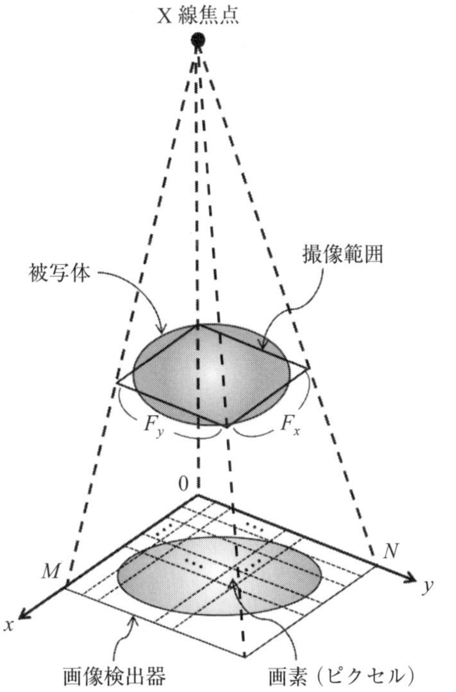

図3.20　画素と撮像範囲（field of view: FOV）の関係

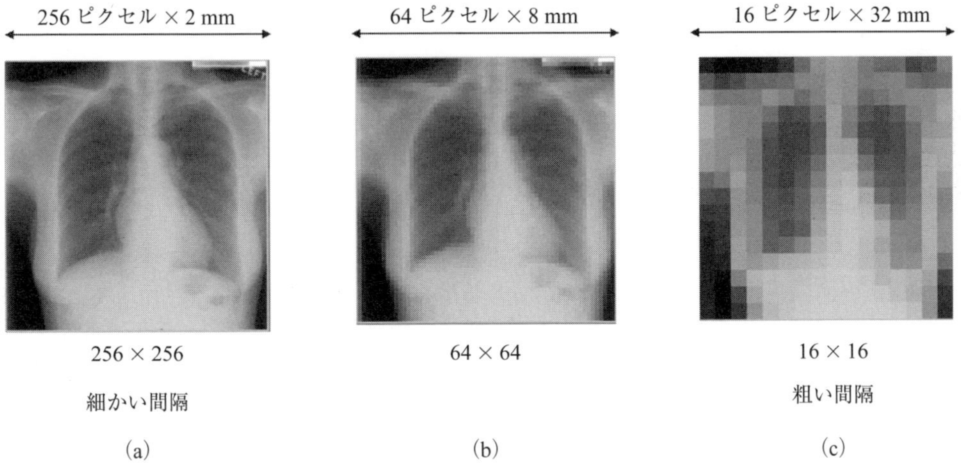

図3.21　胸部X線画像の見え方に対するサンプリング間隔の影響
（a）2 mm，（b）8 mm，（c）32 mm.

3.5　サンプリング間隔と量子化レベル数の医用画像への影響

空間解像度（どの程度まで細かく見えるか）はサンプリング間隔に依存する．図3.21に胸部X線画像の見え方に対するサンプリング間隔の影響を示す．この例では，肋骨（1.6 cm

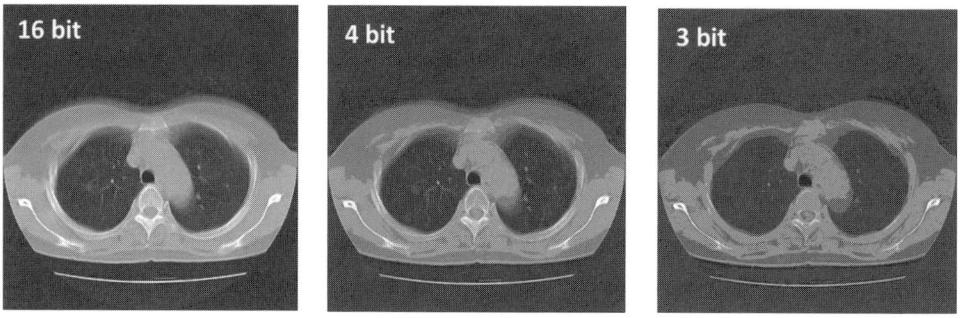

図3.22　量子化レベル数が病変部像（右肺中央）へ与える影響

くらい）が画素サイズ8 mmではぎりぎり見えるが，32 mmでは見えなくなる．つまり，サンプリング定理に大まかに従っている．

医用画像の場合，サンプリング間隔は見たい対象（病変部など）によって異なる．たとえば，乳房の石灰化病変の場合，対象がかなり小さい（<1 mm）ので，診断するべき病変の大きさを考慮して，サンプリング間隔を適切に決定する．一般にサンプリング間隔とピクセルサイズは一致するが，医用画像においては，CT画像，MR画像のように異なる次元のデータなどから，画像再構成することがあるので，データ収集時におけるサンプリング間隔と画素サイズが異なる場合がある．

濃度分解能（どの程度まで低いコントラストの物が見えるか）は量子化レベル数に依存する．量子化レベルが病変部像の見え方に与える影響を図3.22に示す．この例では4ビットまでは病変部を認識できるが，3ビットになると認識不可能となっている．

第4節　画像直交変換

画像工学の基礎となる，画像の直交変換について解説する．直交変換の目的は画像を直交基底に分解することであり，2次元のユニタリ変換の枠組みで表現できる．直交基底関数（または画像）の係数（振幅に対応）を求めることで，直交変換は周波数解析，画像圧縮，画像認識に応用されている．代表的な画像直交変換は，離散フーリエ変換，離散コサイン変換，KL（Karhunen-Loève）変換，ウェーブレット変換であり，本節ではこれらを解説する[1),2),10),11)]．

4.1　2次元のユニタリ変換

2次元の対象画像を**X**とすると，2次元のユニタリ変換は以下のような行列形式で与えられる[2)]．

$$\mathbf{Z}=\mathbf{A}\mathbf{X}\mathbf{A}^{T} \tag{3.92}$$

ここで，**A**は式(3.17) と同じで**Z**は変換後の画像を示す．この逆変換は以下のようになる．

$$\mathbf{X}=\mathbf{A}^{T}\mathbf{Z}\mathbf{A} \tag{3.93}$$

上述の2つの式のように，2次元画像の場合，x方向とy方向の1次元直交基底をそれぞれ適用する（ユニタリ行列を2回適用）する必要がある．

4.2　2次元の離散フーリエ変換

2次元の離散フーリエ変換（DFT）対の式は以下のように表すことができ，2次元画像f_{xy}（x, yはデータ番号：$0 \le x \le M-1, 0 \le y \le N-1$）にも適用できる．

$$C_{uv}=\frac{1}{\sqrt{MN}}\sum_{x=0}^{M-1}\sum_{y=0}^{N-1} f_{xy} e^{-i\left(\frac{2\pi}{M}ux+\frac{2\pi}{N}vy\right)} \tag{3.94}$$

$$f_{xy}=\frac{1}{\sqrt{MN}}\sum_{u=0}^{M-1}\sum_{v=0}^{N-1} C_{uv}\, e^{i\left(\frac{2\pi}{M}ux+\frac{2\pi}{N}vy\right)} \tag{3.95}$$

ここで，$C_{uv}(0 \le u \le M-1, 0 \le v \le N-1)$ はDFT後の画像である．uとvは，それぞれxとyに対応する周波数番号である．

DFTの2次元画像への適用方法は，1次元のDFTが基本となる．理由は2次元のDFTの式は以下のように変形できるからである．

$$C_{uv}=\frac{1}{\sqrt{MN}}\sum_{x=0}^{N-1}\left\{\sum_{y=0}^{M-1} f_{xy}\, e^{-i\frac{2\pi}{M}ux}\right\} e^{-i\frac{2\pi}{N}vy} \tag{3.96}$$

この式は，xとyにそれぞれ1次元のDFTを適用することを意味する．また，2次元のDFT変換のユニタリ行列は式(3.92) となり，DFT逆変換は式(3.93) となる．

原データが実数の場合，1次元と同様に，最初の半分のDFTのデータと後半のデータとの間には以下のような複素共役対称性が成り立つ．したがって，半分のDFTの結果から他のデータを埋めることができる．

$$C_{uv}=\overline{C_{(M-u)(N-v)}} \tag{3.97}$$

本章第1節3.2項で述べたように，実数のDFTの実数部は原点に関して偶関数で，虚数部は原点に関して奇関数となるので，2次元のパワースペクトルは点対称となる．また，サンプリングした信号のフーリエ変換は，周波数空間で $\frac{1}{\Delta x}$ の間隔で並ぶくし形関数 $\frac{1}{\Delta x}\mathrm{comb}_{1/\Delta x}(u)$ と，$f(x)$ のフーリエ変換である$F(u)$ との畳み込み積分となる（図3.16(a)

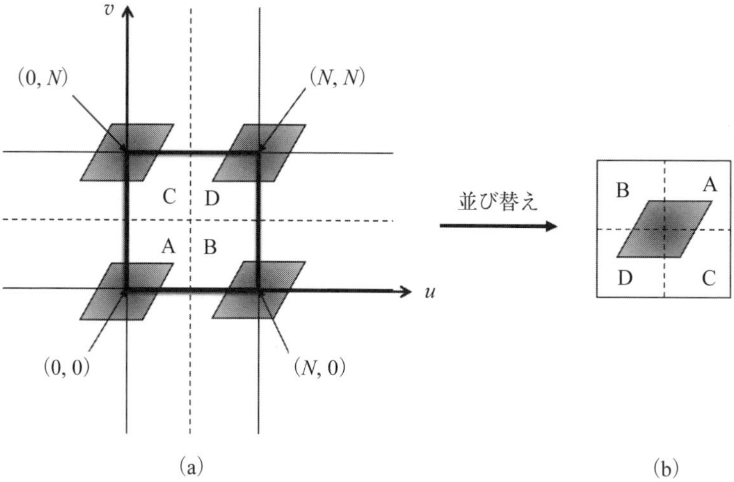

図3.23　DFT後のスペクトル
(a) 周期的な分布，(b) 並び替え．

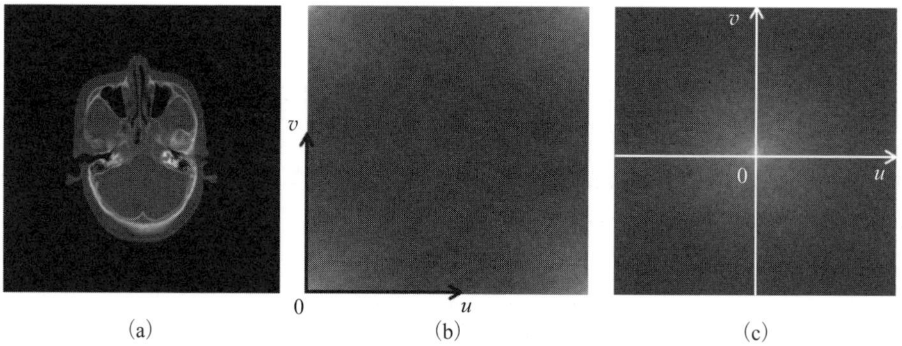

図3.24　2次元離散フーリエ変換の結果
(a) 原画像（512×512），(b) DFT後のパワースペクトル，(c) 並び替え後のパワースペクトル．

右）．これは2次元でも同様である．

図3.23にDFT後のスペクトルの周期的な分布を示す．DFT後に出力されるデータは図3.23 (a) のABCDである．ピクセルのN番目は周波数 $\frac{1}{\Delta x}$ に対応する．ただし，Δxはサンプリング間隔である．なお，左図の点線は周波数の$N/2$番目で，ナイキスト周波数 $\frac{1}{2\Delta x}$ に相当する．そこで，図3.23 (b) のように並び替えを行う．DFTの結果の画像は図3.23 (a) の太枠内のようになり，4カ所にある同じスペクトルを4分割した一部が結果として得られる．配列のゼロ番目が左上なので，左上がゼロ周波数となる．そこで，DFT後の画像は，(b) のように並び替えを行う必要がある．

図3.24に頭部CT画像の2次元離散フーリエ変換から求めたパワースペクトルの結果を示

す．パワースペクトルは以下の式から求めた．

$$P_{uv} = C_{uv}\overline{C_{uv}} = |C_{uv}|^2 \tag{3.98}$$

図3.24の例では，原画像のサイズは512×512（図3.24 (a)）で（数学の座標系と一致させるために，図3.24 (b) では原点を左下に置いたが，実際のDFT後のパワースペクトルのゼロ周波数は左上にある）並び替え後のパワースペクトルのゼロ周波数は (256, 256) となる（図3.24 (c)）．

4.3　2次元離散コサイン変換

2次元実数画像f_{xy}の離散コサイン変換（DCT）とその逆変換は以下のようになる．

$$C_{uv} = \sum_{x=0}^{N-1}\sum_{y=0}^{N-1} f_{xy}\, D_{uvxy} \tag{3.99}$$

$$f_{xy} = \sum_{u=0}^{N-1}\sum_{v=0}^{N-1} C_{uv}\, D_{uvxy} \tag{3.100}$$

ここで，係数D_{uvxy}は以下のように定義する．

$$D_{uvxy} = \begin{cases} \dfrac{1}{N} & (u=0, v=0, x=0,1,\cdots,N-1, y=0,1,\cdots,N-1) \\ \dfrac{2}{N}\cos\dfrac{\pi(2x+1)u}{2N}\cos\dfrac{\pi(2y+1)v}{2N} & (u,v\text{:上記以外の範囲，}x,y\text{:上記範囲と同じ}) \end{cases} \tag{3.101}$$

図3.25に2次元DCT後のスペクトルの周期的な分布を示す．スペクトルは実数の偶関数

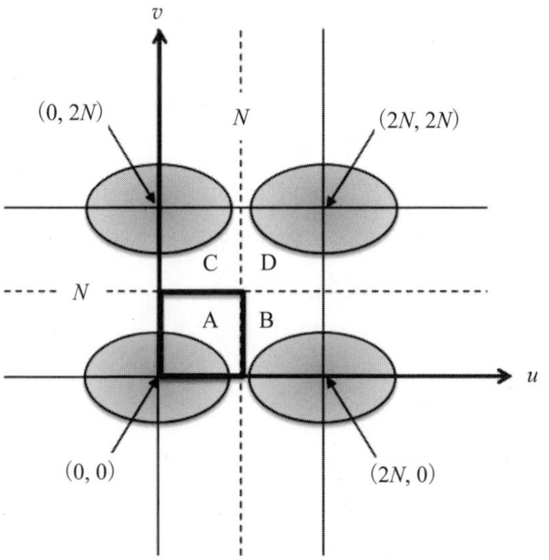

図3.25　2次元DCT後のスペクトルの周期的な分布

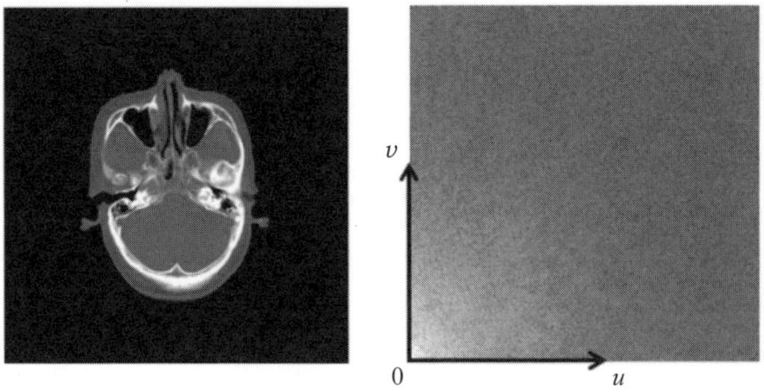

(a)　　　(b)

図3.26　離散コサイン変換の結果
(a) 原画像，(b) DCTの結果の対数表示値．

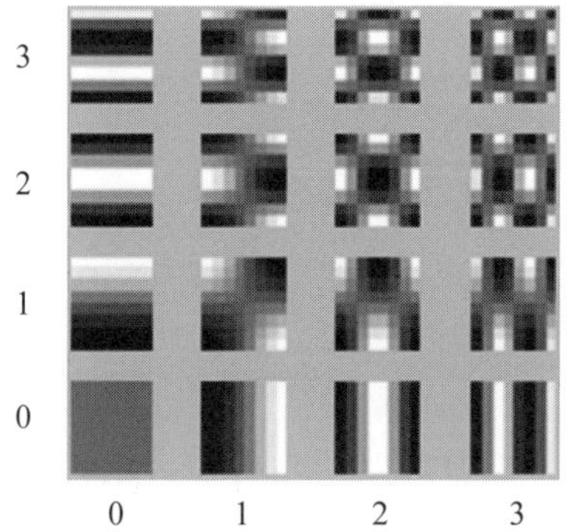

図3.27　2次元離散コサイン基底画像の一部
水平方向は周波数u，垂直方向は周波数v．

となる．ただし，DFTと違ってDCT後に出力されるデータは太線枠のAの領域だけとなる．これは周期を$2N$と2倍にしたことで，ナイキスト周波数までのサンプリング点数がN個になったためである．2次元DCTの結果は，2次元の偶関数となるので，1/4の領域だけで結果として得られる．図3.26に2次元離散コサイン変換を実際の画像に適用した結果を示す．図3.24と比較して，図3.26のスペクトルでは，図3.25に示す1/4の領域だけが結果として得られる．図3.27に2次元離散コサイン変換の基底画像を示す．(0, 0) は直流成分で，右方向または上方向に高周波パターンが続く．

4.4　カルーネン・レーブ変換

カルーネン・レーブ（Karhunen-Loève: KL）変換は主成分分析（principal component analysis: PCA）で使われる直交変換である[1]．PCAにおけるKL変換の目的は特徴量を記述する際の次元を減らすことにある．図3.28にその例を示す．これは2つの変量(x_1, x_2)のデータの分布とKL変換によって求めた新しい軸（x'_1, x'_2）を示している．新しい主軸はデータの

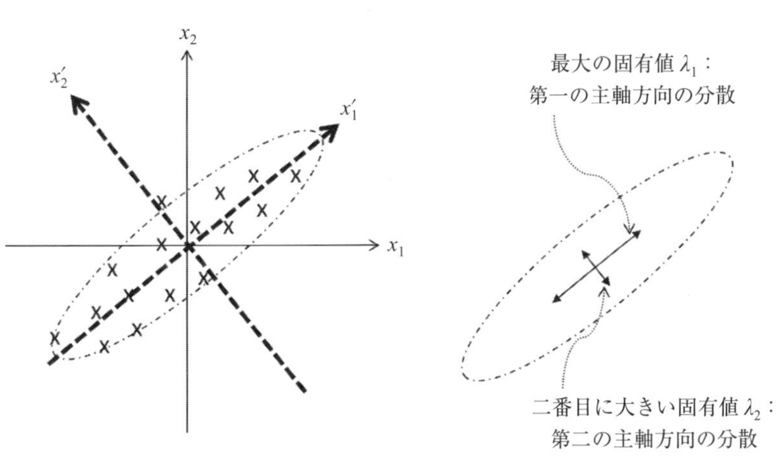

図3.28　2つの変量（x_1, x_2）の分布とKL変換によって求めた新しい軸（x_1', x_2'）

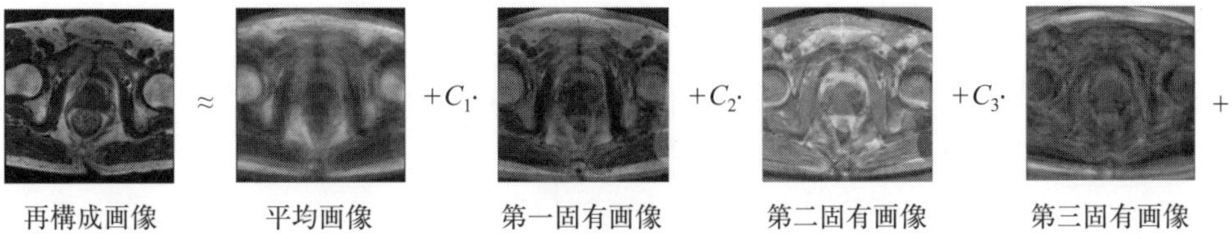

図3.29　骨盤MR画像の固有画像展開

広がりの楕円の長軸と短軸の方向に一致する．新しい主軸ではデータx_2'の変量にはほとんど依存しないので，x_1'だけの変量で十分記述できるようにみえる．すなわち，特徴量を記述する変量を1つ減らせることを意味する．新しい主軸はデータの分散共分散行列の固有ベクトルの方向と一致し，また，この固有ベクトルに対応する固有値はその主軸方向の分散となる．

図3.29は画像を固有画像（固有ベクトル）に分解する概念図を示している．このようなことが可能になると，高い寄与率の固有ベクトル画像から原画像をほぼ再構成でき，画像圧縮になる．また，固有ベクトルの係数を画像特徴量として使用でき，画像検索に用いることも可能である．最近は形状解析にも用いられている[11]．

ここで，任意の画像を列ベクトル$\boldsymbol{f}_\alpha = (f_{\alpha 0}, f_{\alpha 1}, \cdots, f_{\alpha i}, \cdots, f_{\alpha N-1})^T$（ただし，$\alpha$は画像番号，$f_{\alpha i}$は$\alpha$番目の画像の$i$番目のピクセル値，$N$は全ピクセル数，$\alpha$は画像番号，$0 \leq \alpha \leq K-1$, Kは画像数）で表現し，そのKL変換を考えてみる．まず，画像$\boldsymbol{f}_\alpha$の分散共分散行列（variance covariance matrix）$\mathbf{M}$は以下のように計算する．

$$\mathbf{M} = \frac{1}{K} \sum_{\alpha=0}^{K-1} \boldsymbol{f}_\alpha' \ \boldsymbol{f}_\alpha'^T \tag{3.102}$$

ここで，$\bar{\boldsymbol{f}}$を平均画像として，

$$\boldsymbol{f}'_\alpha = \boldsymbol{f}_\alpha - \bar{\boldsymbol{f}} \tag{3.103}$$

$$\bar{\boldsymbol{f}} = \frac{1}{K}\sum_{\alpha=0}^{K-1} \boldsymbol{f}_\alpha \tag{3.104}$$

である．KL変換のユニタリ行列は，画像$\boldsymbol{f}_\alpha$の分散共分散行列の固有ベクトルから構成される直交行列**A**となり，以下のように定義できる．

$$\mathbf{A} = \begin{pmatrix} \boldsymbol{a}_0^T \\ \vdots \\ \boldsymbol{a}_i^T \\ \vdots \\ \boldsymbol{a}_{N-1}^T \end{pmatrix} \tag{3.105}$$

ただし，画像$\boldsymbol{f}_\alpha$の分散共分散行列の固有ベクトル$\boldsymbol{a}_i$を以下のように定義する．

$$\boldsymbol{a}_i = \begin{pmatrix} a_{i0} \\ \vdots \\ a_{i(N-1)} \end{pmatrix} \tag{3.106}$$

つまり，KL変換はユニタリ変換と同様の式で以下のように書ける．

$$\begin{pmatrix} C_{\alpha 0} \\ \vdots \\ C_{\alpha N-1} \end{pmatrix} = \begin{pmatrix} a_{00} & \cdots & a_{0(N-1)} \\ \vdots & \ddots & \vdots \\ a_{(N-1)0} & \cdots & a_{(N-1)(N-1)} \end{pmatrix} \begin{pmatrix} f'_{\alpha 0} \\ \vdots \\ f'_{\alpha N-1} \end{pmatrix} \tag{3.107}$$

$$\boldsymbol{C}_\alpha = \mathbf{A}\boldsymbol{f}'_\alpha \tag{3.108}$$

ここで，$\boldsymbol{C}_\alpha$はKL変換後のPCAの係数ベクトルである．また，以下の式で元の画像を復元できる．

$$\boldsymbol{f}'_\alpha = \mathbf{A}^T \boldsymbol{C}_\alpha \tag{3.109}$$

$$\boldsymbol{f}_\alpha = \bar{\boldsymbol{f}} + C_{\alpha 0}\boldsymbol{a}_0 + C_{\alpha 1}\boldsymbol{a}_1 + \cdots + C_{\alpha i}\boldsymbol{a}_i + \cdots + C_{\alpha N-1}\boldsymbol{a}_{N-1} \tag{3.110}$$

このとき，固有ベクトル$\boldsymbol{a}_i$を固有画像（eigen image）と呼ぶ．固有ベクトルを固有値（eigen value）が大きい順に並び替え，その順に対応するように固有画像に小さいiをゼロから割り当てて並べ替える．その結果，寄与の大きい順番で固有画像が並ぶことになる．寄与率は以下の式で計算する．

$$\text{第}k\text{主成分の寄与率} = \frac{\lambda_k}{\lambda_0 + \lambda_1 + \cdots + \lambda_{N-1}} \tag{3.111}$$

PCAの係数ベクトル$\boldsymbol{C}_\alpha$のすべての画像に対する平均値はゼロとなり，分散共分散行列**M**の固有値（$\lambda_0, \lambda_1, \cdots, \lambda_{N-1}$）は，KL変換後の主軸となる固有ベクトル$\boldsymbol{a}_i$の方向の分散となる．

4.5　ウェーブレット変換

ウェーブレット変換の基本は，位置とスケール（拡大縮小に相当）の2つで指定される，場所ごとにスケールが異なるウェーブレット（wavelet）と呼ばれる小さい波の合成として，信号を表現することである[1]．ウェーブレット変換（wavelet transform）による解析の利点は，場所ごとに異なる振幅の周波数解析が可能となることである．フーリエ解析では，様々な周波数の波（cos波とsin波）の加算として信号を表現する．しかし，画像内の位置に関係なく各周波数の波の振幅は一定である．

4.5.1　スケーリング関数による多重解像度分解

ウェーブレット解析は多重解像度分解に基づいており，その考え方を図3.30に示す．多重解像度分解とは，信号を異なるスケールの変動成分に分解することである．図3.30では，ピクセル幅が1である1次元の8個のピクセルの並びを考える．ピクセル（画素）はピクセル値（縦軸）$C_k^{(j)}$（kはデータ番号（横軸））が一定の区間の幅（サンプリング間隔は2^j）で

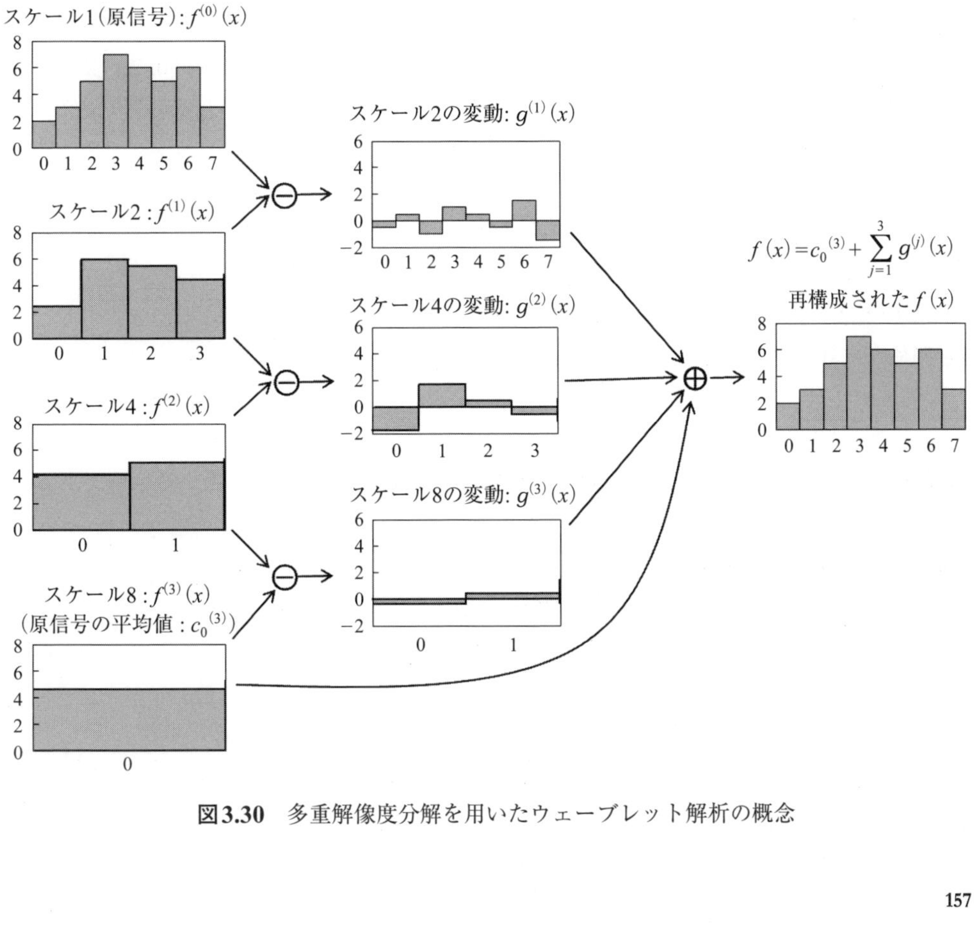

図3.30　多重解像度分解を用いたウェーブレット解析の概念

あり，“窓”と考えることができる．図3.30の左端の列で，スケール1では窓は1で，スケール2では窓は2となる．スケールの逆数は“解像度”と呼ばれ，周波数に対応する．この窓の中で平均値を求める操作を，スケール1からスケール2^j($0 \leq j \leq \log_2 N$, Nはピクセル数)（jはピラミッドのレベルまたは高さ）（1つのピクセルになる）まで位置をずらしながら左から順に行っている．一般に，スケール2^jの信号$f^{(j)}(x)$は以下の式で書ける．

$$f^{(j)}(x) = \sum_{k=0}^{\frac{N}{2^j}-1} C_k^{(j)} \phi_k^{(j)}(x) \qquad \left(k = 0, \cdots, \frac{N}{2^j} - 1\right) \tag{3.112}$$

$$C_k^{(j)} = \frac{C_{2k}^{(j-1)} + C_{2k+1}^{(j-1)}}{2} \qquad （この式では，1 \leq j \leq \log_2 N） \tag{3.113}$$

$$\phi_k^{(j)}(x) = \phi\left(\frac{x}{2^j} - k\right) \tag{3.114}$$

ここで，$\phi\left(\frac{x}{2^j} - k\right)$ はスケーリング関数で以下のように定義する．

$$\phi(x) = \begin{cases} 1 & (0 \leq x < 1) \\ 0 & \text{otherwise} \end{cases} \tag{3.115}$$

$\phi(x/2^j - k) = \phi((x - 2^j k)/2^j)$ となるので，$\phi(x)$ の台（1の範囲）を区間 $[0, 2^j)$ に広げて$2^j k$だけ平行移動したものである．式(3.112)を適用した結果が図3.30の左端の列である．異なるスケーリング関数には以下のような直交関係がある．

$$\int_0^N \phi_k^{(j)}(x) \phi_{k'}^{(j)}(x)\, dx = 0 \quad (k \neq k') \tag{3.116}$$

$k \neq k'$のとき，台が重ならないので，スケーリング関数は直交関数である．また，以下の包含関係が成り立つ．

$$\phi_k^{(j)}(x) = \phi_{2k}^{(j-1)}(x) + \phi_{2k+1}^{(j-1)}(x) \tag{3.117}$$

これはあるレベルの台は，その上のレベルの台を2個分含んでいる，という意味である．

4.5.2 ウェーブレット変換

ウェーブレット変換の基本は信号のスケール間の差を求めることによって，ウェーブレットの基底に分解することである．そこで，まず以下のような操作を行う．

$$g^{(j)}(x) = f^{(j-1)}(x) - f^{(j)}(x) = \sum_{k=0}^{\frac{N}{2^j}-1} d_k^{(j)} \psi_k^{(j)}(x) \tag{3.118}$$

$$d_k^{(j)} = \frac{C_{2k}^{(j-1)} - C_{2k+1}^{(j-1)}}{2} \qquad (この式では，1 \le j \le \log_2 N) \tag{3.119}$$

$$\psi_k^{(j)}(x) = \psi\left(\frac{x}{2^j} - k\right) \tag{3.120}$$

$$\psi(x) = \begin{cases} 1 & \left(0 \le x < \frac{1}{2}\right) \\ -1 & \left(\frac{1}{2} \le x < 1\right) \\ 0 & \text{otherwise} \end{cases} \tag{3.121}$$

$\psi(x)$ はハール（Haar）関数と呼ばれ，ウェーブレット基底関数の一つである．その結果を図3.30の中央の列に示す．ハール関数も直交基底関数である．ウェーブレット基底関数としては，メイヤー（Meyer）関数，ドベシー（Daubechies）関数などが知られている．結局，すべてのスケールの変動成分 $g^{(j)}(x)$ を合計すると，図3.30の右端の図のように元の信号に戻る．このことは以下の式で記述できる．

$$f(x) = C_0^{(n)} + \sum_{j=1}^{n} \sum_{k=0}^{\frac{N}{2^j}-1} d_k^{(j)} \psi_k^{(j)}(x) \tag{3.122}$$

ここで，Nはピクセル数で，nは最大スケール番号（jはスケール番号）である．したがって，$n = \log_2 N$となる．

ウェーブレット展開の係数は，以下のウェーブレット変換の式から求めることができる．

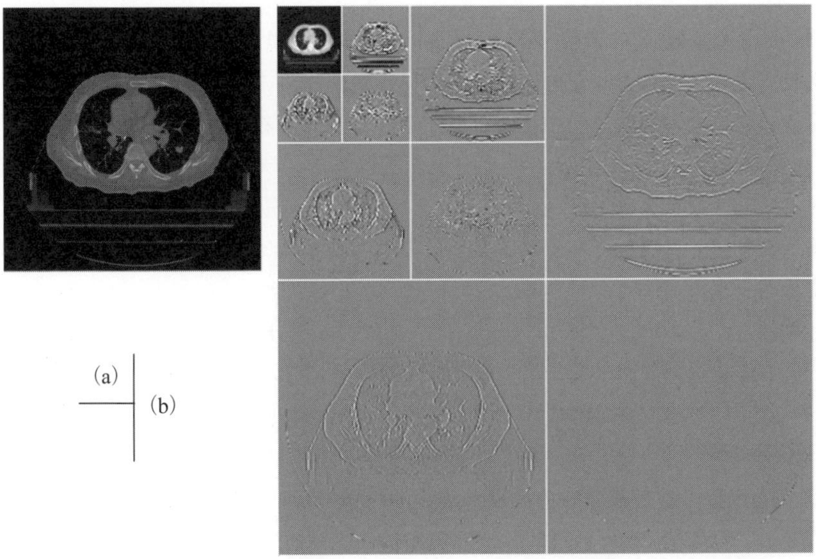

図3.31　胸部CT画像のウェーブレット変換
（a）胸部CT画像の原画像，（b）スケール3までの ウェーブレット変換画像．

$$d_k^{(j)} = \frac{1}{2^j}\int_0^N f(x)\psi_k^{(j)}(x)\,dx \tag{3.123}$$

$$C_0^{(n)} = \frac{1}{N}\int_0^N f(x)\,dx \tag{3.124}$$

式(3.123)は次のことを意味する．各ウェーブレット$\psi_k^{(j)}(x)$の係数$d_k^{(j)}$は，スケール（周波数に対応）を示すレベルjと位置を示すkの番号を持つ．したがって，どの場所にどれだけの周波数成分があるのかを知ることができる．

図3.31に胸部CT画像のウェーブレット変換の結果を示す．水平方向の画像は水平方向の画素値の差分，垂直方向の画像は垂直方向の画素値の差分，対角方向の画像は対角方向の画素値の差分の画像である．

第 5 節　画像強調

画像強調（image enhancement）とは画素値や画像の見え方を変化させることで人間が対象物を観察しやすくするための手法である．画質改善を目的とした画像処理の中では基本的な前処理といえる．ここでは階調変換，空間周波数フィルタ処理，空間フィルタ処理の画像強調処理の理論と応用を解説する．さらに，特定の対象物を強調する手法について解説する．

5.1　濃度値のヒストグラム

濃度値（ピクセル値）のヒストグラムとは，濃度値が出現する頻度を表したグラフである．ヒストグラムから以下のような画像の基本的な性質を知ることができる．

- 画像内に含まれる濃度値の頻度分布を知ることができる．
- CT画像の場合，ヒストグラムのピーク面積はあるスライス面における人体組織の面積に対応する．たとえば，CT画像における肺，脂肪，筋肉などである．
- あるモダリティに関してある部位の多数の画像の平均ヒストグラムから，濃度値の生起確率分布を求めることができる．

2次元画像$f(x, y)$（$0 \leq x \leq M-1, 0 \leq y \leq N-1$）のヒストグラム$h(i)$（$i$: 濃度値，$0 \leq i \leq L-1$, L: 量子化レベル数）を定式化すると以下のようになる．

$$h(i) = \mathrm{card}\{(x, y) \mid f(x, y) = i\} \tag{3.125}$$

ここで，card {・}は有限集合の濃度（cardinal number）であり，{ }内の有限集合の要素の個数に等しい．また，$f(x, y)$は（x, y）における濃度値である．

図3.32にCT画像の濃度値（CT値）のヒストグラムの例を示す．水のCT値を0に，空気のCT値を−1000に校正すると，肺野，血液，脂肪，筋肉，骨などの組織のCT値はどの

CT装置でも同様な値を示す.

次項で説明するように，ヒストグラムに基づいて特定の組織を強調するために，階調変換することができる．また，ヒストグラム平坦化などの技術を使えば，コントラストを強調することも可能である。さらに，ヒストグラムに判別分析法を適用することで，自動閾値処理（第7節を参照）を行うことができる.

5.2　階調変換

階調変換（contrast transformation）は，観察したい人体組織の濃度値の範囲を強調する手法である．つまり，ヒストグラムの横軸の濃度値に階調変換の関心ウィンドウ（中心濃度値

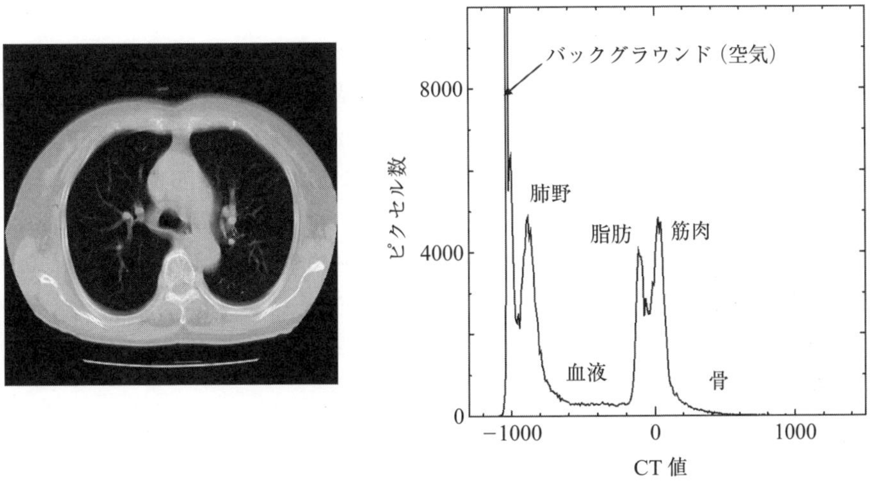

(a)　(b)

図3.32　CT画像の濃度値（CT値）のヒストグラム
(a) 原画像，(b) CT値の濃度値ヒストグラム．バックグラウンドの実際のピクセル数は6万弱ある.

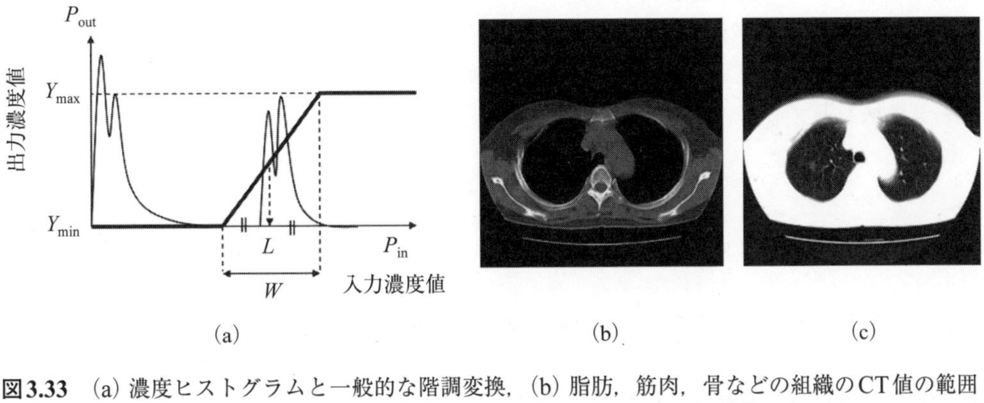

(a)　(b)　(c)

図3.33　(a) 濃度ヒストグラムと一般的な階調変換，(b) 脂肪，筋肉，骨などの組織のCT値の範囲に関心ウィンドウを合わせたCT画像，(c) 肺などの組織のCT値の範囲に関心ウィンドウを合わせたCT画像

Lと幅$W(\neq 0)$）を設定し，変換後の濃度値の範囲（Y_{min}からY_{max}）を決め，以下のような変換式を決定することで，入力濃度値P_{in}から出力濃度値P_{out}への変換を行う．

$$P_{out}=\begin{cases} Y_{min} & (P_{in}<L-W/2) \\ \dfrac{Y_{max}-Y_{min}}{W}\left\{P_{in}-\left(L-\dfrac{W}{2}\right)\right\}+Y_{min} & (L-W/2\leq P_{in}\leq L+W/2) \\ Y_{max} & (L+W/2<P_{in}) \end{cases} \quad (3.126)$$

図3.33に濃度ヒストグラムと一般的な階調変換，CT画像の階調変換の結果を示す．図3.33(a) では脂肪，筋肉などの組織のピークに，階調変換の関心ウィンドウを合わせている．この場合，図3.33(b) のような画像になる．

5.3　空間周波数フィルタ処理

周波数空間において，原画像のフーリエ変換と遮断周波数などのパラメータで決められた関数との積を逆フーリエ変換する処理が空間周波数フィルタ（spatial frequency filter）処理である．低域通過（lowpass）フィルタの目的は，主に高周波成分から構成されるノイズの低減であり，高域通過（high pass）フィルタの目的はエッジ強調，帯域通過（bandpass）フィルタはある範囲の周波数を持つ特定の対象物の強調を目的としている．ここでは主なフィルタを紹介する[13)]．

5.3.1　理想低域通過フィルタ

このフィルタは以下の式で定義される．

$$F_{low}(u,v)=\begin{cases} 1 & (\sqrt{u^2+v^2}\leq w_0) \\ 0 & (\sqrt{u^2+v^2}>w_0) \end{cases} \quad (3.127)$$

u, vは空間周波数で，w_0は遮断周波数である．

5.3.2　バターワース低域通過フィルタ

式(3.127)の理想低域通過フィルタでは，遮断周波数を指定できるが，バターワース低域通過フィルタでは，フィルタリングする周波数成分を連続的に緩やかに遮断する．バターワース低域通過フィルタの定義式を以下に示す．

$$F_{Butter}(u,v)=\frac{1}{1+\left(\dfrac{\sqrt{u^2+v^2}}{w_0}\right)^{2n}} \quad (3.128)$$

遮断の程度はnとw_0で決まる．関数の変曲点は遮断周波数w_0となる．

5.3.3　ガウス型低域通過フィルタ

これはガウス関数の標準偏差を遮断周波数に置き換えたものである．ガウス関数による空間平滑化フィルタ（加重平均フィルタ（ガウス関数近似））と数学的に等価である．

5.3.4　理想高域通過フィルタ

エッジ部分は主に高周波成分から構成されると仮定して，エッジを強調するフィルタである．これは以下のように表される．

$$F_{\mathrm{high}}(u,v)=\begin{cases}0 & (\sqrt{u^2+v^2}<w_0)\\ 1 & (\sqrt{u^2+v^2}\geq w_0)\end{cases} \tag{3.129}$$

5.3.5　帯域通過フィルタ

帯域通過フィルタはある範囲の周波数を持つ特定の対象物を強調するために用いる．ただし，対象物の周波数範囲を事前に調べておく必要がある．

図3.34に空間周波数フィルタ処理の結果を示す．低域通過フィルタではノイズは低減しているが，エッジもぼけていることがわかる．また，高域通過フィルタでは，エッジが強調

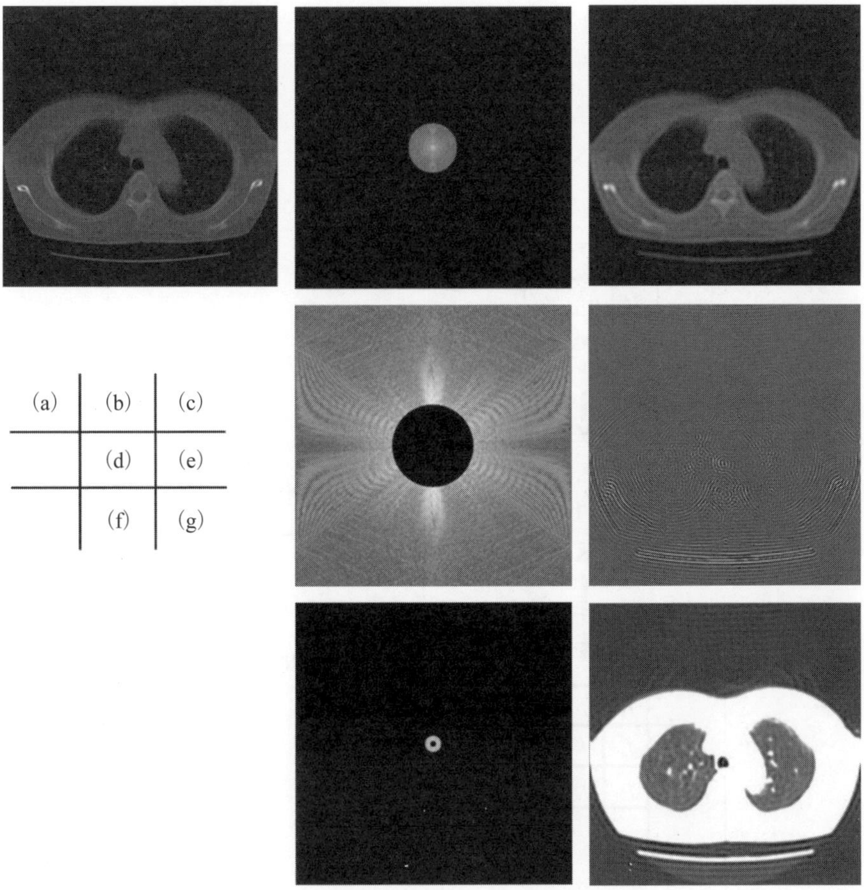

図3.34　空間周波数フィルタ処理

(a) 原画像，(b) 低域通過フィルタ，(c) (b) の逆フーリエ変換，(d) 高域通過フィルタ，(e) (d) の逆フーリエ変換，(f) 帯域通過フィルタ，(g) (f) の逆フーリエ変換．

されている．帯域通過フィルタでは，肺癌陰影をある程度強調できている．

5.4　空間フィルタ処理

線形の空間フィルタ（spatial filter）処理は，周波数空間での処理と数学的に等価である．空間フィルタ処理では，画像の実空間において，ある目的（ノイズ除去，エッジ強調など）の処理フィルタと対象画像との畳み込み積分（convolution）を行う．以下に，入力画像$f(x, y)$と空間フィルタ$h(x, y)$との畳み込み積分の理論式を示す．

$$f(x,y)*h(x,y)=\int_{-\infty}^{\infty}\int_{-\infty}^{\infty} f(x-\tau, y-\eta)h(\tau,\eta)\,d\tau\, d\eta \tag{3.130}$$

画像処理における離散データに対する畳み込み積分の計算方法を以下に示す[14]．

$$f(x,y)*h(x,y)=\sum_{i=-a}^{a}\sum_{j=-b}^{b} f(x-i, y-j)h(i,j) \tag{3.131}$$

$$=\sum_{i=-a}^{a}\sum_{j=-b}^{b} f(x+i, y+j)h(-i,-j) \tag{3.132}$$

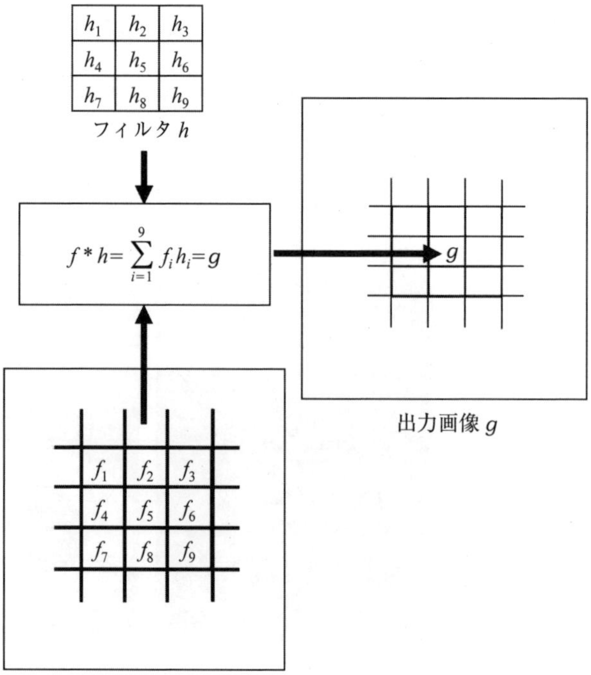

図3.35　畳み込み積分による空間フィルタ処理

$$= \sum_{i=-a}^{a} \sum_{j=-b}^{b} f(x+i, y+j) h_s(i, j) \tag{3.133}$$

ここで，$0 \leq x \leq M-1, 0 \leq y \leq N-1$（MとNは画像$f$のピクセル数），$n_x, n_y$は空間フィルタ$h(x, y)$の$x$と$y$方向のピクセル数（奇数）で，$a=(n_x-1)/2, b=(n_y-1)/2, i, j$は空間フィルタサイズと一致する関心領域の$x$と$y$方向のピクセル番号である．ここで，$h_s(i, j)=h(-i, -j)$（180°回転したフィルタ）とおいている．式(3.133)は相互相関関数（cross correlation function）と呼ばれる．$h(i, j)=h(-i, -j)$（180°回転させても同じ形状）の場合，つまり対称なフィルタの場合，畳み込み積分と相互相関の間で結果は同じである．一般的に，空間フィルタの形は，2次元の場合，正方形や円形であり，3次元の場合，立方体や球体の形状が用いられる．図3.35に畳み込み積分による空間フィルタ処理の例を示す．

5.4.1　空間平滑化フィルタ

平滑化処理の目的はノイズ除去による画質向上である．手法の基本はある種の計算に基づいてノイズを低減し，濃度値の空間分布を滑らかにすることである．

平滑化の手法としては，以下のように分類できる．

線形フィルタ：加重平均フィルタ（平均化（平均値）フィルタ，ガウシアンフィルタなど）

非線形フィルタ：メディアンフィルタ，エッジ保存スムージングフィルタなど

図3.36に加重平均フィルタの例を示す．

(1)　加重平均フィルタ

加重平均フィルタは，加重平均を求めることによってノイズ成分を低減する．ただし，エッジをぼかしてしまう欠点がある．一般的な加重平均フィルタの式は以下のようになる．

$$g(x, y) = \frac{1}{\sum_{i=-a}^{a} \sum_{j=-b}^{b} h(i, j)} \sum_{i=-a}^{a} \sum_{j=-b}^{b} f(x+i, y+j) h(i, j) \tag{3.134}$$

右辺の最初の項の分母はフィルタの係数の合計で，これで割ることによって正規化を行っている．図3.36(a)のように，加重係数がすべて等しい場合，平均値フィルタとなる．また，ガウス関数近似の加重平均フィルタは，ガウシアンフィルタと呼ばれ，それを図3.36(b)

(a)　$\frac{1}{9}$ ×

1	1	1
1	1	1
1	1	1

(b)　$\frac{1}{16}$ ×

1	2	1
2	4	2
1	2	1

図3.36　加重平均フィルタの例
(a) 平均値フィルタ，(b) 加重平均フィルタ（ガウス関数近似）．

1	1	1		
1	1	1		
1	1	1		

1	1	1	1	1
	1	1	1	
		1		

		1	1	1
		1	1	1
		1	1	1

1				
1	1			
1	1	1		
1	1			
1				

	1	1	1	
	1	1	1	
	1	1	1	

				1
			1	1
		1	1	1
			1	1
				1

1	1	1		
1	1	1		
1	1	1		

		1		
	1	1	1	
1	1	1	1	1

		1	1	1
		1	1	1
		1	1	1

図3.37　エッジ保存平滑化フィルタの9つの局所領域.

に示す．ガウス関数を式 (3.135) に示す．

$$G(x,y,\sigma)=\frac{1}{2\pi\sigma^2}e^{-\frac{x^2+y^2}{2\sigma^2}} \tag{3.135}$$

ここでσはガウス関数の広がりのパラメータ（標準偏差）である．

(2)　メディアンフィルタ

メディアンフィルタは文字通りマスク領域内のメディアン（中央値）をフィルタの出力値とする平滑化の手法で，スパイクノイズ，ごま塩ノイズなどの極端に濃度値が異なるノイズを除くことができる．その理由はフィルタ内の濃度値をソーティング（大きさの順に並び替えること）することでメディアンを求めるので，濃度値が大きく異なる値（ノイズなど）はメディアンにはならない可能性が高いからである．メディアンフィルタを以下に示す．

$$g(x,y)=\underset{(i,j)\in R}{\mathrm{median}}\{f(x+i,y+j)\} \tag{3.136}$$

ここで，Rはマスク領域で形状は任意である．ただし，マスク領域内のピクセル数が偶数の場合，ソーティングの後，中央の順番を特定できないので，前半の最後と後半の最初の値の平均値をメディアンとする．

(3)　エッジ保存平滑化フィルタ

エッジ保存平滑化フィルタは，注目ピクセルの近傍のいくつかの局所領域の分散を計算することでエッジ領域がないと思われる領域を選択し，平均化を行う手法（選択的局所平均化）である．エッジ部を含む領域を避けるので，エッジ部を保存することが可能となる．具体例として図3.37にエッジ保存平滑化フィルタの9つの局所領域を示す．注目ピクセルの近傍9つの局所領域内の濃度値の分散を計算し，分散が最小となる領域（エッジがないと仮定）の平均値を注目ピクセルの値とする．

5.4.2　空間鮮鋭化フィルタ

鮮鋭化処理の目的は，対象物（病変部や臓器）のエッジ強調による画質向上である．手法の基本は，ある種の計算に基づいて濃度値の勾配（一次微分）の変化量（二次微分）を計算することによって，対象物のエッジを強調する．手法としては，アンシャープマスキング，ラプラシアンフィルタ処理などがある．ただし，ノイズも強調してしまうので，ノイズ低減と鮮鋭化の両立を目指し，ガウシアンラプラシアン（Laplacian of Gaussian: LoG）鮮鋭化フィルタ，ガウシアン差分（difference of Gaussian: DoG）鮮鋭化フィルタなどがある．

(1)　画像の微分

画像$f(x, y)$の一次偏微分は，数学的には以下のように定義され，右辺のように差分近似される．

$$f_x = \frac{\partial f(x,y)}{\partial x} = \lim_{\Delta p \to 0} \frac{f(x+\Delta p, y) - f(x,y)}{\Delta p} \approx \frac{f(x+\Delta p, y) - f(x,y)}{\Delta p} \tag{3.137}$$

$$f_y = \frac{\partial f(x,y)}{\partial y} = \lim_{\Delta p \to 0} \frac{f(x, y+\Delta p) - f(x,y)}{\Delta p} \approx \frac{f(x, y+\Delta p) - f(x,y)}{\Delta p} \tag{3.138}$$

ここで，x, y方向のピクセル間隔をΔpとしている．ただし，この式の場合，半ピクセルずれるので，以下の式が用いられることがある．

$$f_x \approx \frac{f(x+\Delta p, y) - f(x-\Delta p, y)}{2\Delta p} \tag{3.139}$$

さらに，式(3.137)を用いて，二次微分を以下のように定義する．

$$f_{xx} = \frac{\partial^2 f(x,y)}{\partial x^2} \approx \frac{f_x - f_{x-\Delta p}}{\Delta p} \tag{3.140}$$

$$= \frac{\{f(x+\Delta p, y) - f(x,y)\} - \{f(x,y) - f(x-\Delta p, y)\}}{\Delta p^2} \tag{3.141}$$

$$= \frac{f(x+\Delta p, y) - 2f(x,y) + f(x-\Delta p, y)}{\Delta p^2} \tag{3.142}$$

そして，f_{xy}は以下のように定義できる．

$$f_{xy}=\frac{\partial^2 f(x,y)}{\partial x\partial y}=\frac{\partial}{\partial y}\left(\frac{\partial f(x,y)}{\partial x}\right)\approx\frac{f_x^{y+\Delta p}-f_x^{y}}{\Delta p} \tag{3.143}$$

$$=\frac{\{f(x+\Delta p,y+\Delta p)-f(x,y+\Delta p)\}/\Delta p-\{f(x+\Delta p,y)-f(x,y)\}/\Delta p}{\Delta p} \tag{3.144}$$

$$=\frac{f(x+\Delta p,y+\Delta p)-f(x,y+\Delta p)-f(x+\Delta p,y)+f(x,y)}{\Delta p^2} \tag{3.145}$$

ここで，$f_x^{y+\Delta p}$は座標（$x, y+\Delta p$）におけるxに関する一次偏微分係数で，f_x^yは座標（x, y）におけるxに関する一次偏微分係数である．

画像処理においては，$\Delta p\to 0$ではなく$\Delta p=$定数（たとえば1）とするので，微分ではなく差分近似である．

ここで，微分演算子∇（ナブラ）を以下のように定義すると

$$\nabla=\begin{pmatrix}\frac{\partial}{\partial x}\\ \frac{\partial}{\partial y}\end{pmatrix},\qquad \nabla^T=\left(\frac{\partial}{\partial x},\frac{\partial}{\partial y}\right) \tag{3.146}$$

画像の勾配ベクトルは以下のようになる．

$$\nabla f(x,y)=\left(\frac{\partial f(x,y)}{\partial x},\frac{\partial f(x,y)}{\partial y}\right)^T \tag{3.147}$$

また，その勾配強度$\|\nabla f(x,y)\|$は以下の式で計算できる．

$$\|\nabla f(x,y)\|=\sqrt{\left(\frac{\partial f(x,y)}{\partial x}\right)^2+\left(\frac{\partial f(x,y)}{\partial y}\right)^2} \tag{3.148}$$

さらに，画像の勾配ベクトルの発散（ナブラと勾配ベクトルの内積）を求めると，画像のラプラシアン∇^2になる．

$$\nabla^2 f(x,y)=\nabla^T\cdot\nabla f(x,y) \tag{3.149}$$

$$=\frac{\partial^2 f(x,y)}{\partial x^2}+\frac{\partial^2 f(x,y)}{\partial y^2} \tag{3.150}$$

ラプラシアンは各ピクセルの勾配ベクトルの変化量を示している．

ここで式(3.142)と式(3.150)を用いて，$\Delta p=1$とすると，4近傍のエッジ抽出のラプラシアンフィルタを以下のように導出できる．

$$\nabla^2 f(x,y)=\frac{\partial^2 f(x,y)}{\partial x^2}+\frac{\partial^2 f(x,y)}{\partial y^2}=f_{xx}+f_{yy} \tag{3.151}$$

$$\approx f(x+1,y)-2f(x,y)+f(x-1,y)+f(x,y+1)-2f(x,y)+f(x,y-1) \tag{3.152}$$

$$=f(x,y-1)+f(x-1,y)+f(x+1,y)+f(x,y+1)-4f(x,y) \tag{3.153}$$

さらに，原画像からその二次微分のラプラシアンを引くと，エッジ強調のラプラシアンフィルタ処理となる．

$$f(x,y)-\nabla^2 f(x,y)=5f(x,y)-f(x,y-1)-f(x-1,y)-f(x+1,y)-f(x,y+1) \tag{3.154}$$

図3.38に4近傍のラプラシアンフィルタの例を示す．図3.39に1次元画像の一次微分と二次微分，ラプラシアンフィルタ（$f(x,y)-\nabla^2 f(x,y)$）の結果を示す．濃度値の二次微分は，エッジ成分に相当すると考えたほうがわかりやすい．エッジ部に相当する二次微分を引くと，エッジの前後を強調できる．これがエッジ強調のラプラシアンフィルタの原理である．このフィルタは，エッジ部のコントラストを上昇させることがわかる．

エッジ強調のラプラシアンフィルタ（$f(x,y)-\nabla^2 f(x,y)$）を周波数領域で見ると，そのフーリエ変換は以下の式のように高周波強調フィルタとなる．その結果，エッジ強調が可能となる．

$$FT\left\{f(x,y)-\left(\frac{\partial^2 f(x,y)}{\partial x^2}+\frac{\partial^2 f(x,y)}{\partial y^2}\right)\right\}=F(u,v)-\left\{-(u^2+v^2)F(u,v)\right\} \tag{3.155}$$

$$=(1+u^2+v^2)F(u,v) \tag{3.156}$$

また，アンシャープマスキング$UM(\cdot)$はエッジ強調のラプラシアンフィルタと，数学的に等価である．そのことを1次元画像の場合で示す．ただし，平均化フィルタ$f_{\mathrm{ave}}(x)$は3点で行う場合を考えている．

$$UM(f(x))=f(x)+\alpha\left\{f(x)-f_{\mathrm{ave}}(x)\right\} \tag{3.157}$$

$$=f(x)+\alpha\left\{f(x)-\frac{f(x-1)+f(x)+f(x+1)}{3}\right\} \tag{3.158}$$

$$=f(x)+\frac{\alpha}{3}\left\{3f(x)-f(x-1)-f(x)-f(x+1)\right\} \tag{3.159}$$

0	1	0
1	−4	1
0	1	0

(a)

0	−1	0
−1	5	−1
0	−1	0

(b)

図3.38　ラプラシアフィルタの例（4近傍）
(a) エッジ抽出，(b) エッジ強調.

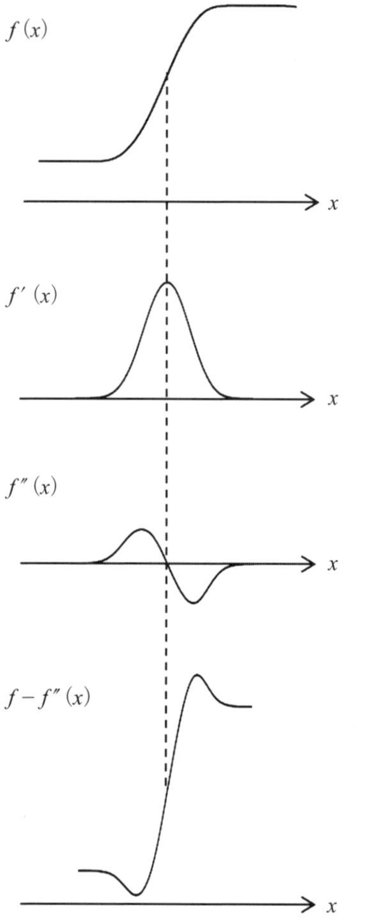

図3.39　1次元画像$f(x)$ の一次微分$f'(x)$，二次微分$f''(x)$, $f(x)-f''(x)$ の結果

$$=f(x)-\frac{\alpha}{3}\left[\{f(x+1)-f(x)\}-\{f(x)-f(x-1)\}\right] \tag{3.160}$$

$$=f(x)-\frac{\alpha}{3}\{\nabla f(x+1)-\nabla f(x)\} \tag{3.161}$$

$$=f(x)-\frac{\alpha}{3}\nabla^2 f(x) \tag{3.162}$$

$$=f(x)-\beta\nabla^2 f(x) \tag{3.163}$$

βはエッジ強調の程度を決める.

(2)　LoGフィルタ

2次元画像のLoGフィルタはガウシアンフィルタ$G(x, y, \sigma)$ を適用してノイズを低減した後に，鮮鋭化するフィルタである．つまり，数学的には以下のように表現できる.

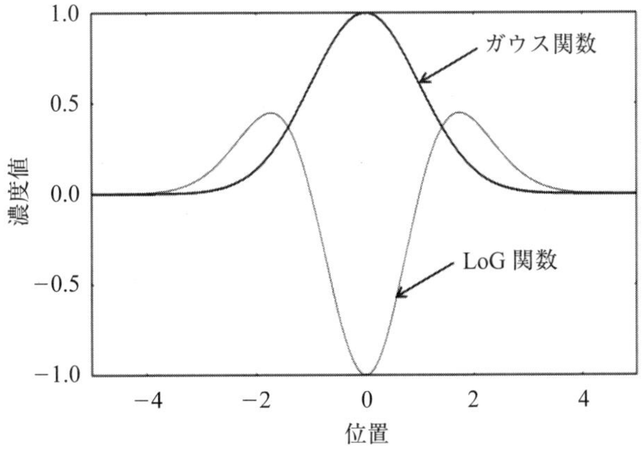

図3.40　1次元のガウス関数とLoG関数

$$\nabla^2\left[G(x,y,\sigma)*f(x,y)\right]=\nabla^2\left[G(x,y,\sigma)\right]*f(x,y)=\mathrm{LoG}(x,y)*f(x,y) \tag{3.164}$$

よって，LoGフィルタは以下のように求められる．

$$\frac{\partial G(x,y,\sigma)}{\partial x}=\frac{\partial}{\partial x}\left(\frac{1}{2\pi\sigma^2}e^{-\frac{x^2+y^2}{2\sigma^2}}\right)=-\frac{x}{2\pi\sigma^4}e^{-\frac{x^2+y^2}{2\sigma^2}} \tag{3.165}$$

$$\frac{\partial^2 G(x,y,\sigma)}{\partial x^2}=\frac{\partial}{\partial x}\left(\frac{\partial G(x,y,\sigma)}{\partial x}\right)=\frac{\partial}{\partial x}\left(-\frac{x}{2\pi\sigma^4}e^{-\frac{x^2+y^2}{2\sigma^2}}\right) \tag{3.166}$$

$$=\frac{x^2-\sigma^2}{2\pi\sigma^6}e^{-\frac{x^2+y^2}{2\sigma^2}} \tag{3.167}$$

$\frac{\partial^2 G(x,y,\sigma)}{\partial y^2}$ も同様に求めると，結果として，LoGフィルタは以下のようになる．

$$\mathrm{LoG}(x,y,\sigma)=\frac{\partial^2 G(x,y,\sigma)}{\partial x^2}+\frac{\partial^2 G(x,y,\sigma)}{\partial y^2} \tag{3.168}$$

$$=\frac{x^2+y^2-2\sigma^2}{2\pi\sigma^6}e^{-\frac{x^2+y^2}{2\sigma^2}} \tag{3.169}$$

1次元のガウス関数とLoGフィルタを図3.40に示す．3次元画像のLoGフィルタは以下の式になる．

$$\mathrm{LoG}(x,y,z,\sigma)=\frac{x^2+y^2+z^2-3\sigma^2}{2\pi\sigma^6}e^{-\frac{x^2+y^2+z^2}{2\sigma^2}} \tag{3.170}$$

(3)　DoGフィルタ

2次元画像のDoGフィルタは，LoGフィルタの近似である．DoGフィルタは，以下の式で表すことができる．

$$\mathrm{DoG}(x,y,\sigma_1,\sigma_2)=G(x,y,\sigma_1)-G(x,y,\sigma_2)=\frac{1}{2\pi}\left(\frac{1}{\sigma_1^2}e^{-\frac{x^2+y^2}{2\sigma_1{}^2}}-\frac{1}{\sigma_2^2}e^{-\frac{x^2+y^2}{2\sigma_2{}^2}}\right) \tag{3.171}$$

DoGフィルタがLoGフィルタの近似となる理由の背景には，以下の拡散方程式がある．

$$\frac{\partial f(x,t)}{\partial t}=D\frac{\partial^2 f(x,t)}{\partial x^2} \tag{3.172}$$

ここで，$f(x, t)$ は空間座標xと時間tの関数，Dは比例係数（拡散係数）である．拡散方程式は拡散現象を模擬した数理モデルである．数学的には，「ある関数$f(x, t)$ の変数t（時間）に関する一次微分は，もう一つの変数x（空間）に関する二次微分に比例すること」をこの式は意味している．この拡散方程式を用いて，LoGフィルタとDoGフィルタの関係（2次元の場合）を以下のように示すことができる．

$$\frac{\partial G(x,y,\sigma)}{\partial\sigma}=\frac{\partial}{\partial\sigma}\left(\frac{1}{2\pi\sigma^2}e^{-\frac{x^2+y^2}{2\sigma^2}}\right)=-\frac{1}{\pi\sigma^3}e^{-\frac{x^2+y^2}{2\sigma^2}}+\frac{x^2+y^2}{2\pi\sigma^5}e^{-\frac{x^2+y^2}{2\sigma^2}} \tag{3.173}$$

$$=\frac{x^2+y^2-2\sigma^2}{2\pi\sigma^5}e^{-\frac{x^2+y^2}{2\sigma^2}} \tag{3.174}$$

また，2次元画像のLoGフィルタは式(3.169)のようになるので，ガウス関数のσによる一次微分と，x, yの二次微分の関係は以下のように比例関係になっている．

$$\mathrm{LoG}(x,y,\sigma)=\frac{1}{\sigma}\frac{\partial G(x,y,\sigma)}{\partial\sigma} \tag{3.175}$$

一方，ガウス関数のσについての一次微分 $\frac{\partial}{\partial\sigma}G(x,y,\sigma)$ は，以下のように2つの異なるσのガウス関数の差分（DoG）によって近似できる．

$$\frac{\partial G(x,y,\sigma)}{\partial\sigma}=\lim_{\Delta\sigma\to 0}\frac{G(x,y,\sigma+\Delta\sigma)-G(x,y,\sigma)}{\Delta\sigma} \tag{3.176}$$

ここで$\Delta\sigma=(k-1)\sigma$ $(k>1)$ とすると，

$$\frac{\partial G(x,y,\sigma)}{\partial\sigma}=\lim_{k\to 1}\frac{G(x,y,k\sigma)-G(x,y,\sigma)}{(k-1)\sigma}\approx\frac{G(x,y,k_0\sigma)-G(x,y,\sigma)}{(k_0-1)\sigma}\quad (k_0\,(>1)\approx 1) \tag{3.177}$$

したがって，LoGフィルタはDoGフィルタを用いて近似できる．

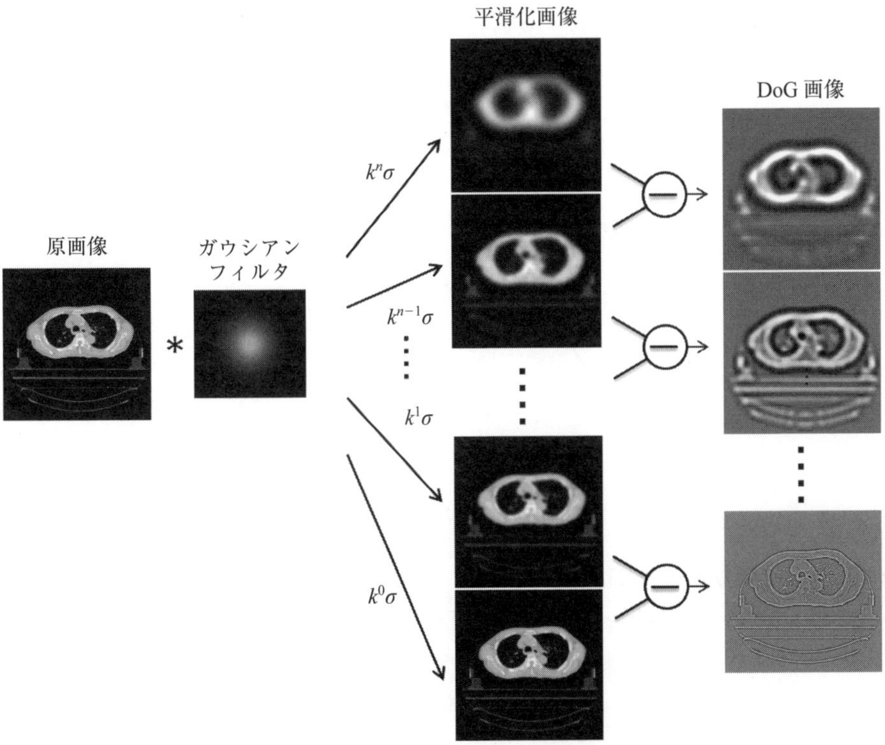

図3.41　SIFTにおける異なる広がり（ガウス関数の標準偏差）のDoG処理

$$\therefore \mathrm{LoG}(x,y,\sigma)\approx\frac{G(x,y,k_0\sigma)-G(x,y,\sigma)}{(k_0-1)\sigma^2}=\frac{\mathrm{DoG}(x,y,k_0\sigma)}{(k_0-1)\sigma^2}\qquad (k_0(>1)\approx 1)\qquad (3.178)$$

DoGフィルタは，周波数空間ではバンドパスフィルタといえる．つまり，第2項のフィルタは第1項よりも低いカットオフ周波数のローパスフィルタとなるようにσを決めると，バンドパスフィルタになると考えられる．DoGフィルタは，SIFT(shift invariant feature transform)にも使われている[15]．SIFTにおける異なる広がり（ガウス関数の標準偏差）のDoG(difference of Gaussian)画像処理を図3.41に示す．これはすべてのDoG画像の同じ座標において，濃度値の極値を取る座標と標準偏差を決定する処理である．

5.5　抽出を目的とした対象物強調

医用画像の分野では，対象物を選択的に強調し，かつそれ以外は減弱するような手法が開発されてきた．これらの手法はコンピュータ支援診断などのシステムにおいて，病変とそれ以外を区別しやすくすることが目的である．ここでは，理論的に分かりやすい手法であるヘッセ行列の固有値に基づく手法とMAP (maximum *a posteriori*) 推定，ファジーc平均クラスタリングを紹介する．

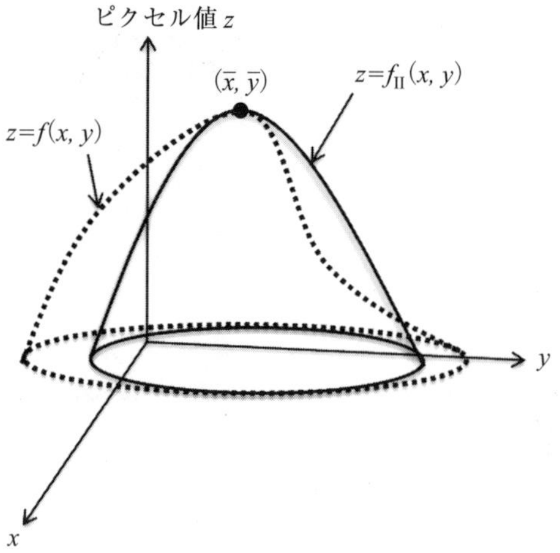

図3.42 局所領域の二次関数近似

5.5.1 ヘッセ行列の固有値に基づく強調

ヘッセ行列（ヘシアン行列ともいう）の固有値フィルタは，局所領域を二変数 (x, y) の二次関数で近似し，その二次関数の形状（上または下に凸の楕円型，放物型，鞍型）をヘッセ行列の固有値によって判断し，目的の形状に合わせて選択的に大きな値を出力するフィルタである．ここで，この理論的背景を説明する．多次元画像 $f(x_1, \cdots, x_n)$ を，点 $(\bar{x}_1, \cdots, \bar{x}_n)$ の周りでテイラー展開すると，以下のように表せる[16]．

$$f(\bar{x}_1+\Delta x_1, \cdots, \bar{x}_n+\Delta x_n)=\bar{f}+\sum_{i=1}^{n}\frac{\partial \bar{f}}{\partial x_i}\Delta x_i+\frac{1}{2}\sum_{i,j=1}^{n}\frac{\partial^2 \bar{f}}{\partial x_i \partial x_j}\Delta x_i \Delta x_j+\cdots \tag{3.179}$$

ここで，$\Delta x_i=x_i-\bar{x}_i, \bar{f}=f(\bar{x}_1, \cdots, \bar{x}_n)$ とおいている．この関数では，高次の項は点 $(\bar{x}_1, \cdots, \bar{x}_n)$ の近傍で小さくなり，また平行移動することによって極値と関係しない1次の項を消去できる．したがって，点 $(\bar{x}_1, \cdots, \bar{x}_n)$ における二次の近似関数 $f_{\mathrm{II}}(x_1, \cdots, x_n)$ はベクトルとヘッセ行列を用いて以下のような二次形式で表すことができる．

$$f_{\mathrm{II}}(x_1, \cdots, x_n)=\bar{f}+\frac{1}{2}\sum_{i,j=1}^{n}\bar{H}_{ij}(x_i-\bar{x}_i)(x_j-\bar{x}_j) \qquad \left(\bar{H}_{ij}=\frac{\partial^2 \bar{f}}{\partial x_i \partial x_j}\right) \tag{3.180}$$

$$=\bar{f}+\frac{1}{2}\left(\begin{pmatrix} x_1-\bar{x}_1 \\ \vdots \\ x_n-\bar{x}_n \end{pmatrix}^T, \mathbf{H}\begin{pmatrix} x_1-\bar{x}_1 \\ \vdots \\ x_n-\bar{x}_n \end{pmatrix}\right) \qquad \text{（$(\cdot,\cdot)$ はベクトルの内積を示す）} \tag{3.181}$$

ここで $\mathbf{H}$ は次の様に定義している．図3.42に2次元画像 $f(x, y)$ の点 $(\bar{x}, \bar{y})$ における二次関数近似の様子を示す．

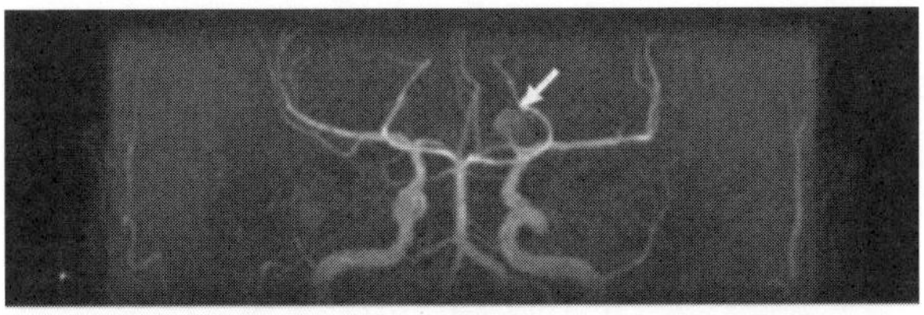

(a)

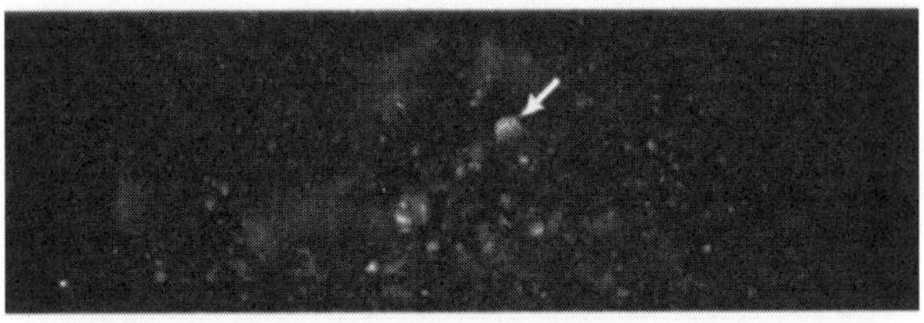

(b)

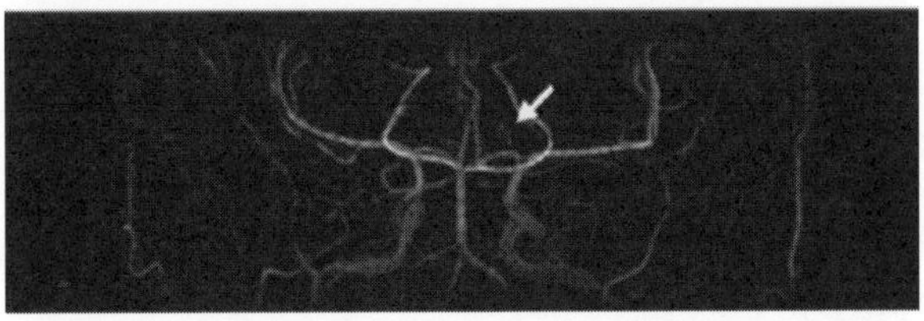

(c)

図3.43　MRA画像におけるヘッセ行列の固有値に基づく強調
(a) 原画像，(b) 球状強調，(c) 線状強調．

$$\mathbf{H}=\begin{pmatrix} \dfrac{\partial^2 f}{\partial x_1 \partial x_1} & \cdots & \dfrac{\partial^2 f}{\partial x_1 \partial x_n} \\ \vdots & \ddots & \vdots \\ \dfrac{\partial^2 f}{\partial x_n \partial x_1} & \cdots & \dfrac{\partial^2 f}{\partial x_n \partial x_n} \end{pmatrix} \tag{3.182}$$

式(3.181)の二次形式に主軸変換を適用することで，この式はヘッセ行列$\mathbf{H}$の固有値λ_1, $\lambda_2, \cdots, \lambda_n$（ただし，$\lambda_1 \geq \lambda_2 \geq \cdots \geq \lambda_n$）を用いて以下のように変形できる．

$$f_{\mathrm{II}}(x_1, \cdots, x_n) = \lambda_1 x_1'^2 + \lambda_2 x_2'^2 + \cdots + \lambda_i x_i'^2 + \cdots + \lambda_n x_n'^2 \tag{3.183}$$

ここでx_i'はヘッセ行列の固有ベクトルからなる直交行列によって主軸変換された後の座標軸である．ここで，2次元画像の局所領域の二次の近似関数は，固有値が次の条件のとき，以下のような形状となる．

$\lambda_2 \approx \lambda_1 \ll 0$のとき，上に凸の帽子型

$\lambda_2 \ll \lambda_1 \approx 0$のとき，上に凸の尾根型

これによって，突出した帽子型の形状の病変部や細い尾根型の血管などを選択的に強調できるフィルタを作ることが可能となる．

以上の理論的背景を巧みに利用することによって，Satoらは，線状，球状（または円状），

面状の対象物を強調するために有効な手法を開発した[17), 18)]．さらに，それを改良した手法を用いることで脳動脈瘤のような球状の対象物を強調するのに有効であることが証明されている[19)]．LoGフィルタに基づくヘッセ行列を以下に示す．

$$\mathbf{H}=\begin{pmatrix} f_{xx}(x,y) & f_{xy}(x,y) \\ f_{yx}(x,y) & f_{yy}(x,y) \end{pmatrix} \tag{3.184}$$

ここで，$f_{x^iy^j}(x,y)$ は二次の偏微分で，以下のように定義する．

$$f_{x^iy^j}(x,y,\sigma)=\left\{\frac{\partial^2 G(x,y,\sigma)}{\partial x^i \partial y^j}\right\} * f(x,y) \tag{3.185}$$

ここで，i, jは0を含む正の整数で，$i+j=2$を満たす．{ }内はLoGフィルタである．ヘッセ行列の第1と第2の固有値を$\lambda_1, \lambda_2 (\lambda_1 > \lambda_2)$ とすると，上に凸型の2次元の形状と固有値との関係は以下のようになる．

円状（帽子型）：$\lambda_2 \approx \lambda_1 \ll 0$

線状（尾根型）：$\lambda_2 \ll \lambda_1 \approx 0$

濃度分布が凸型の形状の対象物を強調するフィルタS_{BSE}の例を以下に示す．BSEはblob structure enhancementの略である．

$$S_{\mathrm{BSE}}\{f(x,y)\}=\begin{cases} |\lambda_2|\psi(\lambda_1,\lambda_2) & (\lambda_2 \le \lambda_1 \le 0) \\ 0 & (\text{otherwise}) \end{cases} \tag{3.186}$$

$$\psi(\lambda_1,\lambda_2)=\begin{cases} \left(\dfrac{\lambda_1}{\lambda_2}\right)^{\gamma} & (\lambda_2 \le \lambda_1 \le 0) \\ 0 & (\text{otherwise}) \end{cases} \tag{3.187}$$

ここでγは強調の程度を制御するパラメータである．

3次元の場合，第1，第2，第3の固有値を$\lambda_1, \lambda_2, \lambda_3 (\lambda_1 \ge \lambda_2 \ge \lambda_3)$ とすると，凸型の3次元の形状（球状の場合中心付近が大きな濃度値）と固有値との関係は以下のようになる．

球状：$\lambda_3 \approx \lambda_2 \approx \lambda_1 \ll 0$

線状：$\lambda_3 \approx \lambda_2 \ll \lambda_1 \approx 0$

面状：$\lambda_3 \ll \lambda_2 \approx \lambda_1 \approx 0$

図3.43にヘッセ行列の固有値に基づくフィルタを用いて脳動脈瘤を強調した結果を示す．球状強調画像（図3.43(b)）では，矢印の脳動脈瘤がよく強調されている．また，線状強調画像（図3.43(c)）では，血管が抽出されていることがわかる．

5.5.2 MAP推定による対象物強調

MAP（maximum *a posteriori*）推定は，尤度（likelihood）とカテゴリ（category）の事前確率（*a priori* probability）の積からベイズの定理に基づいてカテゴリの事後確率（*a posteriori* probability）を求め，事後確率が最大となるカテゴリを推定する手法である[20)]．ベイズの定理では，パターン$\boldsymbol{x}$（例：濃度値ベクトル）を観察したときにカテゴリy_i（iはカテゴリ番号で，最大数はc）（例：対象臓器）に分類される事後確率$P(y_i|\boldsymbol{x})$ は以下のように

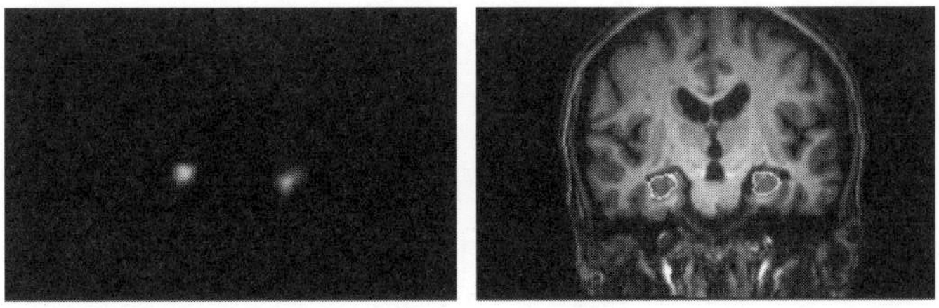

(a)　　　　　　　　　　(b)

図3.44　MR画像におけるMAP推定を用いた海馬のセグメンテーション
(a) 海馬の確率アトラス，(b) 海馬の粗抽出結果.

なる.

$$P(y_i|\boldsymbol{x})=\frac{P(\boldsymbol{x}|y_i)P(y_i)}{\sum_{i=1}^{c}P(\boldsymbol{x}|y_i)P(y_i)} \tag{3.188}$$

ここで，$P(\boldsymbol{x}|y_i)$ はカテゴリがy_iであるとき，観察されるパターン$\boldsymbol{x}$の分布の起こりやすさ（尤度），$P(y_i)$ はカテゴリy_iに属するデータ（例：ピクセル群）が観測される事前確率である．具体的に，脳の海馬のセグメンテーションの研究に用いた例で解説する．この例では海馬となる事後確率が最大となるピクセルを検出する．以下に事前確率の説明を示す.

カテゴリ：脳脊髄液，海馬，皮質＋白質の領域のピクセル

$P(\boldsymbol{x}|y_i)$：領域y_iの濃度値のヒストグラムから求めた濃度値$\boldsymbol{x}$の分布の起こりやすさ（尤度）

$P(y_i)$：領域y_iの確率アトラス（領域y_iの存在確率を濃度値として持たせたアトラス画像）

確率アトラス$P(y_i)$ は，マニュアルで領域抽出した複数の領域を，1つの基準となる座標系にレジストレーションして求めることができる．尤度$P(\boldsymbol{x}|y_i)$ は最尤推定法（maximum likelihood estimation method）によって求められる．図3.44にMR画像におけるMAP推定を用いた海馬のセグメンテーションの例を示す．大まかにではあるが，海馬をセグメンテーションできていることがわかる.

5.5.3　ファジーc平均クラスタリングによる対象物強調

クラスタリングとは，あらかじめ基準を設定することなく，データの集合を似ているデータごとにいくつかのクラスタに分類する方法である[21]．代表的なクラスタリングの1つはk平均クラスタリングである．k平均クラスタリングは，クラスタ中心とデータ間の距離のみに基づいてクラスタリングを行う方法であり，すべてのデータはいずれか一つ，そしてただ一つのクラスタに属する．一方，ファジーc平均クラスタリング（fuzzy c-means clustering: FCMC）は，データがクラスタに帰属する度合いにあいまいさを認めるという考えに基づく方法であり，データは複数のクラスタにあいまいに属する．あいまいさの表現はファジー理論による要素の集合への帰属度（メンバシップ関数）によって表される．FCMCはメンバシップ関数u_{ik}で重み付けされており，クラスタ中心v_iとの距離に関する目的関数J_{FCM}を最小化することによりクラスタリングを行う.

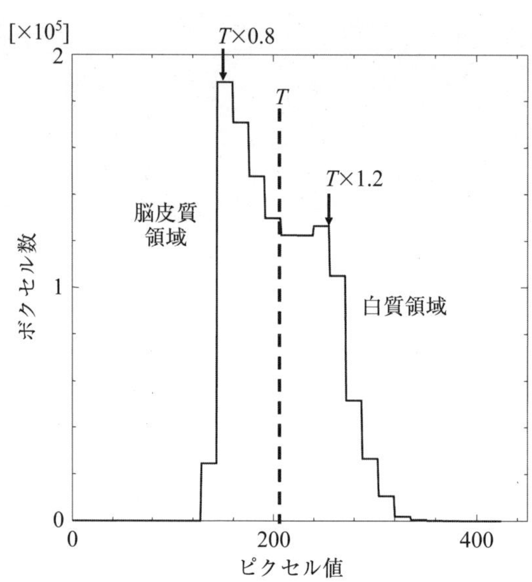

図3.45 脳領域のヒストグラムとファジーc平均クラスタリングにおけるクラスタ中心

$$J_{\mathrm{FCM}} = \sum_{k=1}^{n} \sum_{i=1}^{c} u_{ik}^{m} \| x_k - v_i \|^2 \qquad (3.189)$$

ここでx_kはk番目のボクセルのボクセル値，cはクラスタの数，nは全ピクセル数である．メンバシップ関数は常に正であり，次の制約条件を満たす．

$$\sum_{i=1}^{c} u_{ik} = 1 \qquad (3.190)$$

また，mは$m>1$を満たすように選ばれるべき乗パラメータであり，あいまいさを制御している．mが1に近くなるにつれてあいまいさの度合いが減少し，mが増加するにつれてあいまいさの度合いが増加する．

図3.45に脳領域のヒストグラムとファジーc平均クラスタリングにおけるクラスタ中心の例を示す．大脳実質領域抽出後のヒストグラムは，大脳皮質領域，白質領域の2つに分けることができる．ここでは，判別分析法に基づく自動閾値処理によって大脳皮質領域と白質領域の間の閾値を求めた．求めた閾値をTとすると，大脳皮質領域の初期クラスタ中心を$T\times0.8$，白質領域の初期クラスタ中心を$T\times1.2$となるように設定した．このようにしてFCMCを適用した後，大脳皮質領域に対するメンバシップ値の分布を，大脳皮質領域に対するファジーメンバシップマップとして取得した．脳のMR画像にFCMCを適用し，求めたファジーメンバシップ値の3次元マップを図3.46に示す．この結果，FCMCを用いれば，大脳皮質領域を強調できることがわかる．

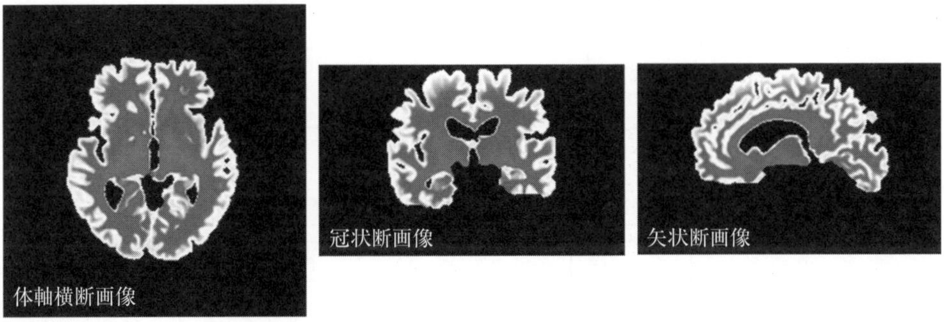

図3.46　ファジーメンバシップ値の3次元マッピング

第6節　画像修復

画像修復（image restoration）は，劣化画像を復元するための重要な手法の1つである．画像劣化の要因は，被写体の動きによるボケ，検出器を含むイメージングシステムにおけるボケやノイズ，放射線の信号自体のランダムノイズなどである．本節では画像劣化を線形モデルとして扱う．画像復元には，線形モデルによる2つの主な枠組みがあり，周波数空間における処理と実空間における処理がある．ここでは画像劣化の線形モデルを定式化し，周波数空間における画像復元の手法の理論を解説する．

6.1　画像劣化モデルと復元モデル

画像劣化モデルを線形モデルとして定式化する．図3.47に一般的な画像劣化過程モデルと復元過程モデルを示す．原信号を$f(x, y)$，点広がり関数を$h(x, y)$，ノイズを$n(x, y)$とすると，劣化画像$g(x, y)$は畳み込み積分を用いて以下のように表現できる[22]．

$$g(x, y)=\int_{-\infty}^{\infty}\int_{-\infty}^{\infty} f(\alpha, \beta)h(x-\alpha, y-\beta)\,d\alpha\, d\beta+n(x, y) \tag{3.191}$$

このような劣化過程のモデルを考えた場合，画像復元とは，復元フィルタ$r(x, y)$を求める問題である．ここで，復元画像$\tilde{f}(x, y)$は以下のように表現できると考える．

$$\tilde{f}(x, y)=\int_{-\infty}^{\infty}\int_{-\infty}^{\infty} g(\alpha, \beta)r(x-\alpha, y-\beta)\,d\alpha\, d\beta \tag{3.192}$$

一方，上記問題を周波数空間で考える．式(3.191)の両辺をフーリエ変換すると，以下のようになる．

$$G(u,v)=F(u,v)H(u,v)+N(u,v) \tag{3.193}$$

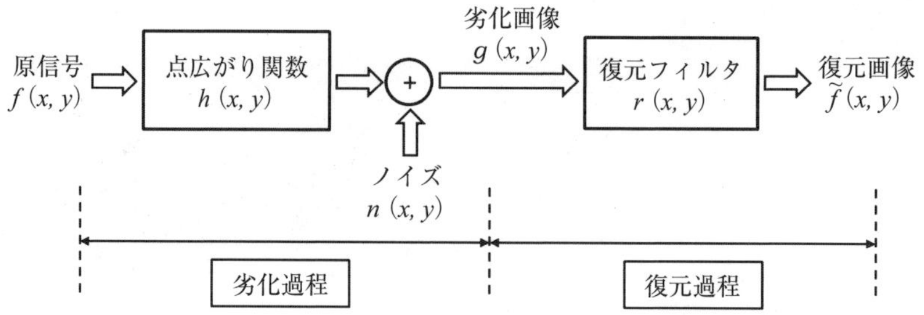

図3.47　一般的な画像劣化過程モデルと復元過程モデル

ここで，u, vは空間周波数，$G(u, v)$ は復元画像のフーリエ変換，$F(u, v)$ は劣化前の原信号のフーリエ変換，$H(u, v)$ は点広がり関数のフーリエ変換，$N(u, v)$ はノイズのフーリエ変換である．

次に，式(3.192) の両辺をフーリエ変換すると以下の式を得る．

$$\tilde{F}(u,v)=G(u,v)R(u,v) \tag{3.194}$$

ここで，$\tilde{F}(u, v)$ は復元画像のフーリエ変換，$R(u, v)$ は復元フィルタである．

6.2　画像復元フィルタ

6.2.1　ノイズがない場合の画像復元フィルタ

ノイズがない場合は，式(3.193)において$N(u, v) = 0$とすると，復元フィルタ$R(u, v)$ は以下のようになる．

$$R(u,v)=\frac{1}{H(u,v)} \tag{3.195}$$

したがって，劣化画像に復元フィルタを乗算し，逆フーリエ変換することによって，画像復元が可能となる．ノイズがない場合の空間領域と周波数領域における画像の劣化モデルと復元モデルを図3.48に示す．この例では，点広がり関数$h(x)$ で特徴づけられた画像形成システムに劣化していない（ぼけていない）信号$f(x)$ が入力された場合を考える．ぼけた劣化画像は$g(x) = f(x) * h(x)$ となる．この劣化画像のフーリエ変換$G(u)$ と復元フィルタ $1/H(u)$ との積を逆フーリエ変換することで信号$f(x)$ を復元することができる．また，図3.49にノイズを考慮しない場合の画像復元の実例を示す．

6.2.2　ノイズがある場合の画像復元フィルタ

復元画像のフーリエ変換$\tilde{F}(u, v)$ は，ノイズがある場合，式(3.193)から以下のように求めることができる．

$$\tilde{F}(u,v)=\frac{G(u,v)}{H(u,v)}-\frac{N(u,v)}{H(u,v)} \tag{3.196}$$

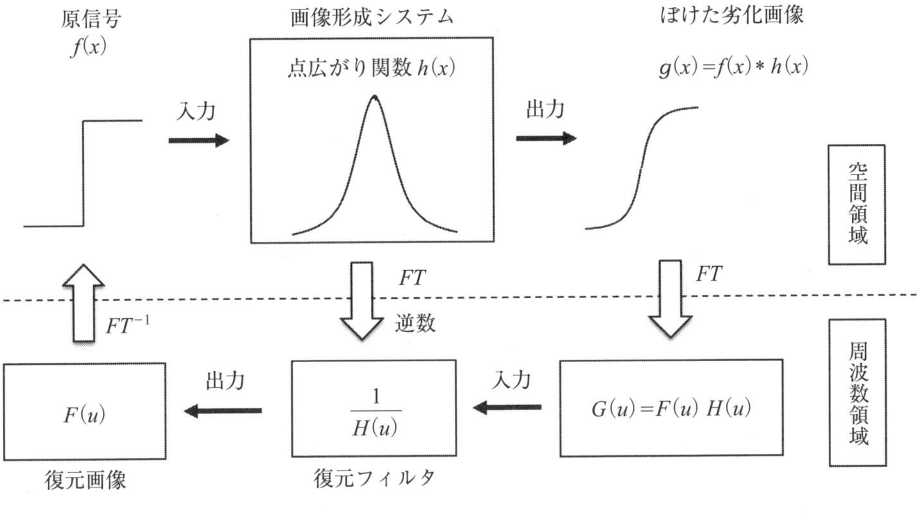

図3.48　ノイズがない場合の空間領域と周波数領域における画像の劣化モデルと復元モデル（1次元画像）

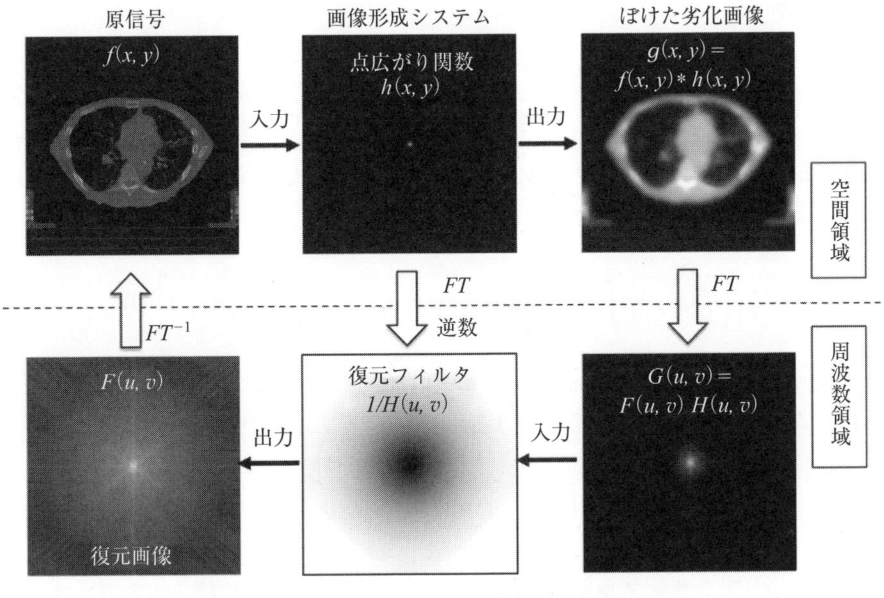

図3.49　ノイズを考慮しない場合の画像復元の例

一般に，点広がり関数はガウス関数と類似した形状をしているので，そのフーリエ変換もガウス関数に近い関数となる．その場合，$H(u, v)$ は高周波領域ほど小さくなり0（ゼロ）に近づく．したがって，高周波領域で $\dfrac{N(u,v)}{H(u,v)}$ の値はかなり大きくなり，$\tilde{F}(u, v) \ll \dfrac{N(u,v)}{H(u,v)}$ という結果が生じ，復元画像 $\tilde{F}(u, v)$ はノイズに埋もれることになる．そこで，以下のように，逆フィルタの使い方を場合分けすれば，上記の問題を解決することができる．このとき，

復元フィルタ $R(u,v)$ は，以下のようになる．

$$R(u,v)=\begin{cases} \dfrac{1}{H(u,v)} & \left(\sqrt{u^2+v^2}\leq w_0\right) \quad \text{逆フィルタ適用} \\ a & \left(\sqrt{u^2+v^2}>w_0\right) \end{cases} \tag{3.197}$$

ここで w_0 は逆フィルタを使い分けるための遮断周波数，a は定数である．

6.2.3　最小二乗法に基づく復元フィルタ

最小二乗法（least squares method）に基づく復元フィルタは，最小二乗フィルタまたはウィナーフィルタ（Wiener filter）と呼ばれる．ここでは，最小二乗法を用いて，原画像 $f(x, y)$ と復元画像 $\tilde{f}(x, y)$ のピクセルごとの差の二乗誤差の平均を最小化するように，周波数領域における復元フィルタを決定する[22]．この問題を定式化すると以下のようになる．

$$\varepsilon=E[(f(x,y)-\tilde{f}(x,y))^2]\rightarrow \min \tag{3.198}$$

ここで，$E[\cdot]$ はアンサンブル平均（それぞれのピクセルごとの時間または位置に関する平均）を示す．

ここで復元画像 $\tilde{f}(x, y)$ は式(3.192)で表現できるので，式(3.198)は以下のようになる．

$$\varepsilon=E\left[\left(f(x,y)-\int_{-\infty}^{\infty}\int_{-\infty}^{\infty}g(\alpha,\beta)r(x-\alpha,y-\beta)\,d\alpha\,d\beta\right)^2\right] \tag{3.199}$$

式(3.199)を最小化する復元フィルタ $r(x, y)$ は以下の式を満たすことが証明されている[22]．

$$E\left[\left(f(x,y)-\int_{-\infty}^{\infty}\int_{-\infty}^{\infty}g(\alpha,\beta)r(x-\alpha,y-\beta)\,d\alpha\,d\beta\right)g(s,t)\right]=0 \tag{3.200}$$

ここで，(α, β) と (s, t) は x, y 平面内の任意の座標である．

さらに，式(3.200)は以下のように書ける．

$$E\left[f(x,y)g(s,t)-\int_{-\infty}^{\infty}\int_{-\infty}^{\infty}g(\alpha,\beta)g(s,t)r(x-\alpha,y-\beta)\,d\alpha\,d\beta\right]=0 \tag{3.201}$$

ここで，積分とアンサンブル平均の順番を変え，求める $r(x, y)$ は一つの復元フィルタを仮定すると，$E[r(x-\alpha, y-\beta)]=r(x-\alpha, y-\beta)$ となる．そこで，任意の座標 (x, y)，(α, β)，(s, t) に関して以下のように書けると仮定する[22]．

$$\int_{-\infty}^{\infty}\int_{-\infty}^{\infty}r(x-\alpha,y-\beta)E[g(\alpha,\beta)g(s,t)]\,d\alpha\,d\beta=E[f(x,y)g(s,t)] \tag{3.202}$$

さらに，$E[g(\alpha, \beta)g(s, t)]$ と $E[f(x, y)g(s, t)]$ は，以下のようにそれぞれ自己相関関数 $p_{gg}(\gamma, \eta)$ と相互相関関数 $p_{fg}(\tau, \nu)$ となる[22]．

$$E[g(\alpha,\beta)g(s,t)]=E[g(\gamma+s,\eta+t)g(s,t)]=p_{gg}(\gamma,\eta) \tag{3.203}$$

$$E[f(x,y)g(s,t)]=E[f(\tau+s,v+t)g(s,t)]=p_{fg}(\tau,v) \tag{3.204}$$

ここで，$\alpha=\gamma+s, \beta=\eta+t, x=\tau+s, y=v+t$と置いた．したがって，式(3.202)は

$$\int_{-\infty}^{\infty}\int_{-\infty}^{\infty} r(\tau-\gamma,v-\eta)\,p_{gg}(\gamma,\eta)\,d\gamma\,d\eta=p_{fg}(\tau,v) \tag{3.205}$$

となる．式(3.205)の左辺は畳み込み積分で，両辺をフーリエ変換すると，以下のようになる．

$$R(u,v)P_{gg}(u,v)=P_{fg}(u,v) \tag{3.206}$$

$$R(u,v)=\frac{P_{fg}(u,v)}{P_{gg}(u,v)} \tag{3.207}$$

したがって，$P_{fg}(u,v)$ と$P_{gg}(u,v)$ を計算できれば，復元フィルタを求めることができる．

まず$P_{fg}(u,v)$ を計算する．式(3.204)と(3.191)を用いて相互相関関数$p_{fg}(\tau,v)$ は以下のように変形できる[22]．

$$p_{fg}(\tau,v)=E[f(x,y)g(s,t)] \tag{3.208}$$

$$=E\left[\int_{-\infty}^{\infty}\int_{-\infty}^{\infty} f(x,y)f(\alpha,\beta)h(s-\alpha,t-\beta)\,d\alpha\,d\beta+f(x,y)n(s,t)\right] \tag{3.209}$$

$$=\int_{-\infty}^{\infty}\int_{-\infty}^{\infty} E[f(x,y)f(\alpha,\beta)]h(s-\alpha,t-\beta)\,d\alpha\,d\beta+E[f(x,y)n(s,t)] \tag{3.210}$$

（∵点広がり関数$h(x,y)$ は画像形成システムで一つと仮定すると$E[s-\alpha,t-\beta]=h(s-\alpha,t-\beta)$ となる）

$$=\int_{-\infty}^{\infty}\int_{-\infty}^{\infty} E[f(x,y)f(\alpha,\beta)]h(s-\alpha,t-\beta)\,d\alpha\,d\beta \tag{3.211}$$

$$=\int_{-\infty}^{\infty}\int_{-\infty}^{\infty} p_{ff}(x-\alpha,y-\beta)h(s-\alpha,t-\beta)\,d\alpha\,d\beta \tag{3.212}$$

$$=\int_{-\infty}^{\infty}\int_{-\infty}^{\infty} p_{ff}(l,m)h(l-\tau,m-v)\,dl\,dm \qquad (l=x-\alpha, m=y-\beta\text{と置いた}) \tag{3.213}$$

$$=\int_{-\infty}^{\infty}\int_{-\infty}^{\infty} p_{ff}(l+\tau,m+v)\overline{h(l,m)}\,dl\,dm \tag{3.214}$$

（∵$l=l+\tau, m=m+v$とした．また，点広がり関数$h(l,m)$ は実関数であるので，$h(l,m)=\overline{h(l,m)}$となる．ここで，$\overline{\cdot}$は複素共役を示す．）

上記変形で重要なことは，式(3.210)で$E[f(x,y)n(s,t)]=0$となることである．なぜなら，

原画像とノイズは相関がないと仮定できるので，$E[f(x,y)n(s,t)]=E[f(x,y)]E[n(s,t)]=0$ ($\because E[n(s,t)]=0$) となるからである．

式(2.214)の右辺は相互相関関数を示し，それをフーリエ変換すると以下の式となる．

$$P_{fg}(u,v)=P_{ff}(u,v)\overline{H(u,v)} \tag{3.215}$$

次に$P_{gg}(u,v)$ を計算する．式(3.191)を以下のように変数変換する．

$$g(x,y)=\int_{-\infty}^{\infty}\int_{-\infty}^{\infty} f(x-\alpha,y-\beta)h(\alpha,\beta)\,d\alpha\,d\beta+n(x,y) \tag{3.216}$$

この式でx, yに関してa, bだけ平行移動させると，以下のようになる．

$$g(x+a,y+b)=\int_{-\infty}^{\infty}\int_{-\infty}^{\infty} f(x+a-\alpha,y+b-\beta)h(\alpha,\beta)\,d\alpha\,d\beta+n(x+a,y+b) \tag{3.217}$$

この式を利用して，自己相関関数$p_{gg}(a,b)=E[g(x,y)g(x+a,y+b)]$ を計算する．

$$p_{gg}(a,b)=E[g(x,y)\,g(x+a,y+b)] \tag{3.218}$$

$$=\int_{-\infty}^{\infty}\int_{-\infty}^{\infty} E[g(x,y)f(x+a-\alpha,y+b-\beta)]h(\alpha,\beta)\,d\alpha\,d\beta+E[g(x,y)n(x+a,y+b)] \tag{3.219}$$

$$=\int_{-\infty}^{\infty}\int_{-\infty}^{\infty} p_{fg}(a-\alpha,b-\beta)h(\alpha,\beta)\,d\alpha\,d\beta+E[g(x,y)n(x+a,y+b)] \tag{3.220}$$

$$=p_{fg}(a,b)*h(a,b)+p_{nn}(a,b) \tag{3.221}$$

上記最後の変形で，相互相関関数$E[g(x,y)n(x+a,y+b)]$ は以下のように計算されることを用いた．

$$E[g(x,y)n(x+a,y+b)] \tag{3.222}$$

$$=\int_{-\infty}^{\infty}\int_{-\infty}^{\infty} E[f(x-\alpha,y-\beta)n(x+a,y+b)]h(\alpha,\beta)\,d\alpha\,d\beta+E[n(x,y)n(x+a,y+b)] \tag{3.223}$$

$$=p_{nn}(a,b) \tag{3.224}$$

$(\because E[f(x-\alpha,y-\beta)n(x+a,y+b)]=E[f(x-\alpha,y-\beta)]E[n(x+a,y+b)]=0)$

さらに，$p_{fg}(a,b)$ は次のように計算される．

$$p_{fg}(a,b)=E[g(x,y)\,f(x+a,y+b)] \tag{3.225}$$

$$=\int_{-\infty}^{\infty}\int_{-\infty}^{\infty} E[f(x-\alpha,y-\beta)\,f(x+a,y+b)]h(\alpha,\beta)\,d\alpha\,d\beta+E[n(x,y)\,f(x+a,y+b)] \tag{3.226}$$

$$=\int_{-\infty}^{\infty}\int_{-\infty}^{\infty} E[f(x',y')\,f(x'+a+\alpha,y'+b+\beta)]h(\alpha,\beta)\,d\alpha\,d\beta \qquad (x'=x-\alpha,\ y'=y-\beta) \tag{3.227}$$

$$= \int_{-\infty}^{\infty}\int_{-\infty}^{\infty} p_{ff}(a+\alpha, b+\beta)\, h(\alpha,\beta)\, d\alpha\, d\beta \tag{3.228}$$

$$= \int_{-\infty}^{\infty}\int_{-\infty}^{\infty} p_{ff}(a-\alpha', b-\beta')\, h(-\alpha',-\beta')\, d\alpha'\, d\beta' \qquad (\alpha=-\alpha',\ \beta=-\beta' \text{と置いた}) \tag{3.229}$$

$$= p_{ff}(a,b) * h(-a,-b) \tag{3.230}$$

したがって，この式を式(3.221)に代入すると，$p_{gg}(a, b)$ は以下のようになる．

$$p_{gg}(a,b) = p_{ff}(a,b) * h(-a,-b) * h(a,b) + p_{nn}(a,b) \tag{3.231}$$

この式の両辺をフーリエ変換し，$FT[h(-a,-b) * h(a,b)] = \overline{H(u,v)}\,H(u,v) = |H(u,v)|^2$ となることを利用すると，以下の式を得る．

$$P_{gg}(u,v) = |H(u,v)|^2\, P_{ff}(u,v) + P_{nn}(u,v) \tag{3.232}$$

したがって，式(3.215)と式(3.232)を式(3.207)に代入すると，復元フィルタは以下の式となる．

$$R(u,v) = \frac{P_{ff}(u,v)\,\overline{H(u,v)}}{|H(u,v)|^2\, P_{ff}(u,v) + P_{nn}(u,v)} = \frac{\overline{H(u,v)}}{|H(u,v)|^2 + \dfrac{P_{nn}(u,v)}{P_{ff}(u,v)}} \tag{3.233}$$

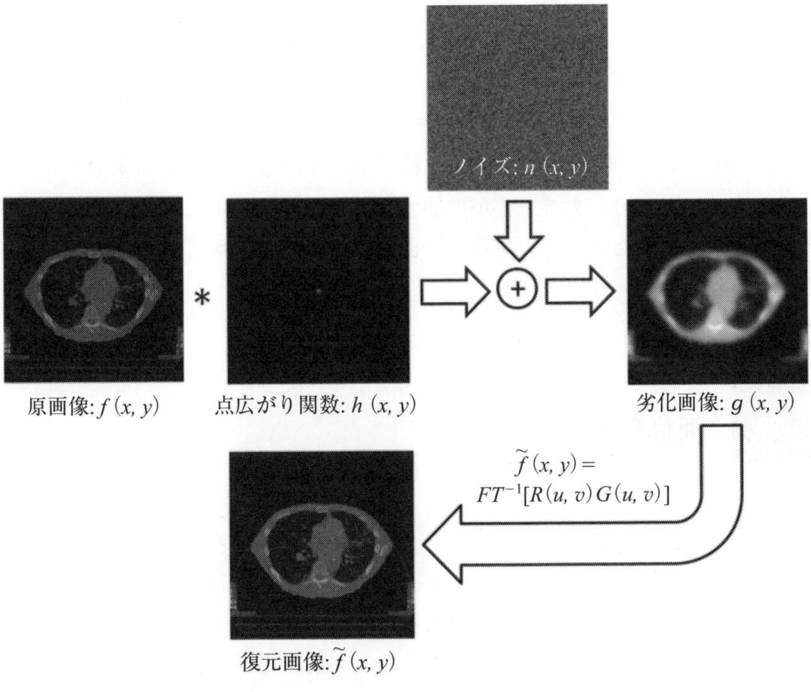

図3.50　ノイズが含まれる場合の画像劣化シミュレーションと最小二乗フィルタ（ウィナーフィルタ）による画像復元

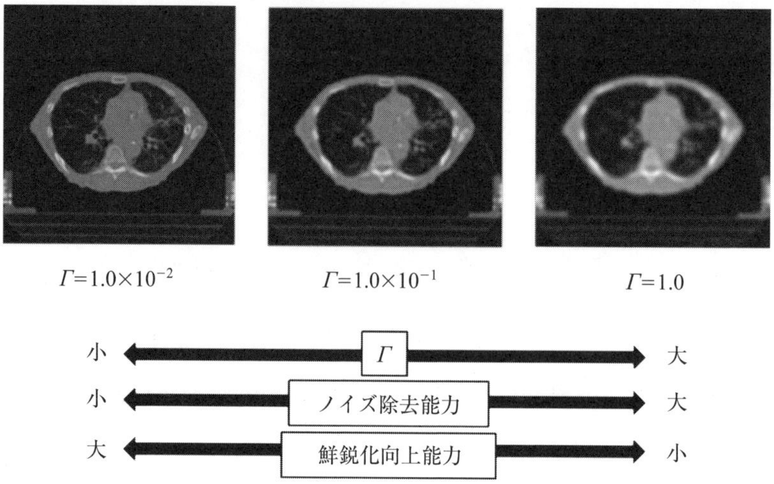

図6.51　パラメトリックウィナーフィルタにおけるΓの効果.

この式が最小二乗フィルタ（least square filter）を求める式である．しかし，原画像のパワースペクトル$P_{ff}(u, v)$を求めることは困難な場合があるので，$P_{nn}(u, v)/P_{ff}(u, v)$を計算することは難しい．そこで，これを$\Gamma$と置き，適切な値を設定することで復元フィルタを決定できる．これをパラメトリックウィナーフィルタと呼ぶ．復元フィルタは以下のようになる．

$$R(u,v)=\frac{\overline{H(u,v)}}{\left|H(u,v)\right|^2+\Gamma} \tag{3.234}$$

このようにすることで，劣化フィルタ$H(u, v)$が高周波領域で0に近づくとき，$\tilde{F}(u, v) \ll N(u, v)/H(u, v)$のようなことが起こらず，復元フィルタ$R(u, v)\to 0$となり，復元フィルタは安定する．図3.50にノイズが含まれる場合の画像劣化シミュレーションと最小二乗フィルタ（ウィナーフィルタ）による画像復元の結果を示す．また，最小二乗フィルタにおける画像復元への効果を図3.51に示す．Γが増加すると，ノイズの低減能力は高くなるが，鮮鋭化向上が難しくなる．したがって，最適なΓを見つける必要がある．

第7節　画像解析

画像解析に用いる技術は多岐にわたるが，基本的な画像解析の目的は，対象物を何らかの手法で領域抽出して対象物の特徴量を求めることである．特徴量は最終的な対象物認識のためのパターン認識に用いられる．特徴量抽出に関しては多くの良書が出版されており，そちらに委ねる．本節では，代表的な領域抽出の手法と，解析力学を利用した領域抽出の手法の理論を紹介する．

7.1　医療における画像解析の必要性

現在の高精度な画像診断と放射線治療では，画像解析技術の果たす役割は大きくなっている．画像解析技術は，画像から臨床上重要な情報を抽出するために必要不可欠な技術の1つである．図3.52に画像支援医療システムの一般的な流れを示す．これらは多くの画像解析システムの処理の流れと同様で，前処理，特徴量抽出，識別の3つの部分から構成されている．画像支援医療システムは，解析結果を医師に提示することで医師を支援するシステムである（図3.52(a)）．コンピュータ支援診断システムやコンピュータ支援治療システムなどがその応用例である．図3.52(b)に一般的な特徴量解析の流れを示す．特徴量抽出部では，(1)対象物の強調処理，(2)初期領域抽出，(3)領域抽出処理，(4)特徴量算出を行う．医療では，特に対象部位の領域抽出は重要で解析の精度に影響を与える．したがって，本節では領域抽出を扱うことにする．識別部ではそれぞれの候補領域について求めた特徴量を用いて，その候補領域が対象物なのかそれ以外の組織なのかを判断し，カテゴリ（またはその程度）を出力する．特徴量解析に関しては，他の参考文献を参照されたい[23),24)]．また，識別部は，第10節のパターン認識で扱う．

7.2　二値化処理

二値化処理は，画像の濃度値に対するいき値処理であり，単純な処理であるが多くの画像処理やパターン認識処理で重用されている．一般に，二値化処理とはあるいき値より注目ピクセルの濃度値が大きい場合，そのピクセルに1を与え，小さい場合0を与えることによって，対象領域を抽出する方法である．1と0のピクセル値を持つピクセルを，それぞれ1画素と0画素と呼ぶことにする．二値化処理後，1画素の領域ごとに異なるラベル（具体的には画素値）を与える処理（ラベリング処理）を行うことで，特徴量解析を行う．二値画像処理は他の良書を参考にしてほしい[25),26)]．

二値化処理で重要なことはいき値の決め方である．ここでは，代表的ないき値決定法をいくつか紹介する．

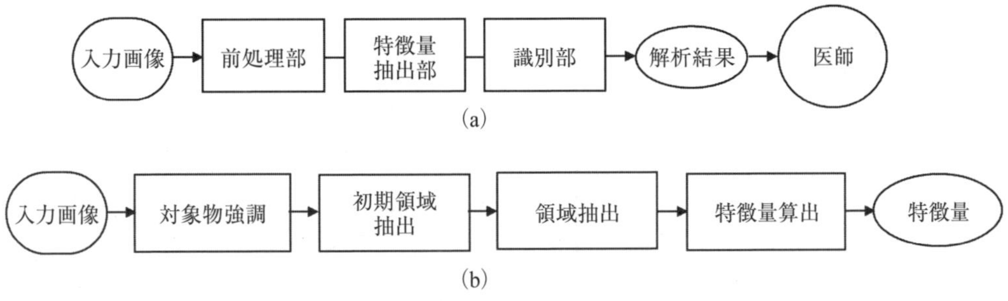

図3.52　画像支援医療システムの一般的な流れ
(a) 医師を支援するパターン認識システム，(b) 特徴量解析の流れ．

7.2.1 pタイル法

対象物の画像内でのおおよその面積割合または体積割合pが既知の場合，二値画像中の1の値を持つ画素（1画素）数の割合がpとなるようにいき値を決定できる．対象物が背景などより相対的に高い濃度値を持つ場合，画像内の最も高い濃度値から対象ピクセル数を積算し，面積割合pを調べることで，対象物を抽出するいき値を決定できる．対象物が背景などより相対的に低い場合は，最も低い濃度値から対象ピクセル数を積算する．

7.2.2 判別分析法に基づく大津のいき値処理

大津のいき値処理法[5)]は画像の濃度値のヒストグラムをあるいき値で2つのクラスに分割するという問題に関して，判別分析法に基づいて2つのクラスが最もよく分離するようにそのいき値を自動的に決定する手法である．すなわち，2つのクラスの平均値の分散と各クラスの分散（クラス間分散とクラス内分散）の比が用いられ，この判別比が最大になるようにいき値が選択される．

図3.53に判別分析法に基づく自動いき値決定法の説明図を示す．与えられた画像の量子化レベル数がLレベルの濃度値（$0, 1, \cdots, L-1$）を持つものとする．ここで，いき値をtとして，t以上の濃度値を持つピクセルと，それより小さな値を持つピクセルを2つのクラスに分け，クラス1，クラス2とする．クラス$i(i=1,2)$のピクセル数をω_i，平均濃度値をM_i，全ピクセルの平均値をM_Tとおくと，クラス間分散σ_B^2は以下のようになる．

$$\sigma_B^2 = \frac{\omega_1(M_1 - M_T)^2 + \omega_2(M_2 - M_T)^2}{\omega_1 + \omega_2} \tag{3.235}$$

ここで，いき値tを変えながら，クラス間分散が最大となるいき値tを見つけると，対象となる領域を抽出できる．大津の自動いき値決定法は，原理的に濃度値のヒストグラムが二峰性のときに有効である．

7.2.3 多重いき値処理法

多重いき値処理法は，pタイル法を利用して画像内の空間濃度分布の局所的な濃度ピークの位置（画像内の座標）を検出するための手法である．一般に，画像内の対象物（病変部など）の領域内には濃度値が局所的にピークとなる画素が少なくとも一つ存在すると仮定している．前処理として画像強調で述べたような対象物強調を行った後に，多重いき値処理を適

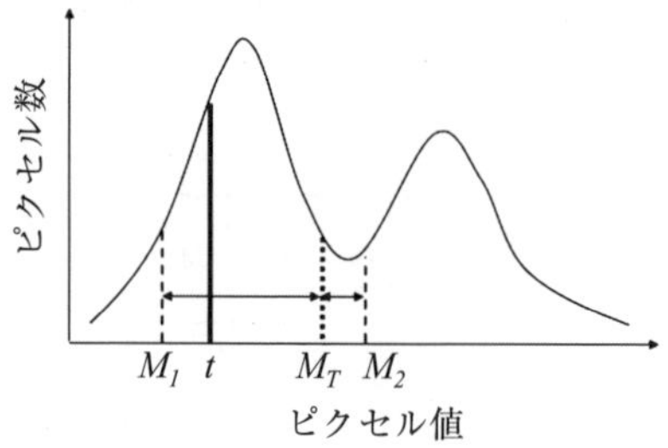

図3.53　判別分析法に基づく大津の自動いき値決定法

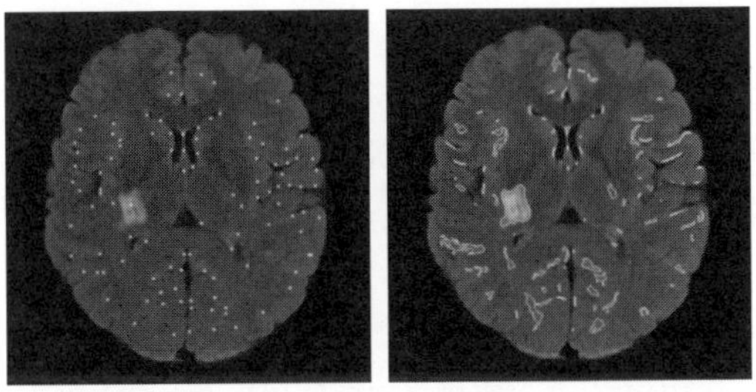

図3.54　多発性硬化症病変部検出の例
(a) 多重いき値処理による初期領域の検出，(b) 領域拡張法による結果．

用すると効果が高い．以下に多重いき値処理法のアルゴリズムを示す．

初期設定：対象画像の濃度ヒストグラムにおいて，濃度の最大値からいき値までの画素数を積算し，画像全体の画素数に対するいき値までの画素数の割合を$n(i)$（最初のいき値による割合をn_{init}, iは繰り返しカウンタ），nの増分をΔn（一定），nの最大値をkとし，カウンタiを1とする．

Step 1：$n(i) \leftarrow n_{\text{init}} + i\Delta n$とし，対象画像のヒストグラムで，濃度の最大値から画素数を積算し，画像全体の画素数に対するその画素数の割合が$n(i)$となるいき値を決定する．

Step 2：Step 1で決定したいき値で二値化処理を行う．

Step 3：二値化した領域にラベリング処理を適用する．

Step 4：ラベルの領域ごとに，領域内の最大濃度値の座標を求める．画像内の局所濃度ピークの座標テーブル（メモリ）のすべての座標と比較して，テーブルの中になければ登録する．この処理をすべてのラベルで繰り返す．

Step 5：終了条件$n=k$になったら終了．そうでなければ，カウンタiを1つ増やし，Step 1へ戻る．

図3.54に多発性硬化症病変部検出に用いた多重いき値処理による初期領域の検出を示す[28]．

7.2.4　Kittler法

対象領域の濃淡値と背景の濃淡値がともに正規分布に従うという仮定のもとで，平均誤識別率に関する基準を最小とすることでいき値を決定する[29]．大津の方法では，2クラスの分布の割合が極端に異なる場合，いき値が大きいほうのクラス側に偏るが，Kittler法はこれを改善している．

7.3　領域抽出

領域抽出とは，対象となる領域を自動的または半自動的に認識する技術である．領域抽出法には，領域拡張法，Watershed法，動的輪郭モデル（スネーク法，レベルセット法など），アトラスモデルベース法などの手法がある．また，k-means法，ファジーc-meansなどのクラスタリングの手法や機械学習を用いた手法も領域抽出には応用されている．本項では，代表的な領域抽出の手法である領域拡張法，スネーク（snake）法，レベルセット（level set）法を説明する．スネーク法とレベルセット法は，力学における「最小作用の原理」に基づいて，対象物の輪郭線に関係するエネルギーを最小にする経路曲線として対象領域の輪郭線を求める手法である．

7.3.1　領域拡張法

ある対象物とみなす領域内のシード座標（初期位置）またはシード領域（初期領域）から，ある拡張条件に従って同じ領域とみなせる領域を拡張し，対象と思われる領域を抽出する手法である．拡張条件の例としては，(平均値)±(係数)・(標準偏差）の範囲のピクセルを対象領域とするというような条件を設定する．

もう一つの拡張条件の例としては，ピクセルのいき値を変化させながら，拡張した領域と関係する特徴量を調べることで，領域拡張を制御する方法もある．図3.55に領域拡張法を用いて気管支領域を抽出した例を示す．この図にはピクセル値のいき値といき値の前後の体積の増分の関係のグラフと3つのいき値に対応する抽出結果を示す．ここでは，抽出した体積の増分＝[(体積（いき値＋1))－(体積（いき値))/(体積（いき値))］と定義した．グラフ中の体積増分aに対応するいき値で気管支がうまく抽出（図3.55(a)）されているが，体積増分bに対する少し高いいき値で右肺（図3.55(b)），体積増分cに対するいき値で全肺が抽出（図3.55(c)）されてしまっている．そこで，領域拡張法で抽出した体積の増分に対していき値を設定することで領域拡張を制御し，気管支を抽出した（図3.55(a)）．また，図3.54

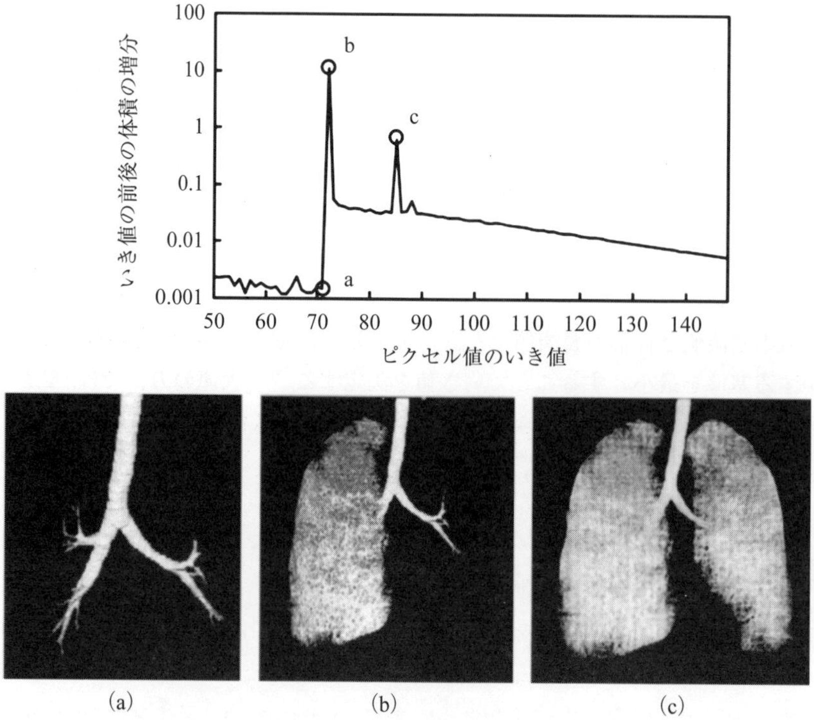

図3.55　ピクセル値のいき値といき値の前後の体積の増分の関係と3つのいき値での抽出結果

(b) に多発性硬化症病変部検出に用いた領域拡張法による結果を示す[28)]．ここで調べた特徴量は，実効直径，領域の面積，円形度，細さ，領域内外の濃度値の平均値である．

7.3.2　スネーク法

スネーク法はKassらによって提案された領域抽出法[30)]で，ある輪郭線に関する内部エネルギー（輪郭線自体から求める）と外部エネルギー（輪郭線の近傍の濃度値から求める）の合計を最小化することで，目的の領域の輪郭線を求める手法である．この手法は，物理学の基本原理の1つである「最小作用の原理（ハミルトンの原理）」に基づいて解を導いている．

(1) 最小作用の原理

最小作用の原理は「物体の運動は“作用積分”を最小化するように決定される」という理論である[31), 32)]．最小作用の原理を定式化すると，オイラー・ラグランジュ方程式となる．ここで，エネルギーと関係する任意の関数であるラグランジアンLの時間積分（時刻t_1からt_2）を考え，これを作用積分Iと定める．

$$I=\int_{t_1}^{t_2} L(t, \boldsymbol{r}(t), \boldsymbol{r}'(t))\,dt \tag{3.236}$$

ここで，$\boldsymbol{r}(t)$ は時刻tにおける質点の位置座標のベクトルで，$\boldsymbol{r}(t)=(x(t), y(t), z(t))$ と定義できる．$\boldsymbol{r}'(t)$ は時間に関する一次微分（速度）である．この作用積分Iを最小化する解が，次の微分方程式で，オイラー・ラグランジュ方程式と呼ばれる．

$$\frac{\partial L}{\partial \boldsymbol{r}}-\frac{d}{dt}\left(\frac{\partial L}{\partial \boldsymbol{r}'}\right)=0 \tag{3.237}$$

Lはラグランジアンと呼ばれ，ラグランジアンLをエネルギーと関係する関数で定義すると，作用積分Iが$\boldsymbol{r}(t_1)$ から$\boldsymbol{r}(t_2)$ までの経路において最小となる質点の経路を求めることができる．ここで，例としてニュートンの運動方程式を求めてみる[31)]．まずラグランジアンLを以下のように定義する．

$$L=T-U \tag{3.238}$$

ここでUはポテンシャルエネルギー，Tは質点の運動エネルギーで，以下のように定義できる．

$$T=\frac{m}{2}\boldsymbol{r}'^2 \tag{3.239}$$

式(3.238)を式(3.237)の第1項と第2項に代入すると，

$$\frac{\partial L}{\partial \boldsymbol{r}}=-\frac{\partial U}{\partial \boldsymbol{r}}=-\nabla U \tag{3.240}$$

$$-\frac{d}{dt}\left(\frac{\partial L}{\partial \boldsymbol{r}'}\right)=-\frac{d}{dt}\left(\frac{\partial}{\partial \boldsymbol{r}'}\left(\frac{m}{2}\boldsymbol{r}'^2-U\right)\right)=-\frac{d}{dt}(m\boldsymbol{r}')=-m\boldsymbol{r}'' \tag{3.241}$$

となる．したがって，以下のようにニュートンの運動方程式を得る．

$$m\boldsymbol{r}''=-\nabla U \tag{3.242}$$

ここで，$\boldsymbol{r}''(t)$ は質点の位置ベクトルの時間に関する二次微分（加速度），∇Uはポテンシャルエネルギーの空間に関する一次微分である．したがって，ニュートンの運動方程式は作用積分が最小化される軌跡となっている．

スネーク法の場合，最小作用の原理のアナロジーに基づいて基本式が導出される．つまり，スネーク法は輪郭線に関係するエネルギー関数（ラグランジアン）の点の経路積分を最小化する問題となる．この場合，輪郭線は質点の経路に対応する．

(2) スネーク法の理論

一般に，二次微分まで用いる場合，時刻t_1からt_2までの作用積分Iは以下のように表すことができる．

$$I=\int_{t_1}^{t_2} L(t,\boldsymbol{r}(t),\boldsymbol{r}'(t),\boldsymbol{r}''(t))\,dt \tag{3.243}$$

この作用積分Iを最小化する解が，次のオイラー・ラグランジュ方程式である．

$$\frac{\partial L}{\partial \boldsymbol{r}}-\frac{d}{dt}\left(\frac{\partial L}{\partial \boldsymbol{r}'}\right)+\frac{d^2}{dt^2}\left(\frac{\partial L}{\partial \boldsymbol{r}''}\right)=0 \tag{3.244}$$

一方，スネーク法では，曲線上の点の位置を示す弧長パラメータ[35] $s(t)\,(0\leq s\leq 1)$ を用いて，2次元平面の曲線上の位置ベクトルを$\boldsymbol{C}(s)\,(=(x(s),y(s),z(s)))$ とし，エネルギー関数であるラグランジアンを以下のように定義する．

$$L(s,\boldsymbol{C}(s),\boldsymbol{C}'(s),\boldsymbol{C}''(s))=E_{\mathrm{int}}(s,\boldsymbol{C}'(s),\boldsymbol{C}''(s))+E_{\mathrm{ext}}(\boldsymbol{C}(s)) \tag{3.245}$$

$$\boldsymbol{C}'(s)=\frac{\partial \boldsymbol{C}(s)}{\partial s},\quad \boldsymbol{C}''(s)=\frac{\partial^2 \boldsymbol{C}(s)}{\partial s^2} \tag{3.246}$$

ここで，$E_{\mathrm{int}}(s,\boldsymbol{C}'(s),\boldsymbol{C}''(s))$ は輪郭線自体から求める内部エネルギー，$E_{\mathrm{ext}}(\boldsymbol{C}(s))$ は輪郭線の近傍の濃度値から求める外部エネルギーである．スネーク法では，最小作用の原理に従って，以下の作用積分Iを最小化する．

$$I=\int_0^1 L(s,\boldsymbol{C}(s),\boldsymbol{C}'(s),\boldsymbol{C}''(s))\,ds \tag{3.247}$$

以下，内部と外部のエネルギーをそれぞれ説明する．まず，内部エネルギーは以下のように定義する．

$$E_{\text{int}}(s, \boldsymbol{C}'(s), \boldsymbol{C}''(s)) = \frac{1}{2}\left\{\alpha(s)\left\|\boldsymbol{C}'(s)\right\|^2 + \beta(s)\left\|\boldsymbol{C}''(s)\right\|^2\right\} \tag{3.248}$$

ここで，$\boldsymbol{C}'(s)$ は曲線上の接線ベクトルで物理的には速度ベクトルに相当し，経路に沿った変位ベクトルと考えることができる．図3.56にスネーク法における曲線$\boldsymbol{C}(s)$ の一次微分と二次微分を示す．$\int_0^1\left\|\boldsymbol{C}'(s)\right\|ds = \int_0^1\sqrt{x'^2(s) + y'^2(s) + z'^2(s)}\,ds$は曲線の長さに相当し[33]，より短い曲線になる傾向がある．$\boldsymbol{C}''(s)$ は曲線上の法線ベクトルで物理的には加速度ベクトルに相当し，曲率に比例するベクトルである．曲線の最終結果は，曲率の小さい滑らかな曲線になる傾向がある．

次に外部エネルギーの1つの例を以下に示す．

$$E_{\text{ext}}(\boldsymbol{C}(s)) = P_F + P_G + P_E \tag{3.249}$$

ここで，P_Fは曲線$\boldsymbol{C}(s)$ 上の濃度値のエネルギーを評価しており，濃度値が小さいほど（または大きいほど）（定数γの符号で決まる）エネルギーが小さくなる．

$$P_F = \gamma F(\boldsymbol{C}(s)) \tag{3.250}$$

ここで，$F(\cdot)$ は原画像である．P_Gは曲線の近傍の勾配強度を評価しており，勾配が大きいほどエネルギーが小さくなる．

$$P_G = -\zeta\left\|\nabla(G_\sigma * F(\boldsymbol{C}(s)))\right\| \tag{3.251}$$

ここで，ζは定数，G_σはガウス関数である．P_Eは曲線上の点と別の方法で大まかに検出したエッジ位置との間の最短距離$d(\cdot)$ を評価しており，距離が近いほどエネルギーが小さくなる．

$$P_E = -\eta e^{-d(\boldsymbol{C}(s))^2} \tag{3.252}$$

ここで，ηは定数，$d(\boldsymbol{C}(s))$ は別の方法で大まかに検出したエッジから$\boldsymbol{C}(s)$ 上の注目ピク

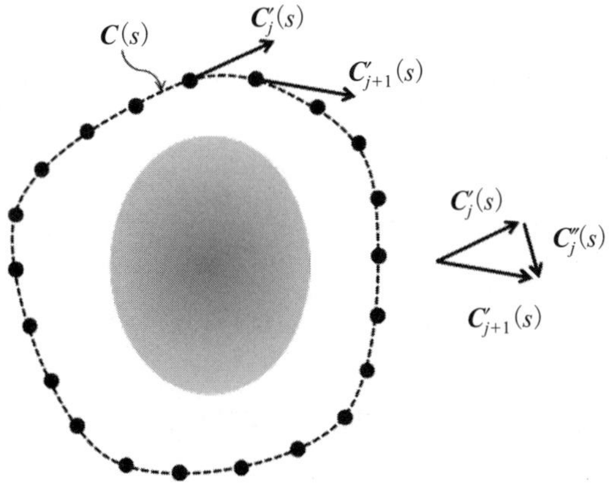

図3.56　スネーク法における曲線$\boldsymbol{C}(s)$ の一次微分と二次微分

セルまでの距離である．結局，式(3.244)のオイラー・ラグランジュ方程式は，曲線$\boldsymbol{C}(s)$を用いて次のような式で表される．

$$\frac{\partial L}{\partial \boldsymbol{C}}-\frac{d}{ds}\left(\frac{\partial L}{\partial \boldsymbol{C}'}\right)+\frac{d^2}{ds^2}\left(\frac{\partial L}{\partial \boldsymbol{C}''}\right)=0 \tag{3.253}$$

これに以下のラグランジアンを代入する．

$$L(s,\boldsymbol{C}(s),\boldsymbol{C}'(s),\boldsymbol{C}''(s))=\frac{1}{2}\left\{\alpha(s)\left\|\boldsymbol{C}'(s)\right\|^2+\beta(s)\left\|\boldsymbol{C}''(s)\right\|^2\right\}+E_{\mathrm{ext}}(\boldsymbol{C}(s)) \tag{3.254}$$

したがって，次のように計算できる．

$$\frac{\partial L}{\partial \boldsymbol{C}}=\frac{\partial E_{\mathrm{ext}}(\boldsymbol{C}(s))}{\partial \boldsymbol{C}}=\nabla E_{\mathrm{ext}}(\boldsymbol{C}(s)) \tag{3.255}$$

$$-\frac{d}{ds}\left(\frac{\partial L}{\partial \boldsymbol{C}'}\right)=-\frac{d}{ds}(\alpha(s)\left\|\boldsymbol{C}'(s)\right\|) \tag{3.256}$$

$$\frac{d^2}{ds^2}\left(\frac{\partial L}{\partial \boldsymbol{C}''}\right)=\frac{d^2}{ds^2}(\beta(s)\left\|\boldsymbol{C}''(s)\right\|) \tag{3.257}$$

その結果，オイラー・ラグランジュ方程式は以下のように変形できる．

$$-\frac{d}{ds}(\alpha(s)\,\boldsymbol{C}'(s))+\frac{d^2}{ds^2}(\beta(s)\,\boldsymbol{C}''(s))+\nabla E_{\mathrm{ext}}(\boldsymbol{C}\,(s))=0 \tag{3.258}$$

この微分方程式を解くことで，対象物の領域を抽出する．

(3) スネーク法の数値演算

スネーク法の解法の1つは，曲線$\boldsymbol{C}(s)$の時間変化（$s(t)$は時間の関数）に関する微分方程式を離散的に解くことによって対象物の輪郭線の曲線を求める手法である[34]．“時間”とは実際の計算では離散微分方程式の更新回数となる．

$$\frac{\partial \boldsymbol{C}(s)}{\partial t}=\frac{d}{ds}(\alpha(s)\boldsymbol{C}'(s))-\frac{d^2}{ds^2}\left(\beta(s)\,\boldsymbol{C}''(s)\right)-\nabla E_{\mathrm{ext}}(\boldsymbol{C}(s)) \tag{3.259}$$

$$=\frac{d}{ds}\left(\alpha(s)\frac{\partial \boldsymbol{C}(s)}{\partial s}\right)-\frac{d^2}{ds^2}\left(\beta(s)\frac{\partial^2 \boldsymbol{C}(s)}{\partial s^2}\right)-\nabla E_{\mathrm{ext}}(\boldsymbol{C}(s)) \tag{3.260}$$

$$=\frac{\partial^2}{\partial s^2}(\alpha(s)\,\boldsymbol{C}(s))-\frac{\partial^4}{\partial s^4}(\beta(s)\,\boldsymbol{C}(s))-\nabla E_{\mathrm{ext}}(\boldsymbol{C}\,(s)) \tag{3.261}$$

上記微分方程式を，離散間隔ΔtとΔsを用いて，離散形式で表すと以下のようになる．

$$\frac{\boldsymbol{C}_j^{t+1}-\boldsymbol{C}_j^t}{\Delta t}=\frac{\alpha}{\Delta s^2}(\boldsymbol{C}_{j+1}^{t+1}-2\boldsymbol{C}_j^{t+1}+\boldsymbol{C}_{j-1}^{t+1}) \\ -\frac{\beta}{\Delta s^4}(\boldsymbol{C}_{j+2}^{t+1}-4\boldsymbol{C}_{j+1}^{t+1}+6\boldsymbol{C}_j^{t+1}-4\boldsymbol{C}_{j-1}^{t+1}+\boldsymbol{C}_{j-2}^{t+1})-\nabla E_{\text{ext}} \tag{3.262}$$

ここで，$a=\alpha\dfrac{\Delta t}{\Delta s^2}, b=\beta\dfrac{\Delta t}{\Delta s^4}$とすると，次のように変形できる．

$$b\boldsymbol{C}_{j+2}^{t+1}-(a+4b)\boldsymbol{C}_{j+1}^{t+1}+(1+2a+6b)\boldsymbol{C}_j^{t+1} \\ -(a+4b)\boldsymbol{C}_{j-1}^{t+1}+b\boldsymbol{C}_{j-2}^{t+1}=\boldsymbol{C}_j^t-\Delta t(\nabla E_{\text{ext}}) \tag{3.263}$$

$p=b, q=-(a+4b)$，$r=1+2a+6b$と置くと，以下のようになる．

$$p\boldsymbol{C}_{j+2}^{t+1}+q\boldsymbol{C}_{j+1}^{t+1}+r\boldsymbol{C}_j^{t+1}+q\boldsymbol{C}_{j-1}^{t+1}+p\boldsymbol{C}_{j-2}^{t+1}=\boldsymbol{C}_j^t-\Delta t(\nabla E_{\text{ext}}) \tag{3.264}$$

以下の連立方程式を解くことによって，式(3.264)の右辺の$\boldsymbol{C}^t(\boldsymbol{C}_0^t, \boldsymbol{C}_1^t, \cdots, \boldsymbol{C}_{n-1}^t)$に基づいて左辺の$\boldsymbol{C}^{t+1}$（$\boldsymbol{C}_0^{t+1}, \boldsymbol{C}_1^{t+1}, \cdots, \boldsymbol{C}_{n-1}^{t+1}$）を予測できる．

$$\mathbf{M}\boldsymbol{C}^{t+1}=\boldsymbol{C}^t-\Delta t\frac{\partial E_{\text{ext}}}{\partial \boldsymbol{C}^t} \tag{3.265}$$

$$\boldsymbol{C}^{t+1}=\mathbf{M}^{-1}\left(\boldsymbol{C}^t-\Delta t\frac{\partial E_{\text{ext}}}{\partial \boldsymbol{C}^t}\right) \tag{3.266}$$

ただし，$\mathbf{M}$は周期的帯行列で，以下のようになる．

$$\mathbf{M}=\begin{pmatrix} r & q & p & 0 & \cdots & 0 & p & q \\ q & r & q & p & 0 & \cdots & 0 & p \\ p & q & r & q & p & 0 & \cdots & 0 \\ \vdots & \vdots & \vdots & \vdots & \vdots & \vdots & \vdots & \vdots \\ p & 0 & \cdots & 0 & p & q & r & q \\ q & p & 0 & \cdots & 0 & p & q & r \end{pmatrix} \tag{3.267}$$

$\boldsymbol{C}_j^t$は2次元ならxとy成分があるので，それぞれ連立方程式を立てることで解を求めることができる．

7.3.3　レベルセット法

レベルセット法はSethianらによって提案されたトポロジーの変化にも対応できる動的輪郭モデルである[35),36)]．スネーク法と異なり領域の分離，結合，穴や空洞の発生など位相幾何学的な性質の変化にも対応して領域抽出できる点が大きな特徴である．図3.57にスネーク法とレベルセット法の結果の比較を示す．これは前述のスネーク法と後述の測地動的輪郭モデルによるレベルセット法による結果である．スネーク法では，3つの領域が1つの領域として抽出され，レベルセット法ではトポロジーの変化（領域の数が1つから3つになる）に対応できるため3つの独立な領域として抽出されている．レベルセットとは等値（または

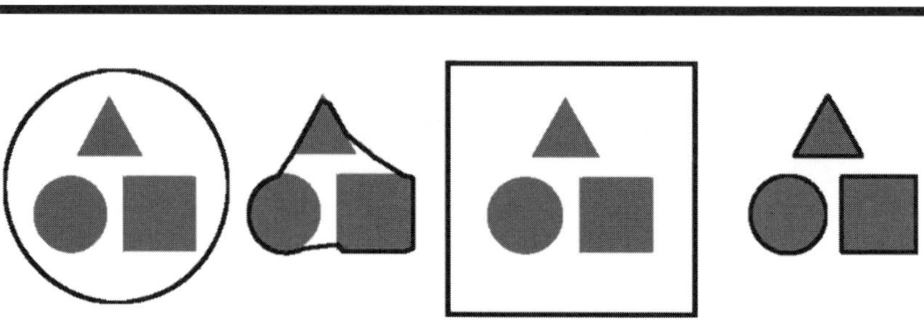

図3.57　スネーク法とレベルセット法の比較
(a) スネーク法における初期領域，(b) スネーク法における最終結果，(c) レベルセット法における初期領域，(d) レベルセット法における最終結果.

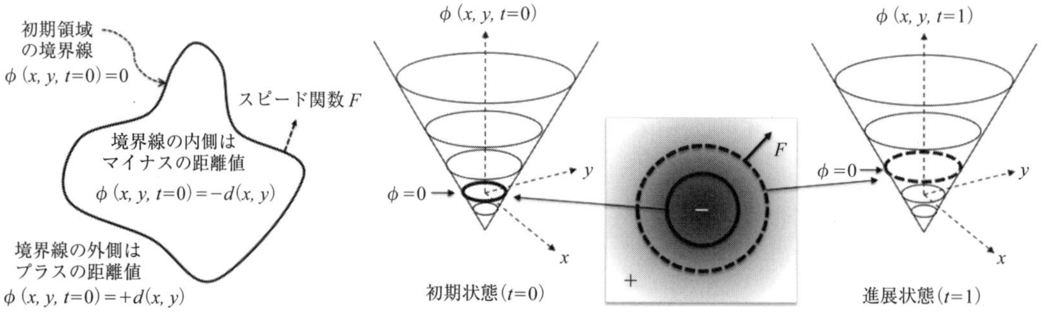

図3.58　(a) レベルセット法における初期領域，(b) 2次元距離画像とレベルセット関数におけるゼロレベルの移動

等位）集合（ある関数における同じ値の線または面）を意味し，地形図の等高線や三変数関数のグラフィック表示における等値面（等位面）などはレベルセットである．領域分割におけるレベルセット法の基本的な考え方は，レベルセット関数に関する偏微分方程式を更新させることにより，新たなゼロレベル（新たな境界線：移動フロントと呼ばれる）として，対象領域を求めることである．図3.58(a) に示されるように，適当な初期領域の境界線上をゼロレベル，境界線内側をマイナスの距離値，外側をプラスの距離値としてレベルセット関数を設定する．距離画像 (distance image) のゼロレベルとは，距離値が高度を表す地形図と見たときにはゼロレベルの等高線（標高＝ゼロ）と考えることができる．レベルセット関数としては，ゼロレベルセットからの距離を濃度値とする画像（距離画像）がよく用いられる．図3.58(b) に2次元距離画像とレベルセット関数におけるゼロレベルの移動の様子を示す．例えば，2次元画像では距離を示す濃度値が各ピクセル位置におけるレベルセット関数の値となる．このような初期状態から，時刻に依存するレベルセット関数を定義し，それに対するある偏微分方程式を初期値問題として解くことにより，ゼロレベル（新しい領域）が決定される．図3.58(b) に示すように，求めたい領域境界は常にゼロレベルである．

(1) レベルセット法の理論

レベルセット関数の偏微分方程式を導出する．ここでは，簡単にするため2次元で説明する．レベルセット関数$\phi(x, y, t)$は，初期領域の境界線からの距離（ユークリッド距離）によって決定される関数であり，境界線よりも外側では正の距離値$+d$，境界線よりも内側では負の距離値$-d$をとり，境界線において$\phi(x, y, t=0)=0$とする．初期領域を設定した2次元画像のそれぞれのピクセル（x, y）から初期領域の境界線までの最短距離を$d(x, y)$とすると，初期のレベルセット関数は以下のように定義できる．

$$\phi(x, y, t=0)=\begin{cases} +d(x, y) & \text{（初期領域外）} \\ 0 & \text{（初期領域境界線）} \\ -d(x, y) & \text{（初期領域内）} \end{cases} \tag{3.268}$$

時刻tにおける$\phi(x, y, t)=0$を満たす境界線を$\boldsymbol{r}(t)=(x(t), y(t))$とすると，レベルセット関数は以下のように表すことができる．

$$\phi(\boldsymbol{r}(t), t)=0 \tag{3.269}$$

これを時間に関して偏微分すると，連鎖律（chain rule）に従って，次のようになる．

$$\frac{\partial\phi(\boldsymbol{r}(t), t)}{\partial\boldsymbol{r}(t)}\frac{d\boldsymbol{r}(t)}{dt}+\frac{\partial\phi(\boldsymbol{r}(t), t)}{\partial t}\frac{dt}{dt}=0 \tag{3.270}$$

連鎖律は合成関数の微分に使われる．たとえば，

$$\frac{\partial f(x(t), y(t))}{\partial t}=\frac{\partial f(x(t), y(t))}{\partial x}\frac{dx(t)}{dt}+\frac{\partial f(x(t), y(t))}{\partial y}\frac{dy(t)}{dt} \tag{3.271}$$

である．さらに，

$$\frac{\partial\phi(\boldsymbol{r}(t), t)}{\partial t}+\frac{\partial\phi(\boldsymbol{r}(t), t)}{\partial\boldsymbol{r}(t)}\frac{d\boldsymbol{r}(t)}{dt}=0 \tag{3.272}$$

となり，左辺の第2項を解析力学のハミルトン関数として，次のように定義する．

$$\frac{\partial\phi(\boldsymbol{r}(t), t)}{\partial\boldsymbol{r}(t)}\frac{d\boldsymbol{r}(t)}{dt}=H\left(\boldsymbol{r}(t), \frac{\partial\phi(\boldsymbol{r}(t), t)}{\partial\boldsymbol{r}(t)}, t\right) \tag{3.273}$$

したがって，式(3.272)は，次の式で表すことができる．

$$\frac{\partial\phi(\boldsymbol{r}(t), t)}{\partial t}+H\left(\boldsymbol{r}(t), \frac{\partial\phi(\boldsymbol{r}(t), t)}{\partial\boldsymbol{r}(t)}, t\right)=0 \tag{3.274}$$

この式は，ハミルトン・ヤコビ方程式（オイラー・ラグランジュ方程式と等価）と同じ形式である．したがって，この偏微分方程式の解は最小作用の原理に従っているともいえる．$\partial\phi(\boldsymbol{r}(t), t)/\partial\boldsymbol{r}(t)=\nabla\phi(\boldsymbol{r}(t), t)$と定めると，境界線上の単位法線ベクトル$\boldsymbol{n}(\boldsymbol{r}(t), t)$は

$$\boldsymbol{n}(\boldsymbol{r}(t),t)=\frac{\nabla\phi(\boldsymbol{r}(t),t)}{\left\|\nabla\phi(\boldsymbol{r}(t),t)\right\|} \tag{3.275}$$

と求めることができる．ここで，スピード関数$F(\boldsymbol{r}(t),t)$ を以下のように定義する．

$$F(\boldsymbol{r}(t),t)=\frac{d\boldsymbol{r}(t)}{dt}\boldsymbol{n}(\boldsymbol{r}(t),t) \tag{3.276}$$

したがって，式(3.272)は以下のようになる．

$$\frac{\partial\phi(\boldsymbol{r}(t),t)}{\partial t}+F(\boldsymbol{r}(t),t)\left\|\nabla\phi(\boldsymbol{r}(t),t)\right\|=0 \tag{3.277}$$

境界線を直接移動させるのではなく，式(3.277)の偏微分方程式を解くこと（積分する）によって，レベルセット関数$\phi(\boldsymbol{r}(t),t)$ を更新する．その結果，新たな境界線が決定される．したがって，$\phi(\boldsymbol{r}(t),t)=0$となる等高線（ゼロレベルセット）を新たな境界線とし，トポロジーの変化に対応した領域追跡が可能となる．更新するたびに位置が変化するゼロレベルセットを移動フロントと呼ぶ．

(2) 風上差分法によるレベルセット法の数値演算アルゴリズム

式(3.277)のレベルセット関数の偏微分方程式を初期値問題として解くための数値演算では，画像上の点（i,j）において，以下のような離散化式を解くことになる．

$$\frac{\phi_{i,j}^{n+1}-\phi_{i,j}^{n}}{\Delta t}+F_{i,j}\left\|\nabla\phi_{i,j}^{n}\right\|=0 \tag{3.278}$$

これは以下のように変形できる．

$$\phi_{i,j}^{n+1}=\phi_{i,j}^{n}-\Delta tF_{i,j}\left\|\nabla\phi_{i,j}^{n}\right\| \tag{3.279}$$

具体的には以下のように風上差分法（upwind scheme）による一次近似を用いる．

$$\phi_{i,j}^{n+1}=\phi_{i,j}^{n}-\Delta t\left[\max(F_{i,j},0)\nabla^{+}+\min(F_{i,j},0)\nabla^{-}\right] \tag{3.280}$$

$$\nabla^{+}=\left[\max(D_{i,j}^{-x},0)^2+\min(D_{i,j}^{+x},0)^2+\max(D_{i,j}^{-y},0)^2+\min(D_{i,j}^{+y},0)^2\right]^{1/2} \tag{3.281}$$

$$\nabla^{-}=\left[\max(D_{i,j}^{+x},0)^2+\min(D_{i,j}^{-x},0)^2+\max(D_{i,j}^{+y},0)^2+\min(D_{i,j}^{-y},0)^2\right]^{1/2} \tag{3.282}$$

$$D_{i,j}^{+x}=\frac{\phi_{i+1,j}^{n}-\phi_{i,j}^{n}}{h}\qquad D_{i,j}^{-x}=\frac{\phi_{i,j}^{n}-\phi_{i-1,j}^{n}}{h} \tag{3.283}$$

$$D_{i,j}^{+y}=\frac{\phi_{i,j+1}^{n}-\phi_{i,j}^{n}}{h}\qquad D_{i,j}^{-y}=\frac{\phi_{i,j}^{n}-\phi_{i,j-1}^{n}}{h} \tag{3.284}$$

ここで，nは更新（積分）回数，hは離散化幅，Δtは時間間隔である．スピード関数Fによって移動フロントのスピードが決定される．たとえば以下のように定義される．

$$F_{i,j} = b_{i,j}(v - \rho\kappa_{i,j}) \tag{3.285}$$

ここで，v, ρは定数であり，$\kappa_{i,j}$は曲率である．Fがvのみからなる場合，移動フロント（ゼロレベル）は一定の速さvで等速に進展する．$-\rho\kappa_{i,j}$という項が追加されることにより，移動フロントは滑らかに進展する．$b_{i,j}$は以下のように定義する．

$$b_{i,j} = \frac{1}{1+\left\|\nabla\left\{G(i,j)*I(i,j)\right\}\right\|} \tag{3.286}$$

ここで，$I(i,j)$ は原画像で，$*$は畳み込みを表している．$b_{i,j}$は0から1の範囲の値をとり，$b_{i,j}$を乗ずることによって，$I(i,j)$ の勾配が大きくなるような（つまり，コントラストがある）対象物の境界領域でスピードを減少させることができる．また，曲率は以下の式によって求められる．

$$\kappa_{i,j} = \nabla\left(\frac{\nabla\phi_{i,j}}{\left\|\nabla\phi_{i,j}\right\|}\right) \tag{3.287}$$

$$= \frac{\phi_{xx}\phi_y^2 - 2\phi_x\phi_y\phi_{xy} + \phi_{yy}\phi_x^2}{(\phi_x^2+\phi_y^2)^{3/2}} \tag{3.288}$$

$$\phi_x = \frac{\phi_{i+1,j} - \phi_{i,j}}{h} \tag{3.289}$$

$$\phi_y = \frac{\phi_{i,j+1} - \phi_{i,j}}{h} \tag{3.290}$$

$$\phi_{xx} = \frac{\phi_{i+1,j} - 2\phi_{i,j} + \phi_{i-1,j}}{h^2} \tag{3.291}$$

$$\phi_{yy} = \frac{\phi_{i,j+1} - 2\phi_{i,j} + \phi_{i,j-1}}{h^2} \tag{3.292}$$

$$\phi_{xy} = \frac{\phi_{i+1,j+1} + \phi_{i,j} - \phi_{i+1,j} - \phi_{i,j+1}}{h^2} \tag{3.293}$$

これらの式の導出に関しては第5節4項2(1) を参照されたい．

図3.59にレベルセット法によるCT画像における肺腫瘍領域抽出の例を示す．最終的に肺腫瘍の領域がほぼ抽出されていることがわかる．

(3) 測地動的輪郭モデルによるスネーク法とレベルセット法

測地動的輪郭モデル（geodesic active contour model）では，リーマン空間における最小測地経路となる曲線（shortest geodesic curve）として，画像上で対象輪郭を決定する[37]．最小測地（経路）曲線とは，最小作用の原理（モーペルテュイの原理：Maupertuis's principle）に基づいて，リーマン空間においてエネルギー関数を最小化する曲線となる．画像処理を解析力学の枠組みと考えている点で興味深く，拡張性が高いと考える．リーマン空間は，以下の線素dsが一般座標空間に対して不変に保たれる空間のことである[38), 39)]．

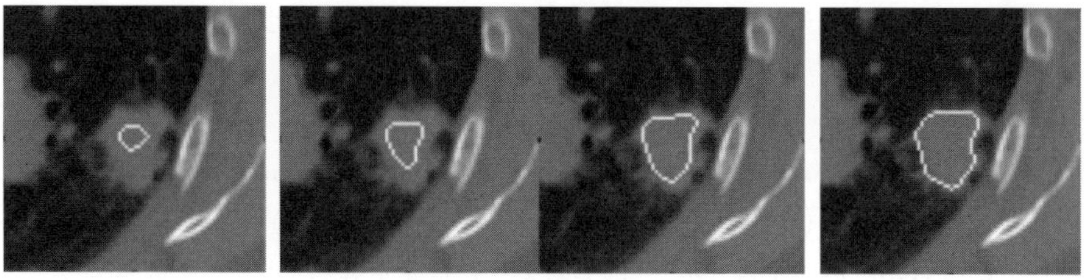

図3.59　レベルセット法によるCT画像における肺腫瘍領域抽出の例
(a) 初期領域，(b) 進展途中，(c) 最終結果.

$$ds^2 = \sum_{i=1}^{2}\sum_{j=1}^{2} \boldsymbol{C}_i'(q) g_{ij} \boldsymbol{C}_j'(q) \tag{3.294}$$

ここで，線素をdsとしたので，曲線$\boldsymbol{C}$のパラメータをsからqに変えた．g_{ij}は計量テンソル，$\boldsymbol{C}_i'(q), \boldsymbol{C}_j'(q)$ は曲線上の接線ベクトルである．g_{ij}はリーマン計量とも呼ばれ，2×2の対称行列の要素で，ユークリッド空間では単位行列となる．つまり，$ds^2 = g_{11}\|\boldsymbol{C}_1'(q)\|^2 + g_{22}\|\boldsymbol{C}_2'(q)\|^2$となる．これは$g_{ij}=\delta_{ij}$（クロネッカーデルタ）と考えられる．

ここで，測地曲線の長さ$l(\boldsymbol{C}(q))$は以下のように求められる．

$$l(\boldsymbol{C}(q)) = \int_0^1 ds dq = \int_0^1 \sqrt{\sum_{i=1}^{2}\sum_{j=1}^{2} \boldsymbol{C}_i'(q) g_{ij} \boldsymbol{C}_j'(q)}\, dq \tag{3.295}$$

これは，測地線の長さであり，曲面上の最小距離となる．

測地動的輪郭モデルを導出する．まず，スネーク法のエネルギー関数で$\beta=0$とすると，以下のようになる．

$$E(\boldsymbol{C}(q)) = \alpha \int_0^1 \|\boldsymbol{C}'(q)\|^2 dq + \int_0^1 E_{\text{ext}}(\boldsymbol{C}(q)) dq \tag{3.296}$$

さらに，輪郭線の外部エネルギー$E_{\text{ext}}(\boldsymbol{C}(q))$を以下のようにポテンシャルエネルギー$U(\boldsymbol{C}(q))$として，以下の式で定義する．

$$U(\boldsymbol{C}(q)) = E_{\text{ext}}(\boldsymbol{C}(q)) = -\lambda b(\|\nabla I(\boldsymbol{C}(q))\|)^2 \tag{3.297}$$

ここで，$I(\boldsymbol{C}(q))$は原画像である．bは$1/(1+\|\nabla I(x)\|)$のような関数である．つまり，対象物のエッジでbは小さくなる関数である．また，$\alpha=m/2$（mを物理的には“質量”と考える）とすると，上記エネルギー関数のラグランジアンは以下のように表すことができる．

$$L(\boldsymbol{C}(q)) = \frac{m}{2}\|\boldsymbol{C}'(q)\|^2 - U(\boldsymbol{C}(q)) \tag{3.298}$$

ここで，$\boldsymbol{C}'(q)$は物理的には曲線上を進む質点の“速度”と考える．つまり，右辺は運動エネルギーとポテンシャルエネルギーの差となり，一般的なラグランジアンの定義に一致する．

したがって，ハミルトン関数（ハミルトニアン）（＝運動エネルギー＋ポテンシャルエネルギー）は，運動量pを用いて以下の式で表現できる．

$$H(\boldsymbol{C}(q)) = \frac{p^2}{2m} + U(\boldsymbol{C}(q)) \tag{3.299}$$

次に初期エネルギーをE_0とし，エネルギー保存則が成り立つとすると，$H(\boldsymbol{C}(q)) = E_0$とできる．したがって，運動量$p$は以下のように求めることができる．

$$p^2 = 2m(E_0 - U(\boldsymbol{C}(q))) \tag{3.300}$$

また，運動量の二乗を計量テンソルg_{ij}と仮定すると，以下のように表すことができる．

$$g_{ij} = 2m(E_0 - U(\boldsymbol{C}(q)))\delta_{ij} \tag{3.301}$$

ここでは，ユークリッド空間を考えているので，クロネッカーデルタであるδ_{ij}が付く（前頁のリーマン計量に関する記述を参照）．ここで，エネルギー最小の状態では初期エネルギー$E_0 = 0$と考え，式(3.297)を式(3.301)に代入すると，計量テンソルg_{ij}は以下のようになる．

$$g_{ij} = 2m\lambda b(\|\nabla I(\boldsymbol{C}(q))\|)^2 \delta_{ij} \tag{3.302}$$

したがって，測地曲線は，$2m\lambda = 1$とおくと以下の式になる．

$$l(\boldsymbol{C}(q)) = \int_0^1 \sqrt{\sum_{i=1}^{2}\sum_{j=1}^{2} \boldsymbol{C}_i'(q) g_{ij} \boldsymbol{C}_j'(q)}\, dq = \int_0^1 b(\|\nabla I(\boldsymbol{C}(q))\|)\|\boldsymbol{C}'(q)\| dq \tag{3.303}$$

$$\left(\because \sqrt{\sum_{i=1}^{2}\sum_{j=1}^{2} \boldsymbol{C}_i'(q)\delta_{ij}\boldsymbol{C}_j'(q)} = \|\boldsymbol{C}'(q)\|\right) \tag{3.304}$$

この測地曲線をエネルギー最小化問題として解く．$l(\boldsymbol{C}(q))$の式を時間微分することによって，スネーク法におけるオイラー・ラグランジュ方程式を求めると，以下のようになる．

$$\frac{\partial \boldsymbol{C}(t)}{\partial t} = b(I)\kappa\boldsymbol{N} - (\nabla b(I)\cdot\boldsymbol{N})\boldsymbol{N} = F\boldsymbol{N} \tag{3.305}$$

ただし，Iは原画像，κはユークリッド空間における曲率，$\boldsymbol{N}$は単位法線ベクトル（内向き），またスピード関数Fを以下のようにおいた．

$$F = b(I)\kappa - (\nabla b(I)\cdot\boldsymbol{N}) \tag{3.306}$$

さらに，レベルセット法に測地曲線の考えを適用した，“測地レベルセット法（geodesic level set method）”のオイラー・ラグランジュ方程式は次の式で表すことができる．

$$\frac{\partial \phi(t)}{\partial t} = F\|\nabla \phi(t)\| = \{b(I)\kappa - (\nabla b(I) \cdot \boldsymbol{N})\}\|\nabla \phi(t)\| \\ = b(I)\|\nabla \phi(t)\|\kappa - (\nabla b(I) \cdot \nabla \phi(t)) \tag{3.307}$$

(4) 補足事項

レベルセット法に関して，いくつかの技術的な補足事項がある．現在スピード関数として，多くの関数が提案されている．また，ピクセルごとのスピードを決定するために，局所成長速度場と拡張成長速度場がある．局所速度場では各ピクセルに対しスピード関数の定義式によって速さを計算する．一方，拡張速度場ではゼロレベルの近傍にあるピクセルのスピードは，それに最も近いゼロレベルのピクセルのスピードと同じ値に設定する．

レベルセット関数を画像全体において計算すると，計算コストが膨大になり処理時間が長くなる．実際には，移動フロント（レベルセット関数のゼロレベル）を進展させることが目的であるため，画像全体に対してレベルセット関数の計算を行う必要はなく，移動フロントの近傍領域だけを取り扱えばよい．この手法は狭帯域法（narrow band method）と呼ばれている．狭帯域法よりもさらに計算コストを削減した高速狭帯域法（fast narrow band method）も提案されている．

風上差分法（upwind scheme）によってレベルセット関数の更新を繰り返すが，数値積分の性質上，更新とともに誤差も積算される．そのため一定回数更新した後にはレベルセット関数を再計算し，それ以降の計算の初期値とする再初期化が必要となる．

第 8 節　画像レジストレーション

画像レジストレーション（image registration）は，形態画像と機能画像とのフュージョン画像の作成に用いられ，画像診断に有効である．また，放射線治療では，患者の位置合わせのために，治療計画CT画像と治療直前のコーンビームCT画像との間でレジストレーションが行われる．画像レジストレーションとは，2つの異なる画像内の対象物間で位置合わせを行う処理である．この処理では，2つの対象物間で互いに似ている部位（特徴点と呼ぶ）が最もよく一致するように変換関数のパラメータを決定する．本節では，特徴点検出，対応点決定，変換関数の決定，変換後の画像補間方法について概説する．

8.1　画像レジストレーションの基本

画像レジストレーションとは，2つの異なる画像内の対象物間の似ている個所の位置を合わせる処理といえる[40),41)]．図3.60にレジストレーションの概念図を示す．移動または変形させる画像を移動画像（moving image）I_mと呼び，処理しない画像を固定画像（または参照画像）（fixed imageまたはreference image）I_fと呼ぶ．

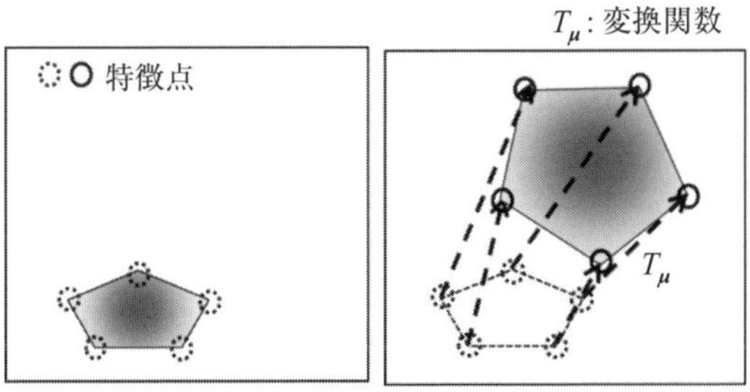

図3.60　レジストレーションの概念

画像レジストレーションでは，2つの対象物間で互いに似ている部位（特徴点と呼ぶ）が最もよく一致するように変換関数$T_{\boldsymbol{\mu}}$のパラメータベクトル$\boldsymbol{\mu}$を決定する．図3.60では変換関数を用いて，移動画像の各点を固定画像の各点に割り当てている．画像レジストレーションは画像類似度などに基づく目的関数$C(\boldsymbol{\mu}, T_{\boldsymbol{\mu}}, I_f, I_m)$の最適化問題として解くことができる．最適化とは，与えられた制約条件の下で目的関数を最大化または最小化するパラメータを求めることである[16]．そこでは，画像レジストレーションは次のように定式化される．以下の場合，目的関数を最小化する最適化問題としている．

$$\hat{\boldsymbol{\mu}} = \underset{\boldsymbol{\mu}}{\operatorname{argmin}}\, C\left(\boldsymbol{\mu}, T_{\boldsymbol{\mu}}, I_f, I_m\right) \tag{3.308}$$

ここで，$\hat{\boldsymbol{\mu}}$は最適パラメータベクトルである．変換関数$T_{\boldsymbol{\mu}}$として線形と非線形関数が用いられる．

画像レジストレーションには剛体レジストレーションと非剛体レジストレーションがある．剛体レジストレーションでは変形なしに平行移動と回転だけの要素を含む変換関数を用い，非剛体レジストレーションの変換関数には変形要素（拡大縮小，せん断，局所非線形変形など）を含む．

図3.61に一般的な画像レジストレーションの流れと構成を示し，以下に一般的な画像レジストレーションの手順（対応特徴点を用いる場合，図3.61(a)）を示す．

(1) 前処理（例：ノイズ低減）

(2) 2つの画像間の対応特徴点探索

(3) 変換関数$T_{\boldsymbol{\mu}}$の決定

(4) 画像変換と画像補間

(5) 画像類似度の計算と評価．もし，画像類似度があるいき値以上なら，終了．そうでなければ，(2) へ戻る．

図3.61(b)に示す目的関数を最適化する場合では，パラメータの初期値で変換関数を決め，画像類似度などに基づく目的関数を設定し，ある最適化の手法（勾配法など）を用いて，変換関数のパラメータ$\boldsymbol{\mu}$の探索ベクトル$\boldsymbol{\mu}+\Delta\boldsymbol{\mu}$を決定する．その場合，目的関数が収束するまで計算を繰り返し，変換関数の最適パラメータ$\hat{\boldsymbol{\mu}}$が決定される．

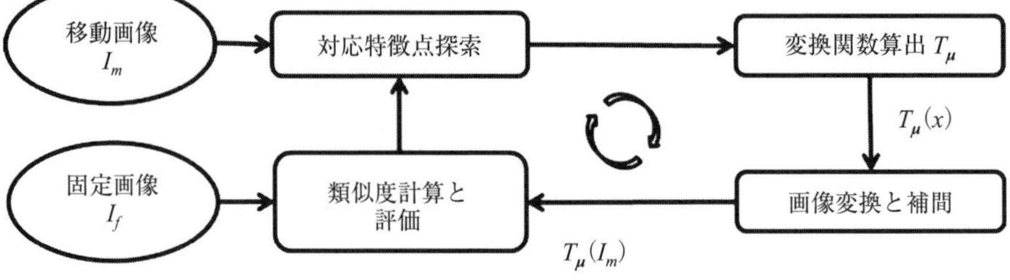

(a)

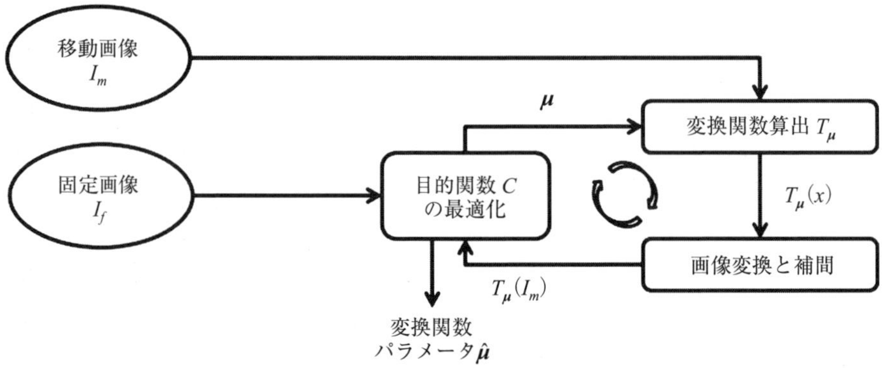

(b)

図3.61　一般的な画像レジストレーションの流れと構成
(a) 対応特徴点を探索して，変換関数のパラメータ$\boldsymbol{\mu}$を決定する場合，(b) 対応特徴点を用いない場合．

8.2　画像間対応特徴点

8.2.1　特徴点検出

特徴点検出は，2つの異なる画像間において対応する特徴点の組から変換関数を求める場合に必要となる．特徴点の検出方法として，Cannyエッジ検出法，Harris/Stephensのコーナー検出法，ヘッセ行列法，SIFT (scale-invariant feature transform)，Hough変換による線や曲線検出などがある．ここでは，Cannyエッジ検出法，Harris/Stephensのコーナー検出法を紹介する．なお，ヘッセ法は，各ピクセルのヘッセ行列（二次微分量の要素からなる）の固有値に基づく手法とほぼ同じ処理なので，第5節5項1を参照してほしい．また，SIFTについては本節の2項2で述べる．

(1) Canny法

Canny法では局所的な濃度値の勾配ベクトル方向の二次微分係数を求め，ゼロ交差点を求めることによってエッジを検出し，それらを特徴点とする[42]．以下，理論を簡潔に説明する．

まず，任意の座標における勾配ベクトル$\boldsymbol{g} = (E_x, E_y)$を求める．

$$E_x = \frac{\partial G(x, y, \sigma)}{\partial x} * f(x, y) \tag{3.309}$$

$$E_y = \frac{\partial G(x, y, \sigma)}{\partial y} * f(x, y) \tag{3.310}$$

ここで $G(x, y, \sigma)$ はガウス関数である．

この勾配ベクトルはその点を通る等濃度線における法線ベクトルである．次に，この法線ベクトル方向の二次微分係数を差分近似で求める．ディジタル画像なので法線ベクトルの方向は，以下の4方向だけを考える．

0°, 180°　: 0°–22.5°, 337.5°–360°, 157.5°–202.5°

45°, 225°　: 22.5°–67.5°, 202.5°–247.5°

90°, 270°　: 67.5°–112.5°, 247.5°–292.5°

135°, 315° : 112.5°–157.5°, 292.5°–337.5°

ただし，ある程度の大きなエッジを検出するように，二階差分にいき値を設定し，そのいき値以上のピクセルをエッジとみなし1のピクセル値を与え，それ以外は0（ゼロ）のピクセル値とする．ただし，勾配ベクトル方向で，注目ピクセルの前後の二階差分係数の積がマイナスになる場合，注目ピクセルはゼロ交差点とみなし，エッジと決定する．

(2) Harris/Stephensの特徴点検出法

Harris/Stephensの特徴点検出法は，注目ピクセルの全方向の近傍ピクセルにおける差分二乗和が大きい（類似度が低い）個所を特徴点（コーナーまたは孤立点）とする手法である[43)–45)]．この手法では，差分二乗和を二次形式（ベクトルと係数行列表現）で近似し，その二次関数が極小値を持てば（下に凸の帽子型であれば），その注目ピクセルはコーナーまたは孤立点とみなす．一般に，極小値を持つかどうかは二次形式の係数行列の固有値を調べるとわかる．一方，Harris/Stephensの特徴点検出法では固有値を求める必要はない．

画像を $f(x, y)$，関心領域を $w(x, y)$（ピクセル数は N 個），関心領域の移動量を (u, v) とすると，差分二乗和 $E(u, v)$ は以下のように定義できる．関心領域 $w(x, y)$ は矩形関数またはガウス関数などが用いられる．

$$E(u, v) = \sum_{x,y}^{N} w(x, y)[f(x+u, y+v) - f(x, y)]^2 \tag{3.311}$$

［・］内をTaylor展開し二次以上を無視すると，以下のように変形できる．

$$E(u, v) \cong \sum_{x,y}^{N} w(x, y)[f_x u + f_y v]^2 \tag{3.312}$$

ここで $f_x = \frac{\partial f}{\partial x}$，$f_y = \frac{\partial f}{\partial y}$ である．さらに，差分二乗和を二次形式に変形する．

$$E(u, v) \cong (u, v)\begin{pmatrix} A & B \\ B & C \end{pmatrix}\begin{pmatrix} u \\ v \end{pmatrix} = \boldsymbol{u}^T \mathbf{H} \boldsymbol{u} \tag{3.313}$$

ここで

$$A = \sum_{x,y}^{N} w(x, y) f_x^2(x, y), \tag{3.314}$$

$$B = \sum_{x,y}^{N} w(x, y) f_x(x, y) f_y(x, y) \tag{3.315}$$

$$C = \sum_{x,y}^{N} w(x, y) f_y^2(x, y) \tag{3.316}$$

となっている.

この結果，差分二乗和（移動量の関数）の近似である二次関数の形状は3つの場合に分類され，その注目ピクセルにおける濃度値の分布の形状も類推できる．図3.62に差分二乗和の二次関数近似式の係数行列の固有値（λ_1: 第一固有値，λ_2: 第二固有値）と，近傍の濃度値の分布形状との関係を示す.

(i) $\lambda_1 \approx \lambda_2 \gg 0$

濃度値の分布形状：“コーナー” または “孤立”

二次関数形状：下に凸の帽子型

(ii) $\lambda_2 \gg \lambda_1 \approx 0$ または $\lambda_1 \gg \lambda_2 \approx 0$

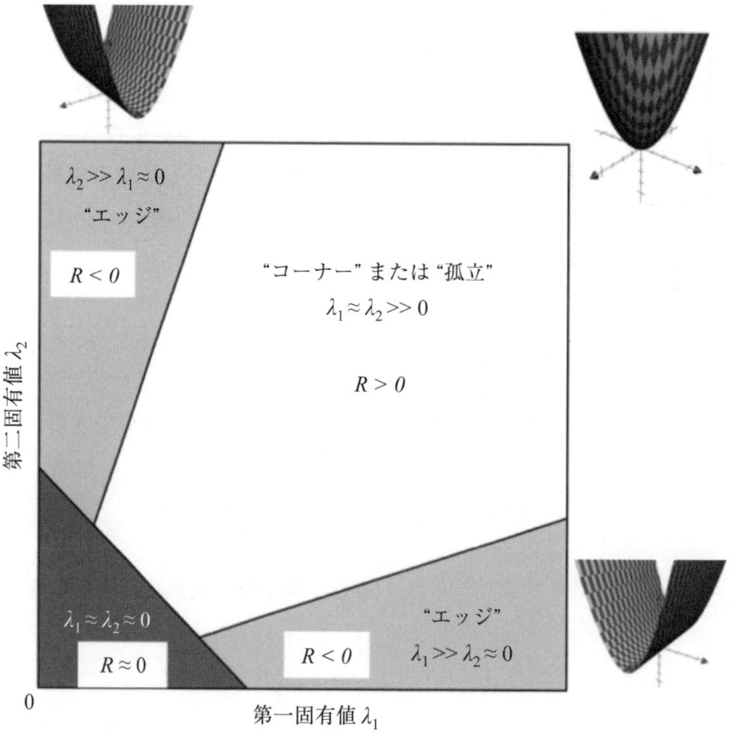

図3.62 差分二乗和の二次関数近似式の係数行列の固有値と近傍の濃度値の分布形状との関係
Rはコーナー検出器の値.

濃度値の分布形状："エッジ"

二次関数形状：尾根型

(iii) $\lambda_1 \approx \lambda_2 \approx 0$

濃度値の分布形状："平面"

二次関数形状：平地型

この手法で，固有値を求める必要がないコーナー検出器（Harris corner detector）Rを以下のように定義した．

$$R = \det(\mathbf{H}) - k\{\mathrm{trace}(\mathbf{H})\}^2 \tag{3.317}$$

$$\det(\mathbf{H}) = \lambda_1 \lambda_2 \tag{3.318}$$

$$\mathrm{trace}(\mathbf{H}) = \lambda_1 + \lambda_2 \tag{3.319}$$

ただし，det（・）は行列式，trace（・）はトレース（対角成分の和）である．上記では，行列式とトレースを固有値で表現しているが，固有値を求める必要はない．kは経験的に決める定数であるが，0.04から0.16くらいが採用されている．図3.62に示すように，コーナー検出器Rが正かつある程度値が大きいならば，"コーナー"または"孤立"として検出することができる．

8.2.2　画像対応点

画像レジストレーションは2つの画像内の対象物間の対応点（似ている個所）を決定する処理であるから，画像間対応特徴点探索は重要な処理である．基本的な考えは，局所的な点，線，面の幾何学的特徴量または局所領域の濃度値特徴量（関心領域の画像）を用いて，局所領域の類似度を計算することで対応点を見つける．対応点を探索するために，画像類似度$S(x, y)$が最大（相違度なら最小）となる座標(x^*, y^*)を以下の式から求める．

$$(x^*, y^*) = \underset{x,y}{\mathrm{argmax}}(S(x, y)) \tag{3.320}$$

ただし，$S(x, y)$が相違度である場合，$\underset{x,y}{\mathrm{argmin}}(S(x, y))$となる．

手動で解剖学的な特徴点を見つけて対応関係を決定する方法もよく用いられる．画像類似度としては，差分二乗和，正規化相互相関係数，相互情報量，SIFT特徴量のユークリッド距離などが用いられている．これらについて説明する．

8.2.3　画像類似度

画像類似度としては，差分二乗和，正規化相互相関係数，相互情報量，SIFT特徴量のユークリッド距離などがある．以下にそれぞれの特徴をまとめる．

(1) 差分二乗和，正規化相互相関係数，相互情報量は濃度値に基づく類似度である．

(2) 差分二乗和と相互相関係数は同じモダリティ同士の類似度の評価に有効といわれている．たとえば，異なる濃度値の分布を持つCT画像とT_2強調画像では，骨の濃度値が正反対となっているので，位置ずれがなかったとしても差分二乗和は大きくなる．

(3) 相互情報量は異なるモダリティ同士の類似度の評価に有効といわれている．

(4) SIFT特徴量は，位置と回転に依存しないと考えられる特徴量で，局所領域の濃度値勾配ベクトルのヒストグラムから計算される．コンピュータグラフィックスの分野でよく用いられる対応点探索のための手法の1つである．

(1) 差分二乗和

差分二乗和Dは以下の式で定義できる[13]．

$$D(x, y) = \sum_{\alpha=0}^{X-1}\sum_{\beta=0}^{Y-1}\left\{I_f\left(x - \frac{X}{2} + \alpha,\ y - \frac{Y}{2} + \beta\right) - I_m(\alpha, \beta)\right\}^2 \tag{3.321}$$

ここで，X, Yは関心領域の横方向と縦方向のピクセル数である．差分二乗和の利点は，計算が単純であること，最小二乗法と同様の枠組みなので最適化の手法を適用しやすいことである．図3.63に位置ずれありとなしの画像と濃度値プロファイルを示す．画像AとBの対象物間で位置ずれがある場合，差分二乗和がある程度の値を持つ．したがって，差分二乗和の値を最小化する変換関数を求めることによって，レジストレーションが可能となる．

(2) 正規化相互相関係数

正規化相互相関係数Cは以下の式で定義できる[13]．

$$C(x, y) = \frac{\sum_{\alpha=0}^{X-1}\sum_{\beta=0}^{Y-1}\left\{I_f\left(x - \frac{X}{2} + \alpha,\ y - \frac{Y}{2} + \beta\right) - \bar{I}_f\right\}\left\{I_m(\alpha, \beta) - \bar{I}_m\right\}}{\sqrt{\sum_{\alpha=0}^{X-1}\sum_{\beta=0}^{Y-1}\left\{I_f\left(x - \frac{X}{2} + \alpha,\ y - \frac{Y}{2} + \beta\right) - \bar{I}_f\right\}^2}\sqrt{\sum_{\alpha=0}^{X-1}\sum_{\beta=0}^{Y-1}\left\{I_m(\alpha, \beta) - \bar{I}_m\right\}^2}}$$

$$= \frac{(\boldsymbol{I}_m, \boldsymbol{I}_f)}{\|\boldsymbol{I}_m\|\|\boldsymbol{I}_f\|} \tag{3.322}$$

ここで，$\boldsymbol{I}_m$と$\boldsymbol{I}_f$は移動画像と固定画像の濃度値の多次元ベクトル，$\|\cdot\|$はL2ノルム（ノルムの定義は第1節2項を参照）である．この類似度では，平均値を0にしているため，平均

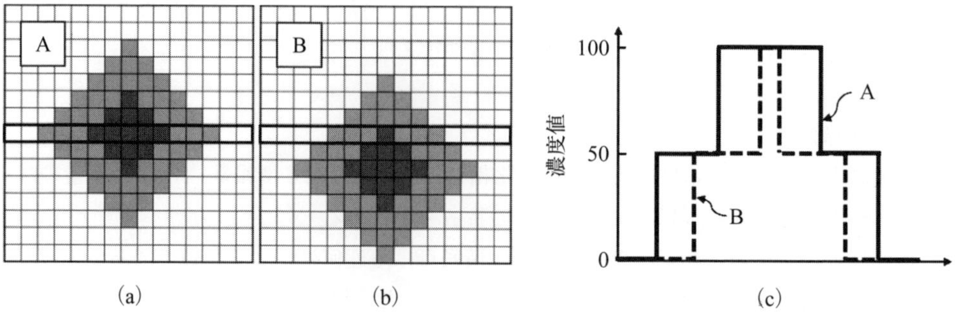

図3.63 位置ずれありとなしの画像と濃度値プロファイル

(a) 位置ずれがない画像A, (b) 位置ずれがある画像B, (c) 同じ位置の濃度値プロファイル．

値の影響を削減している．また，濃度値の変動を標準偏差で割っているので，変動が正規化されている．正規化相互相関係数は，数学的には2つの画像の濃度値の多次元ベクトル$\boldsymbol{I}_m$と$\boldsymbol{I}_f$のなす角度のコサインの値である．したがって，値の範囲は－1から＋1となる．

(3) 相互情報量

画像AとBの相互情報量は以下の式で定義できる[46]．

$$M(A, B)=\sum_{a=0}^{L-1}\sum_{b=0}^{L-1}P_{m,f}(a,b)\log_2\frac{P_{m,f}(a,b)}{P_m(a)P_f(b)} \tag{3.323}$$

ここで，Lは量子化レベル数，$P_m(a)$ と$P_f(b)$ は移動画像と固定画像で濃度値がそれぞれaとbとなる確率，$P_{m,f}(a, b)$ は移動画像と固定画像を重ねた画像の同じ座標で濃度値が(a, b)となる結合確率である．結合確率は，2次元ヒストグラムから求める．式(3.323)で$P_{m,f}(a, b)/(P_m(a)\ P_f(b))=P_{m,f}(a|b)/P_m(a)=P_{m,f}(b|a)/P_m(b)$ となるので，相互情報量は画像Aと画像Bの相互依存度に関係しているといえる．

ここで，相互情報量を求めるために基本的なデータとなる2枚の画像の2次元ヒストグラムを考察する．図3.64は位置ずれありとなしの画像と2次元ヒストグラムを示している．図3.64 (a) は図3.63(c) の画像Aのプロファイルが重なった場合（同じ画像同士）の2次元ヒストグラムである．このように，全く同じ画像同士だと，45°の直線に同じ濃度値の組がプロットされる．つまり，位置ずれがない場合，このような2次元プロファイルに近くなる．一方，位置ずれがある場合の2次元ヒストグラムを図3.64(b) に示す．これは図3.63(c) のようにAとBのヒストグラムが重ならない場合の2次元ヒストグラムである．このように位置がずれると，45°の直線から外れる組が増え，ぼやけた2次元プロファイルになることが予測できる．

図3.65に位置ずれに対する骨盤のDRR (digitally reconstructed radiography) と2次元ヒストグラムを示す．骨盤DRRの切り取られた部分の画像サイズは200×200 pixelsで，ヒス

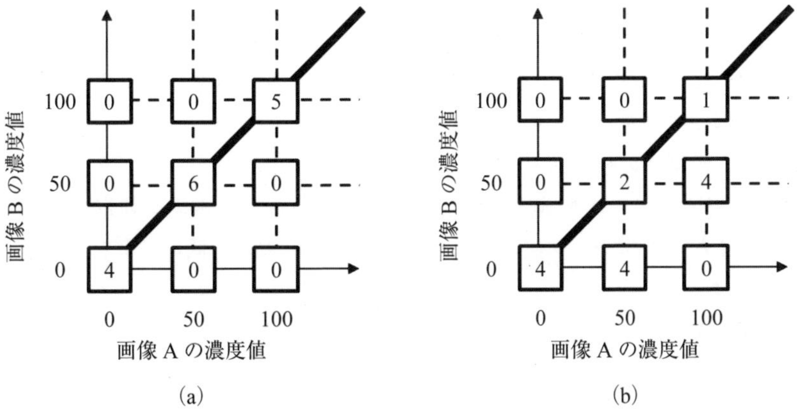

図3.64　図3.63の位置ずれありとなしの画像の黒枠のプロファイルに関する2次元ヒストグラム
(a) 2枚の画像の対象物間に位置ずれがない場合，(b) 対象物間に位置ずれがある場合．

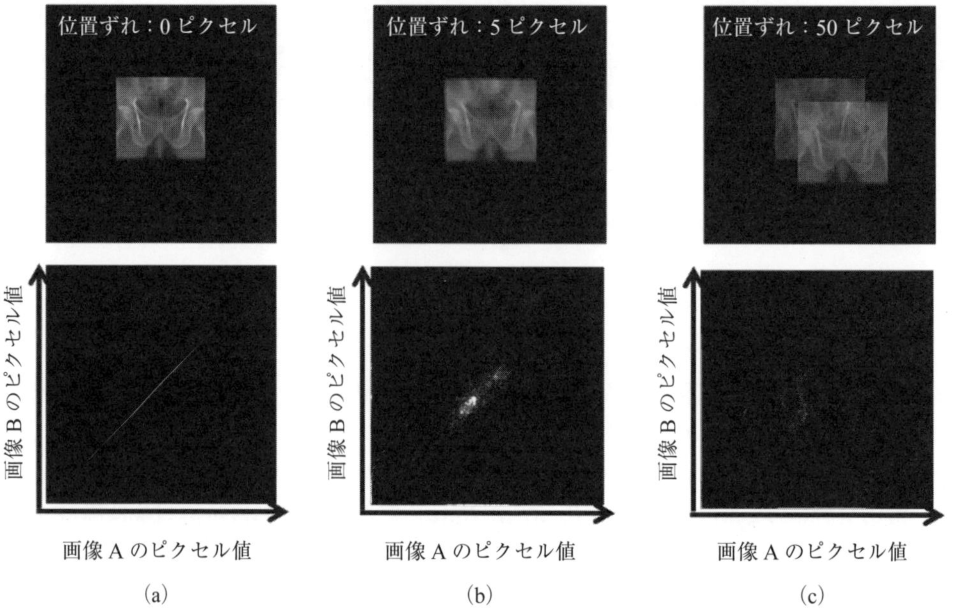

図3.65 位置ずれに対する2つの画像と2次元ヒストグラム（口絵参照）

トグラムのサイズは256×256とした．位置ずれが大きくなるほど，2次元ヒストグラムがぼやけていくことがわかる．

(4) SIFT特徴量のユークリッド距離

SIFT特徴量とは，画像上の局所特徴量を検出，表現するための計算アルゴリズムである[47]．他の局所特徴量検出アルゴリズムと比較して，スケール，回転，照明の変化や微小なアフィン変換に対して比較的頑強な画像の特徴量抽出方法となっている．以下にSIFTの計算の流れを示す．

①キーポイント候補点とスケールの検出

異なる広がり（ガウス関数の標準偏差）のDoG（difference of Gaussian）画像（図3.40）を用意し，すべてのDoG画像を用いて標準偏差に対する極値をとる座標（キーポイント候補点）と標準偏差（スケール）を決定する．

②キーポイント候補点の絞り込み

DoG画像を局所的に二次形式で近似し，そのヘッセ行列から極値判定を行い，コーン型だけを残す．また，ニュートン法によりサブピクセルを求め，低コントラストキーポイントを除く．

③濃度値勾配ベクトルの算出

キーポイントが検出された標準偏差のガウシアンフィルタの平滑化画像での勾配強度と勾配方向を算出する．

④SIFT特徴量の記述

キーポイントを中心にした関心領域内を小分割（例：4×4）し，ぞれぞれの分割領域内でn方向（例：8方向）の勾配ベクトルを量子化し，勾配強度の特徴量ベクトル（SIFT特徴量）を求める．

⑤SIFT特徴量のユークリッド距離によるキーポイントの対応

SIFT特徴量ベクトルのユークリッド距離を計算し，最も小さい距離のキーポイントに対応づける．

8.3　変換関数

変換関数の例として，アフィン変換，ICP（iterative closest point），位相限定相関法，FFD（free form deformation）を説明する．

8.3.1　アフィン変換

アフィン変換（affine transform）は線形レジストレーションに用いられる変換関数の1つで，平行移動，回転，拡大，縮小，反転，せん断を行うことのできる線形の変換方法であり，2次元の場合，その理論式は次式により表される．

$$\begin{pmatrix} a_{11} & a_{12} & a_{13} \\ a_{21} & a_{22} & a_{23} \\ 0 & 0 & 1 \end{pmatrix} \begin{pmatrix} x \\ y \\ 1 \end{pmatrix} = \begin{pmatrix} X \\ Y \\ 1 \end{pmatrix} \tag{3.324}$$

ここで，a_{ij}はアフィン変換行列の要素，(x, y)は変換前の座標，(X, Y)は変換後の座標を表す．上記の理論式よりアフィン変換行列の要素は6個であり，この6個の未知数である要素を求めるためには3点以上の特徴点の組が必要となる．そこで，固定画像と移動画像が，対応する3点以上の特徴点座標を行列として構成し，アフィン変換行列の要素をベクトルとして，以下のような連立一次方程式を立てる．

$$\begin{pmatrix} x_1 & y_1 & 1 & 0 & \cdots & 0 \\ \vdots & \vdots & \vdots & \vdots & \vdots & \vdots \\ x_n & y_n & 1 & 0 & \cdots & 0 \\ 0 & \cdots & 0 & x_1 & y_1 & 1 \\ \vdots & \vdots & \vdots & \vdots & \vdots & \vdots \\ 0 & \cdots & 0 & x_n & y_n & 1 \end{pmatrix} \begin{pmatrix} a_{11} \\ a_{12} \\ a_{13} \\ a_{21} \\ a_{22} \\ a_{23} \end{pmatrix} = \begin{pmatrix} X_1 \\ \vdots \\ X_n \\ Y_1 \\ \vdots \\ Y_n \end{pmatrix} \tag{3.325}$$

ここで上式を以下の行列とベクトルの演算式とみなすことにする．

$$\mathbf{A}\boldsymbol{x} = \boldsymbol{b} \tag{3.326}$$

一般に，3個より多い特徴点の組をとると，変数よりも式が多くなるので，この連立一次方程式は最小二乗法に基づいて解くことになる．つまり，以下の目的関数Jを最小化するアフィン変換パラメータベクトル$\boldsymbol{x}(a_{ij})$を求めることになる．

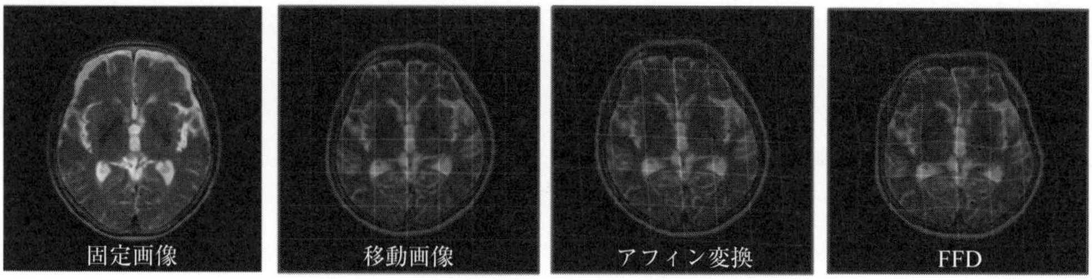

図3.66　アフィン変換とFFDによる画像レジストレーション

$$J = \frac{1}{2}||\mathbf{A}\boldsymbol{x} - \boldsymbol{b}||^2 \to \min \tag{3.327}$$

$\frac{\partial J}{\partial \boldsymbol{x}} = 0$とすると，以下の式が成り立つ[16)]．

$$\mathbf{A}^T\mathbf{A}\boldsymbol{x} = \mathbf{A}^T\boldsymbol{b} \tag{3.328}$$

ここで，$\mathbf{A}$は正方行列ではないが，$\mathbf{A}^T\mathbf{A}$が正方行列であるから，ガウス・ジョルダン法やLU分解などの計算アルゴリズムを用いて解くことができる[48)]．また，特異値分解を用いてムーア・ペンローズの一般逆行列（$\mathbf{A}^T\mathbf{A}$）$^{-1}$を計算することもできる．図3.66にアフィン変換による画像レジストレーションの例を示す．

8.3.2　ICP（iterative closest point）

ICPアルゴリズムは，2つの3次元形状間の位置合わせの基本的な手法として広く用いられている[49)-52)]．2つの対象形状の対応する最近傍点間の距離が最小となるように線形変換を繰り返すことによって，最終的に2つの対象形状の位置合わせを行うことができる．一般的に，データを点分布モデル（頂点座標分布，距離計測による点分布など）で表現することが多い．大まかなアルゴリズムを以下に示す．

(1)　固定形状と移動形状の対応点探索
(2)　対応点に基づいた回転行列と平行移動ベクトルの計算
(3)　移動形状の変換
(4)　固定形状と移動形状の対応点間の平均距離算出．もし，平均距離があるいき値より小さくなれば，終了．そうでなければ，(1) へ戻る．

固定形状を$X=\{\boldsymbol{x}_i\}$，移動形状を$P=\{\boldsymbol{p}_i\}$とし，固定形状Xの$\{\boldsymbol{x}_i\}$点の中で，移動形状の点$\boldsymbol{p}_i$に最も近い対応点$\boldsymbol{y}_i$を，以下の式から求めることができる．

$$\boldsymbol{y}_i = \underset{\boldsymbol{x}_i \in X}{\operatorname{argmin}} ||\boldsymbol{x}_i - \boldsymbol{p}_i|| \qquad (1 \leq i \leq N_p) \tag{3.329}$$

さらに，対応点間（$Y=\{\boldsymbol{y}_i\}$と$P=\{\boldsymbol{p}_i\}$）の距離の合計dを以下の式のように定義し，それを最小化するように回転行列$\mathbf{R}$(3×3の行列）と平行移動ベクトル$\boldsymbol{t}$(3次元ベクトル）を求める．

$$d=\sum_{i=1}^{N_p}\|\boldsymbol{y}_i-(\mathbf{R}\boldsymbol{p}_i+\boldsymbol{t})\|^2 \tag{3.330}$$

ここで，

$$\boldsymbol{t}=\bar{\boldsymbol{y}}-\mathbf{R}\bar{\boldsymbol{p}} \tag{3.331}$$

また，N_pは2つの対象形状の対応点の数である．$\bar{\boldsymbol{y}}=\frac{1}{N_p}\sum_{i=1}^{N_p}\boldsymbol{y}_i$, $\bar{\boldsymbol{p}}=\frac{1}{N_p}\sum_{i=1}^{N_p}\boldsymbol{p}_i$, $\boldsymbol{y}_i'=\boldsymbol{y}_i-\bar{\boldsymbol{y}}$, $\boldsymbol{p}_i'=\boldsymbol{p}_i-\bar{\boldsymbol{p}}$とおくと，距離$d$は以下のように変形できる．

$$d=\sum_{i=1}^{N_p}\|\boldsymbol{y}_i'-\mathbf{R}\boldsymbol{p}_i'\|^2 \tag{3.332}$$

となる．したがって，回転行列を求めることができれば，平行移動ベクトルを計算できる．回転行列は2つの点分布から構成されるデータ点（$\boldsymbol{y}_i'$と$\boldsymbol{p}_i'$）から計算される行列$\mathbf{M}$の特異値分解から，以下のように求めることができる[52]．

$$\begin{aligned}d&=\sum_{i=1}^{N_p}\|\boldsymbol{y}_i'-\mathbf{R}\boldsymbol{p}_i'\|^2=\mathrm{trace}\left\{\sum_{i=1}^{N_p}(\boldsymbol{y}_i'-\mathbf{R}\boldsymbol{p}_i')^T(\boldsymbol{y}_i'-\mathbf{R}\boldsymbol{p}_i')\right\}\\&=\sum_{i=1}^{N_p}\|\boldsymbol{y}_i'\|^2-2\mathrm{trace}\left\{\mathbf{R}^T\sum_{i=1}^{N_p}\boldsymbol{y}_i'\boldsymbol{p}_i'^T\right\}+\sum_{i=1}^{N_p}\|\boldsymbol{p}_i'\|^2\end{aligned} \tag{3.333}$$

ここで，以下に示すFrobeniusノルムとtraceの関係を用いた．

$$\|\mathbf{A}\|_{\mathrm{Frobenius}}=\sqrt{\sum_i\sum_j|a_{ij}|^2}=\sqrt{\mathrm{trace}(\mathbf{A}^T\mathbf{A})} \tag{3.334}$$

式(3.333) において，dを最小化することは次の目的関数Jを最大化することと等価である．

$$J=\mathrm{trace}\left(\mathbf{R}^T\sum_{i=1}^{N_p}\boldsymbol{y}_i'\boldsymbol{p}_i'^T\right)=\mathrm{trace}(\mathbf{R}^T\mathbf{M}) \tag{3.335}$$

ただし，行列$\mathbf{M}$を以下のようにおいた．

$$\mathbf{M}=\sum_{i=1}^{N_p}\boldsymbol{y}_i'\boldsymbol{p}_i'^T \tag{3.336}$$

ここで，行列$\mathbf{M}$を特異値分解すると，以下のようになる．

$$\mathbf{M}=\mathbf{V}\begin{pmatrix}\sigma_1&0&0\\0&\sigma_2&0\\0&0&\sigma_3\end{pmatrix}\mathbf{U}^T=\mathbf{V}\boldsymbol{\Lambda}\mathbf{U}^T \tag{3.337}$$

$\boldsymbol{\Lambda}$は$\mathbf{M}^T\mathbf{M}$の固有値$\lambda_r(1\le r\le 3)$の平方根（$\sigma_r=\sqrt{\lambda_r}$）（特異値）から構成される対角行列

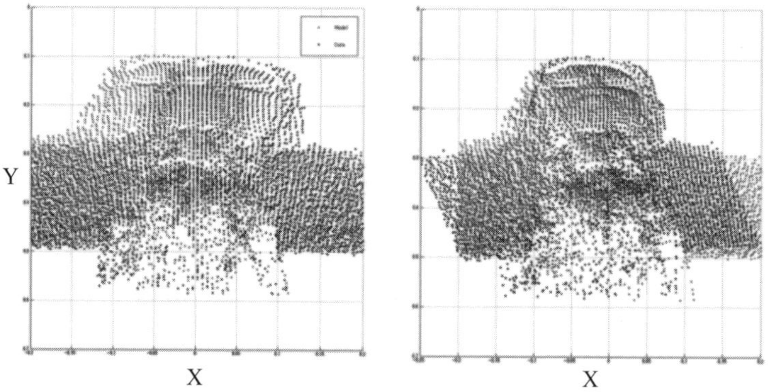

レジストレーション前　　レジストレーション後

図3.67　ICPアルゴリズムによるレジストレーションの例

である．**U**の列ベクトルは$\mathbf{M}^T\mathbf{M}$の固有ベクトルである．また，**V**の列ベクトルは$\mathbf{M}\mathbf{M}^T$の固有ベクトルである．そこで，目的関数Jは次のように表すことができる．

$$J = \mathrm{trace}(\mathbf{R}^T\mathbf{M}) = \mathrm{trace}(\mathbf{R}^T\mathbf{V}\boldsymbol{\Lambda}\mathbf{U}^T) = \mathrm{trace}((\mathbf{U}^T\mathbf{R}^T\mathbf{V})\boldsymbol{\Lambda}) \tag{3.338}$$

上記変形には，$\mathrm{trace}(\mathbf{AB}) = \mathrm{trace}(\mathbf{BA})$ を用いた．$\mathbf{U}^T\mathbf{R}^T\mathbf{V} = \mathbf{I}$のとき，目的関数$J$は最大となることは証明されている[52]．ただし，$\mathrm{rank}(\boldsymbol{\Lambda}) > 1$のとき，唯一の解を持つ．そこで，回転行列**R**は次の式で求められる．

$$\mathbf{R}^T = \mathbf{U}\mathbf{V}^T \tag{3.339}$$

$$\mathbf{R} = \mathbf{V}\mathbf{U}^T \quad (\det(\mathbf{V}\mathbf{U}^T) = 1) \tag{3.340}$$

図3.67にICPアルゴリズムによるレジストレーションの例を示す．この例は距離画像センサによって撮像した距離画像で，ICPアルゴリズムを用いてファントムの位置ずれを補正した結果である．

8.3.3　位相限定相関法（phase only correlation）

位相限定相関法は画像内の対象物の相対的な位置ずれがフーリエ変換で位相成分の差となることを利用したレジストレーションの手法である[53)-55)]．正規化相互パワースペクトルを逆フーリエ変換することによって，正規化相互相関関数を求め，位置ずれを推定する．

簡単のため，1次元画像$f(x)$（x：データ番号）を考え，この離散フーリエ変換を$F(u)$（u：周波数番号）とする．

$$F(u) = \sum_{x=-M}^{M} f(x) e^{-i\frac{2\pi}{N}ux} \tag{3.341}$$

ここで，$N = 2M + 1$とする．この式が第1節での離散フーリエ変換の定義と異なるのは便宜上で本質的には同じである．この画像がtだけ平行移動した画像を$f(x-t)$とすると，その離散フーリエ変換$F_t(u)$は以下のようになる．

$$F_t(u)=\sum_{x=-M}^{M} f(x-t)e^{-i\frac{2\pi}{N}ux}=e^{-i\frac{2\pi}{N}ut}\left\{\sum_{x=-M}^{M} f(x-t)e^{-i\frac{2\pi}{N}u(x-t)}\right\}=e^{-i\frac{2\pi}{N}ut}F(u) \qquad (3.342)$$

つまり，平行移動の結果はフーリエ変換では位相成分として現れる．そこで，式(3.341)と式(3.342)から正規化相互パワースペクトル$R(u)$ は以下のように計算できる．

$$R(u)=\frac{F(u)\overline{F_t(u)}}{\left|F(u)\overline{F_t(u)}\right|}=e^{i\frac{2\pi}{N}ut} \qquad (3.343)$$

正規化相互相関関数$r(x)$ は正規化相互パワースペクトル$R(u)$ を逆フーリエ変換することで，求めることができる．ある関数とtだけ移動したその関数の相互相関関数は，その性質から原点からtだけ平行移動した個所にその最大値が現れる[56]．したがって，正規化相互相関関数のピークの位置からずれ量を推定することができ，画像レジストレーションに利用できることがわかる．

ここで，正規化相互相関関数は正弦波からなる式（式(3.350)）で表すことができる[55]．したがって，求めた正規化相互相関関数のデータ（画像）をそのモデル式で近似できる場合，サブピクセルの移動量を求めることが可能となる．以下に式の導出を示す．

$$r(x)=\frac{1}{N}\sum_{u=-M}^{M} R(u)e^{i\frac{2\pi}{N}ux}=\frac{1}{N}\sum_{u=-M}^{M} e^{i\frac{2\pi}{N}u(x+t)} \qquad (3.344)$$

$$=\frac{1}{N}\left\{e^{-i\frac{2\pi}{N}M(x+t)}+e^{-i\frac{2\pi}{N}(M-1)(x+t)}+\cdots+e^{i\frac{2\pi}{N}(M-1)(x+t)}+e^{i\frac{2\pi}{N}M(x+t)}\right\} \qquad (3.345)$$

$$=\frac{1}{N}e^{-i\frac{2\pi}{N}M(x+t)}\frac{1-\left(e^{i\frac{2\pi}{N}(x+t)}\right)^N}{1-e^{i\frac{2\pi}{N}(x+t)}}(*) \qquad (3.346)$$

$$=\frac{1}{N}e^{-i\frac{2\pi}{N}M(x+t)}\frac{1-e^{i2\pi(x+t)}}{1-e^{i\frac{2\pi}{N}(x+t)}} \qquad (3.347)$$

$$=\frac{1}{N}\frac{e^{-i\pi(x+t)+i\frac{\pi}{N}(x+t)}-e^{i\pi(x+t)+i\frac{\pi}{N}(x+t)}}{e^{i\frac{\pi}{N}(x+t)}\left(e^{-i\frac{\pi}{N}(x+t)}-e^{i\frac{\pi}{N}(x+t)}\right)}(**) \qquad (3.348)$$

$$=\frac{1}{N}\frac{e^{-i\pi(x+t)}-e^{i\pi(x+t)}}{e^{-i\frac{\pi}{N}(x+t)}-e^{i\frac{\pi}{N}(x+t)}} \qquad (3.349)$$

$$=\frac{1}{N}\frac{\sin(\pi(x+t))}{\sin\left(\frac{\pi}{N}(x+t)\right)}(***) \qquad (3.350)$$

(*) 等比数列の和の公式$\sum_{k=0}^{n} ar^k=\frac{a(1-r^{n+1})}{1-r}$を用いた．

(**) $e^{-i\frac{2\pi}{N}M(x+t)} = e^{-i\frac{2\pi}{N}\frac{(N-1)}{2}(x+t)} = e^{-i\pi\left(1-\frac{1}{N}\right)(x+t)} = e^{-i\pi(x+t)+i\pi(x+t)/N}$　　$(N=2M+1)$

(***) $\sin\theta = \dfrac{e^{i\theta}-e^{-i\theta}}{2i}$

位置のずれ量tが小さい場合，$\frac{\pi}{N}(x+t)$が小さいと仮定できる．式(3.350)で，

$\sin\frac{\pi}{N}(x+t) \approx \frac{\pi}{N}(x+t)$となり，正規化相互相関関数$r(x)$は

$$r(x) \approx \frac{\sin(\pi(x+t))}{\pi(x+t)} \tag{3.351}$$

と書ける．したがって，正規化相互相関関数はsinc関数を用いて近似できる．

8.3.4 FFD (free form deformation)

FFD (free form deformation) 法は，非剛体レジストレーションに用いられる技術の1つで，変形対象となる画像に対して，ピクセルの移動量に関連する制御格子のパラメータ空間を設定し，制御格子を利用して画像を変形する手法である[57)-60)]．ここでは，2次元で説明する．まず，パラメトリック空間Φ上に，変形対象となる画像を投影した制御格子$\Omega=\{(x, y)|0\leq x<m, 0\leq y<n\}$を定義する．パラメトリック空間上の移動ベクトル$\boldsymbol{D}(x, y)$を計算するために，Bスプライン関数に基づく近似関数を求める．このとき，x方向の移動量$D_x(x, y)$は下式のように表現される．

$$D_x(x, y) = \sum_{k=0}^{3}\sum_{l=0}^{3} B_k(s)B_l(t)\,\phi_{(i+k)(j+l)} \tag{3.352}$$

ここで，$i=\lfloor x\rfloor-1, j=\lfloor y\rfloor-1, s=x-\lfloor x\rfloor, t=y-\lfloor y\rfloor$である．$\lfloor x\rfloor$は床関数で，実数$x$を超えない最大の整数である．上式の$B_k, B_l$には，以下に示すBスプライン基底関数を使用することで，滑らかな非線形変換が可能となる．

$$B_0(s) = \frac{(1-s)^3}{6} \tag{3.353}$$

$$B_1(s) = \frac{3s^3-6s^2+4}{6} \tag{3.354}$$

$$B_2(s) = \frac{-3s^3+3s^2+3s+1}{6} \tag{3.355}$$

$$B_3(s) = \frac{s^3}{6} \tag{3.356}$$

ただし，$0\leq s<1$である．パラメトリック空間Φにおいて，制御格子数は$(m+3)\times(n+3)$となる．また，ij番目の制御格子の交点ϕ_{ij}は，移動量を決定するための値を示す制御点(control points)と呼ばれるパラメータであり，$i=-1, 0, \cdots, m+1, j=-1, 0, \cdots, n+1$と

なる．任意の座標の移動量は，周囲16点の制御点$\phi_{(i+k)(j+l)}$から求めることになる．

未知の制御点の値ϕ_{ij}の決定方法を説明する．適当に求めたパラメトリック空間上の特徴点(x_f, y_f)（f: 特徴点番号，$f=0, 1, \cdots, p-1$, p：特徴点数）における移動画像の移動量dは式(3.352)から求められる．したがって，$d=D_x(x_f, y_f)$とおくと，以下のように表すことができる．

$$d=\sum_{k=0}^{3}\sum_{l=0}^{3}B_k(s)B_l(t)\phi_{kl}=\begin{pmatrix}B_0(s) & \cdots & B_3(s)\end{pmatrix}\begin{pmatrix}\phi_{00} & \cdots & \phi_{03}\\ \vdots & \ddots & \vdots\\ \phi_{30} & \cdots & \phi_{33}\end{pmatrix}\begin{pmatrix}B_0(t)\\ \vdots\\ B_3(t)\end{pmatrix} \tag{3.357}$$

$$=\boldsymbol{b}\mathbf{X}\boldsymbol{c} \tag{3.358}$$

この式から制御点行列$\mathbf{X}$を以下のように求めることができる．

$$d=\boldsymbol{b}\mathbf{X}\boldsymbol{c} \tag{3.359}$$

$$\mathbf{X}\boldsymbol{c}=\boldsymbol{b}^{+}d \tag{3.360}$$

$$\mathbf{X}=\boldsymbol{b}^{+}d\boldsymbol{c}^{+} \tag{3.361}$$

（$\boldsymbol{b}^{+}=\dfrac{1}{\|\boldsymbol{b}\|^2}\boldsymbol{b}^{*}$, $\boldsymbol{c}^{+}=\dfrac{1}{\|\boldsymbol{c}\|^2}\boldsymbol{c}^{*}$は一般逆行列．
*は随伴作用素．実数のベクトルの場合，$\boldsymbol{b}^{*}=\boldsymbol{b}^{T}$）

$$=d\frac{1}{\|\boldsymbol{b}\|^2}\boldsymbol{b}^{T}\frac{1}{\|\boldsymbol{c}\|^2}\boldsymbol{c}^{T} \tag{3.362}$$

$$=d\frac{\boldsymbol{b}^{T}\boldsymbol{c}^{T}}{\|\boldsymbol{b}\|^2\|\boldsymbol{c}\|^2} \tag{3.363}$$

したがって，制御点行列$\mathbf{X}$は，以下の式のようになる．

$$\begin{pmatrix}\phi_{00} & \cdots & \phi_{03}\\ \vdots & \ddots & \vdots\\ \phi_{30} & \cdots & \phi_{33}\end{pmatrix}=\frac{d}{(B_0(s)^2+\cdots+B_3(s)^2)(B_0(t)^2+\cdots+B_3(t)^2)}\begin{pmatrix}B_0(s)\\ \vdots\\ B_3(s)\end{pmatrix}\begin{pmatrix}B_0(t) & \cdots & B_3(t)\end{pmatrix} \tag{3.364}$$

$$=\frac{d}{\sum_{a=0}^{3}\sum_{b=0}^{3}(B_a(s)B_b(t))^2}\begin{pmatrix}B_0(s)B_0(t) & \cdots & B_0(s)B_3(t)\\ \vdots & \ddots & \vdots\\ B_3(s)B_0(t) & \cdots & B_3(s)B_3(t)\end{pmatrix} \tag{3.365}$$

ここで，$w_{kl}=B_k(s)B_l(t)$とすると，以下の式で，制御点の値を求めることができる．

$$f_{kl} = \frac{w_{kl}d}{\sum_{a=0}^{3}\sum_{b=0}^{3}(w_{ab})^2} \tag{3.366}$$

同様に，y方向の移動量D_yも独立なFFDとして算出し，式(3.352)によりすべてのピクセルについて変換を行う．格子数l, m, nを段階的に変化させ徐々に細かい変形を行うことができる．図3.66にFFDによる画像レジストレーションの例を示す．

8.4　画像補間

ディジタル画像は，一定間隔で並んだ整数の座標のピクセルから構成されるが，画像に対してレジストレーションなどの幾何学的な変換（例：画像の回転，平行移動，変形）を行った場合，変換後の画像のピクセルの座標は整数にならないこと（非格子点座標）が起こる．しかし，非格子点の画像は扱いにくい．そこで，変換後の画像の整数座標（格子点）から変換前（原画像）の座標（一般に，実数で非格子点）を求め，原画像で補間を行い，変換後の濃度値を推定する．その様子を図3.68に示す．

濃度値の補間法には，主に最近傍法，線形補間法，三次補間法がある．ここで，非格子点の座標を（u_0, v_0）とした場合，3つの方法による求め方を以下に紹介する．

(1) 最近傍法

非格子点（u_0, v_0）に最も近い濃度値で置き換える．

$$f(u_0, v_0) = f(\lfloor u_0 + 0.5 \rfloor, \lfloor v_0 + 0.5 \rfloor) \tag{3.367}$$

ただし，$\lfloor x \rfloor$は床関数で，実数xを超えない最大の整数である．

(2) 線形補間法

近傍の濃度値を使って線形補間を行う．2次元画像なら4近傍，3次元画像なら8近傍となる．図3.69に2次元の線形補間法の方法を示す．

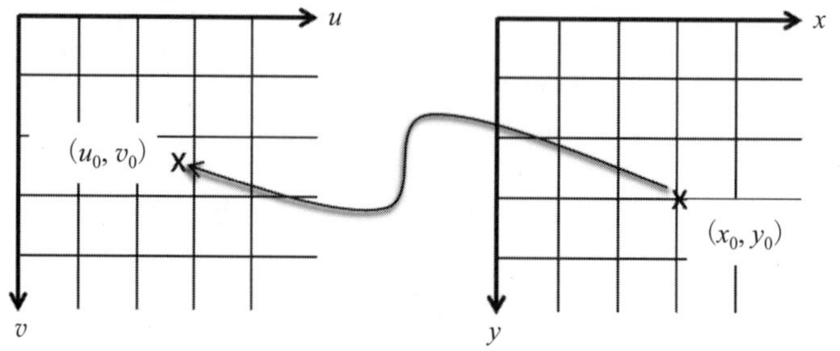

図3.68　変換後の画像の座標を格子点（整数）とする画像補間の方法
格子点はピクセルの整数の位置を示す．

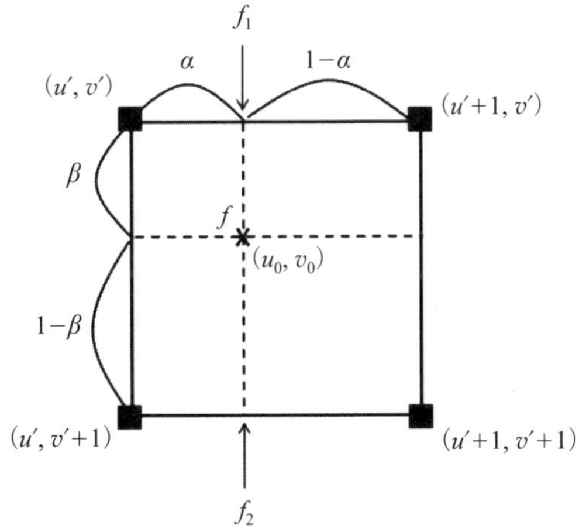

図3.69　2次元の線形補間法

まず，(u', v') と $(u'+1, v')$ $(u'=\lfloor u_0 \rfloor, v'=\lfloor v_0 \rfloor)$ の間で一次式を作り，f_1を求める．

$$f_1 = (1-\alpha)f(u', v') + \alpha f(u'+1, v') \tag{3.368}$$

ただし，$\alpha = u_0 - \lfloor u_0 \rfloor$ とする．次に，$(u', v'+1)$ と $(u'+1, v'+1)$ の間で一次式を作り，f_2 を求める．

$$f_2 = (1-\alpha)f(u', v'+1) + \alpha f(u'+1, v'+1) \tag{3.369}$$

最後に，f_1とf_2の間で一次式を作り，$f(u_0, v_0)$ を求める．

$$f(u_0, v_0) = (1-\beta)f_1 + \beta f_2 \tag{3.370}$$

$$\begin{aligned} &= f(u', v')(1-\alpha)(1-\beta) + f(u'+1, v')\alpha(1-\beta) \\ &\quad + f(u', v'+1)(1-\alpha)\beta + f(u'+1, v'+1)\alpha\beta \end{aligned} \tag{3.371}$$

ただし，$\beta = v_0 - \lfloor v_0 \rfloor$ とする．

(3) 三次補間法

サンプリング定理に基づく補間法である．2次元画像の場合，16近傍の濃度値を，3次元画像の場合，64近傍の濃度値を用いる．以下の式は2次元の場合の補間式である．

$$f(u_0, v_0) = \sum_{k=0}^{3}\sum_{l=0}^{3} f(u_k, v_l)C(u_k - u_0)C(v_l - v_0) \tag{3.372}$$

補間関数 $C(x)$ として $\mathrm{sinc}(x) = \sin(\pi x)/(\pi x)$ は用いず，以下のsinc関数の三次の近似式を適用するので，三次補間法と呼ばれる．

$$C(x)=\begin{cases}1-2|x|^2+|x|^3 & (0\leq|x|<1)\\ 4-8|x|+5|x|^2-|x|^3 & (1\leq|x|<2)\\ 0 & (2\leq|x|)\end{cases} \tag{3.373}$$

（有村秀孝，尾川浩一）

第 9 節 画像データ圧縮

画像データ圧縮（image compression）という用語は，ある画像を表現しているデータの量を削減することを意味している．画像データを表現する際，画像自体の持つ情報量が変化しなくても，画像表現の仕方によってデータ量は大きく変化する．これは冗長（redundancy）なデータを含んでいるために生ずるものである．

静止画像の場合，空間的冗長性がデータを削減できる1つのポイントである．一般的な静止画像は，隣接する画素値の間の濃度がほとんど変化しない．すなわち，隣接画素値の相関が非常に高い．よって，画素値がx軸方向に，たとえば120, 122, 123, 119, 121のように並んでいたとしたら，隣の画素値との差分（右の画素値－現在の画素値）をとって，120, 2, 1, −4, 2と表現すれば，最初はすべて3桁で表現していた画素値が，1～2桁で表現できることが理解できると思う．

これらの数値列から元の画像に戻す場合，（現在の数値＋右の数値）とすれば，最初の画素値が完全に復元できることは明らかである．また，動画像の場合は，静止画像における空間的冗長度に加えて時間的な冗長度も発生する．

たとえば，ニュース映像で，アナウンサーがしゃべっている情景を思い浮かべていただきたい．このときに，画像上で動きのあるのはアナウンサーの口元と目の瞬き程度で，そのほかはほとんど動かない．このような動きのない部分は，フレーム毎の動画像の中で記録しておく必要のない領域であり，特定のフレームで保存してあれば，そのような動きのない部分と動きのある部分を合成することで完全な動画像を復元することができることも容易に想像がつくであろう．

さらに，人間の目の特性の観点からみた冗長度もある．人間の目は，無限小の細かな構造を見ることはできないので，そのような観点から画素サイズや画像マトリクスサイズが決まってくる．また，画像の濃度値の違いは一般には6ビット程度（64階調以下）しか弁別できないので，基本的には8ビットの階調を有する画像があれば十分ということになる（それ以上，階調があったとしても人間の目で識別できないのだから意味がないということである）．

もちろん，医用画像のように拡大して画像を観察したり，コントラストや表示レベルを変えてさまざまに観察する場合には，12ビット以上の階調や2048×2048といった画像での表現も必要になることは事実であるが，一般の画像ではそのような高い濃度分解能や空間解像度が必要とされていない．

このほかにも，人間の目は動画像を観察するときにフレーム一枚一枚を注視しているわけではないので，1/30秒で切り替わる一枚のフレーム画像の画質がある程度悪くてもあまり気にならない．このようなことから，動画像では視覚的に気がつかないようにして，大きなデータの削減を行っている．

ここまで述べてきたのは画像自体を表現するデータ量を削減する話であるが，削減されて表現した符号に対しての冗長度を低減させることも可能である．これは，第1章「情報理論」で述べたエントロピー符号化（entropy coding）という手段である．詳細は第1章第3節2項を参照されたい．ここでは，その考え方のみについて記す．

たとえば，4つの濃度値があって，その濃度値の発生している確率が0.5, 0.25, 0.125, 0.125だったとする．このとき，これらの確率から求められるそれぞれの事象の情報量に基づいて符号化するのがエントロピー符号化という方法である．この場合，それぞれ，$(\log_2 0.5)=1$, $(\log_2 0.25)=2$, $(\log_2 0.125)=3$, $(\log_2 0.125)=3$ bitが情報量となり，平均符号長は，$0.5\times1+0.25\times2+0.125\times3+0.125\times3=1.75$ bitとなる．具体的な符号としては，確率0.5の事象に‘0’，確率0.25の事象に‘10’，確率0.125の事象に‘110’，最後の確率0.125の事象に‘111’を割り振れば符号化が実現する．

一方，4つの事象に対して，それぞれ2 bit割り当てたらどうであろうか．すなわち，確率0.5の事象に‘00’，確率0.25の事象に‘01’，確率0.125の事象に‘10’，確率0.125の事象に‘11’を割り振るものである．この場合の平均符号長は，$0.5\times2+0.25\times2+0.125\times2+0.125\times2=2$ bitとなり，前述の場合より必要となるビット数が増加している．よって，一律に同じ符号長を割り振るよりも，情報量に応じた長さを割り振ることで，効果的なデータ圧縮が実現することになる．このようなエントロピー符号化の概念を，他の冗長度を削減する圧縮法に組み合わせて利用することで，データ量をさらに削減することが可能となる．

9.1　データ圧縮の手法

画像データの圧縮の形態は大きく分けて2つに分類できる．1つは可逆圧縮（reversible compression）であり，これは圧縮後のデータから，原画像を完全に復元できる方式である．この場合，圧縮率を余り高くすることができず，一般的に原画像のデータ量を1/2～1/3程度に削減できる．病院などで使用する画像の場合には，撮影時の画質をデータ保管の時点で担保していないと，誤診などの訴訟の際に証拠として用いることができなくなるために，このような可逆圧縮の形態がとられることが多い．

もう1つの方式は非可逆圧縮（lossy compression）であり，われわれがインターネットなどを通して日常的に閲覧している静止画像や動画像は，このような形式によって圧縮されたものである．非可逆圧縮の場合はデータ量を1/10～1/30程度まで削減できるのでデータの保管や通信による画像の閲覧には適しているといえる．この形態での圧縮の場合は，人間の目の視覚特性まで考慮して，可能な限りの手段を組み合わせてデータ圧縮を実現している．画像データ圧縮の手法はさまざまあるが，ここでは可逆圧縮の代表的な手法である予測圧縮と，非可逆圧縮の代表的な手法である変換圧縮について記述する．また，変換圧縮およびエントロピー符号化を実装したJPEG法についても概説する．

9.2　予測圧縮法

可逆圧縮の代表的な方法である予測圧縮法（predictive coding）では，現在，注目している画素値を記述する際に，その予測を行い，予測誤差の値を用いる．いま，n番目の画素の予測誤差値をe_nとすると，これは真の画素値f_nと予測した画素値$\hat{f}_n$から以下の式で求めることができる．

$$e_n = f_n - \hat{f}_n \tag{3.374}$$

予測の方法にはいろいろ考えられるが，最も簡単なものは注目している画素の左側の画素値を使うことである．すなわち，

$$\hat{f}_n = f_{n-1} \tag{3.375}$$

とする．いま，画素値の分散をσ^2とすると

$$\sigma^2 = E[(f_i - m)^2] \tag{3.376}$$

と表すことができる．ここでE［・］は期待値操作を表し，mは平均値である．すなわち，

$$m = E[f_i] \tag{3.377}$$

である．予測誤差画像の分散σ_0^2を考えてみると，

$$\begin{aligned}\sigma_0^2 &= E[(f_i - f_{i-1})^2] = E[((f_i - m) - (f_{i-1} - m))^2] \\ &= E[(f_i - m)^2 - 2(f_i - m)(f_{i-1} - m) + (f_{i-1} - m)^2] \\ &= E[(f_i - m)^2] - 2E[(f_i - m)(f_{i-1} - m)] + E[(f_{i-1} - m)^2] \\ &= 2\sigma^2 - 2E[(f_i - m)(f_{i-1} - m)]\end{aligned} \tag{3.378}$$

となる．一方，f_iとf_{i-1}の間の相関係数ρは

$$\rho = \frac{E[(f_i - m)(f_{i-1} - m)]}{E[(f_i - m)^2]} \tag{3.379}$$

なので，式(3.378)は

$$\sigma_0^2 = 2\sigma^2 - 2\rho\sigma^2 = 2(1-\rho)\sigma^2 \tag{3.380}$$

となる．一般に，画像では$\rho = 0.9$～0.95なので，仮に$\rho = 0.95$ならば

$$\sigma_0^2 = 2(1-0.95)\sigma^2 = 0.1\sigma^2 \tag{3.381}$$

となる．これは，予測誤差画像の画素値の分散が原画像のそれの1割程度まで減少することを示しており，予測誤差画像を表現するためのビット数が削減できることを意味する．図

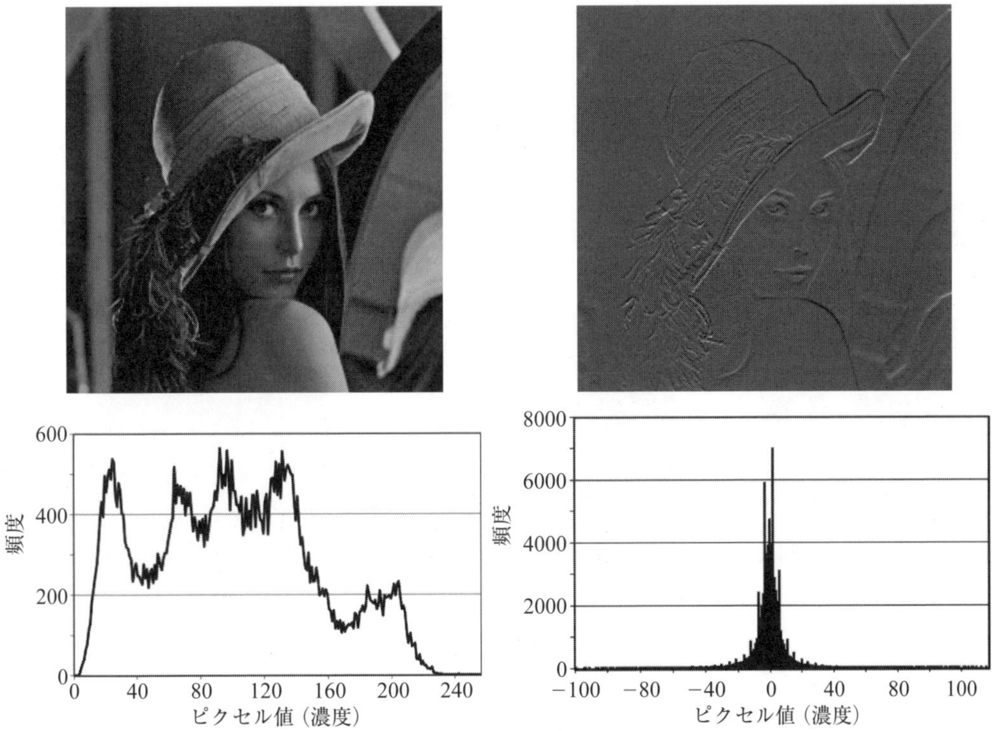

図3.70　原画像（左上）とその予測誤差画像（右上）
下段にはそれぞれの濃度ヒストグラムを示す．

3.70はlenna画像とその予測誤差画像，ならびにこれらの濃度ヒストグラムを示す．図から，原画像では0〜255まで様々な濃度値が存在していることがわかるが，予測誤差画像の場合，頻度の高いものは濃度値0の近傍に集中しており，濃度値が0から離れると指数関数的に減少していることがわかる．このような分布はラプラス分布（Laplace distribution）と呼ばれるものであるが，予測誤差画像の濃度ヒストグラムのパターンは画像によらないことが知られている．このため，どのような画像に対しても予測圧縮は効果があることになる．

9.3　変換圧縮法

画像データは直交変換を使用することで互いに無相関な周波数の成分に分離することができる．直交変換として代表的なものには離散フーリエ変換（DFT）や離散コサイン変換（DCT）などがある．図3.71はlenna画像と，rice画像を直交変換したものであるが，両者に共通しているのはそのパワースペクトルが低周波成分に集中している点である．画像に対して離散フーリエ変換を行うと，実部画像と虚部画像ができるが，その対称性により実部画像の半分のデータと虚部画像の半分のデータがあれば元の画像を復元でき，結果として画像を表現するデータの量には変化がない．

しかし，図のように直交変換によって，そのパワーは低周波のみに集中し，高周波成分のパワーはほとんどなくなる．このため，高周波成分を記述するデータのビット数を減らす，

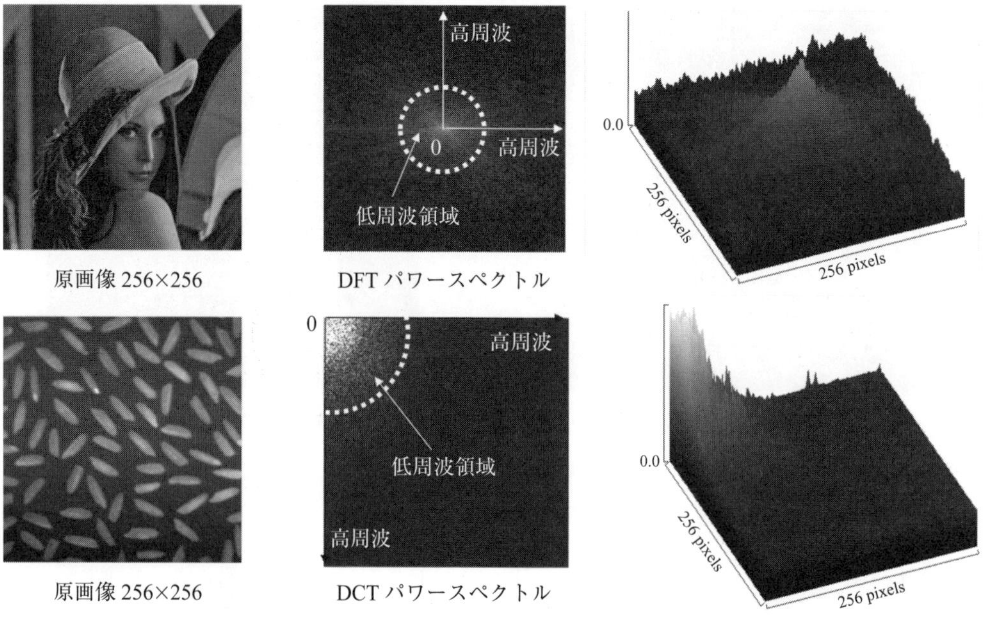

図3.71　画像（lenna, rice）とそれらのパワースペクトルの分布（右は鳥瞰図）

あるいは切り捨てて変換係数を保存しておき，逆変換によって画像を再構成しても原画像と余り遜色のない画像が得られることになる．これが変換圧縮（transform coding）の概念である．直交変換は2次元の関数としての画像の濃度値を，互いに無相関な波の成分に展開するものであるが，その変換カーネルにはさまざまなものがある．たとえば，DFTではsinとcosの波動成分で画像を展開し，DCTではcosの波の成分のみで表現している（図3.72）．

このような変換核は，あらかじめ準備された関数系列の例であるが，特定の画像を最も効率の良い関数系列で展開したい場合は，Karhunen-Loève変換を用いて画像を展開すればよい．しかしながら，関数系列を求める際の計算量が多いため実用的ではなく，実際にはDFTやDCTのようにあらかじめわかっている関数系列（三角関数）を利用したほうが高速に演算することが可能である．

このうちDCTはKarhunen-Loève変換の結果とよく類似していることが知られており，DCTを用いることによって，低周波に集まった係数を効率よく用い，原画像の持っていた情報をあまり失うことなく画像データの圧縮が実現できる．図3.71のrice画像の場合，パワースペクトルが低周波により集中していることがわかる．

9.4　JPEG圧縮

JPEGとはJoint Photographic Experts Groupの略であり，元々は静止画像の圧縮方式を議論する委員会の名前であったが，この略称が規格自体の名前となっている．

JPEGと関連して動画像の圧縮の規格にはMPEG（Motion Picture Experts Group）がある．MPEGではJPEGを構成している内容，および動画像としての時間軸方向のデータの圧縮や画像中の物体の動きなどを考慮した内容が盛り込まれている．ここではJPEGの内容につい

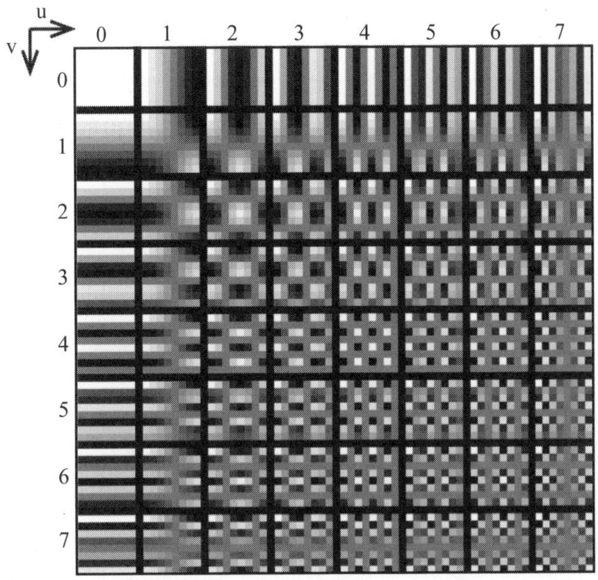

図3.72　DCTの変換カーネル

16	11	10	16	24	40	51	61
12	12	14	19	26	58	60	66
14	13	16	24	40	57	69	57
14	17	22	29	51	87	80	62
18	22	37	56	68	109	103	77
24	36	55	64	81	104	113	92
49	64	78	87	103	121	120	101
72	92	95	98	112	100	103	99

17	18	24	47	99	99	99	99
18	21	26	66	99	99	99	99
24	26	56	66	99	99	99	99
47	66	99	99	99	99	99	99
99	99	99	99	99	99	99	99
99	99	99	99	99	99	99	99
99	99	99	99	99	99	99	99
99	99	99	99	99	99	99	99

図3.73　量子化テーブル（左：輝度信号用，右：色差信号用）

て触れることにする．

JPEG方式は可逆方式（lossless）および非可逆方式（lossy）を含んでおり，可逆方式では前述の空間的予測圧縮方式が採用されている．また，圧縮後の画像が原画像には完全に戻らない非可逆方式では，直交変換としてDCTが採用され，基本方式と拡張方式に分類される．基本方式では1画素，1成分8 bitであり，画像を左上から右に，そして最後には右下まで走査するシークエンシャルモードに対応している．符号化にはHuffman符号が使われる(Huffman符号化の詳細は第1章第5節6項)．拡張方式では基本方式に加え1画素，1成分12 bit，画像を粗い空間分解能の画像成分から高分解能の画像成分に順次転送するプログレッシブモードにも対応している．また，算術符号化 (arithmetic coding) という，より精度の高い符号化方式も利用できるようになっている．

JPEG方式の基本は，まず画像を8×8画素のブロック画像に分割するところから始まる．そしてこのブロック画像に対してDCTを施し，それをあらかじめ決められた量子化テーブルに従って量子化する．量子化後の変換係数はこの時点で2次元的な配列であるが，これをジグザグスキャンによって，1列の数値列に変換する．この数値列の中身は，量子化の時点で0の係数が多数存在することになり，0のランを考慮したHuffman符号が行われる．

これらの符号化係数を順次つなげて行けば，データの圧縮が完了する．JPEG圧縮の場合では，1/10程度の圧縮ではほとんど原画像と遜色がなく，1/20程度になってくるとやや画質の劣化が見受けられるという感じであり，大変高い圧縮率を実現できる．

復号する場合には，記録されたHuffman符号を次々に読み込み，符号化テーブルを参照して復号し，ジグザグスキャンの逆の操作によって2次元の8×8の係数配列を作り，量子化テーブルの値を乗算した後，逆DCTによって元の濃度値に戻し，画像の所定のブロックの位置にはめ込んでいくことで復元画像が完成する．以下に，これらの処理の流れを示す．

9.4.1 DCT変換

最初にDC成分のオフセットを行う．これはmビットの整数値で表現されていた画像に対して，2^{m-1}の値を減算することで実現する．このオフセット値は，JPEG符号を復号する場合には最後に加えることになる．次に，画像を8×8のブロックに分けて切り出し，以下の式によってDCTを行う．ここで$f(i,j)$はオフセット演算後のブロック画像である．

$$F(u,v)=\frac{C(u)C(v)}{4}\sum_{i=0}^{7}\sum_{j=0}^{7}f(i,j)\cos\frac{(2i+1)u\pi}{16}\cos\frac{(2j+1)v\pi}{16} \qquad (3.382)$$

$$C(w)=\begin{cases}1/\sqrt{2} & w=0\\ 1 & w=1\sim 7\end{cases} \qquad (3.383)$$

9.4.2 量子化

図3.73に示した量子化テーブルによって変換係数を量子化する．基本的な考え方は，人間の視覚は低周波成分に対して敏感であり，高周波数成分に対して鈍感であるという点である．このため，図の左上の低周波成分は可能な限り元の信号成分を残すように小さな値で割り算を行い，右下の高周波成分は大きな値で変換係数を割ることになる．

これにより，高周波成分の係数は0が多くなる．カラー画像の場合には図3.73右の色差信号用の量子化テーブルも用い同様に除算を行う．最初の原画像のブロック画像は整数値で表現されているが，DCT変換後，この係数を量子化テーブルで除算することで，これらの値はすべて浮動小数点の値となっている．この値を四捨五入によって整数値に直す操作を行う．この時点で，8×8の整数値の配列ができていることになる．

9.4.3 ジグザグスキャン

2次元の配列（左上の成分はDC（直流）成分であり，それ以外の63個の成分はAC（交流）成分）を1次元の数値列に直すために図3.74に示した順番でAC成分の数値を一列に並べていく．量子化のプロセスによって，AC成分の後半はほぼ0が並ぶ形になる．

9.4.4 DC成分の符号化

DC成分は直流成分であり，前述のごとく人間の目には大変敏感な周波数成分である．こ

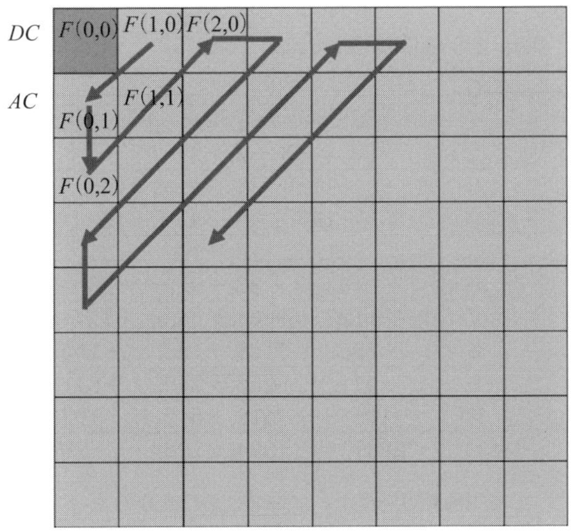

図3.74　ジグザグスキャン

の成分が正確に保持されていなければ，復号した画像上にはブロック状のアーチファクトが散見されることになる．このため，DC成分に関しては予測符号化が使われる．すなわち，1個前のブロックのDC成分の値（DC_{i-1}）と符号化の対象となるブロックのDC成分の値（DC_i）の差，$DIFF = DC_i - DC_{i-1}$を求め，その値の存在するグループ番号（SSSS）を求める．そして，*DIFF*の値とHuffman符号テーブルからそのDC成分の符号を以下のように決定する．

(1) $DIFF = 0$ (SSSS = 0) のときは追加bitを必要としない，すなわち'0'のみとする．

(2) $DIFF > 0$ のとき，*DIFF*の下位bitをSSSS bit分追加する．

例：$DIFF = 5$ならば図3.77よりSSSS = 3なので図3.78の符号表から'100'が選ばれる．一方，*DIFF*の値は2進数で'101'なので，下位3 bit（SSSS = 3のところの符号長の値）追加する．よって符号は'100101'となる．

(3) $DIFF < 0$ のとき，1の補数表現の*DIFF*の下位bitをSSSS bit分追加する．

例：$DIFF = -5$ならば図3.75よりSSSS = 3なので，図3.76の符号表から'100'が選ばれる．また*DIFF*の値は2進数（1の補数表現）で'010'なので，下位3 bit（SSSS = 3のところの符号長の値）追加する．よって符号は'100010'となる．［1の補数表現は，－の符号をとった値の2進数の値の'0'と'1'とを入れ替える操作と等価］

9.4.5　AC成分の符号化

AC成分は交流成分であり，その高周波成分は人間の目には鈍感な周波数成分である．このため積極的に0にして，圧縮率を高めるような仕組みになっている．AC成分の場合，ジグザグスキャンによってできた数値列を端からみていき，符号化が行われるが0が存在するので0の個数（ゼロランという）を利用した可変長Huffman符号表（図3.78）が利用される．ゼロでないAC成分は合成されたR/Sで記述される．ここでR（ラン）は前の非ゼロ値からの4 bitのゼロラン，S（サイズ）は10個に分類された4 bitの値である（図3.77のグループ

グループ(SSSS)	$DC_i - DC_{i-1}$ 差分値
0	0
1	−1, +1
2	−3, −2, +2, +3
3	−7, ⋯, −4, +4, ⋯, +7
4	−15, ⋯, −8, +8, ⋯, +15
5	−31, ⋯, −16, +16, ⋯, +31
6	−63, ⋯, −32, +32, ⋯, +63
7	−127, ⋯, −64, +64, ⋯, +127
8	−255, ⋯, −128, +128, ⋯, +255
9	−511, ⋯, −256, +256, ⋯, +511
10	−1023, ⋯, −512, +512, ⋯, +1023
11	−2047, ⋯, −1024, +1024, ⋯, +2047

図3.75　グループ番号とDC成分の差

	輝度DC		色差DC	
SSSS	符号長	符号語	符号長	符号語
0	2	00	2	00
1	3	010	2	01
2	3	011	2	10
3	3	100	3	110
4	3	101	4	1110
5	3	110	5	11110
6	4	1110	6	111110
7	5	11110	7	1111110
8	6	111110	8	11111110
9	7	1111110	9	111111110
10	8	11111110	10	1111111110
11	9	111111110	11	11111111110

図3.76　Huffman符号表（DC成分）

グループ(SSSS)	AC係数
1	−1, +1
2	−3, −2, +2, +3
3	−7, ⋯, −4, +4, ⋯, +7
4	−15, ⋯, −8, +8, ⋯, +15
5	−31, ⋯, −16, +16, ⋯, +31
6	−63, ⋯, −32, +32, ⋯, +63
7	−127, ⋯, −64, +64, ⋯, +127
8	−255, ⋯, −128, +128, ⋯, +255
9	−511, ⋯, −256, +256, ⋯, +511
10	−1023, ⋯, −512, +512, ⋯, +1023

図3.77　グループ番号とAC成分

ラン / サイズ / 符号語　　R/S/code

0	0	1010(EOB)	3	1	1110 10
0	1	00	3	2	1111 1011 1
0	2	01	3	3	1111 1111 0101
0	3	100	3	4	1111 1111 1000 1111
0	4	1011	3	5	1111 1111 1001 0000
1	1	1100	4	1	1110 11
1	2	1101 1	4	2	1111 1110 00
1	3	1111 001	4	3	1111 1111 1001 0110
1	4	1111 1011 0	4	4	
1	5	1111 1110 110	4	5	
2	1	1110 0	5	1	1111 010
2	2	1111 1001	5	2	1111 1110 111
2	3	1111 1101 11	5	3	1111 1111 1001 1110
2	4	1111 1111 0100	5	4	
2	5	1111 1111 1000 1001	5	5	

図3.78　AC成分の可変長Huffman符号表（一部）

$$S_{uv}=\begin{pmatrix} 619 & -29 & 8 & 2 & 1 & -3 & 0 & 1 \\ 22 & -6 & -4 & 0 & 7 & 0 & -2 & -3 \\ 11 & 0 & 5 & -4 & -3 & 4 & 0 & -3 \\ 2 & 6 & 5 & 0 & 0 & 7 & 3 & 2 \\ -10 & 2 & -1 & -1 & -3 & 0 & 0 & 8 \\ 1 & 2 & 1 & 2 & 0 & 2 & -2 & -2 \\ -8 & -2 & -4 & 1 & 2 & 1 & -1 & 1 \\ -3 & 1 & 5 & -2 & 1 & -1 & 1 & -3 \end{pmatrix} \qquad S_{uv}=\begin{pmatrix} 39 & -3 & 1 & 0 & 0 & 0 & 0 & 0 \\ 2 & -1 & 0 & 0 & 0 & 0 & 0 & 0 \\ 1 & 0 & 0 & 0 & 0 & 0 & 0 & 0 \\ 0 & 0 & 0 & 0 & 0 & 0 & 0 & 0 \\ -1 & 0 & 0 & 0 & 0 & 0 & 0 & 0 \\ 0 & 0 & 0 & 0 & 0 & 0 & 0 & 0 \\ 0 & 0 & 0 & 0 & 0 & 0 & 0 & 0 \\ 0 & 0 & 0 & 0 & 0 & 0 & 0 & 0 \end{pmatrix}$$

図3.79　DCT後の係数行列（左）とそれを量子化後，四捨五入した後の係数行列（右）

番号に相当）.

(1)AC成分が正の時　AC成分の下位bitをSSSS bit分追加.

例：AC成分が2でR/S＝0/2の場合，SSSS＝2なので図3.78のテーブルから‘01’が該当する符号となる．また，係数を2進数にすると‘10’，したがって‘0110’が符号となる.

(2)AC成分が負の時　AC成分（1の補数表現）の下位bitをSSSS bit分追加.

例：AC成分が－3でR/S＝0/2ならば，SSSS＝2なのでテーブルから‘01’が該当する符号となる．また，係数を2進数にすると‘00’（1の補数），よって‘0100’が符号となる．ブロックの最後に，EOB（end of block）の‘1010’をつけて，このブロックの符号化が終了する.

9.4.6　符号化の例

図3.79はある画像のDCT後の係数行列とそれを量子化テーブルで除算し四捨五入した後の係数行列を示すものとする．また，1つ前のブロックのDC成分の値が34であったとすると，このブロックのDC成分の予測誤差値は5，これよりHuffman符号は‘100’．またSSSS＝3より，5を2進数で表現した‘101’が付加され，最終的に‘100101’となる．ACについては，ジグザグスキャンで係数列を表現すると $\{-3, 2, 1, -1, 1, 0, 0, 0, 0, -1, 0, \cdots, 0\}$ なので，－3はR/S＝0/2より‘01’，付加bitは1の補数表現の‘00’より‘0100’となる．2につい

てはR/S = 0/2より‘01’，付加bitは‘10’より‘0110’となる．同様に符号化を行い，最後の−1は0が4個連続しR/S = 4/1より‘111011’，付加bitは1の補数表現で‘0’，よって，‘1110110’が符号となる．この後は，0がブロックの最後まで連続するのでEOBの‘1010’となる．よって，AC成分の符号化の結果は，{0100/0110/001/000/001/1110110/1010} となる．ここで/の記号は符号の区切りを読者にわかりやすくするために挿入したものであるが実際の符号には入らない．

（尾川浩一）

第10節 パターン認識（総論）

パターン認識（pattern recognition）問題は，認識したい対象から認識に寄与するD次元の特徴量$\boldsymbol{x} = \{x_1, x_2, \cdots, x_D\}^T$を抽出し，その対象に対して何らかのクラスラベル$\mathbb{C}_k (k = 1, 2, \cdots, K)$を付与する問題に帰着できる．本節では，あらかじめ識別結果がわかっているデータ群，つまり認識対象の特徴量$\boldsymbol{x}$とそれに対応するラベル$\mathbb{C}_k$が既知であるデータの集まりを用いて，認識するためのモデルの構築方法について述べる．

10.1 パターン認識問題へのアプローチ

この問題を段階ごとに考えると，準備として識別対象をどのように分類するかの問題定義を行った後に，(1) ノイズ除去や，標準化，あるいは関心領域（region of interest: ROI）の抽出といった前処理，(2) 識別のために必要な特徴量の抽出，(3) 識別器を用いた識別の大まかに3段階に分類できる．

(1) と (2) は，対象とする問題にきわめて大きく依存する．画像，映像を対象としたパターン認識の場合，領域分割や各種補正などが (1) に含まれ，その精度が最終的なシステムの精度に大きな影響を与えることから，それ自体が重要な研究テーマになることも多い．また，パターン認識問題においては (2) の適切な特徴量を得ることが最も重要な関心事であるが，これには取り扱う人の経験や試行錯誤を要し一般的に難しい．本当に必要でない特徴量の追加や，識別モデルの過度の自由度の追加は，「次元の呪い」や「オッカムの剃刀」などと呼ばれる，訓練データのみに過度に適合して汎化性を失う過学習（over learning）の問題を引き起こす．それでもクラス分類の対象が数十程度の問題までであれば，色や形，周波数特徴，テクスチャ，フーリエ記述子等といった基本的な特徴量を求め，stepwise法[1]などの統計的検定に基づく特徴選択手法や，greedy searchと呼ばれる全探索法で対応できる場合が多かった．

しかしながら，より高度な認識が求められるようになり，対象の特徴を適切にとらえ，かつ頑健な特徴を抽出する必要が出てきた．こうした特徴抽出に由来する困難を緩和するため，画像を対象としたものでは，スケール変化や回転などのさまざまな外乱にロバストな特徴量として，高次元不変モーメント特徴量，HoG（histogram of oriented gradient），SIFT（scale invariant feature transform）やSURF（speeded up robust features），Gabor filterなどが提案され2000年代から広く用いられるようになった．さまざまな文献が出ているが，実習も行える良書があるのでこちらを参照されたい[2),3)]．

(3) については，さまざまな手法が提案されて利用されている．それらの分類にはいろいろな切り口があるが，訓練データを用いて未知のデータ$\boldsymbol{x}$にラベル$\mathbb{C}_k$を付与する方法，つまりクラスの推論方法は，識別のアプローチの観点から大きく2つに分類できる．

①識別関数（あるいは後述のクラス事後確率を求める関数）を直接構築し，それを用いて未知のデータのクラスkを推論する方法

②その現象を支配する確率モデルを推定し，それに基づき最適なクラスkを求める方法

①は訓練データの特徴量と，クラスラベルに対応する離散的に表現される出力を定め，その入出力関数を直接求める手法で識別モデル（discriminative model）と呼ばれる．このカテゴリでは，判別分析，ロジスティック回帰分析，人工ニューラルネットワーク（artificial neural network），サポートベクタマシン（support vector machine: SVM）など，さまざまな手法が現在までに用いられてきている．また決定木（decision tree）をもとに統計的な拡張がなされ優れた識別能を示すRandom Forestも近年注目されている．

②は現象を支配する未知の確率モデルパラメータ$\boldsymbol{\theta}$を求めることで，データの入力空間，出力空間のモデルを確率で表す．仮想のデータ点をも生成できることから，この方法論は生成モデル（generative model）と呼ばれる．識別問題の場合，こうして得られたモデルを利用し，入力に対応するクラスを求める．

ある現象$\boldsymbol{X}$が観測されたとき，「観測された現象は，最も起こりやすい現象（最も尤もらしい）であったから発生した」という立場から，$p(\boldsymbol{X};\boldsymbol{\theta})$を最大にするパラメータ$\boldsymbol{\theta}$を定数とみなし，点推定する手法を「最尤推定」（ML推定：maximum likelihood estimation）と呼ぶ．一方，パラメータ$\boldsymbol{\theta}$に不確実性を導入して確率変数とみなし，その事後分布$p(\boldsymbol{X};\boldsymbol{\theta})$を求める手法を，「ベイズ推定」（Bayes estimation）と呼ぶ．生成モデルを用いたクラス識別問題では，上記で得られたパラメータ$\boldsymbol{\theta}$を用いて入力$\boldsymbol{x}$に対してクラス$\mathbb{C}_k$となる事後確率$p(\mathbb{C}_k|\boldsymbol{x},\boldsymbol{\theta})$を求め，事後確率最大化（maximum *a posteriori*）によりそれが最大となるクラスを求める．後述のベイズの定理によりこの最大化は，クラスの尤度$p(\boldsymbol{x}|\mathbb{C}_k)$と，クラスの事前確率$p(\mathbb{C}_k)$の積を最大化することと等価である．

こうしたモデルパラメータ$\boldsymbol{\theta}$を推定し，それらを用いて未知のデータ$\boldsymbol{x}$に対する推論を行う②の生成モデルの方法は，パラメトリックな方法と呼ばれる．①の識別モデルの手法に比べて手間がかかるが，対象に対する事前の知識を導入することが可能な点や，モデルの構築ができれば，無数に訓練用データを作成できるなどのメリットがある．また生成モデルの枠組みは，識別するクラスごとにモデルを作成するため，新しいクラスを追加する必要があるときにはそのクラスの分のみ新しく対応すればよいが，識別モデルでは再度すべてのデータを用いたモデルの再構築が必要になる．また同様の理由で，どのクラスにも当てはまらないような出力が欲しい場合にも，生成モデルは実装がより容易と考えられる．これらの理由により，状況に応じて適切な手法の選択が求められる[4)]．

ところで，①,②のいずれにかかわらず，目的とする解を求めるモデルの未知のパラメー

タを推定することを，機械学習の分野では学習（learning）あるいは訓練（training）と呼び，そのために使用されるデータのことを，学習データ（learning data）あるいは訓練データ（training data）と呼ぶ．学習時にデータに対して所望の答えが与えられる学習方法を教師あり学習（supervised learning），与えられない学習を教師なし学習（un-supervised learning）と呼ぶ．近年では，膨大な教師データに対するラベルの付与に対するコストの問題から，その中間的存在である半教師あり学習（semi-supervised learning）も用いられる．これは信頼できる限られた数の教師ありデータから，教師ラベルを推定し，それらも用いて学習を行うアプローチである．モデルの評価には，学習データへの過度の適合による不適切な過剰評価（バイアス）を避けるため，学習データとは別のテストデータ（test data）を用いる．

また近年，パターン認識の最も重要な過程であり，これまで識別器構築者の経験などに頼っていた（1）や（2）の前処理の一部や特徴抽出の部分までも，高度に多層化したニューラルネットワーク（深いネットワークを用いた学習＝深層学習：deep learning）を用いて学習し，それらを用いて（3）の識別まで行う手法が提案されている．この技術の登場によって従来とは比べものにならない大規模，高度なデータに対する認識結果が報告されるようになってきた．これについては第12節で紹介する．

本節では，以降（3）に重点を置き紹介する．以下，任意のパターン（画像，音，各種信号）から得られたD次元の特徴ベクトル$\boldsymbol{x}=\{x_1, x_2, \cdots, x_D\}^T$を抽出し，その対象に対して$K$個のうちから何らかのクラス（カテゴリ）ラベル$\mathbb{C}_k(k=1, 2, \cdots, K)$を推定する問題を考える．

10.2　識別モデル　その1（最近傍法とテンプレートマッチング）

識別モデルとは前述のとおり，訓練データから抽出した特徴量と，クラスラベルに対応する出力との入出力関数を直接求める手法である．

10.2.1　最近傍決定法

最も基礎的な部分からはじめることにする．まずは前提条件として，この問題に関して，すでにクラスが既知のデータ（教師データ）が利用可能な，教師あり学習を考える．この問題を考えるうえで，最も単純なのは，各クラスを代表するサンプル点（プロトタイプ，あるいはテンプレートともいう）を用意し，テストしたいデータが，どのサンプル点に最も近いかを調査する方法である．この手法は，最近傍決定法（NN法：nearest neighbor法）と呼ばれる（図3.80）．図の各点は，クラスが既知の教師データであり，三角点は各クラスのプロトタイプである．テストしたいN個のD次元のデータ$\boldsymbol{x}_{(n)}$（$n=1, 2, \cdots, N$）に対して任意の距離尺度（ユークリッド距離や，後述のマハラノビス距離等）を用いて最も近いプロトタイプを選択し，そのプロトタイプが属するクラスを$\boldsymbol{x}_{(n)}$の属するクラスとする手法である．プロトタイプの数はクラスごとに任意だが，最も単純な方法としては，そのクラスに属するデータの重心を選択することが多い．また，各クラスから複数のプロトタイプを生成したうえで，入力$\boldsymbol{x}$に対して近いほうからk個のプロトタイプを選んで多数決で決めるk-NN法もよく使われる．クラス間を分離する境界は，2つのプロトタイプから等距離の線（＝垂直二等分線）になる．この線のことを「決定境界」（classification boundary）と呼び，通常

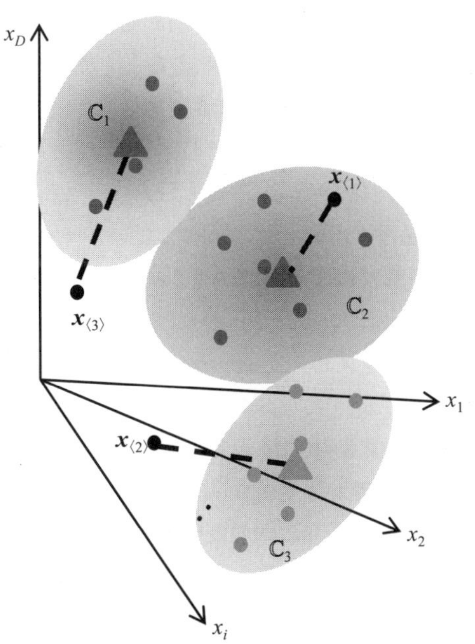

図3.80　最近傍決定法の概要（口絵参照）

$D-1$次元の超平面となる．また，入力データ$\boldsymbol{x}$がどのプロトタイプからの距離がある一定以上離れた場合，どのクラスにも属さないという決定することもある．

次に，最近傍決定法における識別関数の定式化を試みる．議論を簡単にするために，まずはデータとプロトタイプの距離計算にユークリッド距離を用いることとし，クラス1とクラス2の2分類問題として考える．

クラス1, 2のプロトタイプをそれぞれ$\boldsymbol{x}^{(1)}$，$\boldsymbol{x}^{(2)}$（$\boldsymbol{x}\in\mathbb{R}^D$）とすると，

$$\|\boldsymbol{x}-\boldsymbol{x}^{(1)}\|<\|\boldsymbol{x}-\boldsymbol{x}^{(2)}\| \tag{3.384}$$

が成り立つとき，$\boldsymbol{x}$はクラス1，不等号の向きが逆のときにクラス2，等号が成立するときのデータは決定境界上にあることとなる．以下本節でのノルム$\|\cdot\|$は，L2ノルムを想定している．式(3.384)はノルムの不等式なので両辺を二乗しても大小関係は変わらないため，両辺の二乗を考える．左辺は，

$$\begin{aligned}\|\boldsymbol{x}-\boldsymbol{x}^{(1)}\|^2 &= (\boldsymbol{x}-\boldsymbol{x}^{(1)})\cdot(\boldsymbol{x}-\boldsymbol{x}^{(1)}) = \boldsymbol{x}\cdot\boldsymbol{x}-2\boldsymbol{x}\cdot\boldsymbol{x}^{(1)}+(-\boldsymbol{x}^{(1)})\cdot(-\boldsymbol{x}^{(1)})\\ &= \|\boldsymbol{x}^2\|-2\boldsymbol{x}\cdot\boldsymbol{x}^{(1)}+\|\boldsymbol{x}^{(1)}\|^2\end{aligned} \tag{3.385}$$

となり，右辺も同様に，

$$\|\boldsymbol{x}-\boldsymbol{x}^{(2)}\|^2=\|\boldsymbol{x}\|^2-2\boldsymbol{x}\cdot\boldsymbol{x}^{(2)}+\|\boldsymbol{x}^{(2)}\|^2 \tag{3.386}$$

となる．式(3.385)，式(3.386)で共通項$\|\boldsymbol{x}\|^2$を削除することで，クラス1と認める条件式は，改めて

$$\boldsymbol{x}\cdot\boldsymbol{x}^{(1)}-\frac{1}{2}\left\|\boldsymbol{x}^{(1)}\right\|^2>\boldsymbol{x}\cdot\boldsymbol{x}^{(2)}-\frac{1}{2}\left\|\boldsymbol{x}^{(2)}\right\|^2 \tag{3.387}$$

と書くことができる．式(3.387)の左辺を$g^{(1)}(\boldsymbol{x})$，右辺を$g^{(2)}(\boldsymbol{x})$とすると，$g^{(1)}(\boldsymbol{x})>g^{(2)}(\boldsymbol{x})$ならクラス1，$g^{(1)}(\boldsymbol{x})<g^{(2)}(\boldsymbol{x})$ならクラス2と考えることができる．これを一般化して，3クラス以上ある場合，NN法におけるクラスkの識別関数は，

$$g^{(k)}(\boldsymbol{x})=\boldsymbol{x}\cdot\boldsymbol{x}^{(k)}-\frac{1}{2}\left\|\boldsymbol{x}^{(k)}\right\|^2 \tag{3.388}$$

となり，NN法ではこの関数が最大になるクラスkに決定する．

10.2.2　距離指標—相関法とマハラノビス距離

NN法は直感的でわかりやすいが，入力ベクトル$\boldsymbol{x}$の大きさ自体に識別結果が依存する問題がある（図3.81）．たとえば音声認識の場合で，もともとの音声$\boldsymbol{x}$は，$\boldsymbol{x}^{(2)}$を代表とするクラスのものと判定されていたものが，音量が大きくなった途端（A倍したとき）に別のクラス$\boldsymbol{x}^{(1)}$と認識されてしまっては困る．こうした問題を解決するために，距離の指標に相関を用いる類似度法あるいは相関法と呼ばれる方法が多く用いられる．相関はきわめて重要な概念なので，再度ここで復習する．

ベクトル$\boldsymbol{x}$と$\boldsymbol{x}^{(k)}$の内積は，

$$\boldsymbol{x}\cdot\boldsymbol{x}^{(k)}=\|\boldsymbol{x}\|\|\boldsymbol{x}^{(k)}\|\cos\theta^{(k)} \tag{3.389}$$

で与えられる．$\cos\theta^{(k)}$は，図3.82のように，ベクトル$\boldsymbol{x}$と$\boldsymbol{x}^{(k)}$の作る角度に相当し，2つのベクトルが完全に同じ方向を向けば，$\theta^{(k)}=0$となり，$\cos\theta^{(k)}=1$となる．一方，2つのベクトルが直交する場合（$\theta^{(k)}=\pi/2$），$\cos\theta^{(k)}=0$となる．

このことから，この余弦は，2つのベクトルの相関（correlation）と呼ばれ，類似度の指標となる．また，各クラスのデータの分布が等方性でない（次元ごとにばらつきが異なる）場合も，ユークリッド距離を用いる指標は適切ではなくなる．

たとえば図3.83の例ではクラスBのデータ分布は，クラスAの中心方向にデータのばらつきが比較的に小さいため，単純なユークリッド距離を用いて求めた識別境界は適切なものとはいえない．こういった場合，各クラス内での次元ごとのデータのばらつきの大きさを考慮する必要がある．

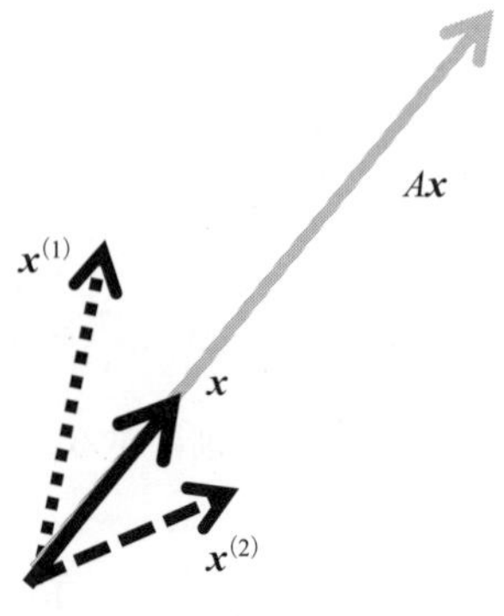

図3.81　ベクトルの整数倍に伴う最近傍ベクトルの変化

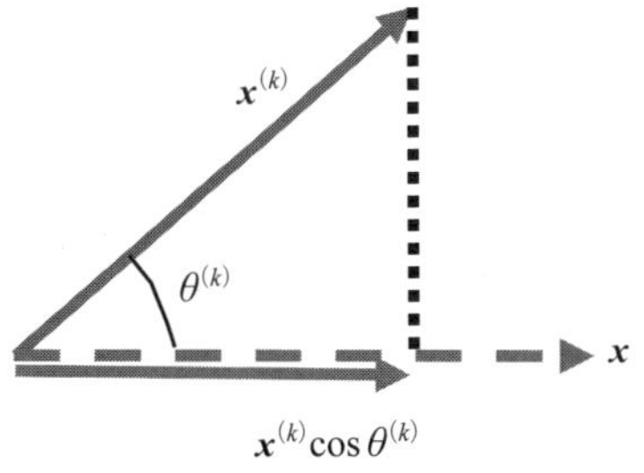

図3.82　ベクトルの角度と相関

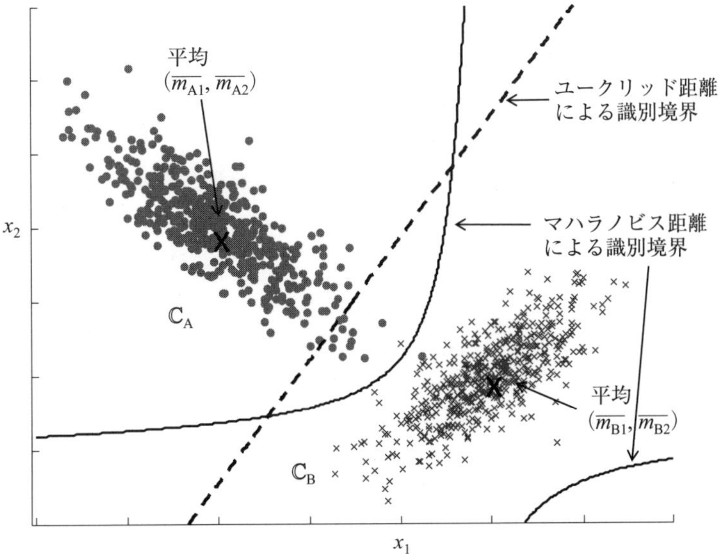

図3.83　ユークリッド距離とマハラノビス距離による境界の違い（口絵参照）

このようなデータの共分散を考慮した距離をマハラノビス距離（Mahalanobis distance）と呼ぶ．D次元のデータ点$\boldsymbol{x}$と，同D次元のクラスkのプロトタイプ$\boldsymbol{x}^{(k)}$のマハラノビス距離$D^2(\boldsymbol{x}, \boldsymbol{x}^{(k)})$は，以下のように定義される．

$$D^2(\boldsymbol{x}, \boldsymbol{x}^{(k)}) \equiv (\boldsymbol{x} - \boldsymbol{x}^{(k)})^T \boldsymbol{\Sigma}_l^{-1} (\boldsymbol{x} - \boldsymbol{x}^{(k)}) \tag{3.390}$$

ここで，$\boldsymbol{\Sigma}_l$は，クラスlの分散共分散行列である．分散共分散行列はパターン認識に限らず非常に重要な概念であるため，ここで少し復習しておく．

データのばらつきを評価するとき，データが1次元の場合は単純に分散や標準偏差といった変量を考慮すればよいが，データの次元が2以上の場合，一般的にそれぞれの変量は影響し合うため，各変量のばらつきだけではなく，変量間がどのくらい伴って変動するかの指標である共分散（covariance）を考慮しなければならない．

いま，N要素からなるD次元データのうち，1番目と2番目に着目した変量$\boldsymbol{x}_1 = \{x_{11}, x_{12}, \cdots, x_{1i}, \cdots, x_{1N}\}^T$, $\boldsymbol{x}_2 = \{x_{21}, x_{22}, , \cdots, x_{2i}, \cdots, x_{2N}\}^T$を考えたとき，共分散$\sigma_{12}$は，

$$\sigma_{12} = \frac{1}{N}\sum_{i=1}^{N}(x_{1i} - \bar{x}_1)(x_{2i} - \bar{x}_2) \tag{3.391}$$

で表される．ただし$\bar{x}_1$および$\bar{x}_2$は，それぞれの変量の平均値である．共分散をさらに，それぞれのデータの標準偏差の積で除算し正規化したものは相関（correlation）となる．相関は-1から1の間の値をとり，その名のとおり2つのデータがどれだけ関連しているかを表す．上記変量$\boldsymbol{x}_1, \boldsymbol{x}_2$の相関$r_{12}$は，上記の共分散を用いて以下のように書ける．

$$r_{12} = \frac{\sigma_{12}}{\sigma_1 \cdot \sigma_2} \tag{3.392}$$

なお共分散と相関は，$(x_{1i}-\bar{x}_1), (x_{2i}-\bar{x}_2)$ をそれぞれ要素に持つN次元ベクトルを考えたときの，それらの内積と，それらのなす角度の余弦$\cos\theta$とアナロジー（類似性）がみられる統計量である（式3.389）．

分散と共分散をまとめて表現した行列は，分散共分散行列，あるいは単に共分散行列と呼ばれ，データの次元がDの場合$D\times D$の正方行列となる．分散共分散行列の対角成分は各要素の分散で，それ以外の要素は共分散の値が入るため，対称行列となる．

直感的理解のため，平均$\boldsymbol{\mu} = \begin{bmatrix} \mu_x \\ \mu_y \end{bmatrix}$および分散共分散行列$\Sigma = \begin{bmatrix} \sigma_x^2 & \sigma_{xy} \\ \sigma_{xy} & \sigma_y^2 \end{bmatrix}$を持つ2次元の正規分布

$$N(\boldsymbol{\mu}, \Sigma) = \frac{1}{(2\pi)^{D/2}} \frac{1}{|\Sigma|^{1/2}} \exp\left\{-\frac{1}{2}(\boldsymbol{x}-\boldsymbol{\mu})^T \Sigma^{-1}(\boldsymbol{x}-\boldsymbol{\mu})\right\} \tag{3.393}$$

を考える．図3.84は各図の中心に原点を，横軸にx軸，縦軸にy軸をとったとき，$\boldsymbol{\mu}=[0, 0]^T$および，8種類の異なる$\boldsymbol{\Sigma}$に基づいて生成された500のサンプル点の分布を示す．データの要素間の共分散の絶対値が大きいことは，それらの関連性が強くなることを意味する．図3.84の例においても，$\sigma_{xy}>0$ならプロットの分布は右肩上がり，$\sigma_{xy}<0$ならその逆の傾向をとることが確認できる．$\sigma_{xy}=0$の場合，x, yの値はそれぞれ影響を及ぼさず（無相関），その2つの特徴量は直交していることを意味する．

10.2.3　テンプレートマッチング

テンプレートマッチング（template matching）は，映像，音声などのパターン中から，認識，抽出したい対象を，対象に類似するテンプレートを用いて探索する手法を指す．テンプレートとしては，一般的に抽出したい部位を大きく含む，あるいは類似したものを任意の数だけ用意し，マッチング処理では設定した類似度の評価関数の値が一般的には最も高くなる部位を，結果として抽出する．前述の最近傍法もテンプレートマッチングの一種と考えられ，合わせて広義に識別関数を構築する手法ととらえることができる．

テンプレートマッチングは，広くさまざまな用途で用いられるため，ここでは画像中の物体追跡例を例に紹介する．類似度の評価関数の設定はさまざまであるが，基本的な相互相関

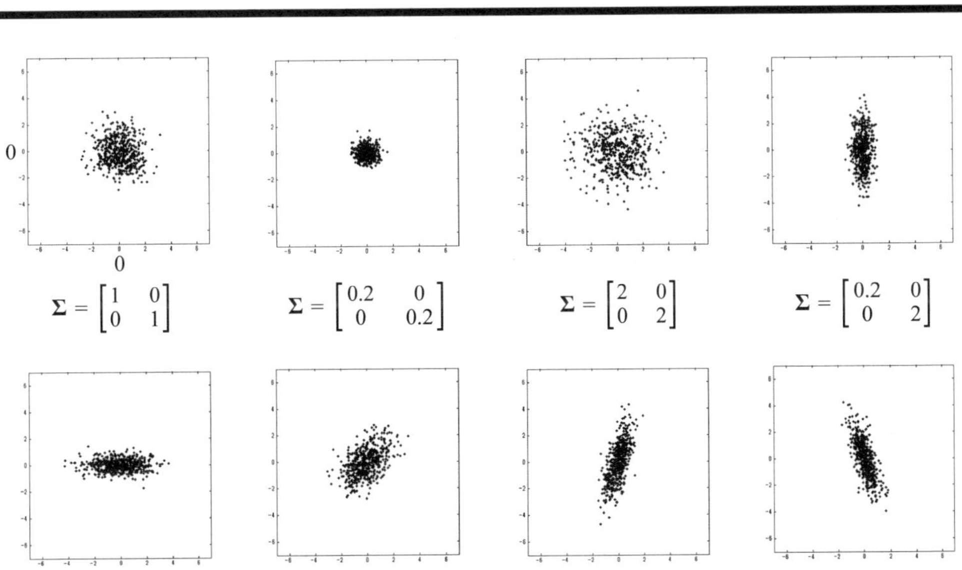

$\boldsymbol{\Sigma} = \begin{bmatrix} 1 & 0 \\ 0 & 1 \end{bmatrix}$　$\boldsymbol{\Sigma} = \begin{bmatrix} 0.2 & 0 \\ 0 & 0.2 \end{bmatrix}$　$\boldsymbol{\Sigma} = \begin{bmatrix} 2 & 0 \\ 0 & 2 \end{bmatrix}$　$\boldsymbol{\Sigma} = \begin{bmatrix} 0.2 & 0 \\ 0 & 2 \end{bmatrix}$

$\boldsymbol{\Sigma} = \begin{bmatrix} 2 & 0 \\ 0 & 0.2 \end{bmatrix}$　$\boldsymbol{\Sigma} = \begin{bmatrix} 1 & 0.5 \\ 0.5 & 0.5 \end{bmatrix}$　$\boldsymbol{\Sigma} = \begin{bmatrix} 0.3 & 0.5 \\ 0.5 & 2 \end{bmatrix}$　$\boldsymbol{\Sigma} = \begin{bmatrix} 0.3 & -0.5 \\ -0.5 & 2 \end{bmatrix}$

図3.84　さまざまな分散共分散行列に基づく2次元正規分布
各図において中心が原点.

を用いた場合，画像$f(x, y)$と，テンプレート$t(x, y)$の類似度$s(x, y)$は，以下のように表現できる.

$$s(x, y) = \iint_{\Omega} t(u, v)\, f(x+u, y+v)\, du dv \tag{3.394}$$

ここでΩはテンプレートの定義域である．この式は，テンプレート内において，画像$f(x, y)$と，テンプレート$t(x, y)$の積を求めて足し込んでいる，つまり内積であり，このことはさらに，類似度を求めていることに注意する．画像中におけるテンプレートマッチングにおいては，対象の明るさや照明環境の変動により，正しく物体が抽出できなくなる場合が多々発生する．こうした場合に対応するため，テンプレートおよび着目領域の画像の画素値の平均値$\overline{t}$および$\overline{f}$を用いて正規化を用いて式(3.394)を書き換えた正規化相関を用いる方法も広く使われる.

$$s^{*}(x, y) = \frac{\iint_{\Omega} \{t(u, v) - \overline{t}\}\{f(x+u, y+v) - \overline{f}\}\, du dv}{\sqrt{\iint_{\Omega} \{t(u, v) - \overline{t}\}^2\, du dv}\sqrt{\iint_{\Omega} \{f(x+u, y+v) - \overline{f}\}^2\, du dv}} \tag{3.395}$$

テンプレートマッチングは，原則としてテンプレートと検索対象のラスタスキャンが必要になるため，照合回数が非常に多くなる．コンピュータの処理能力が大幅に向上した今日でも，動画像に対するリアルタイム処理の場合には，計算時間を考慮する必要が出てくる．仮にフルハイビジョン規格の1920×1080ピクセルの30 fpsの動画の各フレームに対して，100×100のテンプレートを単純に全照合する場合，毎秒約5360億回（1821×981×100×100×30）のピクセル値の参照および演算，ならびにそこから得られた約5360万件の比較処理

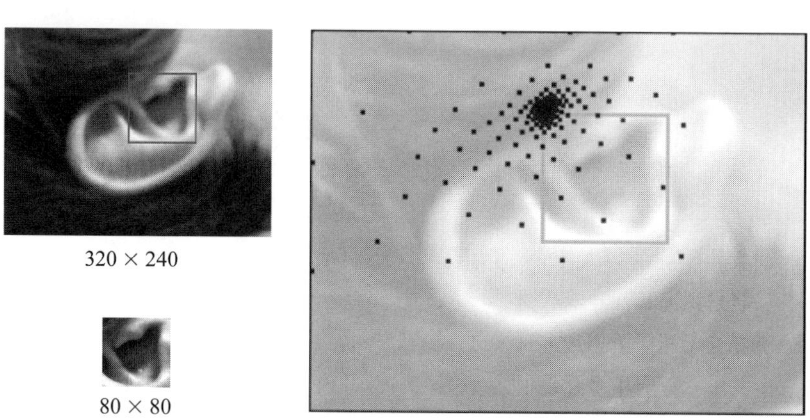

図3.85 アクティブ探索法による耳領域の検出例

が必要になる．

こうしたマッチングの処理を大幅に高速化する手法の1つに「アクティブ探索法」[5] がある．探索の際に関心領域内のヒストグラムを作成し，それらの重なり具合を類似度とみなす手法で，一度探索した結果を用いて理論的にマッチングが望めない領域に対して大幅な枝刈りを行う．これにより，ラスタスキャン時と同等の探索能を保持しながら，探索速度を10〜1000倍高速化している．図3.85はアクティブ探索法を用いてQVGA(320×240）の動画像から耳の領域（80×80）をテンプレートとして探索を行った例を示す．図中の右の図の黒い点が探索場所で，全探索では38400回の探索と照合が必要なところ，本手法を用いることで230回まで，実に99.4%の低減をしている．

また，近年ではGPGPU(general purpose graphic processing unit）をテンプレートマッチングに用いて高速化を図ることがよく行われる．GPUを用いたif文等による分岐を伴わない並列処理がテンプレートマッチングに非常に適している．

10.3 識別モデル その2（線形判別分析）

本項では，線形モデルを用いて入力されたパターンがどのクラスに属するかを推定する問題を考える．今回のように，線形モデルを用いて推定するものがクラスのように離散値の場合，線形判別分析（linear discriminant analysis）と呼び，推定するものが連続値の場合，線形回帰分析，あるいは（予測因子が複数の場合）重回帰分析という．回帰モデルを作成した後，閾値処理を行えば判別分析モデルになることにも注意する．

再度識別問題について，簡単化した$\mathbb{C}_1, \mathbb{C}_2$の2クラス分類問題を考える．式(3.387)のように，識別関数$g^{(1)}(\boldsymbol{x})$と$g^{(2)}(\boldsymbol{x})$の大小を考える代わりに

$$g(\boldsymbol{x}) = g^{(1)}(\boldsymbol{x}) - g^{(2)}(\boldsymbol{x}) \tag{3.396}$$

の符号を考え，$g(\boldsymbol{x})$が以下のように$\boldsymbol{x}$について線形の結合式で書けると仮定する．

$$g(\boldsymbol{x}) = (\boldsymbol{w}_1 - \boldsymbol{w}_2)^T \boldsymbol{x} + w_0 \equiv \boldsymbol{w}^T \boldsymbol{x} + w_0 \equiv \mathbf{w}^T \mathbf{x} \tag{3.397}$$

$\boldsymbol{w}$は$\boldsymbol{x}$に対する重み係数ベクトルであり，w_0は定数項である．表記を簡便にするために，定数項を含めた$(D+1)$次元のベクトル$\mathbf{x}=[\boldsymbol{x}, 1]^T$, $\mathbf{w}=[\boldsymbol{w}, w_0]^T$を導入することで，式(3.397)が得られる．式(3.397)が成り立つ状況下では，任意の$\boldsymbol{x}$に対して，$g(\boldsymbol{x})>0$なら$\boldsymbol{x}\in\mathbb{C}_1$, $g(\boldsymbol{x})<0$なら$\boldsymbol{x}\in\mathbb{C}_2$となり，

$$g(\boldsymbol{x})=0 \tag{3.398}$$

を満たす$\boldsymbol{x}$の集合が決定境界となる．決定境界の概要を図3.86に示す．式(3.397)のような識別関数ですべてのデータが正しく分離できるとき，この問題を線形分離可能（linearly separable）という．ここでは線形分離可能な問題に対して，$g(\boldsymbol{x})$を構成する適切な重み係数である$\boldsymbol{w}$を求める問題について考えていく．式(3.398)で考えている識別境界を求める問題は，$\boldsymbol{x}\in\mathbb{R}^D$を1次元空間に行列$\boldsymbol{w}\in\mathbb{R}^D$で射影して，

$$y=h(\boldsymbol{x})=\boldsymbol{w}^T\boldsymbol{x} \tag{3.399}$$

としたときの1次元の数直線$y=h(\boldsymbol{x})$上で，判別閾値$-w_0$を求める問題と等価といえる（図3.87）．

ここで，いき値は写像ベクトル$\boldsymbol{w}$を求めた後に一意に求めることができるため，まずはこのベクトル$\boldsymbol{w}$を求めることを考える．

各クラス$\mathbb{C}_1, \mathbb{C}_2$の要素数を$N_1, N_2$とし（全体のデータ数を$N=N_1+N_2$），平均ベクトルを$\boldsymbol{m}_1, \boldsymbol{m}_2$とする．クラス$\mathbb{C}_k$の変動（ばらつき）を表す変動行列（scatter matrix）$\mathbf{S}_k$は，

$$\mathbf{S}_k = \sum_{\boldsymbol{x}\in\mathbb{C}_k}(\boldsymbol{x}-\boldsymbol{m}_k)(\boldsymbol{x}-\boldsymbol{m}_k)^T \tag{3.400}$$

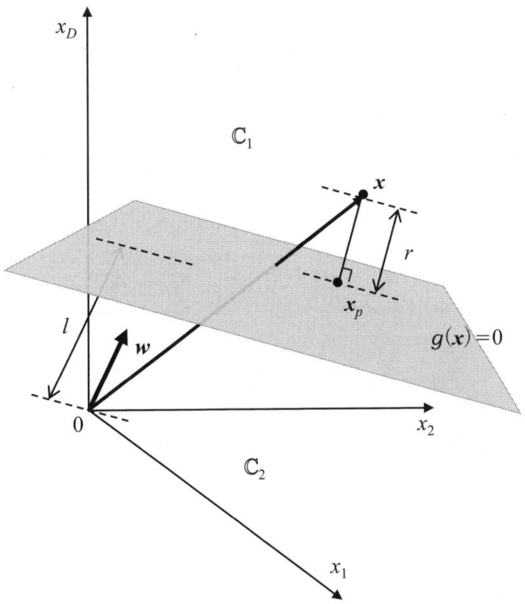

図3.86　線形識別境界

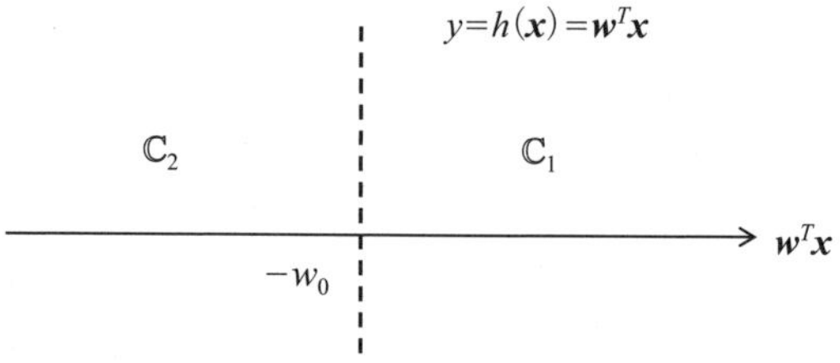

図3.87　線形識別境界：1次元写像後

と書ける．この行列の各成分は分散共分散行列のN倍になっていることに注意する．ここで，クラス内変動行列（within-class scatter matrix）$\mathbf{S}_W$および，クラス間変動行列（between-class scatter matrix）$\mathbf{S}_B$は以下のようになる．

$$\mathbf{S}_W=\mathbf{S}_1+\mathbf{S}_2=\sum_{k=1,2}\sum_{\boldsymbol{x}\in\mathbb{C}_k}(\boldsymbol{x}-\boldsymbol{m}_k)(\boldsymbol{x}-\boldsymbol{m}_k)^T \tag{3.401}$$

$$\mathbf{S}_{\boldsymbol{B}}=\sum_{k=1,2}N_k(\boldsymbol{m}_k-\boldsymbol{m})(\boldsymbol{m}_k-\boldsymbol{m})^T=\frac{N_1N_2}{N}(\boldsymbol{m}_1-\boldsymbol{m}_2)(\boldsymbol{m}_1-\boldsymbol{m}_2)^T \tag{3.402}$$

ここで$\boldsymbol{m}$は全データの平均ベクトルであり，式(3.402)の書き換えは$\boldsymbol{m}=\dfrac{N_1\boldsymbol{m}_1+N_2\boldsymbol{m}_2}{N}$を用いた．各クラス$\mathbb{C}_k$に対する$n$番目の入力データ$\boldsymbol{x}^{(n)}$（$n=1,2,\cdots,N_k$）が，$\boldsymbol{w}$によって1次元に変換されるとき，各クラスの平均$\tilde{m}_k$は，

$$\tilde{m}_k=\frac{1}{N_k}\sum_{y^{(n)}\in Y_k}y^{(n)}=\frac{1}{N_k}\sum_{\boldsymbol{x}\in\mathbb{C}_k}\boldsymbol{w}^T\boldsymbol{x}^{(n)}=\boldsymbol{w}^T\boldsymbol{m}_k \tag{3.403}$$

と書ける．ここで，Y_kは変換後の空間における$\mathbb{C}_k$に属するパターンの集合を表す．また，1次元変換後における，クラスkに属するパターンのクラス内変動$\tilde{S}_k$は，

$$\tilde{S}_k=\sum_{y^{(n)}\in Y_k}\left(y^{(n)}-\tilde{m}_k\right)^2 \tag{3.404}$$

となる．1次元変換後のクラス内変動$\tilde{S}_W$は，式(3.399, 3.401, 3.403, 3.404)を用いて

$$\begin{aligned}\tilde{S}_W=\tilde{S}_1+\tilde{S}_2&=\sum_{k=1,2}\sum_{y^{(n)}\in Y_k}(y^{(n)}-\tilde{m}_k)^2=\sum_{k=1,2}\sum_{y^{(n)}\in Y_k}(\boldsymbol{w}^T\boldsymbol{x}-\boldsymbol{w}^T\boldsymbol{m}_k)^2\\&=\sum_{k=1,2}\sum_{y^{(n)}\in Y_k}(\boldsymbol{w}^T\boldsymbol{x}-\boldsymbol{w}^T\boldsymbol{m}_k)(\boldsymbol{w}^T\boldsymbol{x}-\boldsymbol{w}^T\boldsymbol{m}_k)^T\\&=\sum_{k=1,2}\sum_{y^{(n)}\in Y_k}\boldsymbol{w}^T(\boldsymbol{x}-\boldsymbol{m}_k)(\boldsymbol{x}-\boldsymbol{m}_k)^T\boldsymbol{w}=\boldsymbol{w}^T\mathbf{S}_W\boldsymbol{w}\end{aligned} \tag{3.405}$$

クラス間変動$\tilde{S}_B$は，同様に式(3.402, 3.403）を用いて

$$\tilde{S}_B = \sum_{k=1,2} N_k(\tilde{m}_k - \tilde{m})^2 = \frac{N_1N_2}{N}(\tilde{m}_1 - \tilde{m}_2)^2 = \frac{N_1N_2}{N}\{\boldsymbol{w}^T(\boldsymbol{m}_1 - \boldsymbol{m}_2)\}^2$$
$$= \frac{N_1N_2}{N}\boldsymbol{w}^T(\boldsymbol{m}_1 - \boldsymbol{m}_2)(\boldsymbol{m}_1 - \boldsymbol{m}_2)^T\boldsymbol{w} = \boldsymbol{w}^T\mathbf{S}_B\boldsymbol{w} \tag{3.406}$$

と書ける．これらはいずれもスカラ量であり，変換後の1次元空間におけるクラス平均と，分散をそれぞれ$\tilde{m}_i$, $\tilde{\sigma}_i^2$とすると式(3.401, 3.402）と同様，

$$\tilde{S}_W = N_1\tilde{\sigma}_1^2 + N_2\tilde{\sigma}_2^2$$
$$\tilde{S}_B = N_1(\tilde{m}_1 - \tilde{m})^2 + N_2(\tilde{m}_2 - \tilde{m})^2 = \frac{N_1N_2}{N}(\tilde{m}_1 - \tilde{m}_2)^2 \tag{3.407}$$

と書けることに注意する．このことから，いま取り扱っている2クラスの線形識別問題は，データ$\boldsymbol{x}$を1次元に写像した後の空間において，2つのグループが数直線上でできるだけ離れるよう（グループ間変動が大きい），かつ同じグループ内ではばらつきが小さくなるような（グループ内変動が小さい）変換ベクトルを見つける，つまりクラス間変動とクラス内変動の比率が最大になるような変換ベクトル$\boldsymbol{w}$を求めることと考えることができる．このとき，この比率$J(\boldsymbol{w})$をFisherの線形判別（Fisher's linear discriminant）という．

$$J(\boldsymbol{w}) \equiv \frac{\tilde{S}_B}{\tilde{S}_W} = \frac{\boldsymbol{w}^T\mathbf{S}_B\boldsymbol{w}}{\boldsymbol{w}^T\mathbf{S}_W\boldsymbol{w}} = \frac{N_1N_2}{N}\cdot\frac{(\tilde{m}_1 - \tilde{m}_2)^2}{N_1\tilde{\sigma}_1^2 + N_2\tilde{\sigma}_2^2} \tag{3.408}$$

$J(\boldsymbol{w})$の最大値は上式を$\boldsymbol{w}$で偏微分して，0とおいて整理すると

$$\underset{(=\tilde{S}_B)}{(\boldsymbol{w}^T\mathbf{S}_B\boldsymbol{w})}\,\boldsymbol{S}_W\boldsymbol{w} = \underset{(=\tilde{S}_W)}{(\boldsymbol{w}^T\mathbf{S}_W\boldsymbol{w})}\,\mathbf{S}_B\boldsymbol{w} \tag{3.409}$$

となる．ここでいま知りたいのは，$\boldsymbol{w}$の方向成分である．定数項w_0は，決定境界の位置を決定するのみで，前述のとおり$\boldsymbol{w}$が決まれば最適な値は一意に決めることができる．$\boldsymbol{w}$が定数倍されても，すべてのデータの写像された位置の原点からの距離が定数倍だけされるだけで，決定境界は定数倍されたいき値によって同一の識別結果が得られるからである．両辺の括弧の中の$\tilde{S}_B$, $\tilde{S}_W$は，スカラ量であるため無視できる．また右辺の$\mathbf{S}_B\boldsymbol{w}$は，式(3.402)より，$(\boldsymbol{m}_1 - \boldsymbol{m}_2)^T\boldsymbol{w}$がスカラ量となり無視できるため，$(\boldsymbol{m}_1 - \boldsymbol{m}_2)$の方向成分を持つことがわかる．したがって，式(3.409)から

$$\boldsymbol{w} \propto \mathbf{S}_W^{-1}(\boldsymbol{m}_1 - \boldsymbol{m}_2) \tag{3.410}$$

を導くことができる．この$\boldsymbol{w}$は，定数w_0を含まない特徴空間の方向のみを表すことに注意する．ここで，1次元空間上で適切ないき値w_0を求めることで，決定境界が求まる．

いま，得られた判別境界$g(\boldsymbol{x}) = 0$とデータ点$\boldsymbol{x}$までの距離について考えてみる．決定面上は$g(\boldsymbol{x}) = 0$だから，決定面上の任意の点$\boldsymbol{x}_A$, $\boldsymbol{x}_B$を考えると，$g(\boldsymbol{x}_A) = g(\boldsymbol{x}_B) = 0$となるから，

$$\boldsymbol{w}^T(\boldsymbol{x}_A - \boldsymbol{x}_B) = 0 \tag{3.411}$$

となる．ベクトル$\boldsymbol{w}$と$(\boldsymbol{x}_A - \boldsymbol{x}_B)$の内積が0であることから，$\boldsymbol{w}$が決定境界の超平面上の任

意のベクトルに垂直であることを意味する．つまり$\boldsymbol{w}$は，決定面の方向を決めていることになる．原点から，決定面までの距離lは，式(3.397)より

$$l = \frac{w_0}{\|\boldsymbol{w}\|} = -\frac{\boldsymbol{w}^T\boldsymbol{x}}{\|\boldsymbol{w}\|} \tag{3.412}$$

となる．上式の最初の等号は，平面$ax+by+cz+d=0$と点（x_0, y_0, z_0）の距離lは，以下の式で与えられることを参考にし，利用している．

$$l = \frac{|ax_0 + by_0 + cz_0 + d|}{\sqrt{a^2 + b^2 + c^2}} \tag{3.413}$$

決定面に$\boldsymbol{x}$から垂線をおろし，その交点を$\boldsymbol{x_p}$とし，2点間の距離をrとすると$\boldsymbol{x}$は，

$$\boldsymbol{x} = \boldsymbol{x_p} + r\frac{\boldsymbol{w}}{\|\boldsymbol{w}\|} \tag{3.414}$$

と書ける．ここで，$\frac{\boldsymbol{w}}{\|\boldsymbol{w}\|}$は，$\boldsymbol{x}_p$から$\boldsymbol{x}$方向の単位方向ベクトルを表す．これを式(3.397)に代入すると

$$g(\boldsymbol{x}) = \boldsymbol{w}^T\boldsymbol{x} + w_0 = \boldsymbol{w}^T\left(\boldsymbol{x}_p + r\frac{\boldsymbol{w}}{\|\boldsymbol{w}\|}\right) + w_0 = r\|\boldsymbol{w}\| \tag{3.415}$$

となる．（注：左から3項目から4項目は$g(\boldsymbol{x}_p) = \boldsymbol{w}^t\boldsymbol{x}_p + w_0 = 0$を利用）

つまり，決定面から点$\boldsymbol{x}$への距離rは

$$r = \frac{|g(\boldsymbol{x})|}{\|\boldsymbol{w}\|} \tag{3.416}$$

となる．このことは，$g(\boldsymbol{x})$の大きさ自体（注：識別境界が$g(\boldsymbol{x})=0$）が，点$\boldsymbol{x}$と決定面の直交距離rに比例していることに注意する．決定境界から正しいカテゴリに分類された各データ点$\boldsymbol{x}_i$までの距離が大きいほど“よい”決定境界であるといえ，この距離rのことを“マージン”と呼び識別精度の性能の尺度となる．実際の識別器の構築は，未知のデータに対する識別能力が重要である．このマージンができるだけ大きくなるような識別境界を求める必要がある．後述のSVM(support vector machine)では，データを高次元への非線形写像を行ったうえで，線形判別を行うモデルであり，このマージンを最大化する仕組みを備えている．線形モデルは，その単純な形式から表現能力が限られるが，特徴$\boldsymbol{x}$のとり方により，かなり精度の高いモデルを構築することができる．また解析的にモデルが構築できる，計算量が少ないなど数多くのメリットがある．

10.4　識別モデル　その3（カーネル法とサポートベクタマシン）

サポートベクタマシン（support vector machine: SVM）は，今日の代表的な教師あり識別手法の1つである．SVMはもともと2クラス識別器であるが，SVMの多クラス識別への拡

張や，教師なし学習にもクラスタリングなどの目的で応用されている．より専門的な解説のある書籍が多数出版されているため，詳しくは文献を参照されたい[6,7]．SVMは，もとの$\boldsymbol{x} \in \mathbb{R}^D$の特徴空間では線形分離できない問題に対しても，写像$\phi(\boldsymbol{x})$：$\mathbb{R}^D \rightarrow \mathbb{R}^P$(D<P) を用いて高次元空間に射影したうえで線形識別を行うことで，もとの空間における非線形識別境界の構築を可能にしている．また前述のマージンを最大化する決定境界を用いることで，高次元空間での次元の呪いの影響を低減している．

ここで写像$\phi(\boldsymbol{x})$は計算量が大きいため，SVMでは特定の条件のもとで成り立つカーネルトリックと呼ばれる工夫を用いることで，計算量を大幅に削減している．本項ではSVMの概要および，その根幹をなすカーネルトリックについて概観する．

10.4.1　ハードマージンSVM

まずは，カーネルトリックを使わない，かつ線形分離可能な例を用いて最もシンプルな場合を考える．2クラス分類問題において，N個のD次元データが与えられているとする．

各データ$\boldsymbol{x}_i$ $(i=1, 2, \cdots, N)$ には$y_i = \{1, -1\}$ のいずれかの教師信号（前項における$\mathbb{C}_1$, $\mathbb{C}_2$）が与えられているものとする．便宜上，$y_i=1$のデータを正例，$y_i=-1$のデータを負例と呼ぶことも多い．また，前項までの添え字はデータの次元を表していたが，ここではデータのindexであることに注意する．

式(3.397)と同様に線形識別関数$g(\boldsymbol{x})$を考える．

$$g(\boldsymbol{x}_i) = \boldsymbol{w}^T\boldsymbol{x}_i + b \tag{3.417}$$

ここでbは定数項であり，式(3.398) と同様に，識別結果を表す関数$f(\boldsymbol{x})$ を考える．つまり

$$f(\boldsymbol{x}_i) = \begin{cases} 1 & g(\boldsymbol{x}_i) > 0 \\ -1 & g(\boldsymbol{x}_i) < 0 \end{cases} \tag{3.418}$$

ここで，$g(\boldsymbol{x})=0$は同様に決定境界を表す．与えられた$\boldsymbol{x}$が線形分離可能，つまり$\boldsymbol{w}$とbですべての例について正しく識別できる場合，すべてのケース$\boldsymbol{x}_i$に対して

$$y_i \cdot g(\boldsymbol{x}_i) > 0 \tag{3.419}$$

が成立する．しかし識別境界は無数に存在する．SVMでは，教師データがなるべく識別境界から遠くなるように識別境界を設定する．図3.88にSVMにおける2次元データの識別モデルの例を示す．＋と＊がそれぞれ正例（$y_i=1$），負例（$y_i=-1$）を表し，図中の直線が決定境界を表す．すべての例が識別境界で分けられていることが確認できる．

識別境界から最も近い距離にあるデータのことを，その識別境界を支持 (support) しているデータ（ベクタ）であることから，「サポートベクタ」(support vector) と呼ばれる．

識別境界からサポートベクタまでの距離を「マージン」と呼び（式(3.416)），マージンが最大になるように識別境界を選択する．図中の○が付いているデータがサポートベクタである．決定境界は，後述のように数少ないサポートベクタのみによって決まることから，他のデータは決定境界の生成に全く影響を及ぼさない．このこともSVMがノイズに強い識別器になる特長の1つである．このようにマージン最大化を厳密に求めたSVMをハードマー

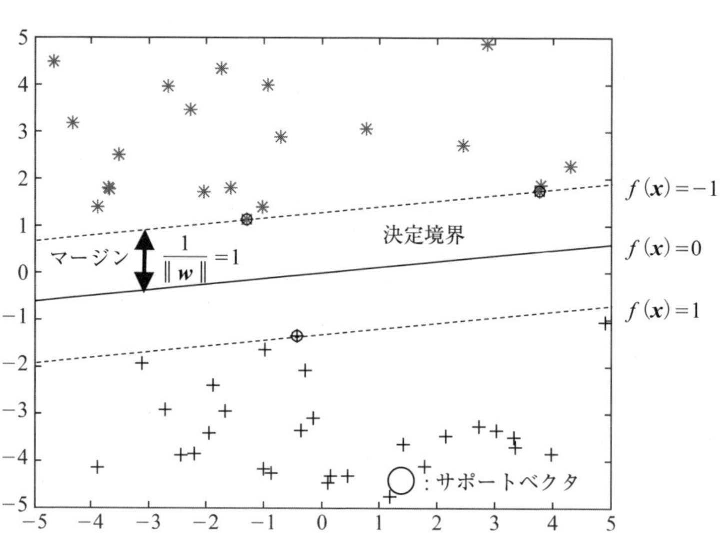

図3.88 ハードマージンSVMの識別境界

ジンSVMと呼ぶ．この例では，決定境界とサポートベクタが構成する決定境界と平行となる線の間（マージン内）にデータ点が1つも含まれないことに注意する．

式(3.416)，式(3.417) および 式(3.419) より，境界面から各データ点$\boldsymbol{x}_i$までの距離r_iは

$$r_i = \frac{|g(\boldsymbol{x}_i)|}{\|\boldsymbol{w}\|} = \frac{y_i \cdot g(\boldsymbol{x}_i)}{\|\boldsymbol{w}\|} = \frac{y_i(\boldsymbol{w}^T \boldsymbol{x}_i + b)}{\|\boldsymbol{w}\|} \tag{3.420}$$

と書ける．SVMにおける決定境界はこのr_iが一番小さな値をとるi番目のデータ（サポートベクタ）に対して，r_iを最大化する$\boldsymbol{w}$とbを探すことに相当する．したがって，それらは

$$\{\boldsymbol{w}^*, b^*\} = \underset{\boldsymbol{w},b}{\operatorname{argmax}} \left\{\min_i r_i\right\} = \underset{\boldsymbol{w},b}{\operatorname{argmax}} \frac{1}{\|\boldsymbol{w}\|} \left\{\min_i \left[y_i(\boldsymbol{w}^T \boldsymbol{x}_i + b)\right]\right\} \tag{3.421}$$

と定式化できる．ここで$\boldsymbol{w}$は，iに依存しないのでminの項の外に出してある．また，この最適化問題を解くにあたり簡単化を考える．式(3.421)において，$\boldsymbol{w}$とbをそれぞれ同じく定数倍しても境界面とデータ点$\boldsymbol{x}_i$の距離r_iに変化がないことがわかる．このことから，$\boldsymbol{w}$とbに対してそれぞれ同じ適当な定数倍処理を施すことによって，最も境界面に近いデータ（サポートベクタ）と境界面までの距離を1とするよう，つまり

$$y_i(\boldsymbol{w}^T\boldsymbol{x}_i + b) = 1 \tag{3.422}$$

となるように調整することができる．このとき，サポートベクタ以外の点を含むすべての点と決定境界との距離は，

$$y_i(\boldsymbol{w}^T\boldsymbol{x}_i + b) \geq 1 \tag{3.423}$$

が成立する．ここで等式が成り立つのはサポートベクタである．式(3.423)で不等号になるデータ点，つまりサポートベクタでないデータは，識別境界作成に役に立っていないことに

注意する．つまりこのようなデータは，仮に学習データから取り除いても生成される識別境界に影響がなく，cross-validationなどでSVMの性能評価を行う際に大幅な計算量の削減につながる．

式(3.422)を式(3.421)に代入することにより，求めるべき問題は単純に$1/\|\boldsymbol{w}\|$を最大化するときの$\boldsymbol{w}$とbである，$\boldsymbol{w}^*$とb^*を探すことに相当する．これは逆数である$\|\boldsymbol{w}\|$の最小化問題とみなすことができる．$\|\boldsymbol{w}\|$の最小化と$\|\boldsymbol{w}\|^2$の最小化は等価であり，また関数の凸性を考慮することで，局所最小化が全体の最小化と一致するため$\|\boldsymbol{w}\|^2$の最小化を考える．そうすると，この最小化を目指す最適化問題は，式(3.423)の制約を含めて以下のように書き換えられる．

$$\{\boldsymbol{w}^*, b^*\} = \underset{w,b}{\operatorname{argmin}} \frac{1}{2}\|\boldsymbol{w}\|^2 \qquad \text{s.t.} \ \left(\boldsymbol{w}^T \boldsymbol{x}_i + b\right) - 1 \geq 0 \tag{3.424}$$

この問題は，最適化する変数$\boldsymbol{w}$について二乗の項を含んだ凸2次関数で，制約条件が最適化する変数に対して線形関数で表現されており，2次計画問題（quadratic programming problem）と呼ばれる．ここでバイアスbが最適化問題からみえなくなっているが，通常の線形回帰モデルと同様に最適な値b^*は，$\boldsymbol{w}^*$の決定によって一意に求まる．また，この式における係数1/2は2次計画問題を解く際に便利になるようにつけたものである．2次計画問題の計算量は，単純には求めるパラメータ数の三乗に比例することが知られており，$\boldsymbol{w}$はD次元であることから，この問題の計算量は$O(D^3)$と見積ることができる．この計算量が多い2次計画問題を効率よく解くために，これまでにさまざまな手法が提案されている．逐次最小問題最適化法（sequential minimal optimization: SMO）は，その高速性からさまざまな実装のSVMで用いられている．

制約のついた式(3.424)の具体的な解を解析的に直接解くのは困難なため，ラグランジュ方程式を導入し，制約なしの問題として解く．実際に用いるSVMでは，識別器の汎用性を高めるために後述のソフトマージンおよび高次元空間への非線形写像$\phi(\boldsymbol{x})$を導入し，さらに計算コストを大幅に削減するカーネルトリックを導入している．紙面の都合のため，ここでの具体的な解の導出は省略し，これらを導入したモデルについての解法を後にまとめる．

10.4.2　ソフトマージンSVM

線形分離可能なデータの場合，マージン最大化によって任意の識別境界が得られた．しかしながら実際には，線形分離可能ではない問題が多く，その場合上記の条件を満たす決定境界が得られない．そこで，ある程度の誤りを許容するように，スラック変数と呼ばれる非負の定数ξ_i導入し，式(3.423)を以下のように緩和する．

$$y_i\left(\boldsymbol{w}^T\boldsymbol{x}_i + b\right) \geq 1 - \xi_i \tag{3.425}$$

これは，図3.88では禁止されていた，決定境界とサポートベクタがつくる点線との間，つまりマージンの中へのデータの侵入（$0<\xi_i<1$），または決定境界の反対側へデータが侵入（$1<\xi_i$）すること，つまり誤識別を許すことを意味する．

図3.89は先ほどと同様の2次元データに対するソフトマージンSVMにおける線形サポートベクタマシンの決定境界の例を示す．この場合でも，$y_i\left(\boldsymbol{w}^T\boldsymbol{x}_i + b\right) > 1$が成り立つデータは

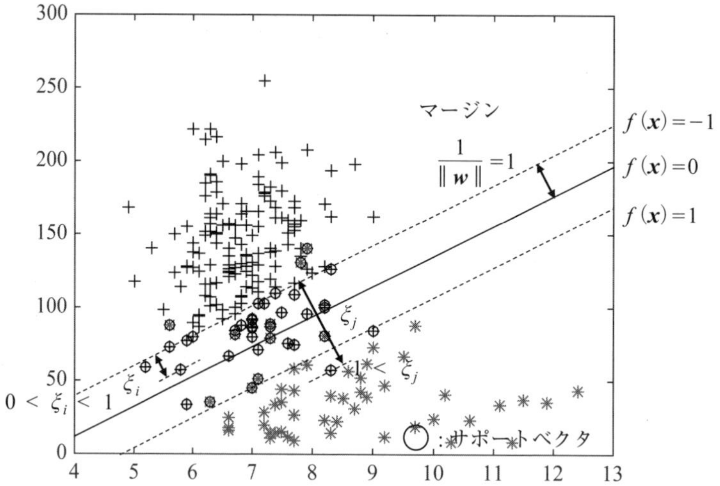

図3.89　ソフトマージンSVMの識別境界（線形）(口絵参照)

識別境界形成に影響を及ぼさないデータ群となる．このスラック変数の導入により，式(3.424)で与えられていた求めるべき重みとバイアスの式は，式(3.425)の制約のもと，以下のように変更される．

$$\{\boldsymbol{w}^*, b^*, \boldsymbol{\xi}^*\} = \mathop{\arg\min}_{\boldsymbol{w}, b} \frac{1}{2}\|\boldsymbol{w}\|^2 + C\sum_{i=1}^{N}\xi_i \qquad \text{s.t.}\,(\boldsymbol{w}^T\boldsymbol{x}_i + b) - 1 + \xi_i \geq 0 \tag{3.426}$$

ここでCは正則化係数と呼ばれる正の定数で，第1項のマージンの小ささに対するペナルティと，スラック変数の大きさに対するペナルティの調整を行っている．このCの大きさはシステム設計者が決める値であり，$C\rightarrow\infty$の極限で得られる解（つまりξ_iがすべて0に相当）はハードマージンSVMと等価になる．ここで$\xi_i>1$のデータは誤識別のデータであるため，$\sum_{i=1}^{N}\xi_i$は誤識別するデータの上限を与える．具体的な式(3.426)の解の導出については省略し，非線形写像に拡張したものについて後述する．

10.4.3　写像の導入による非線形化

SVMは，ソフトマージンの考え方を導入することで，$\boldsymbol{x}\in\mathbb{R}^D$が作る特徴空間において線形分離でない問題に対してもある程度誤りを許容したうえで，解を導くことができた．SVMではさらに写像$\phi: \mathbb{R}^D\rightarrow\mathbb{R}^P$を用いて，$\boldsymbol{x}$をより高次元の空間にデータを写像し，その空間で上記と同様にマージンが最大になるような線形識別境界を作成することで，実空間では線形分離できない問題に対しても，柔軟な非線形識別境界を生成することができる．図3.90はこれまでと同様に2次元データを，写像を用いて高次元空間上で線形識別境界を作成した例である．元の2次元空間では非線形境界が得られていることが確認できる．

式(3.417)および式(3.426)の$\boldsymbol{x}$を$\phi(\boldsymbol{x})$に拡張することで，識別関数は

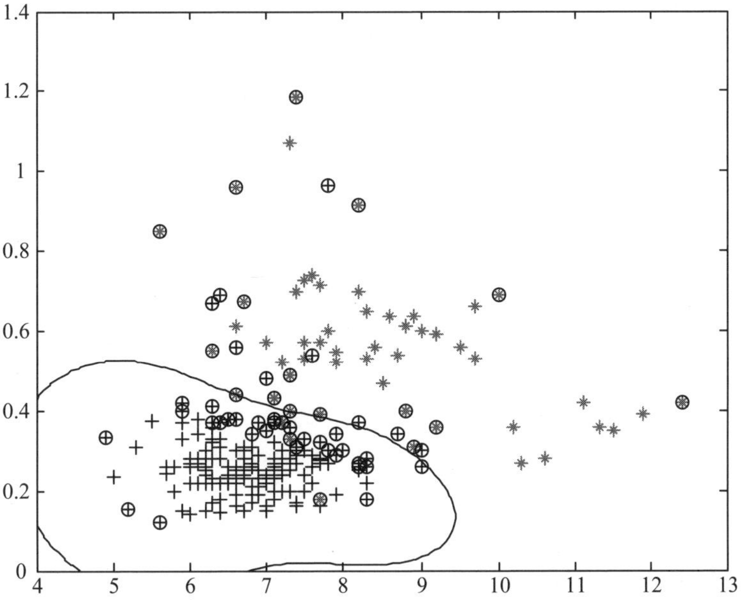

図3.90　ソフトマージンSVMの識別境界例
ガウシアンカーネルによる非線形写像適用.

$$g(\boldsymbol{x}_i) = \boldsymbol{w}^T \phi(\boldsymbol{x}_i) + b \tag{3.427}$$

となる．ただし，ここからの重みベクトルは$\boldsymbol{w} \in \mathbb{R}^P$であることに注意する．解決すべき最適化問題は以下のように2つの制約をもつ問題として定式化することができる．

$$\{\boldsymbol{w}^*, b^*, \boldsymbol{\xi}^*\} = \underset{\boldsymbol{w}, b, \boldsymbol{\xi}}{\operatorname{argmin}} \frac{1}{2}\|\boldsymbol{w}\|^2 + C\sum_{i=1}^{N} \xi_i \qquad \text{s. t. } \ y_i(\boldsymbol{w}^T \phi(\boldsymbol{x}_i) + b) - 1 + \xi_i \geq 0, \quad \xi_i \geq 0 \tag{3.428}$$

ここで式(3.428)の制約つき最適化問題を，非負のラグランジュ係数$\alpha_i, \mu_i (i = 1, 2, \cdots, N)$を導入して制約なしの問題に変換する．

式(3.428)が最小化問題であるため，ラグランジュ係数の前（シグマの前）の符号が負になっていることに注意したうえで，最小化すべきラグランジュ関数Lは，

$$L(\boldsymbol{w}, b, \boldsymbol{\xi}, \boldsymbol{\alpha}, \boldsymbol{\mu}) = \frac{1}{2}\|\boldsymbol{w}\|^2 + C\sum_{i=1}^{N} \xi_i - \sum_{i=1}^{N} \alpha_i(y_i(\boldsymbol{w}^T \phi(\boldsymbol{x}_i) + b) - 1 + \xi_i) - \sum_{i=1}^{N} \mu_i \xi_i \tag{3.429}$$

と書ける．このラグランジュ関数の最小化問題は，凸関数である利点を生かし各変量の停留点の連立方程式で求められる．

$$\frac{\partial L}{\partial \boldsymbol{w}} = 0, \quad \frac{\partial L}{\partial b} = 0, \quad \frac{\partial L}{\partial \xi_i} = 0 \tag{3.430}$$

これらを解くことで式の左側から順に，

$$\boldsymbol{w}=\sum_{i=1}^{N}\alpha_i y_i \phi(\boldsymbol{x}_i) \tag{3.431}$$

$$\sum_{i=1}^{N}\alpha_i y_i=0 \tag{3.432}$$

$$\alpha_i=C-\mu_i \tag{3.433}$$

が得られる．これらを式(3.428)に代入することで，ラグランジュ変数μ_iやスラック変数ξ_iが消去された，等価でありながら別表現のラグランジュ関数$\widetilde{L(\boldsymbol{\alpha})}$が得られる．ここで式(3.429)においてラグランジュ係数α_iとμ_iが正であることから，式(3.433)を考慮すると，箱形制約（box constraints）と呼ばれる$0\leq\alpha_i\leq C$が導かれる．これらを整理すると，解くべき問題は，得られた式の符号を反転させ以下のような制約をもった最大化問題へと書き換えられる．

$$\widetilde{L(\boldsymbol{\alpha})}=\sum_{i=1}^{N}\alpha_i-\frac{1}{2}\sum_{i=1}^{N}\sum_{j=1}^{N}\alpha_i\alpha_j y_i y_j K(\boldsymbol{x}_i,\boldsymbol{x}_j) \qquad \text{s.t. } 0\leq\alpha_i\leq C,\quad \sum_{i=1}^{N}\alpha_i y_i=0 \tag{3.434}$$

ここで，$K(\boldsymbol{x}_i,\boldsymbol{x}_j)=\phi(\boldsymbol{x}_i)^T\phi(\boldsymbol{x}_j)$ である．これらにより，$\boldsymbol{w}$について求めていた式(3.428)の最小化問題が，$\boldsymbol{\alpha}$についての最大化問題（4-17）である双対問題（dual problem：制約条件のついた最適解をもつ（最大値，最小値を求める）問題を，等価でありながら異なる変数の表現に置き換えて（最小値，最大値を求める）問題）に置き換わったことがわかる．この問題も先ほどと同様に2次計画問題として解くことができる．また，式(3.427)に式(3.431)を代入することで，テストデータ$\boldsymbol{x}$に対するSVMの出力$f(\boldsymbol{x})$ は

$$f(\boldsymbol{x})=\sum_{i=1}^{N}\alpha_i y_i K(\boldsymbol{x}_i,\boldsymbol{x})+b \tag{3.435}$$

と書ける．このとき，式(3.429)のラグランジュ係数$\boldsymbol{\alpha}$および$\boldsymbol{\xi}$が有効な解となるための条件であるKarush-Kuhn-Tucker(KKT) 条件の一部を書き出してみる．この条件によりラグランジュ係数がすべて0以上，式(3.429)の制約各項が0以上，制約項と対応するラグランジュ係数の積が0になる必要があることから，すべてのデータiに対して

$$\alpha_i\geq 0 \tag{3.436}$$

$$y_i(\boldsymbol{w}^T\phi(\boldsymbol{x}_i)+b)-1+\xi_i=y_i f(\boldsymbol{x}_i)-1+\xi_i\geq 0 \tag{3.437}$$

$$\alpha_i\{y_i(\boldsymbol{w}^T\phi(\boldsymbol{x}_i)+b)-1+\xi_i\}=\alpha_i\{y_i f(\boldsymbol{x}_i)-1+\xi_i\}=0 \tag{3.438}$$

$$\xi_i\geq 0 \tag{3.439}$$

$$\mu_i\xi_i=0 \tag{3.440}$$

式(3.436)～(3.440) が成り立つ必要がある．式(3.436)～(3.438) から，すべてのデータ点について，$\alpha_i=0$（非サポートベクタ）あるいは，$y_i f(\boldsymbol{x}_i)=1-\xi_i$（サポートベクタ；$\alpha_i\neq 0$）が成り立つことになる．$\alpha_i=0$のデータ点は，式(3.435)を改めて見ると解の導出に全く影響を及ぼさないデータであることがわかる．このことはSVMの学習時および実行時の計算

量削減に大きく貢献する．また識別境界が，数少ない（疎な，スパースな）データ点のみから構成されることは，でき上がる識別境界のロバスト性の担保にも貢献している．

式(3.437)および式(3.438)から，すべてのデータに対して

$$y_i f(\boldsymbol{x}_i) \geq 1 - \xi_i \tag{3.441}$$

が成り立ち，サポートベクタに対しては前述のように等号が成立する．

ここで，サポートベクタとなるデータについて，ラグランジュ係数α_iと分類結果の関係について考えてみる．

・$\xi_i = 0$のデータ点の場合：

α_iにかかわらず$y_i f(\boldsymbol{x}_i) \geq 1$が成り立ち，正しい識別ができたことを意味する．

・$0 \leq \alpha_i \leq C$が成り立つデータ点の場合：

式(3.433)より$\mu_i > 0$が導かれ，式(3.440)より常に$\xi_i = 0$が得られる．

つまり，このデータ点は正しく識別されマージンの淵に存在することとなる．

・$\alpha_i = C$のデータ点の場合：

同様に式(3.433)より$\mu_i = 0$が導かれる．この場合は，$0 \leq \xi_i$の値をとることができる．$0 < \xi_i < 1$のデータ点は，正しい結果であるもののマージン内に侵入しており，$\xi_i = 1$のデータ点は決定境界上，$1 < \xi_i$となるデータは誤った結果となる．

・双対問題を解くことのメリット

元の問題である「主問題」（primary problem）の計算が困難な場合，双対問題に置き換えて解くことが行われる．双対問題である式(3.434)の場合，$\boldsymbol{\alpha}$はデータ数Nのパラメータのため，この2次計画問題の計算量は$O(N^3)$ 程度と見積もることができる．写像$\phi(\boldsymbol{x})$ を使わないで直接$\boldsymbol{x}$を用いてSVMを構築する場合，$\boldsymbol{x} \in \mathbb{R}^D$に対応する重みベクトル$\boldsymbol{w}$の次元数$D$と，$\boldsymbol{\alpha} \in \mathbb{R}^N$に対応するデータ数$N$を比較すると，一般的には$D$より$N$のほうが大きく双対問題に置き換えるメリットがない．しかしながら，写像$\phi: \mathbb{R}^D \rightarrow \mathbb{R}^P$を使って，$D$次元のデータ空間を高次元の$P$次元（$D \ll P$）に拡張した場合，対応する重みベクトルの次元数も$P$となり，主問題の式(3.428)の計算量は$O(P^3)$ と，大変大きくなってしまう．双対問題を解くことによって，これが$O(N^3)$ に抑えられるのは大きなメリットである．（注：さらに前述のSMOではパラメータ数をnとすると，それぞれ$O(n)$ から$O(n^2)$ の間で推移するといわれている[6)]）

10.4.4　カーネルトリック

写像$\phi(\boldsymbol{x})$ の導入，マージン最大化および，サポートベクタのみが決定境界を作成する仕組みの恩恵で，SVMは過学習を抑制しながら非線形識別境界を構築できた．また双対問題を扱うことで，識別器構築に必要な計算時間の大幅な削減も実現している．しかしながらデータの学習，および実行のたびに次元数の高い写像$\phi(\boldsymbol{x})$ の計算するのはコストが大きい．

ここで改めて式(3.434)，式(3.435)に着目すると，SVMの学習時，および実際の入力データ$\boldsymbol{x}$に対して識別結果を求める計算の際，コストの高いD次元からP次元への写像$\phi(\boldsymbol{x})$ の計算は式中に現れず，現れるのは必ずそれらの内積の形$K(\boldsymbol{x}_i, \boldsymbol{x}_j) = \phi(\boldsymbol{x}_i)^T \phi(\boldsymbol{x}_j)$ となってい

ることに気がつく．この$K(\boldsymbol{x}_i, \boldsymbol{x}_j)$はカーネル（関数）と呼ばれ，SVMではコストの高い写像$\phi(\boldsymbol{x})$を直接計算する代わりに，カーネル$K(\boldsymbol{x}_i, \boldsymbol{x}_j)$を計算することにより計算量を大幅に削減することができる．

ただし，この計算を簡略化するカーネルを実現するには条件があり，カーネルの各要素をまとめたカーネルの行列$\mathbf{K}$は，(1) P×Pの大きさの実対称行列（$\mathbf{K}=\mathbf{K}^T$）であり（2）半正定値性を満たす必要がある．半正定値性とはP×P行列$\mathbf{M}$が，任意のベクトル$\boldsymbol{v}\in\mathbb{R}^P$を用いて$\boldsymbol{v}^T\mathbf{M}\boldsymbol{v}\geq 0$が成り立つときを指す．これは$\mathbf{M}$の固有値がすべて非負であることと等価である．等号を許さない場合，$\mathbf{M}$は正定値と呼ばれ，その固有値は全て正の値をとる．これらの条件を満たす行列はMercerカーネルと呼ばれ，任意のMercerカーネルは以下の関係を満たす写像ϕが存在することが証明されている．

$$K(\boldsymbol{x}, \boldsymbol{x}') = \sum_{i=1}^{P} \phi_i(\boldsymbol{x})\phi_i(\boldsymbol{x}') \tag{3.442}$$

つまりカーネル$K(\boldsymbol{x}, \boldsymbol{x}')$が前述の2つの条件を満たすことができれば，その時点でどんなものかが自明でないにせよ，対応する写像$\phi(\boldsymbol{x})$が存在することとなる．一般的に用いられるカーネルとして以下のようなものが挙げられる．

・線形カーネル

$$K(\boldsymbol{x}, \boldsymbol{x}') = \boldsymbol{x}^T\boldsymbol{x}' \tag{3.443}$$

・多項式カーネル

$$K(\boldsymbol{x}, \boldsymbol{x}') = (1+\boldsymbol{x}^T\boldsymbol{x}')^{\alpha} \tag{3.444}$$

・ガウスカーネル（radial basis function：RBFカーネル）

$$K(\boldsymbol{x}, \boldsymbol{x}') = \exp\left(-\frac{\|\boldsymbol{x}-\boldsymbol{x}'\|^2}{\sigma^2}\right) \tag{3.445}$$

一般的にSVMでは，写像$\phi(\boldsymbol{x})$そのものがどのようなものかを問うことをせず，それらの内積で表されるカーネルを用いて処理を行う．直観的理解のために，例を挙げて考える．

2つの2次元ベクトル$\boldsymbol{u}=\{u_1, u_2\}^T$, $\boldsymbol{v}=\{v_1, v_2\}^T$および，多項式カーネルで$\alpha=2$の場合の写像を考える．

$$K(\boldsymbol{u}, \boldsymbol{v}) = (1+\boldsymbol{u}^T\boldsymbol{v})^2 = (1+u_1v_1+u_2v_2)^2 = 1+u_1{}^2v_1{}^2+2u_1u_2v_2v_2+u_2{}^2v_2{}^2+2u_1v_1+2u_2v_2 \tag{3.446}$$

このカーネルに対応する以下の写像

$$\phi(\boldsymbol{x}) = (1, x_1^2, \sqrt{2}x_1x_2, x_2^2, \sqrt{2}x_1, \sqrt{2}x_2) \tag{3.447}$$

を考えると，カーネルはこの写像の内積の形で書くことができる．

$$K(\boldsymbol{u}, \boldsymbol{v}) = \phi(\boldsymbol{u})^T\phi(\boldsymbol{v}) \tag{3.448}$$

つまり，この2次の多項式カーネルは，2次元の入力空間を6次元の特徴空間へと写像していることに相当する．このカーネルの実際の演算は式(3.444)にあるように元の2次元で行われていることに注意する．

また，一般的によく用いられる式(3.445)のガウシアン（RBF）カーネルについて考えてみる．ここでのガウシアンは確率密度としての概念はないため正規化項が省略されていることに注意したうえで，式(3.445)のノルムの部分は$\|\boldsymbol{x}-\boldsymbol{x}'\|^2=\boldsymbol{x}^T\boldsymbol{x}-2\boldsymbol{x}^T\boldsymbol{x}'+(\boldsymbol{x}')^T\boldsymbol{x}'$であるため，

$$K(\boldsymbol{x},\boldsymbol{x}')=\exp\left(-\frac{\|\boldsymbol{x}-\boldsymbol{x}'\|^2}{\sigma^2}\right)=\exp\left(-\frac{\boldsymbol{x}^T\boldsymbol{x}}{\sigma^2}\right)\exp\left(\frac{2\boldsymbol{x}^T\boldsymbol{x}'}{\sigma^2}\right)\exp\left(-\frac{(\boldsymbol{x}')^T\boldsymbol{x}'}{\sigma^2}\right) \tag{3.449}$$

と書き換えることができる．ここで右辺第2項は，説明の簡単化のためにexp内の負号を省略した上でマクローリン展開を用いると

$$\begin{aligned}\exp\left(\frac{\boldsymbol{x}^T\boldsymbol{x}}{\sigma^2}\right)&=\exp\left(\sum_{i=1}^{D}\frac{x_i}{\sigma}\frac{x_i'}{\sigma}\right)=\prod_{i=1}^{D}\exp\left(\frac{x_i}{\sigma}\frac{x_i'}{\sigma}\right)=\prod_{i=1}^{D}\sum_{n=0}^{\infty}\frac{1}{n!}\left(\frac{x_i}{\sigma}\frac{x_i'}{\sigma}\right)^n\\&=\prod_{i=1}^{D}\left[\sum_{n=0}^{\infty}\left\{\frac{1}{\sqrt{n!}}\left(\frac{x_i}{\sigma}\right)^n\right\}\left\{\frac{1}{\sqrt{n!}}\left(\frac{x_i'}{\sigma}\right)^n\right\}\right]=\prod_{i=1}^{D}\boldsymbol{X}_i^T\boldsymbol{X}_i'\end{aligned} \tag{3.450}$$

と書き換えることができる．ここで$\boldsymbol{X}_i$と$\boldsymbol{X}_i'$はそれぞれn番目に$\frac{1}{\sqrt{n!}}\left(\frac{x_i}{\sigma}\right)^n$, $(n=1, 2, \cdots, \infty)$の要素を持つ無限次元のベクトルである．また，式(3.449)の右辺第1項，第3項も同様の書き換えができることから，カーネル関数$K(\boldsymbol{x},\boldsymbol{x}')$は，ベクトル$\boldsymbol{x},\boldsymbol{x}'\in\mathbb{R}^D$を無限次元に写像したカーネル関数の内積とみなすことができる．つまり理論上，ガウシアンカーネルを用いたSVMは無限次元空間上で線形識別を行っていると考えることができる．

先ほどの図3.90および，図3.91に，ガウシアンカーネルを適用した場合に，パラメータσとCを変えたときに生成される識別境界の例を示す．図3.90は同様の条件において$\sigma=1$, $C=1$としたときの識別境界である．このデータはUCI Machine Learning RepositoryにあるWine Qualityデータセットから赤ワイン（+）と白ワイン（*）を識別する問題で，視認できるようデータ数をランダムに1/30の217個にし，提供されている2次元のデータのみで識別を試みた例である．これら5つの識別境界の例より，σを大きくすることで，決定境界が大まかな（線形モデルに近いものに）なり，逆に小さくすることで個々の学習データに影響されやすい高次元の境界が生成されていることがわかる．これは式(3.450)に出てくる無限次元ベクトル$\boldsymbol{X}_i$の要素を考えたとき，σを大きくすることは，写像の高次元の項を急速に小さくすることに相当する．つまり結果的に低次元への写像となることに相当するからである．もう一つのパラメータCを大きくすることで，得られた識別境界がよりハードマージンSVMに近づき複雑になることが確認できる．

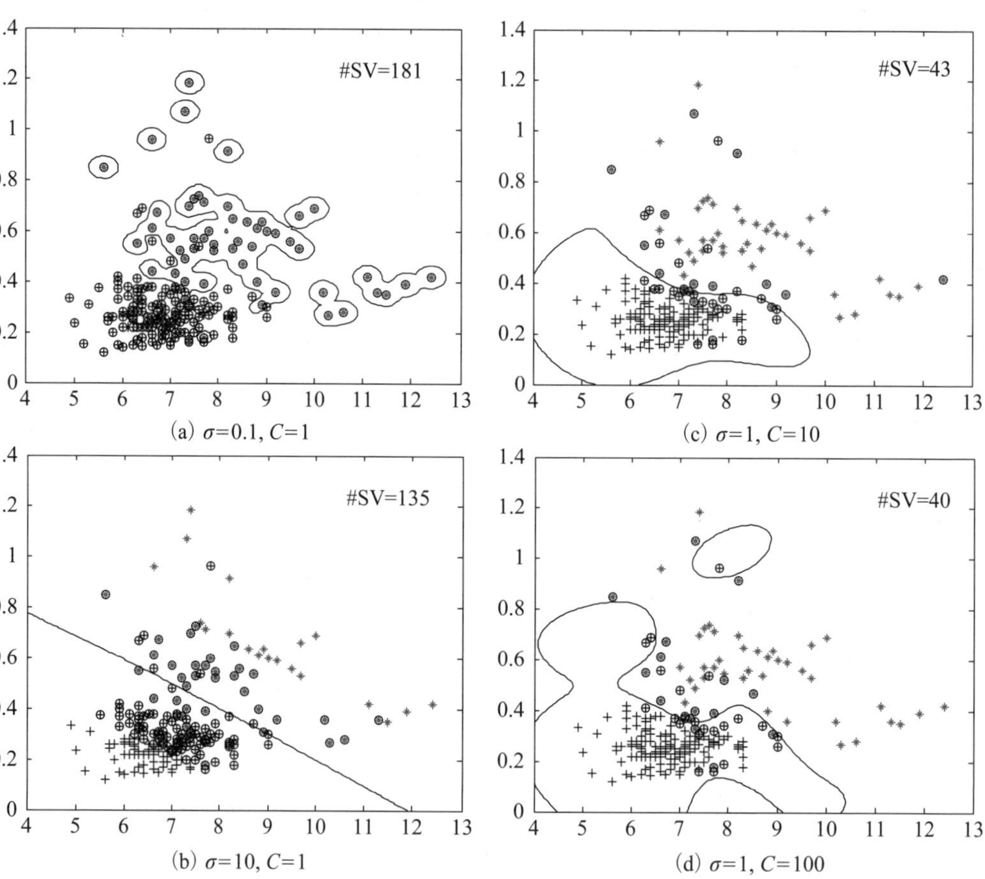

図3.91　さまざまなパラメータによるガウシアンカーネルSVMの識別境界（口絵参照）

10.5　生成モデル　ベイズ決定則とベイズ推定

本項ではパターン認識を確率の観点から，ある事象$\boldsymbol{x}=\{x_1, x_2, \cdots, x_D\}^T$が観測されたときに，対応するクラス$\mathbb{C}_k$をどのように選ぶかを考える．ここでは最低限の事柄のみ触れている（詳しくは良書[8]を参照）．

10.5.1　事後確率最大化

事象$\boldsymbol{x}$が観測されたとき，クラス$\mathbb{C}_k$をとる確率である事後確率（*a posteriori* probability）$p(\mathbb{C}_k|\boldsymbol{x})$が最大となるクラス$k^*$を選択する手法を，「事後確率最大化」（maximum *a posteriori*: MAP）という．これは直感的な理解に合致し，“あたりまえ”のことである．しかしながら単純な問題であっても，この事後確率$p(\mathbb{C}_k|\boldsymbol{x})$を直接計算できるようにするために必要な十分な数のサンプルを得ること，つまり$\boldsymbol{x}$の各項目要素がとりうる範囲の値をサンプルがすべてカバーし，かつそれらが確率として表現できるだけの数を確保することは一般的に困難である．そこで，ベイズ（Bayes）の枠組みと呼ばれる手法を用いて事後確率を求める手法をとる．最大化すべき事後確率$p(\mathbb{C}_k|\boldsymbol{x})$は，以下のベイズの定理を用いて，以下のように

書き換えることができる．

$$p(\mathbb{C}_k|\boldsymbol{x}) = \frac{p(\boldsymbol{x}|\mathbb{C}_k)\,p(\mathbb{C}_k)}{p(\boldsymbol{x})} \tag{3.451}$$

ここで，右辺上部$p(\boldsymbol{x}|\mathbb{C}_k)$は（クラス）尤度（ゆうど：likelihood），あるいは（クラス）尤度関数（likelihood function），$p(\mathbb{C}_k)$は（クラス）事前確率（*a priori* probability）と呼ばれる．$p(\boldsymbol{x})$は観測データ$\boldsymbol{x}$の生起確率であり，

$$p(\boldsymbol{x}) = \sum_{k=1}^{K} p(\mathbb{C}_k, \boldsymbol{x}) = \sum_{k=1}^{K} p(\boldsymbol{x}|\mathbb{C}_k)\,p(\mathbb{C}_k) \tag{3.452}$$

と書け各クラスkと$\boldsymbol{x}$の同時確率の和で求められる。ここで各事象に対する確率を表にまとめることを考えると、各項目の確率の合計値は表の周辺部、具体的には下端、あるいは右端に現れる。こうしたことから、$p(\boldsymbol{x})$は周辺確率（marginal probability）ともいわれる。尤度$p(\boldsymbol{x}|\mathbb{C}_k)$は、与えられた環境（クラス$\mathbb{C}_k$）における$\boldsymbol{x}$の確率分布を示し、事前確率$p(\mathbb{C}_k)$は、そのクラスが発生する確率を表す。尤度は、観測されたサンプル$\boldsymbol{x}$から推定することが可能であるため、各クラスが出現する確率である事前確率とともに用いることで事後確率$p(\mathbb{C}_k|\boldsymbol{x})$の計算に用いられる。ここで事前確率$p(\mathbb{C}_k)$が未知の場合には，一様分布（$p(\mathbb{C}_k) = 1/k$）を仮定する．ここで$p(\boldsymbol{x})$は，クラス推定の際には，どのクラスにも共通で出現するため，考慮する必要がないことに注意する．したがって，クラスkに対する（ベイズ）識別関数は，

$$g^{(k)}(\boldsymbol{x}) = p(\boldsymbol{x}|\mathbb{C}_k)p(\mathbb{C}_k) \tag{3.453}$$

と書け，求めるべきクラスk^*は$g^{(k)}(\boldsymbol{x})$，あるいはその対数（$\ln g^{(k)}(\boldsymbol{x}) = \ln p(\mathbb{C}_k|\boldsymbol{x}) + \ln p(\mathbb{C}_k)$）が最大になる$k$を選択することで得られる．このように事後確率最大化に基づき決定する方法を「ベイズ決定則」（Bayes decision rule）といい，それを実現する識別関数を「ベイズ識別関数」（Bayes discrimination function）という．

上記のように事後確率を求めることができれば，未知の入力に対して識別結果を導くことができるだけでなく，式(3.452)にあるように，計算によって求められる$p(\boldsymbol{x})$の確率に従って新しいデータを生成させることも可能となる．このことから，識別問題において，こうした確率に基づくモデルは「生成モデル」と呼ばれる．

10.5.2　最尤推定（ML推定）

先ほどの式(3.453)の事後確率最大化においては，事後確率を構成する各確率分布の形状が既知でなければならず，未知の場合はそれらを事前に求める必要がある．この確率を構成する要素をまとめて「パラメータ」と呼び，それらを推定する必要がある．たとえば式(3.453)の尤度にD次元の正規分布を想定する場合，推定すべきパラメータ$\boldsymbol{\theta}$は確率密度関数の平均ベクトル$\boldsymbol{\mu}_k \in \mathbb{R}^D$および共分散行列$\boldsymbol{\Sigma}_k \in \mathbb{R}^{D \times D}$となる．

$$p(\boldsymbol{x}|\mathbb{C}_k;\boldsymbol{\theta}) = p(\boldsymbol{x}|\mathbb{C}_k;\boldsymbol{\mu}_k,\boldsymbol{\Sigma}_k) = \frac{1}{(2\pi)^{D/2}}\frac{1}{|\boldsymbol{\Sigma}_k|^{1/2}}\exp\left\{-\frac{1}{2}(\boldsymbol{x}-\boldsymbol{\mu}_k)^T\boldsymbol{\Sigma}_k^{-1}(\boldsymbol{x}-\boldsymbol{\mu}_k)\right\} \tag{3.454}$$

このような推定においてパラメータ$\boldsymbol{\theta}$を決める有力な指針の1つとして，最尤推定（ML推定：maximum likelihood estimation）がある．最尤推定とは，「観測された現象が，最も起こりやすい（最も尤もらしい．事後確率が最も高い）ために起きた.」という考え方に基づく推定であり，たとえば$p(\boldsymbol{x})$が観測されたとき，$p(\boldsymbol{x};\boldsymbol{\theta})$を最大にする未知のパラメータ$\boldsymbol{\theta}_{\mathrm{ML}}$を探すこと，つまり

$$\boldsymbol{\theta}_{\mathrm{ML}} = \underset{\boldsymbol{\theta}}{\mathrm{argmax}}\ p(\boldsymbol{x};\boldsymbol{\theta}) \tag{3.455}$$

に相当する．具体的に最尤推定の解である最尤解$\boldsymbol{\theta}_{\mathrm{ML}}$について考えてみる．問題の簡単化のため，単純な1次元のデータ生成について扱い，観測されたN個のデータ$\mathbf{x}=\{x_1, x_2, \cdots, x_N\}$は，未知の平均$\mu$と，分散$\sigma^2$を持つ1次元の正規分布$N(\mu, \sigma^2)$から，独立に生成された場合を考える．ただし，ここでの$\mathbf{x}$は，上記までの多次元データを表す$\boldsymbol{x}$と区別していることに注意する．各データの生成確率は

$$p(x;\boldsymbol{\theta}) = N(x;\mu,\sigma^2) = \frac{1}{\sqrt{2\pi\sigma^2}}\exp\left\{-\frac{(x-\mu)^2}{2\sigma^2}\right\} \tag{3.456}$$

と書ける．これらの観測値は，同じ分布から独立に生成されたので，独立同時分布（independent identically distributed: i.i.d）と呼ばれる．ここで$\mathbf{x}$は，i.i.dなので，尤度は以下のように正規分布の積の形で記述できる．

$$p(\mathbf{x};\boldsymbol{\theta}) = p(\mathbf{x};\mu,\sigma^2) = \prod_{n=1}^{N} N(x_n;\mu,\sigma^2) \tag{3.457}$$

再度問題を整理してみるといま行いたいことは，データ$\mathbf{x}$が観測されたときに，未知の正規分布の平均μと，分散σ^2を最尤推定により求めることである．つまり，この左辺を最大化するような平均$\mu=\mu_{\mathrm{ML}}$と，分散$\sigma^2=\sigma^2_{\mathrm{ML}}$を求めることである．ここで，式の対数をとっても，それを最大化するパラメータは不変であることから対数をとると

$$\begin{aligned}\ln p(\mathbf{x};\mu,\sigma^2) &= \ln\left[\prod_{n=1}^{N} N(x_n;\mu,\sigma^2)\right] = \ln\left[\prod_{n=1}^{N}\frac{1}{\sqrt{2\pi\sigma^2}}\exp\left\{-\frac{(x-\mu)^2}{2\sigma^2}\right\}\right] \\ &= \ln\left[(2\pi\sigma^2)^{-\frac{N}{2}}\right] + \left\{-\frac{1}{2\sigma^2}\sum_{n=1}^{N}(x_n-\mu)^2\right\} \\ &= -\frac{N}{2}\ln 2\pi - \frac{N}{2}\ln\sigma^2 - \frac{1}{2\sigma^2}\sum_{n=1}^{N}(x_n-\mu)^2\end{aligned} \tag{3.458}$$

となる．正規分布においてはμとσ^2には依存関係がなく，また式(3.458)はこれらの変数に対して上に凸関数であるため式を最大化する最尤解μ_{ML}とσ^2_{ML}は，上式をμとσ^2それぞれ偏微分して0として求められる．まずμについて，第1項，第2項は定数なので無視し，第3項

が0になるための条件より最尤解μ_{ML}は

$$\mu_{\mathrm{ML}} = \frac{1}{N}\sum_{n=1}^{N} x_n \tag{3.459}$$

となる．つまり，“観測されたデータの平均値が最尤推定の結果と一致する”という結果になる．当たり前に思えてつまらないかもしれないが，重要な結果である．観測された情報以外に利用できる情報がない場合，想定される確率分布の平均値の“もっともらしい”結果は得られた情報の平均値をとることである．同様に，σ^2に対しての最尤解σ^2_{ML}は上式をσ^2で偏微分して0とおき，整理することにより

$$\sigma^2_{\mathrm{ML}} = \frac{1}{N}\sum_{n=1}^{N}(x_n - \mu)^2 \tag{3.460}$$

が得られ，観測されたデータの標本分散と等しくなることがわかる．これも，得られたデータが与えられた環境の中で一番“もっともらしい”と考えることができる．このように，最尤推定では未知のパラメータ$\boldsymbol{\theta}$は，一意に定まる値として求めることができる．ただし最尤推定には重大な問題がある．それは推定する（未知の母集団の）確率分布の分散が実際の値よりも$\dfrac{N-1}{N}$倍小さく評価されてしまうことにある．これはバイアス（bias）と呼ばれ，関数の多項式近似などにおける過学習（over-learning）の問題にも関連する問題である．

未知の母集団の分散を，観測されたサンプルから推定する場合，式(3.460)の標本分散ではなく，右辺第1項のNのかわりに$N-1$になる不偏分散が適切な推定値となる．

10.5.3　ベイズ推定

最尤推定ではパラメータ$\boldsymbol{\theta}$を定数として扱い，$p(\boldsymbol{x};\boldsymbol{\theta})$を最大にするパラメータ$\boldsymbol{\theta}_{\mathrm{ML}}$の点推定を行った．今度は$\boldsymbol{\theta}$を確率変数とみなし，その確率分布$p(\boldsymbol{\theta}|\boldsymbol{x})$をベイズの定理を用いて推定することを試みる．つまりパラメータ$\boldsymbol{\theta}$の事後確率の分布$p(\boldsymbol{\theta}|\boldsymbol{x})$を求める．このような推定のことを，「ベイズ推定」と呼ぶ．ベイズの定理により，求めるべきパラメータ$\boldsymbol{\theta}$の事後確率は，

$$p(\boldsymbol{\theta}|\boldsymbol{x}) = \frac{p(\boldsymbol{x}|\boldsymbol{\theta})\,p(\boldsymbol{\theta})}{p(\boldsymbol{x})} \tag{3.461}$$

と，式(3.451)と同様の形で書ける．ここで，$p(\boldsymbol{\theta})$を事前分布，$p(\boldsymbol{\theta}|\boldsymbol{x})$を事後分布と呼び，式(3.451)の事前確率，事後確率と区別していることに注意する．$p(\boldsymbol{x}|\boldsymbol{\theta})$は尤度であり，前述の最尤推定によりこの値が最大になる最尤解$\boldsymbol{\theta}_{\mathrm{ML}}$が求められている．ベイズ推定の枠組みにより得られるものは，パラメータ$\boldsymbol{\theta}$の確率分布$p(\boldsymbol{\theta}|\boldsymbol{x})$であり，最尤推定のように単一の値$\boldsymbol{\theta}$に特定していないことに注意する．実際に特定の値を求めるためには事後確率最大化などの別の作業が必要となる．

ここで，式(3.461)の事後分布$p(\boldsymbol{\theta}|\boldsymbol{x})$は式(3.451)と同様，尤度と事前分布の積に比例する．したがって式(3.461)の尤度$p(\boldsymbol{x}|\boldsymbol{\theta})$に最尤推定の解$\boldsymbol{\theta}=\boldsymbol{\theta}_{\mathrm{ML}}$を代入し得られた分布に，

表3.1 尤度と共役事前分布の対応

尤度 $p(\boldsymbol{x}\|\boldsymbol{\theta})$	共役事前分布 $p(\boldsymbol{\theta})$
2項（Binomial）分布 （ベルヌーイ（Bernoulli）分布）	ベータ（Beta）分布
多項（Multinomial）分布 （カテゴリ（Categorical）分布）	ディリクレ（Dirichlet）分布
ポアソン（Poisson）分布	ガンマ（Gamma）分布
1次元正規（Normal）分布	
（分散σ^2既知）	正規分布（平均μ推定時）
（平均μ既知）	ガンマ分布（精度$\alpha=(\sigma^2)^{-1}$推定時） 逆ガンマ分布（分散σ^2推定時）
多次元正規（Multivariate normal）分布	
（分散共分散行列$\boldsymbol{\Sigma}$既知）	多次元正規分布（平均$\boldsymbol{\mu}$推定時）
（平均$\boldsymbol{\mu}$既知）	ウィシャート（Wishart）分布 （精度行列$\boldsymbol{\Lambda}=\boldsymbol{\Sigma}^{-1}$推定時） 逆ウィシャート（Inverse Wishart）分布 （分散共分散行列$\boldsymbol{\Sigma}$推定時）

事前分布を掛けることにより事後確率を最大化するパラメータ

$$\boldsymbol{\theta}_{\mathrm{MAP}}=\underset{\theta}{\operatorname{argmax}}\ p(\boldsymbol{\theta}|\boldsymbol{x}) \tag{3.462}$$

を求めることができる．このような推定を「事後確率最大化推定（MAP推定）」と呼ぶ．事前分布$p(\boldsymbol{\theta})$は，事前確率$p(\mathbb{C}_k)$よりも手がかりが得られない場合が多く，その場合は，一様分布$p(\boldsymbol{\theta})=1$を仮定する．このときMAP推定の解はML推定の解と一致する．

また観測データが逐次得られる状況の場合，それまでに得られた事後確率を事前確率とみなして予測式を更新することができる．これをベイズ更新（Bayesian update），あるいはベイズ学習（Bayesian learning）という．事前分布に関する情報がない場合，前述のように最初は一様分布を仮定し事後分布を求め，データの観測に伴って事後分布を逐次更新していくことができる．このとき，事前分布と事後分布が同族の確率分布の時，その事前確率を共役事前分布（conjugate prior distribution）と呼び，これが成り立つ場合計算が大変容易となる．典型的な確率分布における，尤度と事前共役分布の対応を表3.1に示す．多項分布やカテゴリ分布は，自然言語処理や多くの分野で用いられる．

ベイズの枠組みは，識別問題だけでなく各種予測因子の確率的ばらつきなどに適用され，回帰問題等にも適用される．

第11節　ソフトコンピューティング

近年の非常に複雑で膨大な事象や，あいまいで厳密に定義できない事象に対するモデル化や解析といった問題に対して，人間が行っている高度情報処理，あるいは人間や生物そのものからヒントを得た情報処理手法が提案されてきた．これらの手法は，従来の古典的な確率的や統計的手法に加え，計算機科学，生物学，各種工学分野などから得られた知見に基づき構成されており，学術的に統一的な体系化はなされていないが，1990年代後半から人間の脳の情報処理を模倣したニューラルネットワーク（neural network），あいまいな対象をあいまいに扱い，人間の知識などの定量的な表現，処理への応用が可能なファジー理論（fuzzy theory），生物の進化モデルを情報処理に応用した遺伝的アルゴリズム（genetic algorithm: GA）や，遺伝的プログラミング（genetic programming: GP）に代表される「進化的計算」などを軸として広く「ソフトコンピューティング」と呼ばれるようになった．本節では，ソフトコンピューティング分野における古典分野とも言える「ニューラルネットワーク」「ファジー」「遺伝的アルゴリズム」について概要を紹介する．

表3.2　ニューラルネットワークに関連する研究の歴史

年	成果
1943	ニューロンモデル（Mucculloch,Pitts）
1949	ニューロンの学習モデル（Hebb）
1957	パーセプトロンモデル発表（Rosenblatt）
1962	第1次視覚野での線の傾きに反応する細胞の発見（Hubel, Wiesel）
1969	「パーセプトロン限界説」（Minsky, Papert）
1972	自己組織化ニューラルネットワーク（Kohonen）
1972	連想記憶モデル（Kohonen, Nakano）
1980	Neo-cognitronモデル（Fukushima）
1982	相互結合型ネットワーク（Hopfieldモデル）（Hopfield）
1983	ボルツマンマシン（Hinton）
1986	誤差逆伝播（Back propagation）ニューラルネットワーク（Rumelhart）
1996	Sparse coding（Olfhausen）
1998	畳み込みニューラルネットワーク（LeCun）
2006	Deep Belief Network（Hinton） （応用例）畳み込みニューラルネットワーク（Krizhevsky）
2012	ILSVRC2012　Top-5 error 15.3%　★ （入力層→畳み込み層×5→全結合層×2→出力層） （応用例）　教師なし　多層ニューラルネットワーク（Le） 1億パラメータ　grandmother neuronの発見 “Google's cat” （応用例）物体の位置と内容の同時推定　（Simonyan）
2014	ILSVRC2014（Classification tlocalization task）“VGGnet” 位置精度74.7%　物体認識精度92.6%　※ （入力→畳み込み層×19→全結合層×2→出力） （応用例）物体の位置と内容の同時推定　（He）
2015	ILSVRC2015（Object localozation task）“ResNet” 位置精度91.0%　物体認識精度96.5%　※ （入力→畳み込み層×152→全結合層×2→出力）

★1000カテゴリの物体1種が映っている写真からの物体認識．上位5種の中に正解があれば正解と見なし，その誤差率（top-5 error）の低さで競う．

※200, 1000カテゴリの物体（各2014, 2015年）が写真内に複数あり，それらの位置と内容を検出する競技．物体認識精度はTop-5 errorで評価し，物体検出は答えとなる領域の50%以上の領域を検出していれば正解とみなす。

11.1　ニューラルネットワーク

ニューラルネットワーク，あるいは人工ニューラルネットワークは，人間の神経細胞の役割をモデル化した「形式ニューロンモデル」を計算機のうえで複数並べ動作させることで，人間の神経細胞（neuron）の情報処理を模倣する情報処理モデルである．ニューラルネットワークを大きく分類すると，(1) 関数近似を得意とするback-propagation neural network（以下BPNN）に代表される階層型ニューラルネットワークモデル，(2) 教師なしクラスタリングを得意とする自己組織化モデル（self-organizing feature mapなど），(3) 連想記憶モデルなどを実現する相互結合型モデル（Hopfield networkなど），(4) 生体のモデル化を目指したモデル（neocognitronなど）等がある．本節では，ニューラルネットワークの中でも医学物理への応用を想定し，最もよく知られ広い応用が期待できる (1) の階層型ニューラルネットワークを紹介する．その他のモデルについては他の文献を参考にされたい[9)]．

ニューラルネットワークに関連する主な研究の歴史を以下の表3.2にまとめた．

BPNN等の非線形の階層型ニューラルネットワークは，後述する「学習」と呼ばれる機械的な繰り返し作業により，任意の入出力間の関係を任意の精度で獲得することができる．その高い関数近似能は，利用する研究者にある種の万能感を期待させ多くの応用研究がなされた．一方で，ニューラルネットワークは自由度が極端に高いモデルのため，各種パラメータの調整の必要性や，過学習など後述するさまざまな弊害も指摘されるようになった．2010年代に入りこれらの問題を回避しこれまで扱えなかったような大規模問題に対して解決の道筋を与えるいくつかのモデルが提案され，近年特に注目を集める分野となっている．本項では，一般的な階層型ニューラルネットワークについて，その基礎となるモデルであるパーセプトロンについて触れて，順次拡張していく．

11.1.1　形式ニューロンとパーセプトロン

階層型ニューラルネットワークの古くはRosenblattが1958年に発表した機械学習モデルであるパーセプトロン（perceptron）に端を発する．パーセプトロンで最終的に実現できることは，従来の（複数の）線形の重回帰モデルと同じであるが，パーセプトロンが提案されたことの最大の注目点は，生物学から得られた知見である人間の神経細胞モデルである形式ニューロンモデルを並べ，それを情報処理に用いたという考え方である．図3.92に形式ニューロンモデルを示す．形式ニューロンの出力yは，以下の式で与えられる

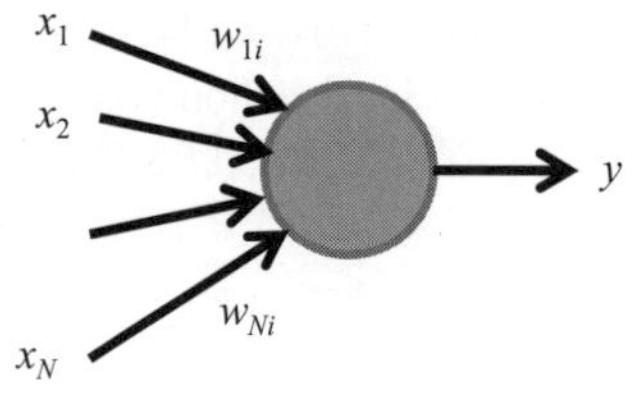

図3.92　形式ニューロンモデル

$$y = f\left(\sum_{i=1}^{N} w_i x_i - \theta\right) \tag{3.463}$$

ここでx_iはニューロンへのi番目の入力（$i = 1, 2, \cdots, N$）であり，w_iは対応するシナプスの結合加重で，後述の学習によりより適切な値に更新される．$f(\cdot)$は，ニューロンの発火関数で，最も単純なパーセプトロンでは，

$$f(x) = \begin{cases} 1 & (x > 0) \\ 0 & (\text{otherwise}) \end{cases} \tag{3.464}$$

で与えられる．θは発火閾値である．このモデルでは，前段のニューロンからのパルス入力の時間積分値とみなせる量を入力x_iとしてとらえる．また，興奮性，抑制性のシナプスはそれぞれ結合重みw_iとして，ニューロンの受け取る興奮値は，上の式のようにその重みと入力値の積の合計値となる．ニューロン内では，その興奮値があるいき値θを超えると，ニューロンが発火した状態となり，出力関数$f(\cdot)$に従い後段のニューロンに出力yを伝えることになる．実際の神経細胞は複数の前段の神経細胞群から，それぞれシナプス結合を介し電気パルス列を受け取り，ニューロン内で受け取った興奮がある一定値以上になると，そのニューロンは興奮状態となり，軸索から次のニューロンへと電気パルス列が出力される．

この状態はニューロンが「発火する」とも表現される．この形式ニューロンモデルは実際の神経細胞モデルを大幅に簡略化したものである．実際の生体を模したパルス列のやりとりを模したパルスニューロンモデルを用いた，パルスニューラルネットワークもある．

ニューラルネットワークにおける「学習」というのは，このシナプス結合の加重および，ニューロンの閾値を，訓練用のデータ（入力値と，それに対応する出力値の組）を用いて自動的に調整し，適切な値を獲得することを意味する．図3.93に最も単純なパーセプトロンである単純パーセプトロンを示し，クラス分類問題を従来の重回帰分析と対比させて考える．

一般的な線形判別分析において，識別関数$g(\boldsymbol{x})$，（$\boldsymbol{x} \in \mathbb{R}^D$）は，定数項を含めて以下のよ

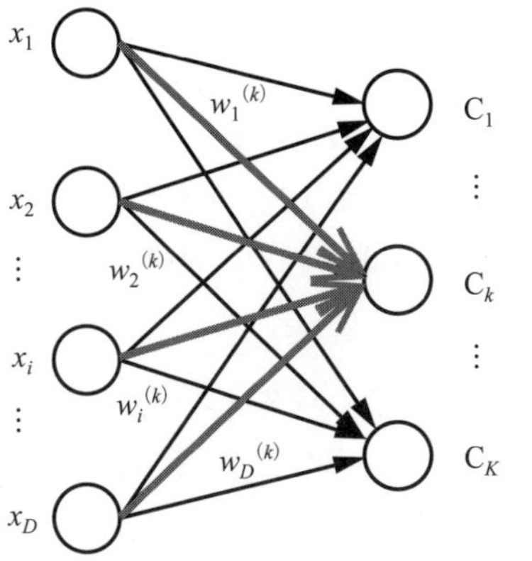

図3.93　単純パーセプトロン

うに記述できる.

$$g(\boldsymbol{x}) = w_0 + w_1x_1 + w_2x_2 + \cdots w_Dx_D \tag{3.465}$$

パーセプトロンは，クラス$\mathbb{C}_k(k=1, 2, 3, \cdots, K)$ごとに識別関数$g^{(k)}(\boldsymbol{x})$を学習により構築し，最後に最大値を選択することで複数クラスの分類問題を解いている，つまり線形識別器が認識したいクラス数K個分集まったものとみることができる．ニューロン間の重みが線形判別の重み係数w_iに相当し，k番目の出力関数$g^{(k)}(\boldsymbol{x})$は以下のように記述できる.

$$g^{(k)}(\boldsymbol{x}) = w_0{}^{(k)} + w_1{}^{(k)}x_1 + w_2{}^{(k)}x_2 + \cdots w_D{}^{(k)}x_D \tag{3.466}$$

重回帰問題では，上記の重み誤差関数（二乗和誤差や，過学習を抑えるための正則化のための重み自体の二乗和を加算したRidge回帰など）を定義したうえでそれを最小化するよう解析的に求めるが，パーセプトロンでは，生理学的な考えに基づき異なったアプローチで行われる.

パーセプトロンにおける「学習」とは，学習パターンを用いて適切な識別関数$g^{(k)}(\boldsymbol{x})$ $(k=1, 2, 3, \cdots, K)$を獲得することである．学習パターン全体をχとして，クラス$\mathbb{C}_k$に属する学習パターンの集合をχ_kする．このとき，識別関数の学習とは，$\mathbb{C}_k$に属する（理想的には）すべての$\boldsymbol{x}$に対して，$g^{(k)}(\boldsymbol{x}) > g^{(k')}(\boldsymbol{x})\ (\forall_j, k \neq k')$が成り立つような重み$w_0^{(k)}$，$\boldsymbol{w}^{(k)} \in \mathbb{R}^D$を見つけることである．以下，簡単な理解のために，線形分離可能な2クラスの分類問題$(K=2)$を考える.

識別関数$g^{(1)}(\boldsymbol{x})$，$g^{(2)}(\boldsymbol{x})$の大小を考える代わりに，第10節の式(3.397)と同様に

$$g(\boldsymbol{x}) = g^{(1)}(\boldsymbol{x}) - g^{(2)}(\boldsymbol{x}) = (\mathbf{w}_1 - \mathbf{w}_2)^T\mathbf{x} \equiv \mathbf{w}^T\mathbf{x} \tag{3.467}$$

の符号を考える.（ただしここで$\mathbf{x}, \mathbf{w}$は定数を含めた$D+1$次元であることに注意.）つまり$\mathbf{x} = [\boldsymbol{x}, 1]^T, \mathbf{w} = [\boldsymbol{w}, w_0]^T$を用いて

$$g(\boldsymbol{x}) = \begin{cases} \mathbf{w}^T\mathbf{x} > 0 & (\boldsymbol{x} \in \mathbb{C}_1) \\ \mathbf{w}^T\mathbf{x} < 0 & (\boldsymbol{x} \in \mathbb{C}_2) \end{cases} \tag{3.468}$$

となり，$g(\boldsymbol{x}) = \mathbf{w}^T\mathbf{x} = 0$が決定境界になる状況になるような，重みベクトル$\mathbf{w}$を求めることが「学習」となる.

単純パーセプトロンの学習は，以下のとおりである

1）重みベクトル$\mathbf{w}$の初期値を適当に設定する.

2）全パターンχの中から，任意の学習パターン$\mathbf{x}_i$を選ぶ

3）識別関数$g(\boldsymbol{x}) = \mathbf{w}^T\mathbf{x}_i$によって識別を行い，誤識別を行ったときだけ，重みベクトル$\mathbf{w}$を以下のように修正して$\mathbf{w}'$にする.

$$\mathbf{w}' = \begin{cases} \mathbf{w} + \rho\mathbf{x}_i & (\mathbb{C}_1\text{のパターンを}\mathbb{C}_2\text{と誤ったとき}) \\ \mathbf{w} - \rho\mathbf{x}_i & (\mathbb{C}_2\text{のパターンを}\mathbb{C}_1\text{と誤ったとき}) \end{cases} \tag{3.469}$$

ただし，ρは学習係数で正の定数である.

4）上の処理をすべてのパターンχに対して行う.

5）すべてのパターンχで正しく識別できたら終了．誤りがあれば2）に戻る．

もとの全データχが線形分離可能であれば，このアルゴリズムの繰り返すことで，すべての$\boldsymbol{x}$が正しく分類される解領域内の重みベクトルに到達する．これをパーセプトロンの収束定理という．学習係数ρの値は，学習の収束度合いに影響する．大きすぎると学習が早く収束する可能性がある反面，最適解にたどり着くまでに振動する懸念がある．一方小さくしすぎると，収束までに時間がかかる．これは，他の繰り返し手法にも共通するが，最初大きめに設定し，学習の進行に合わせて小さくしていく，アニーリング（焼きなまし：simulated annealing）と呼ばれる手法も広く使われる．

11.1.2　パーセプトロンの問題点と多層パーセプトロン

単純パーセプトロンは学習が収束するまでの繰り返し回数を多く要し，扱う問題が線形分離不能により収束しないのか，単に学習に時間がかかっているのか区別がつきにくいという問題点があった．ここで，単純パーセプトロンの更新式である式(3.469)をみてみると，重みを更新「する」か，「しない」かの二択しかないことに気がつく．これは形式ニューロンの出力関数$f(x)$（式(3.464)が，1, 0のみを出力することに起因している．同じ「間違った」にしても，現在の決定境界より遠い（大きく間違っている）のと，近い（少し間違っている）を区別できたほうが，学習の効率が良くなることが期待できる．

1967年甘利らは，ニューロンモデルに線形ニューロン

$$f(x) = x \tag{3.470}$$

を用いた多層パーセプトロン（multi-layer perceptron: MLP）に対する，勾配を利用した確率的降下法（学習データからランダムにサンプルのサブセットを求めて勾配を求める）を用いた学習アルゴリズムを提案した．これは後の1986年にRumelhartらのback propagation neural network（BPNN）における誤差逆伝播法の名で広く世に知られる．これについては後述する．近年ではReLU（restricted linear unit）という計算コストと非線形性を両立させたモデルも提案され成果を上げている（式3.506）．

11.1.3　バックプロパゲーションニューラルネットワーク（BPNN）

パーセプトロンは，線形分離問題できない問題を解くことができないという課題があった．1986年，RumelhartらはMLPを構成するニューロンに非線形ニューロンを導入し，甘利らによって提案されていた最急降下法を応用した誤差逆伝播法を用いてシナプスの加重を学習するバックプロパゲーションニューラルネットワーク（BPNN）を提案した．BPNNは非線形の強力な関数近似能力を実現し，その後大変広く利用されることとなった．誤差逆伝播法は，最急降下法をMLPの重み$\boldsymbol{w}$を更新するアルゴリズムとして用いたものである．最急降下法の考え方は，誤差Eが時刻tにおける重み$\boldsymbol{w}(t)$の関数として得られているときに，以下のように正の定数ηを用いて

$$\boldsymbol{w}(t+1) = \boldsymbol{w}(t) - \eta \frac{\partial E(\boldsymbol{w}(t))}{\partial \boldsymbol{w}} \tag{3.471}$$

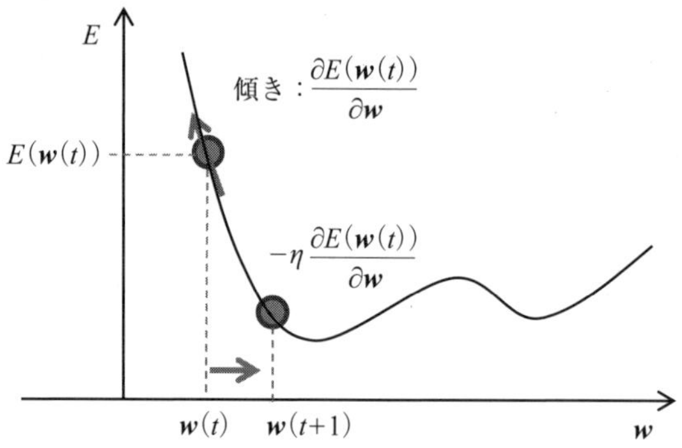

図3.94　最急降下法の概念図

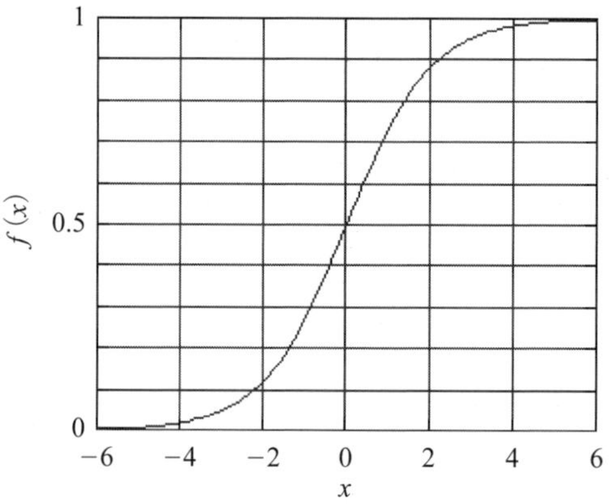

図3.95　sigmoid関数

のように，勾配と逆方向に更新する．形のみえない誤差関数$E(t)$のその時点での近傍を調べ，最も下り勾配の大きいほうに，$E(t)$が小さくなるように値を更新する．この概念を図示すると図3.94のようになり，$\boldsymbol{w}$を勾配$\frac{\partial E(\boldsymbol{w}(t))}{\partial \boldsymbol{w}}$と逆の方向に$\eta\frac{\partial E(\boldsymbol{w}(t))}{\partial \boldsymbol{w}}$だけ更新する．BPNNでは，形式ニューロン（以下，ニューロン）が一般的に3層の階層的に構築され，層の間の全てのニューロン間はシナプス結合と呼ばれる重みで全結合されている．

ニューロンの発火関数には，以下の非線形のsigmoid関数（図3.95）がよく用いられる．

$$f(\boldsymbol{x}) = \frac{1}{1+\exp(-x)} \tag{3.472}$$

この関数を利用する最大の利点は，生体の応答モデルに類似性があることに加え，上記の勾配を利用した誤差逆伝播法において必要な微係数を求める際に，関数の微分値が自分自身の値で表現できるため，直接計算しなくてすむ点である．

$$f'(x) = f(x) \cdot (1-f(x)) \tag{3.473}$$

次に，BPNNの動作と学習について述べる．図3.96に典型的なBPNNのモデル図と，説

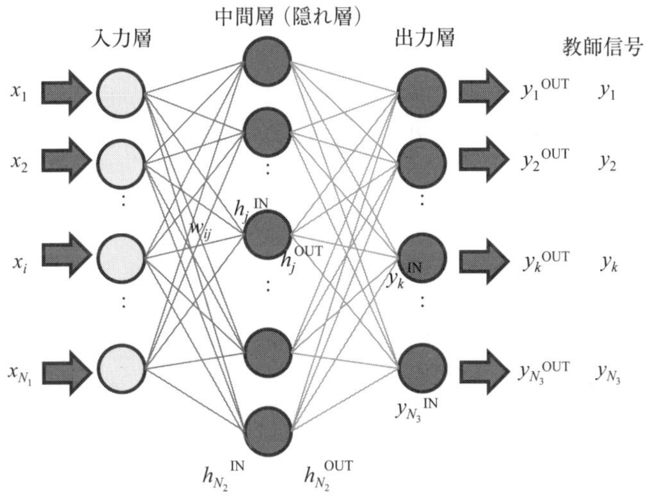

図3.96　バックプロパゲーションニューラルネットワーク

明のためのパラメータを示す．BPNNは，ニューロンの応答式が式(3.472)に代表される非線形関数になったMLPで，入力層，中間層（隠れ層），出力層の3層からなる．それぞれのニューロンの個数をN_1, N_2, N_3とする．つまり入力はN_1次元，出力はN_3次元となる．入力層のi番目（$i=1, 2, 3, \cdots, N_1$）のニューロンと，中間層のj番目（$j=1, 2, 3, \cdots, N_2$）のニューロンの結合重みw_{ij}をとし，中間層と，出力層のk番目（$k=1, 2, 3, \cdots, N_3$）のニューロンの結合重みをv_{jk}とする．

・入力$\boldsymbol{x}$に対するBPNNの出力

ある入力$\boldsymbol{x}=\{x_1, x_2, \cdots, x_{N_1}\}^T$に対して入力層の全ニューロンにより生成される中間層のj番目のニューロンへの入力h_j^{IN}は，以下のように求められる．

$$h_j^{\mathrm{IN}} = \sum_{i=1}^{N_1} w_{ij} x_i \tag{3.474}$$

中間層のj番目のニューロンでは，sigmoid関数と発火閾値θ_jにより，このニューロンの出力h_j^{OUT}が以下のように求まる．

$$h_j^{\mathrm{OUT}} = \frac{1}{1+\exp(-h_j^{IN}+\theta_j)} \tag{3.475}$$

中間層の全ニューロンにより生成される出力層のk番目のニューロンへの入力y_k^{IN}は，同様に以下のように求められる．

$$y_k^{\mathrm{IN}} = \sum_{j=1}^{N_2} v_{jk} h_j^{\mathrm{OUT}} \tag{3.476}$$

出力層のk番目のニューロンでは，同様にこのニューロンの出力y_k^{OUT}，つまりBPNNの最終的な出力が，発火閾値$\xi_k(t)$を用いて以下のように求まる．

$$y_k^{\mathrm{OUT}} = \frac{1}{1 + \exp(-y_k^{\mathrm{IN}} + \xi_k)} \tag{3.477}$$

となる．最終的な認識クラスk^*は，出力の最大値をとるか，softmax処理を行うなど設計者が定める．

・重みの学習

BPNNで学習すべきは，層間の重みw_{ij}, v_{jk}と，いき値θ_j, ξ_kである．時刻（学習回数）tにおける，BPNNから出力された信号$\boldsymbol{y}^{\mathrm{OUT}}(t)$（$\in \mathbb{R}^{N_3}$）は，望ましい信号（教師信号）$\boldsymbol{y}$($\in \mathbb{R}^{N_3}$）とは異なるため，このときの誤差を

$$E(t) = \frac{1}{2}\sum_{k=1}^{N_3}\{y_k(t) - y_k^{\mathrm{OUT}}(t)\}^2 \tag{3.478}$$

と定義して，誤差$E(t)$の値から，重みベクトルw_{ij}, v_{jk}と，いき値θ_j, ξ_kを更新する．ただし，誤差関数の定義はこれに限らない．線形回帰に対するRidge回帰のように，すべての重み（$\boldsymbol{W} = \{w_{ij}, v_{jk}, \theta_j, \xi_k\}$）の二乗和を誤差関数に足すことで，重みの値が大きくなることを抑制し，ネットワークの過学習を防ぐことを目的としたモデル

$$E(t) = \frac{1}{2}\sum_{k=1}^{N_3}\{y_k(t) - y_k^{\mathrm{OUT}}(t)\}^2 + \alpha\sum\|\boldsymbol{W}\|^2 \tag{3.479}$$

も広く使われる．このとき，$\|\boldsymbol{W}\|^2$の項を正則化項と呼び，$\alpha > 0$は二乗和誤差と正則化項の比率を決めるパラメータである．以下BPNNの学習式の導出には，最も基礎的な誤差関数の式(3.478)を用いた場合について述べる．

中間層–出力層間の重みv_{jk}の更新式は式(3.471)，式(3.478)より以下のように表せる．

$$v_{jk}(t+1) = v_{jk}(t) - \eta\frac{\partial E(t)}{\partial v_{jk}} \tag{3.480}$$

ここで右辺第2項の偏微分は

$$\frac{\partial E(t)}{\partial v_{jk}} = \frac{\partial E(t)}{\partial y_k^{\mathrm{OUT}}}\cdot\frac{\partial y_k^{\mathrm{OUT}}}{\partial y_k^{\mathrm{IN}}}\cdot\frac{\partial y_k^{\mathrm{IN}}}{\partial v_{jk}} \tag{3.481}$$

と分解できる．このそれぞれの項は，

$$\frac{\partial E(t)}{\partial y_k^{\mathrm{OUT}}} = -\left(y_k - y_k^{\mathrm{OUT}}\right), \quad \frac{\partial y_k^{\mathrm{OUT}}}{\partial y_k^{\mathrm{IN}}} = y_k^{\mathrm{OUT}}\cdot\left(1 - y_k^{\mathrm{OUT}}\right), \quad \frac{\partial y_k^{\mathrm{IN}}}{\partial v_{jk}} = h_j^{\mathrm{OUT}} \tag{3.482}$$

のように書けるので，結局それらをまとめて

$$v_{jk}(t+1) = v_{jk}(t) + \eta\{(y_k - y_k^{\mathrm{OUT}})\cdot y_k^{\mathrm{OUT}}\cdot(1 - y_k^{\mathrm{OUT}})\cdot h_j^{\mathrm{OUT}}\} \tag{3.483}$$

と書ける．

次に，出力層のニューロンの閾値$\xi_k(t)$ の更新について考える．$\xi_k(t)$ についても，同様に偏微分$\dfrac{\partial E(t)}{\partial \xi_k(t)}$を考えてもよいが，式(3.476)，式(3.477)は，それぞれ以下のようにいき値のかかる場所を書き換えても動作は同じとなる．

$$\widehat{y_k^{\mathrm{IN}}}(t) = \sum_{j=1}^{N_2} v_{jk}(t)\, h_j^{\mathrm{OUT}}(t) + \xi_k(t) \tag{3.484}$$

$$y_k^{\mathrm{OUT}}(t) = \frac{1}{1 + \exp\left\{-\widehat{y_k^{\mathrm{IN}}}(t)\right\}} \tag{3.485}$$

これらの書き換えにより，中間層に新しい（N_2+1）番目に“-1”だけを入力するニューロンを用意し，新しい（N_2+1）番目の重み$\boldsymbol{v}_{(N_2+1)k}$を用意すれば，その重みを$\xi_k(t)$ とみなすことができる．つまり，出力層のいき値$\xi_k(t)$ を，中間層–出力層間の重みとみなすことができる．

したがって，いき値$\xi_k(t)$ の更新式(3.483)をもとに，

$$\xi_k(t+1) = v_{(N_2+1)k}(t+1) = \xi_k(t) - \eta\left\{(y_k - y_k^{\mathrm{OUT}}) \cdot y_k^{\mathrm{OUT}} \cdot (1 - y_k^{\mathrm{OUT}})\right\} \tag{3.486}$$

となる．次に，入力層–中間層間の重みについては，

$$w_{ij}(t+1) = w_{ij}(t) - \eta \frac{\partial E(t)}{\partial w_{ij}} \tag{3.487}$$

であるから同様に，

$$\frac{\partial E(t)}{\partial w_{ij}} = \frac{\partial E(t)}{\partial h_j^{\mathrm{OUT}}} \cdot \frac{\partial h_j^{\mathrm{OUT}}}{\partial h_j^{\mathrm{IN}}} \cdot \frac{\partial h_j^{\mathrm{IN}}}{\partial w_{ij}} \tag{3.488}$$

となり，それぞれ分解した項は

$$\begin{aligned}
\frac{\partial E(t)}{\partial h_j^{\mathrm{OUT}}} &= \sum_{k=1}^{N_3} \frac{\partial E(t)}{\partial y_k^{\mathrm{OUT}}} \cdot \frac{\partial y_k^{\mathrm{OUT}}}{\partial y_k^{\mathrm{IN}}} \cdot \frac{\partial y_k^{\mathrm{IN}}}{\partial h_j^{\mathrm{OUT}}} \\
&= \sum_{k=1}^{N_3} -(y_k - y_k^{\mathrm{OUT}}) \cdot y_k^{\mathrm{OUT}} \cdot (1 - y_k^{\mathrm{OUT}}) \cdot v_{jk} \\
\frac{\partial h_j^{\mathrm{OUT}}}{\partial h_j^{\mathrm{IN}}} &= h_j^{\mathrm{OUT}}(1 - h_j^{\mathrm{OUT}}), \quad \frac{\partial h_j^{\mathrm{IN}}}{\partial w_{ij}} = x_i
\end{aligned} \tag{3.489}$$

より，$\dfrac{\partial E(t)}{\partial w_{ij}}$が求められ最終的には，式(3.471)より

$$w_{ij}(t+1) = w_{ij}(t) + \eta\left\{\sum_{k=1}^{N_3}(y_k - y_k^{\mathrm{OUT}}) \cdot y_k^{\mathrm{OUT}} \cdot (1 - y_k^{\mathrm{OUT}}) \cdot w_{jk}\right\} \cdot h_j^{\mathrm{OUT}}(1 - h_j^{\mathrm{OUT}}) \cdot x_i \tag{3.490}$$

となる．いき値$\theta_j(t)$ の更新についても，出力層のニューロンの閾値$\xi_k(t)$ と同様に考えて，

$$\begin{aligned}\theta_j(t+1) &= w_{(N_1+1)_j}(t+1)\\ &= \theta_j(t) - \eta\left\{\sum_{k=1}^{N_3}(y_k - y_k^{\mathrm{OUT}})\cdot y_k^{\mathrm{IN}}\cdot(1-y_k^{\mathrm{IN}})\cdot v_{jk}\right\}\cdot h_j^{\mathrm{IN}}(1-h_j^{\mathrm{IN}})\end{aligned} \tag{3.491}$$

となる．これらの更新式は見た目が複雑にみえるが，それぞれの項はBPNNの出力計算の際に得られる値なのでプログラム上で簡単に実装できる．

BPNNではニューロンの非線形性を生かすことで，任意の入出力関係を学習により獲得することが可能であることが証明されている．一方でBPNNは，中間層ニューロンの数，学習パラメータなどは設計者の経験に基づき設定する必要があること，またネットワークの自由度の高さから容易に過学習に陥るといった問題点があり，大規模汎用問題を扱う際のネックとなってきた．BPNNのメリット，デメリットをまとめると以下のようになる．

[メリット]

・BPNNでは，非線形のニューロンの発火関数を持ち，「学習」を行うことで入出力間の任意の非線形関数を生成することが可能．すなわち「データ」と対応する「結果」がわかれば，その関係を記述できる．

[注意点・デメリット]

・「学習」が最急降下法に基づくので本来の解ではない局所最適（local minimum）に陥る可能性がある．

・できあがった関数の形状が複雑で記述（解析）するのが困難．

・中間層ニューロンの数，学習パラメータηなどの適切な値を決める必要がある．中間層ニューロンの数が多すぎると容易に「過学習」の問題を引き起こす一方，少なすぎると，自由度が足りず誤差が収束しない．また，学習係数が大きすぎると収束せずに，小さすぎると，local minimumに陥る可能性が増加する．

デメリットの最初に挙げたlocal minimumの問題は長らくBPNNの大きな欠点として取り上げられていたが，実際の応用ではそれほど深刻にならないことが経験的にわかってきた．一方で過学習は，深刻な課題として残された．

11.2　ファジー理論

ファジー理論（fuzzy theory）は，1965年Zadehによって提唱された理論で，あいまいなものをあいまいに扱うことを目的にした理論である．ファジーで扱う「あいまいさ」は，確率的な不確かさではなく，“若い”とか“暑い”といった主観的で概念の定義における「あいまいさ」である．人間が扱う言語的表現を数値的に取り扱うことを可能にしたため，制御などを中心に大変多くの実用的な応用がなされた[10]．現在，ファジーはそれまでの古典的な技術と同様，基礎技術の1つの要素として利用されている．本節では，ファジー理論について実応用を踏まえて要点として，以下の3点のみ簡単に紹介する．

（1）ファジー集合（fuzzy set）

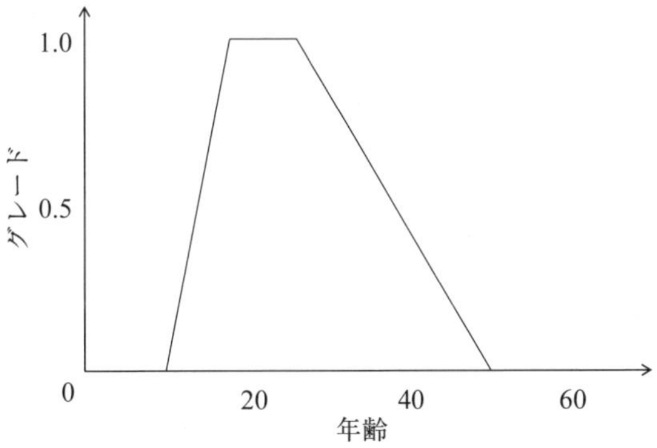

図3.97　「若い」を表すメンバシップ関数例

（2）ファジー演算（fuzzy arithmetic）
（3）ファジー推論（fuzzy inference）

11.2.1　ファジー集合

一般の集合論では，各要素は集合に属するか属さないかは明確に区別されるが，ファジー集合では，その事象にどのくらい属するかを0から1の範囲の数値で表す．たとえば，「若い人」を例に考えた場合，18歳を「若い」とするには多くの場合異論がないが，30歳，あるいは40歳が若いかどうかは状況に依存する．そこで図3.97の例のように，横軸に「年齢」を取り，縦軸に「若さの度合い」をとるようなグラフを考える．

ファジー理論において，この例では，年齢を「ラベル」と呼び，若さの度合いを「グレード」と呼ぶ．上記の例では，40歳は，「0.5くらい若い」というように表現できる．このグレードを表す関数のことを「メンバシップ関数」と呼び，その数値を「メンバシップ値」という．メンバシップ関数の形状は任意であるが，一般的に数値的に扱いやすいガウス関数に類する形や，矩形，三角形，台形，などがよく用いられ，離散的な表現も用いられることがある．このように表現された集合のことを「ファジー集合」と呼ぶ．

ファジー集合の表現法について簡単に述べる．集合Xにおいて，ファジー集合Aのメンバシップ関数をf_Aとし，メンバシップ値のとる範囲が［0, 1］だった場合，メンバシップ関数は

$$f_A: X \rightarrow [0, 1] \tag{3.492}$$

と表現する．先ほどの例では年齢全体の集合がX,「若い」と呼ばれる人の年齢の集合がファジー集合A, メンバシップ関数f_Aは，Xの中の要素x_iに基づきメンバシップ値を求めるための関数である．ここでXはファジー集合Aの全体集合，あるいは台集合と呼ぶ．

ファジー集合の表し方は，メンバシップ関数が離散的な場合と，連続的な場合で表現方法が異なる．ファジー集合Aは，以下のようなファジー理論特有の表現方法を使って表現する．

離散的な場合：

$$A = f_A(x_1)/x_1 + f_A(x_2)/x_2 + \cdots + f_A(x_N)/x_N = \sum_{i=1}^{N} f_A(x_i)/x_i \tag{3.493}$$

連続的な場合：

$$A = \int_X f_A(x)/x \tag{3.494}$$

これらにおいて　/　は，セパレータと呼ばれ，除算の意味ではなく左側にメンバシップ値，右側に対応する台を表すものである．＋は，足し算ではなくOR結合を表し，論理学では「あるいは」「または」の意味を表す．実際の演算ではmax演算をとることが一般的である．またここでの$\sum$や$\int$は，全ての要素についてのOR結合を表すための表現で，実際の加算結果や積分結果を表すものでないことに注意する．連続的なメンバシップ関数を考える際に，その形状は三角型や，台形型，ガウス分布に似た釣鐘型などさまざまである．これらは状況に応じて設計する．

11.2.2　ファジー演算

ここではファジー集合の演算について簡単に紹介する．ブール演算を数値的な演算に拡張したと捉えるとわかりやすい．

・ファジー集合の共通集合（AND）

共通集合は，「かつ」と考えることができる．ファジー集合の共通集合は，メンバシップ値の小さいものをとる演算が一般的である．

$$f_{\mathrm{A}\cap\mathrm{B}}(x) = f_{\mathrm{A}}(x) \wedge f_{\mathrm{B}}(x) = \min\ [f_{\mathrm{A}}(x),\ f_{\mathrm{B}}(x)] \tag{3.495}$$

・ファジー集合の和集合（OR）

和集合は，「または」「あるいは」と考えることができる．ファジー集合の和集合は，メンバシップの大きい（複数なら最大の）ものをとる演算が一般的である．

$$f_{\mathrm{A}\cup\mathrm{B}}(x) = f_{\mathrm{A}}(x) \vee f_{\mathrm{B}}(x) = \max[f_{\mathrm{A}}(x),\ f_{\mathrm{B}}(x)] \tag{3.496}$$

・ファジー集合の補集合（NOT）

補集合は，「ではない」と考えることができる．ファジー集合の補集合は，メンバシップ値の上限値である1から引いた値と定義するのが一般的である．

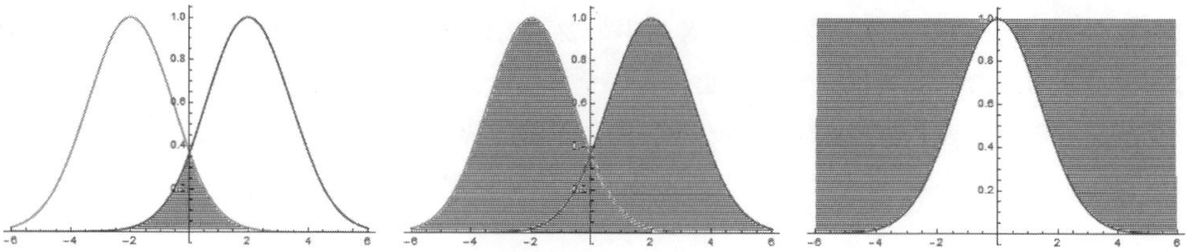

(a)　(b)　(c)

図3.98　ファジー集合における（a）共通集合　（b）和集合　（c）補集合（口絵参照）

$$f_{\overline{\mathrm{A}}}(x) = 1 - f_{\mathrm{A}}(x) \tag{3.497}$$

これらを図で表現したものを図3.98に示す．ファジー集合の演算は交換律，結合律，分配律，二重否定，ド・モルガンの法則といった一般の集合の演算が成り立つ．しかし，排中律（$\mathrm{A} \cup \overline{\mathrm{A}} \neq X$）および矛盾律（$\mathrm{A} \cap \overline{\mathrm{A}} \neq \phi$）については一般に成り立たない．

11.2.3　ファジー推論

ファジー推論は，「if ○○ then ××」という形式で表されるルールを用いてファジー演算を用いて数値的に推論結果を導き出す手法である．このルールは「ファジー if-then ルール」などとも呼ばれる．ifの部分を「前件部」と呼び，thenの部分を「後件部」と呼ぶ．

前件部のルール表現にはメンバシップ関数が用いられ，どの程度そのルールが適合するかが計算される．後件部は扱う問題によって，メンバシップ関数が用いられる場合と，クリスプな表現（クラスごとに0または1をとる）になる場合がある．パターン認識など結果がクリスプになる問題に対してファジー推論を用いる場合は，前件部にのみメンバシップ関数が用いられ，制御など求める値が連続値の場合は後件部にもメンバシップ関数が用いられることが多い．

ファジー推論では，まず何らかの知見に基づき，N個のファジー if-then ルール$\mathrm{R_n}$ ($n = 1, 2, \cdots, N$) を作成することでルール群Rを作成する．推論の実施は，推論対象であるデータをRに入力する．つまり，すべてのルールに対してファジー推論を行い，最終的な結果を得る．具体的に，前件部がD項（$i = 1, 2, \cdots, D$）からなり，前件部，後件部ともにメンバシップ関数が配置されたファジールール群Rを考える．入力するデータを$\boldsymbol{x} = \{x_1, x_2, \cdots, x_D\}^T$として，$n$番目のファジールール$\mathrm{R_n}$が以下のように記載されていた場合を例に考える．

$$\mathrm{R_n}\text{: }\textbf{if}\ x_1 \text{ is } A_{n1}, x_2 \text{ is } A_{n2}, \cdots, x_i \text{ is } A_{ni}, \cdots, x_D \text{ is } A_{nD}\ \textbf{then}\ y_n \text{ is } B_n \tag{3.498}$$

ここでのA_{ni}, B_nはそれぞれn番目のルールにおけるファジー集合の代表的な値（該当するメンバシップ値の大きいラベルの値）を表している．つまり，x_1がおよそA_{n1}で，x_2がおよそA_{n2}で，…，x_DがおよそA_{nD}ならy_nはおよそB_nと解釈できる．

具体的に「およそA_{ni}」に対するメンバシップ値は，配置されるメンバシップ関数の形状と，

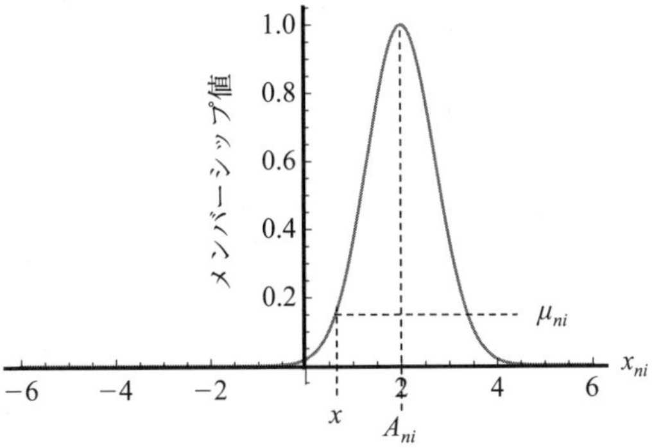

図3.99　「およそA_{ni}」のメンバシップ関数例

実際の入力される値によって決定される．この場合，入力xに対するn番目のファジールール，前件部i項目のメンバシップ値μ_{ni}は，ガウス型メンバシップ関数を用いた場合，以下のような式で表せる．

$$\mu_{ni}(x_i) = \exp\left\{-\frac{(x_i - A_{ni})^2}{\sigma_{A_{ni}}^2}\right\} \tag{3.499}$$

ここでA_{ni}はガウス型メンバシップ関数の平均値，$\sigma_{A_{ni}}$は標準偏差に相当するメンバシップ関数の幅を表す値である．

図3.99に，「およそA_{ni}」のメンバシップ関数の例を示す．この例では，ガウス分布型のメンバシップ関数を用いて$A_{ni}=2$の場合を表している．

検査データの各ルールnに対する適合度ρ_nは，前件部の各項のメンバシップ値μ_{ni}のAND結合，つまり（一般的に）minをとることに相当する．

$$\rho_n(x_i) = \min_i \mu_{ni} \tag{3.500}$$

対応するn番目のファジールールの後件部メンバシップ関数も同様にガウス型とした場合，後件部メンバシップ値$f_n(y_n)$は，

$$f_n(y_n) = \exp\left\{-\frac{(y_n - B_n)^2}{\sigma_{B_n}^2}\right\} \tag{3.501}$$

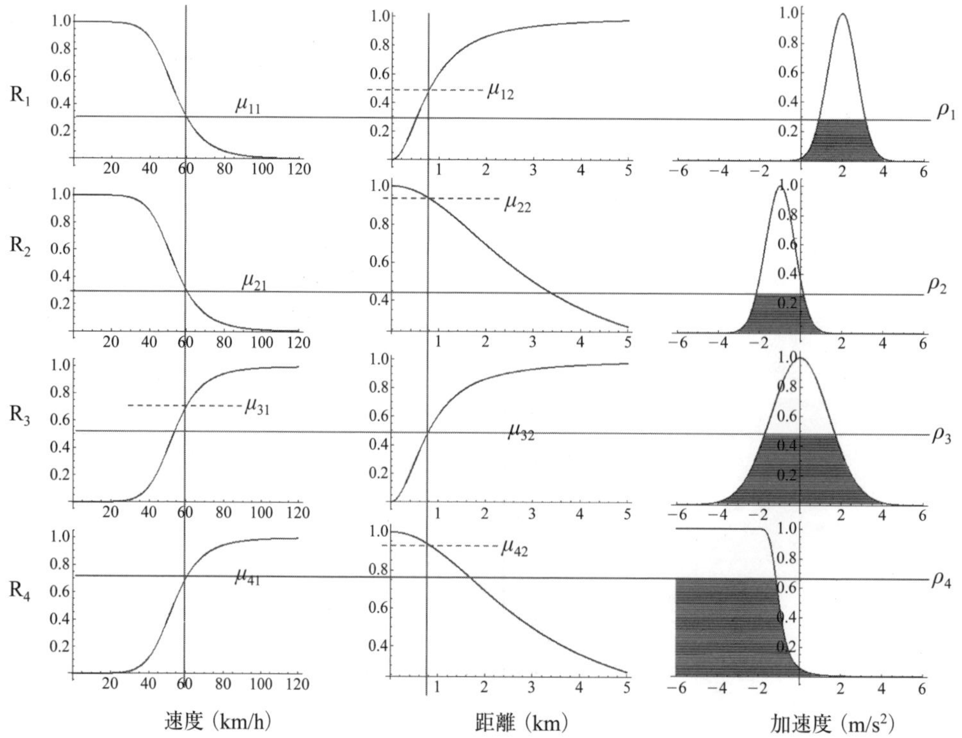

図3.100　ファジー推論実施例

と書ける．後件部メンバシップ関数$f_n(y_n)$の値がρ_n以下となる部分の値の集合F_nとする．

$$F_n = \begin{cases} f_n(y_n) & (f_n(y_n) \le \rho_n) \\ 0 & (\text{otherwise}) \end{cases} \tag{3.502}$$

ファジー推論の最終的な出力となる値$\mathbf{R}(\boldsymbol{x})$は，$N$個すべてのルールについて上記の処理を行い各グレードの最大値の重心をとったものとする．式中の$\mathbf{E}[\cdot]$は期待値を表す．

$$\mathbf{R}(\boldsymbol{x}) = \mathbf{E}\left[\max_n F_n\right] \tag{3.503}$$

電車の自動運転制御を例にファジー推論を考えてみる．下記R_1からR_4までの4つのルール与えられていることを想定する．

R_1: 電車の速度（velocity）が小さくて，次の駅（あるいは列車）までの距離（distance）が大きければ，加速する（positive acceleration）．（発車を想定）

R_2: 電車の速度が小さくて，次の駅（あるいは列車）までの距離が小さければ，やや減速させる（small negative acceleration）．

R_3: 電車の速度が大きくて，距離が大きければ，現状を維持する．（通常走行を想定）

R_4: 電車の速度が大きくて，距離が小さければ，ブレーキを強くかける（strong negative acceleration）．（緊急時を想定）

今回の例の場合におけるvelocity = 60 km/h, distance = 800 mにおける推論例を図3.100に示す．前件部は2項からなっており，後件部にはメンバシップ関数になっている．上記の手順どおりに推論が行われ，最終的に求める加速度は斜線部の平均値の-4 m/s^2となり，「とても強くブレーキをかけよ」という推論結果が得られる．

11.3　遺伝的アルゴリズム

遺伝的アルゴリズム（genetic algorithm: GA）は，生命の進化の過程を情報処理に応用した手法で，最適化問題などに優れた成果を実現している．解くべき問題を表現する「状態」や「パラメータ」などを，遺伝子を模した「記号列」に置き換える．各遺伝子は多数用意し，設定した環境の中で，選択，交差，突然変異，といった手続きを行うことで世代交代させるなかでよりよい解を見つけていく手法である[11)]．

この遺伝子を模した記号列を，GAでは「遺伝子」，あるいはその遺伝子が作り上げる（人工的な）生命を想定し「個体」と呼ぶ．本項では，（内部表現である）遺伝子から個体が構成されるとして説明する．GAの処理の流れを図3.101に示す．

準備a

解くべき問題から，情報をどのように遺伝子として表現するか（遺伝子型）を決定する．また環境に配置する個体の数と，それらの初期値を決定する．

準備b

解くべき問題に応じて，望ましい解に近づくものほど一般的に高い値になるような評価関

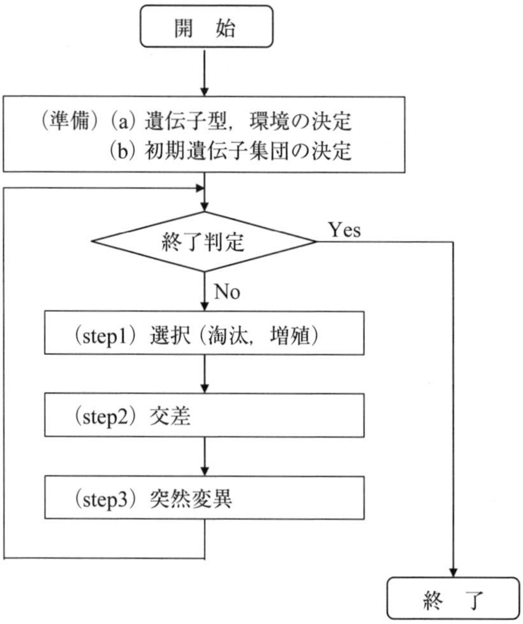

図3.101　GAの処理概要

数を作成する．これは各個体に対して生存するための環境を設定していることとみなすことができる．個体の評価関数の値が高いことは，環境に適応していることを意味し，生き残りやすくなることを意味する．

終了判定

終了するために満たすべき評価関数の条件を決定する．適合度が最大となる個体が出現，平均適合度が一定以上になるなど，あらかじめ設定した条件を満たした場合に終了となり，そうでなければ以下のstep1～step3の世代交代の処理を繰り返す．

step 1：選択（selection）

評価関数によって各個体を評価し，評価関数の値，つまり環境への適合度に応じて個体が選択され，環境に必要な数まで選択，増殖，淘汰される．適合度の高い遺伝子は，子孫を残す確率が高くなる．

step 2：交差（crossover）

環境への適合度の高く選択された個体のうち（一般的に）2つの遺伝子情報（つまり記号列）の交換を行うことで新しい個体を生成する．

step 3：突然変異（mutation）

低い確率で，遺伝子のある部分を強制的に変換させる．集団全体の多様性を増すことによって，問題の局所解への収束から脱出する機会を与える．ただしこの確率を大きくしすぎると，求める解が収束しないという問題も発生する．

ここから各stepについて詳しく見ていく

11.3.1　選択（増殖，淘汰）

個体の選択，増殖，淘汰には，主に以下の方法が用いられる．

(1) ルーレット選択：適合度に比例して確率的に選択する最も一般的な方法．
(2) エリート保存：適合度が高いものを無条件で残す方法．
(3) ランク選択：適合度の高いほうから順位に応じて，あらかじめ残す個体の数（期待値）を決めておく方法．
(4) 期待値選択：適合度の分布から，生き残る個体の数を決定する．
(5) トーナメント選択：集団の中からランダムに個体を選び，適合度の高い個体を残し，必要な個体数になるまで繰り返す．

(2) のエリート保存は，(1) のルーレット戦略と共に広く使われており効果的な手法である反面，局所解に陥る危険性があるため，他の方法と組み合わせて使用することが望ましい．(3) のランク選択では，適合度の大きさではなく順位だけが注目されるため，適合度の大きさに差が出にくい学習の初期や，終盤で集団全体の適合度が変わらない場合などに効果を発揮する．また同様の手法として，適合度に何らかの変換（線形変換など）を施したうえで選択を行う場合もある．(4) の期待値方式では，(1) と違い生き残る個体の数が適合度によって一意に決まるため，特に環境の中の個体の数が少ない場合などに，乱数によるばらつきの要素を減らすことができる．また選択されるたびに期待値を下げることで同じ個体が何度も選択されるのを防ぐ過程を含める場合もある．

11.3.2　交差

代表的な交差の方法には，以下の3種類があげられる．図3.102に概要を示す．

(1) 1点交差：2つの親個体をランダムに決めた1点で交差させる方法
(2) 複数点交差：2つの親個体から，ランダムに決めた複数点の間で交差させる方法
(3) 一様交差：2つの親個体の遺伝子の長さと同じバイナリマスクを作成し，マスクの対応する部分が1の場合，子1は親1の遺伝子を受け継ぎ，0の場合は親2の遺伝子を引き継ぐ．子2は引き継ぐ対象を逆にする．

GAは並列的な探索を単純なアルゴリズムで実装でき，優れた成果を挙げている．一方で，多様な解の中から選択をしていく過程が重要なため，探索の効率と多様性のバランス，また，どのように遺伝子をコーディングするかについての指針はなく設計者の手腕にかかってい

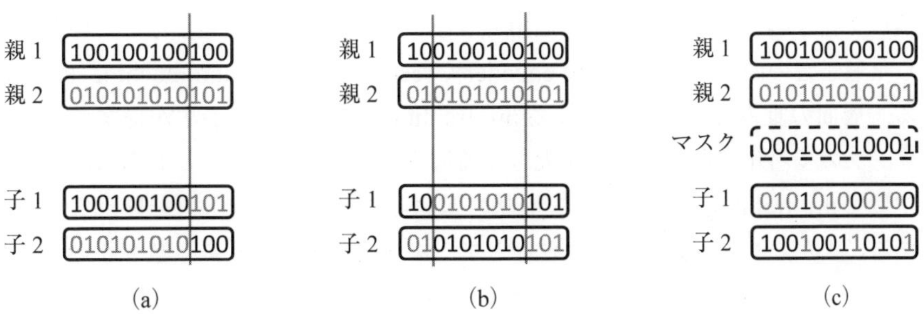

図3.102　GAにおける交差方法
(a) 一点交差，(b) 多点交差，(c) 一様交差

る．

ソフトコンピューティング領域とされるこれらの手法は，基礎理論の提案からほぼ40〜50年，実践的モデルの提案から30年の月日が過ぎさまざまな研究がなされてきた．それぞれに長所短所を持ち，融合されることでそれまでの手法で計算量の爆発などで解決が難しい問題にも広く適用され，成果を上げてきた[11]．しかし，近年より強く求められる「複雑・膨大・あいまい」なデータ処理を扱う際の決定的な解決手法にはなり得ておらず，既存，あるいは先進的なさまざまな要素との統合により新しい展望が期待される．

第12節 深層学習

近年，深層学習（deep learning）という言葉が研究者の間のみではなく，実際の産業界でもよく聞かれるようになった．ここでの深層というのは「深い」ニューラルネットワークによる学習という意味である．バックプロパゲーション（BPNN）に代表されるニューラルネットワークは，その学習能力の高さからパターン認識問題で第2次ブームを起こしたが，近年のより複雑かつ高い汎化性を持たせた高度な学習のニーズに対して応えることができず，第2次ブームは1990年代中盤をもって終焉を迎えた．本節では，深層学習の中でも画像認識に特化し物体認識問題で非常に注目を集めている畳み込みニューラルネットワーク（convolutional neural network）について紹介する．

12.1 ニューラルネットワーク第2次ブーム以降の歴史

BPNNが迎えた限界の主たる原因を，パターン認識，機械学習の側面から見れば，多様化した対象を識別するための適切な特徴量の選択の困難さと，過学習という互いに関連性がある課題が浮かび上がる．前者に対しては，SIFTに代表されるロバストな特徴記述法などの開発が盛んになされたが，後者に対するニューラルネットワークのアプローチとして，ネットワークを多層化することが試みられた．しかしこの場合，出力側の数層のみで学習誤差が0となり，勾配がなくなることから学習が進まない，またモデルの自由度の高さから容易に過学習を引き起こし実際の問題に適用できないなどが大きな課題となっていた．

こうした過学習の問題に対し，auto encoderやrestricted Boltzmann machine（RBM）に代表される，層間の重みを事前に学習するpre-training（事前訓練）手法が提案され，階層型ネットワークの多層化実現への応用が大きく前進することとなった．これらはあらかじめ教師なし学習でpre-trainingされた重みを層状に重ねることにより過学習を抑えるという取り組みである．また，パターンの表現方法として，主成分分析のように，数少ない基底関数のようなパターン（主成分に相当）と，それに対する疎な係数（寄与率に相当）を生成するsparse codingや，それをauto encoderと組み合わせたsparse auto encoderも，過学習を防ぐ手法として基礎要素として利用されている[12, 13]．

12.2　深層畳み込みニューラルネットワークの紹介

1998年LeCunは，前述の過学習を防ぐ取り組みとは別に，福島らのネオコグニトロンを参考に，入力される画像から画像中の局所パターンを自動的に獲得し，識別に活用する畳み込みニューラルネットワーク（convolutional neural networks）であるLeNet-5を提案した．このネットワークの最も特徴的な点は，画像そのものを入力として受け取り，学習を通じて識別に必要な特徴をも獲得し，それを用いて高い識別率を実現した点にある．またこのモデルでは，pre-trainingなしに多層のネットワーク構築（入力層-(畳み込みとサブサンプリングを行う中間層)×*2*（計4層)-全結合層2層-出力層の計8層）を可能にしている．このモデルは，対象が手書き文字認識であったため，当初はそれほど注目されていなかったが，2012年，Krizhevsky, Hintonらがこのモデルをもとに，それまでのさまざまな成果の集大成としたモデル[13]を構築し，同年の一般物体認識コンテスト（ImageNet Large-Scale Visual Recognition Challenge 2012(ILSVRC-2012)）で2位以下に大差をつけて優勝したしたことにより，広く知られることとなった．ここで扱った問題は，ImageNetデータベースにある，22000カテゴリ，1500万枚の高解像度画像の中から，約120万枚を用いた1000クラス分類問題であり，Krizhevskyらは256×256のRGB画像そのものを入力とし，top-5 test error rate＝15.3%を実現した（2位は26.2%）．以後，同様のネットワークの開発は飛躍的に進み，2015年末のコンテストでのHeらのモデル[14]は，複数の物体の位置および内容を同時に正確に推定することが可能となっている（top-5 test error rate＝3.5%，位置推定精度約91%)．

Heらのモデルは，2012～2014年のモデルと比較して，層の数がきわめて多くなっていることを除き，基本的な構造は同様のため，本節では2012年のKrizhevskyのモデルを紹介する．図3.103に，この畳み込みネットワーク（以下CNN）モデルの全体像を示す．このCNNはその名のとおり，多数の畳み込み層と，全結合層を持つ多層構造になっている．便宜上，入力画像をI，畳み込み層をC_lと呼び，全結合層をF_l，出力層をOと呼び，lは層の通し番号で，$l=1, 2, \cdots, 7$とする．

畳み込み層では，入力画像（あるいは，前の畳み込み層の出力）に対してカーネルと呼ばれる局所フィルタ関数との畳み込みを行うことで，局所パターンを学習する．層ごとに複数のカーネルをもつ畳み込み層を階層的にもつことで，多彩な局所領域を統合した広範囲で汎用的な領域特徴が学習できる．

全結合層は，畳み込み層の後ろに位置し，通常のBPNNのような層間のニューロンに全結合を持ち，畳み込み層で得られた画像特徴の集合とクラスの対応づけを行う．

CNNの学習は，学習の高速化を図るべく，誤差関数をBPNNで一般的に用いられる第11節の式(3.478)や式(3.479)ではなく，以下に定義されるクロスエントロピー誤差Cを導入している．

$$C = -\sum_{k=1}^{K} y_k \log y_k^{\mathrm{OUT}} \tag{3.504}$$

ここでKは，識別すべきクラスの数，つまりCNNの出力層の出力のノード数である．y_k

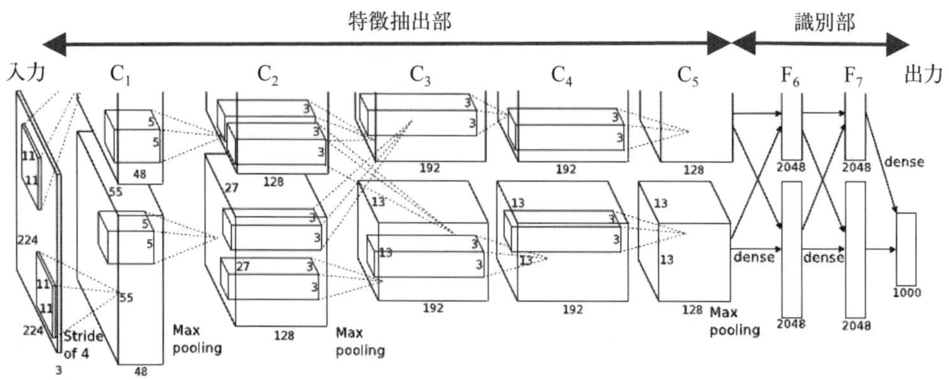

図3.103 Krizhevskyらの畳み込みネットワーク（以下CNN）モデル
（論文14）の図を一部加筆）

は9章と同様，クラス$\mathbb{C}_k(k=1, 2, \cdots, K)$に対応するノードの教師データ，$y_k^{\mathrm{OUT}}$はそのクラス$\mathbb{C}_k$に対応するCNNの出力値に対しsoftmax処理を行い，クラスkである確率を表した値である．BPNNの二乗誤差に基づく誤差関数とシグモイド関数の組み合わせ勾配法で学習させると，対応するノードの値が0もしくは1に近づこうとする際に，勾配が小さくなり学習がなかなか進まなくなるが，クロスエントロピー誤差を導入することで，ニューロンの発火関数にシグモイド関数を利用しても，出力値が0や1に近づいたときにも勾配が小さくならない利点がある．学習ではいくつかのデータをひとまとめにしたバッチと呼ばれるデータのまとまりを作成し，このクロスエントロピー誤差が小さくなるよう，BPNNと同様，勾配法を用いて各種重みを更新することで学習を行う．

畳み込み層では，以下の畳み込み処理，非線形処理，局所標準化，overlapping poolingを行っている．各処理の概要を以下に示す．なお原著では，pooling処理を別途pooling layerと別の層で行っているかのように記しているが，原著にある図3.103の層のカウントは畳み込み層の数を元に行っている．誤解を避けるためここではpoolingを，convolution layerでの畳み込みの後処理として説明する．ただし近年のネットワークの著しい多層化に伴い，poolingは複数の畳み込み層の後に，別の層としてカウントすることが主流となっている．

・入力層

もともとの入力画像は256×256ピクセルのRGB3チャネルの画像である．CNNへの実際の入力は，原画像（256×256）より，やや小さい領域パッチ（224×224）を切り出し，位置をずらしながら同サイズの入力層に入力させること（224×224のパッチが32×32個），さらにそれぞれ垂直方向に反転させたパターンも利用することにより，入力画像数を2048倍に増やすテクニックを利用している．これにより過学習を軽減する効果を挙げている．

・畳み込み処理（C_1〜C_5で実施）

入力画像Iから第1層（C_1）の畳み込み層の処理を例にあげて畳み込み層の説明をする．ここでは入力画像Iの224×224の入力画像データに11×11×3(R,G,B)の3次元カーネル（局所フィルタ関数）の畳み込む処理を行う．各畳み込み層にはK_{C_l}種類のカーネル関数が準備され多様性に貢献している．

入力画像Iの（x, y）位置のカラーチャネル$c = \{R, G, B\}$の画素を$I_{x,y,c}$とすると，C_1層のk番目のカーネル（畳み込み関数）の畳み込み処理による，C_1層のk枚目のマップの（x, y）位置のニューロンへの入力$u_{x,y}{}^{C_1_k}$は，

$$u_{x,y}^{C_1\_k} = \sum_{\phi} w_{x,y,c}^{k} I_{x,y,c} + w_{0,0}^{k} \tag{3.505}$$

と書ける（$k = 1, 2, \cdots, K_{C_1}$）．$w_{x,y,c}^{k}$は$I_{x,y,c}$の位置に対応する$k$番目のカーネル，$w_{0,0}^{k}$は$k$番目のカーネルに対するバイアス，$\phi$は畳み込み範囲を表し，入力層に対するカーネルサイズは11×11なので（x, y）を含む上下左右5×5ピクセルまでの範囲内のR,G,B全チャネルを表す．入力画像IからC_1層へは4ピクセルおきに畳み込み処理を行っているため（stride＝4），C_1サイズは55×55となる．また多様性を実現するために，96種のカーネルで処理する（$K_{C_1} = 96$）ため，C_1層は96種類の55×55のマップとして形成される．（論文では当時のGPUのメモリ容量制約のため48種ずつ別のGPUを割り当てている）

・非線形処理（C_1～F_7の全層）

C_l層上の各ニューロン（C_1では55×55×96ニューロン）では，restricted linear unit（ReLU）と名づけられた出力関数

$$f(x) = \max(0, x) \tag{3.506}$$

による非線形処理が行われる．通常のBPNNでよく使われるsigmoid関数（tanh関数）より，大規模実験で性能が向上したためCNNにおいて採用されている．

・局所標準化（C_1, C_2のみ）

C_1, C_2においては，ReLUによる非線形処理による処理後，local normalizationとして，同一マップ上の近傍の$n \times n$ニューロンの出力値を利用した以下の標準化を行うことで，局所のコントラスト向上などが期待でき，結果として性能の向上を実現している．

$$b_{x,y}^{i} = a_{x,y}^{i} / \left(k + \alpha \sum_{j=\max\left(0,\, i-\frac{n}{2}\right)}^{\min\left(N-1,\, i+\frac{n}{2}\right)} \left(a_{x,y}^{j} \right)^2 \right)^{\beta} \tag{3.507}$$

ここで$a_{x,y}^{i}$はカーネルi(i枚目のマップ）の（x, y）における処理前，$b_{x,y}^{i}$は同局所標準化処理後のニューロンの値Nはマップの大きさである．式中の定数はハイパーパラメータであり原著では，試験的に$n = 5, k = 2, \alpha = 10^{-4}, \beta = 0.75$と求められていた．

・overlapping　pooling（C_1, C_2, C_5のみ）

近傍標準化を行った後，周囲3×3のニューロンの出力の中で最大値を出力とするmax poolingを行う．これにより，入力画像や，各C_l上に表現できたパターンの位置ズレに対する頑健性を高めている．このpoolingは1ニューロンおきにoverlapしながら行うため，

$C_1 \rightarrow C_2$ではニューロンの層の数が55×55から27×27に，同$C_2 \rightarrow C_3$では27×27から13×13になっている．

・畳み込み層から，全結合層，出力層への結合

C_5層の出力側は，max poolingを経て，64×64のマップが256枚あり（約105万ニューロン），それが4096ニューロンから構成されるF_6層に全結合され，さらに$F_6 \rightarrow F_7$層（4096ニューロン）→出力層（1000ニューロン）はBPNNのように全結合になっている．

・CNNの学習

学習には，式(3.504)で定義される交差エントロピー誤差を低下させるように，モーメント付き確率的勾配法を用いて，すべての畳み込みカーネルの値ならびに結合加重が更新される．なお，重みの初期値には，$N(0, 0.01^2)$が，バイアスの初期値には1が適用されている．

また，学習パターンごとに全結合層であるF_6, F_7層および出力層への重みのうち，ランダムに半分の値を強制的に外し（0にして），推論にも学習からも外す"drop-out"という技術が使われている．実行時には，すべての結合加重の値を1/2にして実行する．これは，複数の弱識別器（識別能が当該クラスの発生確率に基づくランダムよりはいい識別器）を組み合わせてよりよい識別器を構築する，アンサンブル学習を実現する1つの形態とみることができる．drop-outは学習の高速化だけでなく，"complex co-adaptive of neurons"という他のニューロンとの間の強い依存性を無くす効果があり，これを導入しなかった場合，大きな過学習が発生したと報告されている．また，さらなる過学習に対する対策として，さまざまなアイディアが盛り込まれている．入力層において，RGB画像を直接入力する代わりに，主成分分析を用いた変換を追加することで，若干の精度向上が図られている．詳細は原論文を参照されたい．

12.3　今後の物体認識の動向（ILSVRC2012～ILSVRC2015）

一般物体認識コンテストは2012年にCNNが一般物体をほぼ人レベルで認識することができることを示す大きな契機となった．このときは1枚の画像に1種類の物体を高精度で識別することが目的であったが，2014年の大会から，複数の対象物が写っている写真に対して，位置と内容を同時に推定させる問題（Object Localization: LOC）が注目の的となった．対象画像内の物体の検出方法には，selective searchや，R-CNN(region with CNN feature)，同高速化したFast/Faster R-CNNなどといった手法が続々と提案され取り込まれていった．また，従来のCNNが固定長の入力のみを受け付けるのに対し，階層的なpoolingを取り入れることにより，任意の形状の入力を受け付けるモデルとしてSPP-net(spatial pyramid pooling in deep convolutional networks）も提案された．2014年のトップチームであるOxford大学のグループは19層の畳み込み層を持つネットワークで，物体の識別精度93%，位置の正答率75%を達成している．翌年の2015年12月に発表されたトップチームであるMicrosoftのグループの"Ultra-deep"なHeらのResNets[15]では，畳み込み層の数は一気に増え152層にも達し，彼らのImageNet Classification top-5 errorは実に3.57%を記録するに

至った．2016年度は，中国公共セキュリティ省のTrimps-SoushenグループのShaoらがRes-netを含む複数のモデルのアンサンブルモデルを構築しtop-5 errorで2.99%，物体検出についても7.71%を実現し[16]．近年の自動認識性能の著しい向上に伴い，人間が付与する教師データの適切性，一貫性の欠如が性能向上の大きな制約になっていることが指摘されるようになってきた．またこの間，物体検出のアルゴリズムも次々に新手法が提案され，2015年末に提案されたLiuらのSSD(single shot multibox detector)[17]は，その前年に提案されたFaster R-CNNなどよりも高精度かつ，数倍の高速化を実現している．

2015年の大会から動画に対する認識も加わる一方で，直近では画像認識結果を，自然言語処理と組み合わせることにより画像に対する説明文の付与や，画像に対する質問に対する回答文を自動生成する手法などが次々に提案されている．今後機械学習に基づく物体認識の精度は人間を遙かに上回り，実用的なものになることが予想される反面，そうした技術の活用の仕方について議論を行っていく必要がでてくるものと思われる．

最後に，現時点で公開されている深層学習実装のフレームワークについて紹介する．Caffee[18]は比較的古くから公開され利用者が多く，現在UC Berkleyが管理している．Preferred networks社のChainer[19]ならびに，2015年11月にGoogle社により公開されたTensorFlow[20]はCNN以外のモデルも実装が容易であり，さらに便利に利用できるwrapperであるKeras[21]が提供されていることから今後利用者が増えていくものと思われる．

（彌冨仁）

第3章の文献

第1～6節

引用文献

1）金谷健一：これなら分かる応用数学．2003，共立出版，東京
2）伊東一良編：原理でわかる・現場で使える信号処理．2009，丸善出版，東京
3）石田隆行，桂川茂彦，藤田広志監修：医用画像ハンドブック．2010，オーム社，東京
4）桂川茂彦編：医用画像情報学，改訂2版．2006，南山堂，東京
5）Mackie TR, et al.: Med. Phys., **12**: 188, 1985
6）Bracewell RN: The Fourier Transform and Its Applications. 2nd ed., 1986, McGraw-Hill Education, Columbus, USA
7）鳥脇純一郎：画像理解のためのディジタル画像処理（1）．1988，昭晃堂，東京
8）田村秀行：コンピュータ画像処理．2002，オーム社，東京
9）谷口慶治・画像処理工学―基礎編．1996，共立出版，東京
10）Rafael C, et al.: Digital Image Processing. 3版，2007，Prentice Hall
11）Rhodri Davies, Carole Twining, Chris Taylor: Statistical Models of Shape: Optimisation and Evaluation. 2008, Springer-Verlag New York Inc
12）日本放射線技術学会編．放射線技術学シリーズ　CT撮影技術学．改訂2版，2012，オーム社，東京
13）医用画像工学会監修：医用画像工学ハンドブック，2012，医用画像工学会．東京
14）Wilhelm B., Mark JB.: Digital Image Processing: An Algorithmic Introduction Using Java. 2007, Springer-Verlag New York Inc
15）藤吉弘亘，他：コンピュータビジョン最先端ガイド2［CVIMチュートリアルシリーズ］（CVIMチュートリアルシリーズ），2010．アドコム・メディア
16）金谷健一：これなら分かる最適化数学．2005，共立出版，東京
17）Sato Y, et al.: Three-dimensional multi-scale line filter for segmentation and visualization of curvilinear structures Med. Image Anal. **2**: 143, 1998

18） Sato Y, IEEE Trans Visual Comput. Graph., **6**: 160, 2000
19） Arimura H Li Q, Acad. Radiol., **11**: 1093, 2004
20） Christopher M. Bishop, Pattern Recognition and Machine Learning（Information Science and Statistics）. 2006, Springer
21） 宮本定明：ファジーc-平均法，クラスター分析入門．1999．森北出版，東京
22） Rosenfeld A, et al.: Digital Picture Processing, Volume 1. Second Edition（Computer Science and Applied Mathematics）. 1982,（Morgan Kaufmann, Burlington, Massachusetts）

第7～8節
引用文献

23） 藤田広志，石田隆行，桂川茂彦監修：実践医用画像解析ハンドブック，2012, オーム社，東京
24） Arimura H, Tokunaga C, Yamashita Y, Kuwazuru K, "Magnetic Resonance Image Analysis for Brain CAD Systems with Machine Learning" in *Machine Learning in Computer-Aided Diagnosis: Medical Imaging Intelligence and Analysis*, edited by Kenji Suzuki, 258-296, 2012a, IGI global, USA
25） 鳥脇純一郎：画像理解のためのディジタル画像処理（II）．2001，昭晃堂，東京
26） 村上伸一：3次元画像処理入門．2010，東京電機大学出版局，東京
27） Otsu N: IEEE. Trans. Syst. Man. Cybern. SMC. **9**: 62,1979
28） Kuwazuru J, et al.: Radiological Physics and Technology **5**: 105, 2012
29） Kittler J, et al.: Pattern Recogn. **19**: 41, 1986
30） Kass M, et al.: Int. J. Comput. Vis. **1**: 321, 1988
31） エリ・ランダウ，他：力学（増訂第3版）．1986, 東京図書，東京
32） 深谷賢治：解析力学と微分形式．2004, 岩波書店，東京
33） 中内伸光：じっくり学ぶ曲線と曲面．2005, 共立出版，東京
34） Jim Ivins and John Porrill, http://www.pagines.ma1.upc.edu/～toni/files/SnakesAivru86c.pdf, 2000
35） Sethian, J. A.: Level set methods and fast marching methods: Evolving interfaces computational geometry, fluid mechanics, computer vision, and materials science. Cambridge Monograph on Applied and Computational Mathematics. 1999, Cambridge University Press, Cambridge, UK
36） 倉爪亮，他：コンピュータビジョン最先端ガイド1．2008，アドコム・メディア
37） Caselles V, et al.: Int. J. Comput. Vis. **22**: 61, 1997
38） 酒井隆：リーマン幾何学．1992，裳華房，東京
39） 梅原雅顕，他：曲線と曲面—微分幾何的アプローチ．2002，裳華房，東京
40） Joseph V: Medical Image Restration（Biomedical Engineering），2001, CRC Press, Boca Raton, USA
41） Goshtasby AA: 2-D and 3-D image registration for medical, remote sensing, and industrial applications. 2005, Wiley-Interscience, New Jersey
42） Rafael C. et al.: Digital Image Processing, 3rd, 2007, Prentice Hall
43） Harris C, Stephens M: A combined corner and edge detector, Proc. 4th AVC, 1988, Manchester, UK
44） Harris C, et al.: Image Vis. Comput. **7**: 24, 1989
45） Bellavia F, et al.: The Institution of Engineering and Technology Computer Vision **5**: 87, 2011
46） Ding L, et al.: Image Vis. Comput. **19**: 821, 2001
47） David G, et al.: Int. J. Comput. Vis. **60**: 91, 2004
48） Press WH, Flannery BP, Teukolsky SA, Vetterling WT: Numerical Recipes in C. 2nd ed., 1988, Cambridge University Press, Cambridge.
49） Horn B K P: J. Opt. Soc. Am. A **4**: 629, 1987
50） Arun KS et al.: IEEE Trans. Pattern Anal. Mach. Intelli., **9**: 698, 1987
51） Besl P Jet al.: IEEE Trans. Pattern Anal. Mach. Intelli., **14:** 239, 1992
52） Kanatani K: IEEE Trans. Pattern Anal. Mach. Intelli., **16**: 543, 1994
53） Chen Qet al.: IEEE Trans. Pattern Anal. Mach. Intelli., **16**: 1156, 1994
54） Wang J.-Z. et al.: Phys. Med. Biol., **41**: 1045, 1996
55） 柴原琢磨，他：電子情報通信学会論文誌．D, **91**: 2343, 2008
56） 日野幹雄：スペクトル解析．2000，朝倉書店，東京

57) Forsey DR et al.: Comput. Graph., **22**: 205, 1988
58) Hsu WM et al.:Direct manipulation of free-form deformations. SIGGRAPH '92: Proceedings of the 19th annual conference on Computer graphics and interactive techniques, pp.177-184
59) Lee S et al.: IEEE Trans. Vis. Comput. Graphi., **3**: 228, 1997
60) Rohlfing T, et al: IEEE Trans. Med. Imag., **22**: 730, 2003

第9節参考文献

データ圧縮に関しての参考書

- R.C. Gonzalez, R.E. Woods Eds.: Digital Image Processing. 2nd edition, 2002, Prentice Hall
- A.K. Jain: Fundamentals of Digital Image Processing. 1989, Prentice Hall
- 原島博監修，テレビジョン学会編：画像情報圧縮．1991, オーム社，東京

JPEG等の国際規格に関しての参考書

- 安田浩編著：マルチメディア符号化の国際標準．1991, 丸善，東京

第10節～第12節

引用文献

1) 石村貞夫：すぐわかる多変量解析，1992，東京図書，東京
2) Solem JE：実践　コンピュータビジョン．2013，オライリージャパン，東京
3) 藤本雄一郎　他：OpenCV 3プログラミングブック．2015，マイナビ，東京
4) Bishop CM：パターン認識と機械学習（上）．2012，丸善出版，東京
5) 村瀬洋：映像メディア学会誌．**59**: 973, 2005
6) Bishop CM：パターン認識と機械学習（下）．2012，丸善出版，東京
7) 竹内一郎，他：サポートベクトルマシン．2015，講談社，東京
8) 石井健一郎　他：続・わかりやすいパターン認識―教師なし学習入門―．2014，オーム社，東京
9) 臼井志朗，他：基礎と実践ニューラルネットワーク．1995，コロナ社，東京
10) 菅野道夫：ファジー制御．1988，日刊工業新聞社，東京
11) 馬場則夫，他：ソフトコンピューティングの基礎と応用．2012，共立出版，東京
12) 岡谷貴之：深層学習．2015，講談社，東京
13) 麻生秀樹他著，神嶌敏弘編，深層学習（人工知能学会監修）．2015，近代科学社，東京
14) Krizhevsky A, et al.: ImageNet Classification with Deep Convolutional Neural Networks. NIPS, 2012
15) He K., et al.: Deep Residual Learning for Image Recognition, arXiv:arXiv:1512.03385v1, 2015
16) http://image-net.org/challenges/LSVRC/2016/results
17) Liu W et al., SSD: Single Shot MultiBox Detector, arXiv:1512.02325, 2015-2016
18) http://caffe.berkeleyvision.org/
19) http://chainer.org/
20) https://www.tensorflow.org/
21) https://keras.io/ja/

第 4 章

医療情報学

第1節 医療情報学と標準化活動

1.1 標準化活動の必要性

これまで医療情報の標準化を行ってきた組織としては，国内では日本医療情報学会が，国際的には国際医療情報学会（International Medical Informatics Association: IMIA）があり，学会活動とともに標準化活動が行われてきた．日本の医療の現場では診療情報管理士，医療情報技師，data nurseなどの専門職が活躍しているが，日本は欧米の国際的な標準化活動の成果を享受してきた側面が大きい．

その一方で，DICOM (digital imaging and communications in medicine), IHE（Integrating the Healthcare Enterprise), ISO（International Standard Organization：国際標準機構）などの国際的な標準化活動は医学物理の分野からも行われてきたことに注目しなければならない．実際，DICOMのWorking group 28 PhysicsはAAPM（American Association of Physicists in Medicine：米国医学物理学会）やEFOMP（European Federation of Organizations for Medical Physics）などの医学物理分野から規格作成活動に参画しており，日本でも再編成と体系化と普及の努力に理工系出身の医療従事者が参画してきた．医学物理の分野では下記の理由により標準化活動が行われてきた．

1）標準化活動はシステムの最先端技術と診断・治療の医療の現場との接点となる．
2）工業標準と医療標準の2つの側面からの掘り下げが必要であり，しかも両者を接続させる必要がある．
3）標準の記述には高度の体系化が必要である．そして，多くの分野の具体的把握と継続的努力が必須である．
4）国際的な標準化活動ではオブジェクト指向，セキュリティ技術，データ圧縮，ユビキタス，クラウドコンピューティング，シンクライアントシステムなどの基礎概念や最新の技術を駆使している．これは，臨床業務のみならず研究活動の進展に有用である．

1.2 オープンシステム（open system）の開発

放射線医学の分野でオープンソース（open source）開発の使命を理解し実践できるのは医学物理分野に携わる人々である．企業の技術者は自分の属する会社が投入した資本を短期間で回収し，利益を長期間にわたって確保するのに頭脳と時間をかける．また，医師は目の前の患者と医学研究に貢献できることが優先され，直接関係のないことには時間をかけられない．診療放射線技師はメーカーが開発した機器をいかにして使いこなし，臨床に役立てるかを期待されている職務である．

これに対し，いつになったら成果が手にできるか明確ではないオープンソースとしての標準化活動に従事できるのは，高度の目標を自覚でき，高い志を持ち，努力を長期間継続できるための教育を受けた職種の人たちである．その中に医学物理分野が含まれる．

米国で医療用システムや機器の標準化活動を行い，成果を上げたのは病院に勤務する理工学系技術者であり，医学物理学から端を発する人たちであった．DICOMはその典型である．すべての企業が無料で使用できるオープンソースとしてのDICOMが作成されたことによりPACS（picture archiving and communication system），HIS（hospital information system），RIS（radiological information system）などが医療現場で普及しはじめた．

一方，日本はこれまで医療システムや医療機器の国際標準には直接貢献できず，常に米国が開発した標準を翻訳し解釈してフォローしてきた．その作業でさえ少数の高度の知性を持った企業の技術者と大学や研究所の理系職種によるところが大きいといえる．

第2節　医療分野における情報

2.1　医療情報の分類

2.1.1　広義の医療情報

広義の医療情報は次の4つの分類の中のいずれかとして存在する．

1）患者や被験者の基本情報，個人情報，いわゆる診療情報

2）診療する側の施設や機器に関する情報，管理情報

3）医学，診療技術に関する情報

4）教育・研究資料，保険に関する情報

1）が普通の意味の医療情報なので，本書では1）を扱う．

2.1.2　発生源による分類

医療情報は診療機関のどの部門，どの機器で発生したかの発生源による分類として存在する．オーダエントリー情報，放射線診断レポート，放射線治療記録，内視鏡レポート，生理検査レポート，病理検査レポート，退院情報などである．

2.1.3　法的な分類

医療情報はそれぞれ保存期間やセキュリティ（個人情報保護を含む）などを含めた法的取り扱い方が異なる．

1）医師法による診療記録，医療記録．法的保存期間は次による．診療録5年，処方箋3年，その他の医療記録2年

2）保険診療にかかわる診療記録

3）薬剤師法による処方箋

2.1.4　記述形式としての分類

1）文字・文章などの自然言語によるもの

2）数値情報によるもの

3）コード化された記号情報・国際疾病分類学による番号など

4）画像情報

5）音声情報

6）図表，チャート，その他の特殊な表現形式による情報

医療情報は標準化された記述形式で，客観的記述による相互伝達が可能な情報を指す．客観的記述が不可能な患者のうめき，声色，表情，姿勢などは診療のうえで貴重な情報ではあるものの，解釈が主観的であり，普遍性・定量性に欠けるので現在のところ医療情報からは外されている．必要な場合は上記1）から6）のいずれかで記述する．

2.2　患者・被験者の個人情報

2.2.1　測定情報

測定情報は臨床検査データ，画像データ，心電図などの生体情報であり，標準化された客観的・定量的記述によるものである．これらは，さらに機能的情報，形態的情報，病因的・病態情報に分類される．

2.2.2　観察情報

観察情報は主訴，自覚症状，所見などの主観的な所見情報であり，これらは自然言語による記述となる．

2.2.3　加工された付加価値情報

付加価値情報は，上記2.2.1および2.2.2から医師などが患者の取り扱いについて，次のステップに進めるための判断（decision making）を行う情報などを指し，思考過程を経たもの，知識の参照によるもの，比較作業による結果などである．例としては読影所見，鑑別診断，治療計画などがある．

2.2.4　予後情報，追跡情報

予後情報，追跡情報は治療終了後や退院後の情報で病歴情報を構成するものである．放射線治療後や薬物療法後の完全奏効（complete response: CR），部分奏効（partial response: PR）などの一次効果，生死状況，全身状態（performance status）などを指す．これらは，符号化されてデータベースに入力され検索，活用されるので，患者の時系列的記述や一貫性のある標準化された表現形式が要求される．また，追跡情報の収集は個人情報保護の立場から法律に準拠せねばならない．

2.2.5　セキュリティが確保された情報

セキュリティには情報の不変性の確保の意味と個人情報保護の意味の両方がある．前者に

は見読性，保存性，真正性の確保を含むが，画像情報では過度のセキュリティを要求するとコストがかさむので種々の工夫が凝らされる．後者は病院内の規定に基づいて，倫理委員会やそれに類する委員会が承認し，さらに患者あるいは家族，遺族の同意を得て収集されるものである．個人情報の収集には種々の法律による保護が義務づけられており，所定の手順を踏まなければならない．このため，個人情報保護法の中の医学研究用の細則，または施行規則に関して総務省のホームページで最新状況を常に点検する必要がある．

第3節　医療情報システム

3.1　医療情報システムの範疇

医療情報システムは，保健情報システムや福祉関連情報システムをも含める情報システムとしてとらえるのが普通である．図4.1に医療情報システムの種類・分類・系統の概要を示す．また，医療情報システム構築の視野に関する図としては，章末の参考文献（3)の図1.1.1を参照されたい．

保健・福祉の分野では，欧米，特に北欧においては遠隔医療情報の画像工学などテレラジオロジー（teleradiology)（「遠隔画像診断」ともいう）で活躍する医学物理分野の専門職者が多く，遠隔画像診断システムの開発に貢献してきた．

国際医療情報学会（IMIA）もhealth and biomedical informaticsの保健分野の研究を範疇

広義の医療情報システム（健康管理情報システム）

狭義の医療情報システム（日本国内を想定）
- 病院情報システム（図4.2参照）
- 診療所情報システム（小規模病院情報システム）
- 病院間（病院・診療所間）連携システム
- 遠隔医療システム

狭義の健康管理情報システム（日本国内を想定）
- がん検診システム，循環器病検診システム
- 保健情報システム（市町村企業内および間）
- 福祉関連情報システム
- 地域医療連携システム
- 救急医療連携システム

研究用全国国内・広域データベースシステム
- 粒子線治療施設間情報連携システム
- がん登録システム，
- 各個別学会運用の研究システム（例：放射線腫瘍学広域データベース，被ばく線量データ収集システム，外科学広域データベース）

図4.1　医療情報システムの種類と分類と系統の概要

とし，“Inherent in IMIA's role is to bring together, from a global perspective, scientists, researchers, users, vendors, developers, consultants and suppliers in an environment of cooperation and sharing.”と述べているようにオープンソースの開発や国際標準の制定に活躍している医学物理分野の科学者と研究者を包含している．

日本でも保健・福祉の分野ではテレラジオロジーにおいて使用される高度の画像圧縮技術を駆使する必要性から，数学・画像物理学の基礎学力が要求されている．

3.2　健康管理情報システム

図4.1に示された広義の医療情報システムは，健康管理情報システムとも呼べるものであり，医療に関わる情報システム全体を示すものである．米国に本部があり，アジア太平洋地域支部を持つ健康管理情報システム学会（Healthcare Information and Management Systems Society: HIMSS, ヒムシー）は健康管理に関する情報技術の世界的リーダーシップをとろうとする専門学会であり，50年以上前の1960年代から電子カルテの世界標準に取り組んでいる．

この学会が国際統計協会とともに制定し，世界保健機関（World Health Organization: WHO）から公表されている国際疾病分類ICD-10（International Statistical Classification of Diseases and Related Health Problems: ICD）は日本でも大きな影響を持っている．医学物理分野に関しても，放射線治療の日常診療や論文作成などで使われる用語・術語が含まれる．

また，米国ではHIPAA（Health Insurance Portability and Accountability Act：ヒッパ個人情報保護法）があり，これはがん治療後の追跡調査などで患者のプライバシーを守り，個人情報の流失を防ぐ見地から，日本の個人情報保護法に影響を与えるものである．また，この法律は，単に制限を課するのみではなく，州や保険会社による違いを共通化，標準化して個人の健康管理に貢献する側面が大きいので，日本でも電子カルテの共通化のために研究されている．

3.3　狭義の医療情報システム

上記の保健・福祉以外の，主として病院や研究所などで使われる狭義の医療情報システムは病院情報システムと呼ばれ，そのコンポーネントは画像診断システム，放射線診療情報システム，PACS，電子カルテシステムなどである．これらは次節に詳述する．

第 4 節　病院情報システム

4.1　病院情報システムの種類

図4.2に狭義の医療情報システムのひとつとしての病院情報システムの種類・分類・系統

狭義の医療情報システムのひとつとしての病院情報システム

部門間接続包括システム
　オーダリングシステム，予約システム，外来診察システム，
　入院患者の移動登録システム

診療情報システム
　電子カルテシステム，PACSなどの画像系連動システム，病歴管理システム

診療情報分析システム
　知的情報支援・医療統計支援システム

部門別システム
　薬剤部門システム，臨床検査システム，放射線診療システム，
　手術部門システム，輸血部門システム，救急システム

事務部門システム
　診療報酬請求・会計システム，物流管理システム，物品発注購入管理システム
　人事管理・給与システム

図4.2　病院情報システムの種類と分類と系統の概要

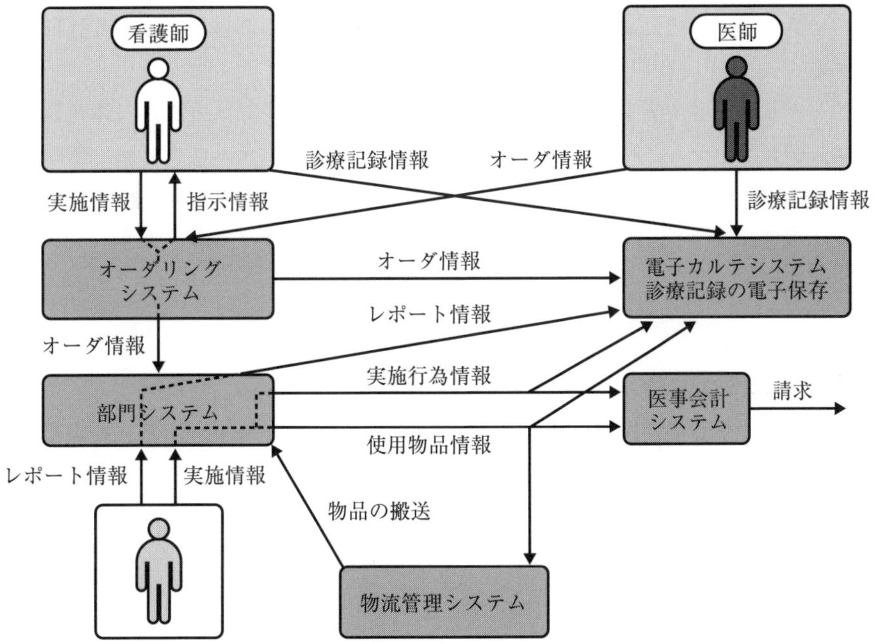

図4.3　病院情報システムの全体
（参考文献（3）図2.2.1）

の概要を示す．また図4.3にそれらの相互関係例を示す．

4.2　病院情報システムの役割

病院情報システム（hospital information system: HIS）はあらゆる診療情報の共有化による一元管理を行い，病院内の各種職種の間の連携に貢献する．この役割は，事務作業の軽減のみならず，情報伝達の省力化，確実化，迅速化などである．また，複数の病院間を結ぶなど，地域医療連携や診療支援を担当する場合もある．

このシステムの役割としては，具体的には人的エラーの回避による安全管理機能の強化・危機管理，情報分析による病院管理，医療経済学からの経営管理・経営分析，EBM（evidence based medicine）の推進による診療評価と診療の質の向上，教育・研究支援のための資料作成などが挙げられる．

4.3　オーダリングシステム（オーダーエントリシステム）

オーダリングシステム（オーダーエントリシステム）（ordering system, order entry system）は検査依頼や処方などを発注（オーダ）する情報伝達システムであり，医療現場の最初の依頼業務を電子化し，病院業務の省力化とサービス提供の短縮化に貢献する．従来，医師が紙に書いていたオーダ（検査依頼内容や処方箋）をシステムに入力すると，それらの実施部門である関連部門に通知され，それ以降の診療から医事会計にかかわる処理や業務が迅速化する．

このオーダリングシステムと電子カルテおよびレセプトコンピュータが一体化したものを狭義の病院情報システムと呼ぶことがある．オーダリングシステムに含まれる依頼業務は処方オーダ，注射オーダ，輸血オーダ，検体検査オーダ，放射線画像検査オーダ，放射線治療オーダ，生理検査オーダ，給食オーダ，処置オーダ，手術オーダなどである．これらは，外来診察室や病棟や各部門でのHIS端末からオーダできる．

4.4　日本での病院情報システム標準仕様書

病院情報システム標準仕様書は，厚生労働省の「医療情報システムの安全管理に関するガイドライン第3版」，経済産業省の「相互運用性を確保した医療情報システム導入ガイド」，および厚生労働省「電子的診療情報交換推進事業（Standardized Structured Medical Information Exchange: SS-MIX）」において要求されている仕様のうち，ベンダが提案する情報システムを構成するソフトウェアおよびハードウェアが満たしていなければならない基本的な仕様を定めたものである[1]．

病院側は本仕様書をベンダへの要求仕様書の一部とする必要があるが，その運用などについて病院側が対応すべきことを遵守しなければ，前記のガイドラインの要求を満たすことにはならない．また，本仕様書はわが国の主要ベンダが平成20年度にシステムを導入する場合に実際に対応できる範囲にとどめてあるため，前述のガイドラインなどの要求をすべて満たしているわけではない.

4.5　病院情報システムの問題点と研究開発課題

徹底した業務分析とシステム分析をしなければ，良いシステム設計はできない．しかし，これには多くの負担が伴う．逆にいえば研究開発の余地は多く残されているともいえる.

将来期待されるシステムには，臨床意思決定支援システム（clinical decision support system: CDSS）がある．これは医師の記憶能力の限界を補填するために，医師の行動を監視して不適当な場合に警告を出す判断支援システムである．アメリカは宇宙飛行士が月着陸船の操作を誤っても，無事に月面に着陸させるようなシステムを開発した経験を有し，ソフトウェアであらゆる場合を想定しての患者側リスクを最小限にした実例がある.

今後も電子カルテシステムと密に連携するCDSSが期待される．また，クラウドコンピューティング（cloud computing）の応用による低コスト化と信頼性維持問題も課題である.

第5節　電子カルテ

5.1　定義と法律準拠

5.1.1　定義

電子カルテ（electronic health record: EHR）は医師や歯科医師が診療の経過を記入していた紙の診療録（カルテ）を電子的なシステムに置き換え，電子情報として編集・管理し，データベース化する仕組みである．ここで，電子カルテは病院のコスト削減を目標とはせず，あくまでも診療の質の向上を目指すものである．また，病院情報システムと電子カルテシステムは同義ではない.

経緯としては1999年，当時の厚生省令で真正性，保存性，見読性を保証すれば診療録を電子化（ペーパーレス化）することが法律的に認められ，それ以来情報システムに電子カルテが普及した.

5.1.2　電子保存における法律準拠

真正性，見読性，保存性，相互利用性の4つが確保されねばならない.

(1)　真正性の確保

1）作成責任者の識別および認証

作成責任者の識別および認証を，利用者IDとパスワードなどによって必要な時点で確実に実施できなければならない．電子保存システムは利用者の識別・認証をシステムへのログイン時，および必要な時点で以下のいずれかの方式で行えることが必要である.

①ID・パスワード方式
②ICカード方式
③バイオメトリックス方式
④上記①～③相当以上の識別・認証方式
⑤上記の組み合わせ

2）利用者のログイン管理機能

ログイン管理機能として以下のものが備わっていなければならない．すなわち電子保存システムへのログイン情報（ユーザ識別情報，ログイン時刻，使用時間）の採取・記録，および1カ月以上の期間のログイン情報を保持・管理する機能である．

3）ログインデータ管理ツール

指定期間（年月日・時間帯）のログイン情報をサーチし，たとえば以下のような事項の参照が容易に可能でなければならない．

①利用者別の日別ログイン時刻，使用時間と使用端末ID
②ログイン失敗者別のログイン操作時刻，失敗回数と使用端末ID

4）利用者教育

識別・認証が確実に行なわれるために，以下のような運用上の配慮が払われるよう，利用者教育を徹底しなければならない．

①端末操作中にその場を離れる場合は，操作の終了手続きをとるなどの操作により，他の人が引き続いて（成りすまして）端末操作できないようにすること．
②ID，パスワード方式の場合は以下のように運用すること．
(a) パスワードを他者に教えないこと．
(b) 他者にパスワードが漏れないようにすること．
(c) パスワードは8桁以上でかつ数字，アルファベット，使用が許されている記号などを組み合わせて容易に推測できないものとすること．
(d) 3カ月に1回以上の頻度でパスワード更新すること．
(e) 初期パスワードは必ず速やかに変更すること．
(f) システム管理者は週1回以上，その期間の全利用者のログイン時刻，使用時間・回数から統計的に検出される非定常運用状況（たとえば，ログイン時間が非常に長時間なケース，ログイン回数が非常に多いケース，複数端末から同時ログインを行おうとしたケースなど）を確認し，問題の発生がないか確認すること．
③ICカード方式の場合，他者に貸与しないこと．また紛失の恐れがあるので，以下を義務づけること．
(a) 毎日1回の所持確認をすること．
(b) 所在不明となった場合は速やかに届け出ること．

システム管理者から利用者に識別・認証の媒体あるいは情報を提供する場合，システム管理者が直接手渡すか間接的かにかかわらず，その提供ルートを記録するとともに利用者の受領書を受け取り一定期間保管しなければならない．システム管理者の特権により当該システムのデータベースの内容の参照・更新ができることも必要である．その場合，システム管理者の特権で使用可能な端末の特定化や特権的使用に際しては必ず立ち会い者をつけるなど，運用で特権的使用の管理を行う必要がある．またシステム管理者は利用ID，パスワードなどの識別・認証情報が漏洩しないように管理しなければならない．

5）確定操作

情報の入力後および更新後の記録に際し，入力および更新情報の最終確認と作成責任を明確に認識する確定操作が行われなければならない．すなわち下記を満足すること．

①情報の入力・更新結果を記録しようとする都度，利用者が作成責任を明確に認識できる「確定操作」の機能が備わっていること．

②代行入力の運用が行われる電子保存システムの場合，代行入力の識別と作成責任者が代行入力結果を確認し確定操作を行う機能が備わっていること．

6）識別情報の記録

確定操作を行った情報の記録とともに，その操作日時ならびに利用者識別情報などの情報が，確定操作の対象となる情報単位に関連づけて記録されなければならない．識別情報として以下のものが含まれること．

①利用者が識別できるもの

②確定操作日時が識別できるもの

端末およびサーバのシステム時刻は，正確を期すために定期的に補正しなければならない．

7）更新履歴の保存

いったん記録された情報の更新に際しては，更新前の情報と更新後の情報が関連付けられ，それらの関連が相互に識別できるように保存されなければならない．更新処理時，以下のどちらかの方法で履歴が保存されなければならない．

①更新時，それまでにいったん確定し記録されている情報はそのままとし，更新の内容を別の記録単位として記録する機能．

②更新前の情報と更新後の情報の差分を記録する機能．たとえば，更新前のデータを修正する場合は更新前のデータに修正線を入れて更新後のデータと識別できるようにし，データを追加する場合は追加範囲を下線と更新日付で識別する機能．

更新履歴の保存が上記①の場合，更新経過を表示し確認する機能が備わっている必要がある．

8）過失による誤入力，書き換え，消去および混同の防止

①利用者に対して，過失を犯さないよう運用操作の面で十分な意識付けと操作訓練が行われなければならない．

②システムの過失対策として，確定操作時に記録範囲を容易に確認できなければならない．さらに，更新中の操作ミスなどにより更新内容が不確かになった場合などの対策として，その更新内容を取り消す機能が備わっていなければならない．

③確定操作に際し，確定範囲を容易に確認できる機能が備わっていなければならない．いったん確定された記録を更新する場合は，更新操作を明示しなければ実施できないような機能になっていなければならない．また，いったん確定操作が行われた記録を取り消す場合，取り消し操作を明示しなければ実施できないような機能になっていること，その取り消しも更新履歴として保存できることが必要である．更新操作中の操作ミス対

策として，その更新内容全体を取り消す機能が備わっていることも必要である．確定操作に際し，必ず記録情報の範囲全体を確認すること，入力・更新した情報の内容に不確かなものを感じ，その内容を明確に認識できない場合には確定操作を行なえないことが必要である．

9）システム管理者の義務

①システム管理者は電子保存システムに用いる機器およびソフトウェアの新規導入および更新に際し，当該システムの機能および品質の評価を自らの責任で行わなければならない．また日常運用においても，当該システムが正常に機能するよう，点検整備を確実に行わなければならない．電子保存システム本体および電子保存システムの関連機器，ソフトウェアを提供するベンダは，提供するものが本ガイドラインを技術的にどのように担保しており，また顧客が実施すべき運用上の対策が何かを説明するものを書面で提供する必要がある．

②システム管理者は，電子保存システム本体および電子保存システムに用いる機器およびソフトウェアの新規導入および更新に際し，そのマニュアルの内容を十分に確認し疑義のないようにしておくことが必要である．また一連の運用操作を行い，正常動作を確認することが必要である．

③システム管理者はシステムの点検整備をマニュアル通りに実施することが必要である．

④システム管理者は，システム監査を専門家に委託して毎年1回以上実施することおよび監査結果の報告を受け，問題点の指摘などがある場合には直ちに必要な措置を講ずることが必要である．

⑤システム管理者は品質管理の面で利用者に対し以下の指導を行うことが必要である．

(a) サーバ管理室の入室　正当な理由があってもシステム管理者が随行すること．

(b) 端末の管理　システム管理者の認めていない以下の行為を禁止すること．

- 許可されていない端末機器の接続
- 許可されていないネットワークへの接続
- アプリケーションソフトウェアの導入

(c) ウィルス対策ソフトの導入　システム管理者の指示が速やかに実施されること．

(d) システム異常時の対応　速やかにシステム管理者に連絡し，その指示に従うこと．

10）故意による虚偽入力・書き換え・消去および混同の防止

故意による虚偽入力などの対策として，利用者の識別・認証が確実に行われると共に正当な利用者であっても，当人が関与していない患者の情報を参照，入力および更新を行うことを抑制する手段が提供されなければならない．アクセス権の基本機能として以下のものが満たされることが必要である．

①電子保存システムの業務メニュー単位でその業務の運用操作が可能か否かを職務および利用者単位で規定できること．

②必要に応じて上記以上に細かいアクセス権を設定できること．たとえば，情報の種類（区分）や内容に応じた参照・更新制限が必要に応じてできること．

③情報へのアクセス（参照・入力・更新）に際し，その処理内容をログ出力（アクセスログ）し，誰がどのような情報の入力・更新を行ったか識別できること．

またアクセスログの解析機能として，たとえば以下のものを備えることが必要である．

ⅰ）情報の種別を指定し，その種別の情報にアクセスした実績（アクセス拒否やパスワード入力エラーなどを含む処理内容）を指定した日時（時間帯）で時間軸に沿って画面などに表示する機能．

ⅱ）利用者を指定し，その利用者がアクセスした実績（情報の種別とその処理内容）を指定した日時（時間帯）で時間軸に沿って画面などに表示する機能．

ⅲ）端末IDを指定し，その端末からアクセスした実績（情報の種別とその内容）を指定した日時（時間帯）で時間軸に沿って画面などに表示する機能．

④管理上のスクリーニングチェック機能として，特殊な時間帯にアクセスした累積時間順の利用者リストや，指定期間内にアクセスした患者情報件数順の利用者リストなどを表示する機能．

⑤日時の順序性チェックなどにより，端末の不正な時刻変更を検出できる機能．

さらにシステム管理者は，アクセス権の設定・更新を必要に応じて行うこと，アクセスログを必要な期間に渡って安全に保存し，後からの分析調査が行えるようにすることが必要である．アクセスログ管理は，スクリーニングチェックに関しては週1回以上の頻度で行い，その他の機能は必要に応じて実施すること，また個室などの他人の眼が届かない所に置かれる端末の操作状況については，十分な管理を行うことが必要である．抑制効果を高めるため，当該医療機関の責任者は違反者に対する罰則規程などを定め，利用者全員に予め通知しておくことが必要である．

(2) 見読性の確保

電子保存システムに記録されたすべての情報は，目的に応じた適切な速度で見読できるようシステム管理者によって，予めその必要条件が定められ，そのために以下の項目の運用管理が行われなければならない．すなわち，情報の所在管理，見読化手段の管理，情報区分管理，システム運用管理，利用者管理，などである．

(3) 保存性の確保

電子保存システムの媒体（情報保存媒体）は当該システムの運用施設が必要とする保存期間内は記録された情報が品質劣化などで欠落しないように，以下の項目が管理されなければならない．すなわち，媒体の劣化対策，ソフトウェア・機器・媒体の管理，などである．

(4) 相互利用性の確保

異なる医療施設間，および同一医療施設内の異なるシステム間での情報交換が容易に可能でなければならない．電子保存システムの異機種および異システム間の情報交換が必要に応じて可能なように，システムに蓄積されている診療録などのすべてが，汎用の媒体や通信を介して汎用のデータ形式で出力可能なことが必要である．

5.2 電子カルテの効用

紙カルテのみの場合よりも電子カルテを参照する回数は院内でも病院外からも増加し，明らかに医師の，より高い精度のdecision makingに貢献しているとのデータがある[2)]．電子カルテのメリットを享受するには紙カルテを残した中途半端な運用ではなく，すべての紙カルテをスキャンして電子化し，電子カルテのみの閲覧ができるようにするのが現実的である[2)]．診療情報の二次活用と統計処理の推進は大学病院では必須とされ，巨額の費用をかけてもそれに見合う大局的効果はすでに出ている[2)]．しかしいまだにそこにまで至らない電子カルテもある．

5.3　電子カルテと画像の複数病院間送受信の例

病院内文書の外部医療機関への転送システムとDICOM画像の転送システムはすでに実用化され，大阪大学（阪大）病院などでも実用化されている[3)]．また，文書の転送システムによる電子紹介状も阪大医学部病院と歯学部病院間で実際に運用されている．阪大病院では近隣の画像クリニックに病院受診患者の画像検査を依頼するが，2005年にフィルムレスPACSの運用を開始したこともあり2006年よりこれらのクリニックからDICOM画像をネットワークを介して受け取る運用を行っている．

5.4　電子カルテの研究開発課題

5.4.1　日本での電子カルテの問題点

当初の厚生労働省の計画では，2006年までに400床以上の病院の6〜7割への電子カルテの普及を見込んでいたが，2005年10月時点での電子カルテの普及率は病院21.1%，診療所7.6%であった．米国では導入が急速に進んでいるが，日本では「入力事務が増加し，時間的にゆとりのない日本の医師の負担が大きすぎる」「カルテの記載方法が統一されていない状況での電子化は不可能」という理由から，導入が困難であると指摘されている[4)]．

2001年から2010年までの電子カルテの普及率の変化をPACSのそれと比較調査した例がある．PACSの伸びに比べて電子カルテは頭打ちで普及が進まず，PACSのそれの30%程度にすぎない[5)]．2011年4月現在の20床以上の病院での電子カルテの設置病院は1,375カ所であり，オーダリングシステムのそれの2,405カ所の57%である[6)]．その最も大きな理由は診療情報の記載方法が標準化されていないことと，開発されるソフトウェアの共有化ができないことである．それにもまして，病院側に現在の問題点を洗い出しシステム分析を行う専門家がいないことである．電子カルテを売り込む業者のセールストークのままに導入して失敗する例もある．

5.4.2　電子カルテの研究課題

電子カルテの導入では，用語・術語を含めた診療情報の記載方法の標準化と企業間，病院間のソフトウェアの共有化・共通使用が鍵となっている．米国でさえこの問題に対し3年間で500億ドルの予算規模で取り組んでいる[7)]．日本の研究開発担当者はシステム的思考が乏しく，独自の領域に引きこもりがちで病院全体の診療改善には貢献が困難との指摘がある．しかしopen source resolutionの本質[7)]を理解して病院の他の職種や企業と連携することで主導的研究開発が期待できる．このことは以下に述べるDICOMやIHEの研究開発にも共通する．クラウドコンピューティング（cloud computing）の応用による低コスト化と信頼性維持も課題の1つである.

第6節　医用画像保管・通信システム（PACS）

6.1　PACSの本質とキーテクノロジー

PACS（picture archiving and communication system）は画像診断装置からのデータ収集，蓄積，伝送，配信，画像表示などの基本技術でシステムを構成するものであるが，日本ではその本質や障壁となるキーテクノロジーについて深い考察がなされることはなかった．開発は企業の技術者にほとんど依存し，病院内の診療放射線技師や理工系の職業人も，システム的思考が苦手であることから直接的な貢献はしていないとみなされてきた.

これに対し，アメリカの医学物理教育コースでは画像物理学の中にPACSの開発に不可欠な要素が設けられてきた．これらは，画像圧縮・復元技術の理論とシステムへの実装，撮像，画像伝送，画像表示における画質維持の最適設計と雑音最小化技術（X線だけではなく可視光まで含む）などである.

PACSのような複雑な系の最適設計には，情報科学の基礎に戻っての研究開発は不可欠であることから，物理・工学分野での活躍の場はさらに広がっている．たとえば画像圧縮・復元の画質維持とスピード低減防止の両立をシステム的に実現する研究は，物理・工学分野のAAPM会員の研究者が取り組んできた[11)].

6.2　画像圧縮・復元技術の開発

画像圧縮・復元技術そのものの原理は本書の第3章第9節「画像データ圧縮」の項で述べられているので参照されたい．PACSへの実装については，画質の維持，スピードの低減防止，記憶容量の最小化などの相容れない要求を満たすために厳しい最適化設計が行われてきた．単に既製品としての圧縮・復元ソフトを装備するだけではこれらの要求を満たせないので，原理に立ち帰って種々の医用画像の特性に合わせた各種アルゴリズムの選択，圧縮率の調整，圧縮パラメータの選択がなされる.

6.2.1　日本医学放射線学会のガイドライン

医用画像の読影に影響を及ぼさないように，日本医学放射線学会電子情報委員会では基準を検討し公表してきたが，その基準作成においては日本の物理・工学分野の研究者も活躍している．その基準書「ディジタル画像取り扱いガイドラインv.2.0（2006年4月）」の中の「4.圧縮率」の項で次のように定めている[8)].

1）読影医師は非可逆圧縮について十分理解し，画像の劣化により診断が影響されないように留意すること.

2）医用画像を圧縮する際に画質について十分な配慮を行っている場合には，JPEG（Joint Photographic Expert Group）非可逆圧縮または他の方法でそれに相当する圧縮率で1/10までは非圧縮画像と臨床上同等と考えられる．（引用者注：特にマンモグラフィに関しては，圧縮率の最適化の研究は現在も進行中である．多数のスライスのCT画像の圧縮や動画の圧縮の臨床に絡めた研究は途次にある[9].）

6.2.2 DICOM規格

DICOM Working Group 4で静止画ではJPEG 2000を胸部画像にも適用可能として，使用方法を非可逆および可逆方式の両方について定めている．動画についてもMPEG 2（Motion Picture Experts Group）を標準として定め普及している．両者の出所はISOとIEC（International Electrotechnical Commission）であり，JPEG 2000とMPEG 2を基本としている．2005年に最後のアップデートを行っている[10]が，その後の最新情報は次のAAPMの対応のところで記す[11]．DICOM画像の圧縮や解凍は商用のツールキットが発売されているのでcommercial and open-source compression softwareなどのキーワードでインターネット検索すれば最新の製品を購入して使用できる．

JPEG規格の概要は本書第3章9.4「JPEG圧縮」の項で述べられている．これはISOとITU-T（International Telecommunication Union-Telecommunication Standardization Sector）の両者からの合同委員会の名称にもとづいており，JPEG 2000もまた，この委員会により開発された標準規格である．

6.2.3 AAPMの対応

AAPMの2008年大会のradiology researchのsessionではDICOM WG 4で標準化作業に主導的な役割を担った医学物理学者のMichael Flynnらが“Current DICOM topics”の講演を行い，JPEG 2000とMPEG 2のその後の展開適用を解説している[11]．JPEG 2000はJPIP（JPEG 2000 interactive protocol）を用いてウェブ通信で適用できるように拡張され，MPEG 2も高分解能画像に拡張可能とした．通信の最初で粗い画質で表示し，次第に画質を上げる方式を述べている．さらに3次元画像の圧縮と復元方法のための効率的手法の規格についても解説している．また，2008年に制定されたDICOM Supplement 137の医用動画像への適用について解説している[11]．

6.2.4 圧縮比の向上とスピードの両立性

上記のAAPMでの見解では画質を損なわない可逆圧縮では1/2～1/3に圧縮可能であり，損失を伴う非可逆圧縮では1/10以下に圧縮可能としている．8MBの胸部X線画像を1/16に圧縮して記憶・伝送した後に復元して8MBの胸部X線画像として表示することについても述べている[11]．最近はハードウェアデバイスの性能が向上し，スピードも実用的になりつつある．しかし画質にこだわるあまり，処理時間がかかり不満が残る場合があるので，事前に十分なテストを行うべきである．

6.2.5　オープンソースとしてのJPEG 2000準拠画像圧縮・復元ソフトウェア

①JasPer：University of British Columbiaで開発された無料ソフトで，C言語で装備・運用される．http://www.ece.uvic.ca/~mdadams/jasper/

②LuraTech：PACS用でカラー画像にも適する．http://www.algovisionluratech.com/

③Kakadu：University of New South Walesで開発された無料ソフトで，C＋＋装備・運用される．http://www.kakadusoftware.com/

④Aware Inc.：米国のマサチューセッツ州ベッドフォードのアウエア社で販売している．GUIツールを装備しMSWindowsで動く．
http://www.aware.com/products/compression/jpeg2000.html

⑤Pegasus Imaging：FDA認可のすべての医用画像用圧縮ソフトをカバーする．ソフト開発キットも販売する．http://www.jpg.com/medical.htm

⑥JJ2000：キヤノン他2社で開発されたJavaで動くJPEG 2000用ソフトで2004年の時点ではいまだISOのstandard document（15444-4）によるコンプライアンステストを通過していなかった．http://jj2000.epfl.ch/

6.3　PACSにおける画像物理学

6.3.1　画像センサと画像表示デバイスの物理学

フラットパネルディテクタ（FPD）もフラットパネルディスプレイ（flat panel display: FPD）も本シリーズの教科書の『放射線診断物理学』の第1章第6節「画像センサと表示装置」の箇所で記述されている．両FPDともに物理的な原理の共通性がある．両者は光子と電子との間の変換の順序が逆であるだけである．前者はX線入射光子の強弱分布を電子電荷の強弱信号に変換して伝送系へ送信する．後者は伝送系から受け取った電荷の強弱信号を可視光の波長のフォトンの強弱に変換して画像として表示する．画像センサとしてはフラットパネルディテクタのみならず，CTの固体センサなどの変換原理も同じである．

6.3.2　PACSの目的と画像物理学

上述のFPD両者間の信号伝達をいかに高いSN比，かつ大きなダイナミックレンジで実現するかの物理的命題を解くこととなる．伝送系までを含めた三者の個々の雑音解析から総合的な雑音削減の最適設計には多くの物理学者や電子工学者が取り組んできた．SPIE（International Society for Optics and Photonics）は1982年のニューポートビーチでのMedical Imagingの学会で，世界最初にPACSを取り上げたが，以後上記の命題を画像物理学の重要なトピックスとしてとらえ，多くの研究者を育成してきた．

6.3.3　PACSにおける物理・工学分野での研究の課題

単にセンサ物理学や表示デバイス物理の研究ではなく，エレクトロニクス伝送系を含めた総合的研究課題がある．特にマンモグラフィでの高精細画像の雑音低減化と高速伝送を両立させ最適化する命題などは，これからも進展の期待が大きい[12)]．

6.4　コンピュータ支援診断とPACSへの応用

コンピュータ支援診断（computer aided diagnosis: CAD）そのものは本シリーズの教科書の『放射線診断物理学』の第1章第10節「CAD」にて記載されている．CADの臨床現場への応用では独立した装置よりも，PACSに接続されて全体の画像診断の流れに沿って利用されることが望まれ研究されている[13]．日本でもマンモグラフィへの応用のためのシステムが開発されたが[14]，これからの進展が期待される．これに対しWeb-basedでクラウドコンピューティングを利用したCADシステムも開発途次にある[15]．臨床症例の収集によるデータベースに密接に連携させた自己学習能力のあるCADの開発が，また課題とされている．

6.5　遠隔画像診断の研究開発

自分の病院から他の病院への電子カルテや画像の送受信は，特別の操作をしなくてもあたかも自分の病院内であるかのように扱えるシステムになった．これに伴い，遠隔医療とか遠隔画像診断などの言葉は，ユーザ側からは使用しなくてもすむようになった．しかし，研究開発側からは，なおこれらの言葉が使用されており，いまだ開発途上にあることを示している．本節では物理・工学分野での貢献を末尾に述べるために必要事項を順次記載していく．なお，国際規格はISO TC215 Working Group 2が担当している．

6.5.1　遠隔医療における研究開発

遠隔医療には，遠隔画像診断（テレラジオロジー）（teleradiology），手術中の迅速病理診断を含む遠隔病理診断（telepathology），在宅医療支援（telehomecare）などがある．これらには，病院間，病院と診療所，患者のいる家庭も含まれる．遠隔医療は，地域中核病院と僻地・離島をつなぐ連携医療として発展してきたが，人口が密集する都市部の診療所の医療格差是正もターゲットとされる．ここでは，専用回線はコストが高いために使用されず，今日ではセキュリティソフトウェアの性能が上がったことから，容易に実装できるインターネットが利用されている．これは医療コンサルテーションや医療コンファレンス，医療教育訓練にも使用される．

海外，特にアメリカでは保険会社が推奨する被保険者のための慢性疾患のケア，周産期医療支援，火傷などの緊急診療でのteledermatologyなど，遠隔画像診断はさまざまな用途で普及している．州により法律が異なり，保険会社により診察報酬額が異なるものの，遠隔医療のためのライセンス制度があり専門家も育成され普及している．しかし，日本では診療報酬額が低く，高度の専門家も育成されないため遠隔医療の用途は限られたものである．そして最終的には連携する医療機関の人的関係，特に病院のスタッフ同士の連携がキーとなっている現状がある．

従来はファクスのみに頼っていた患者紹介，病院紹介もインターネットによる診療データの送受信が個人情報を保護しながらできるようになったので「電子紹介状」も普及している．前述の電子カルテとの連携により一人の患者の診療記録の一元化，時系列的閲覧が可能となるなど，メリットは拡張した．また，地域医療連携では患者の生涯にわたる健康情報管理も可能となった．これらのデータの保管は1つの病院のみに頼るのではなく，共有してインターネットデータセンタ（internet data center: IDC）や，ASP（application service provider）が活用される．

政府はレセプト完全オンライン化を進めており，複数病院で診療を受ける患者の二重診療や二重請求の防止のための複数病院間の診療記録の交換は重要課題である．このため，病院間・診療所間のネットワークによる連携はますます重要な位置を占めている．

6.5.2　遠隔画像診断における研究開発

遠隔画像診断は，従来，放射線画像診断が主であったのでteleradiologyという用語が使われているが，最近では超音波画像，病理学の顕微鏡写真，皮膚病学のカラー写真なども含まれる．これらは，カラー画像の色彩の再現性技術の発展と標準化，インターネットの高速化や，インターネット用DICOMによる規格など技術的環境が整備されたので普及が進展した．現在では，企業による商品も多種揃っており，購入，運用までの障壁はほとんどなくなった．しかし，臨床応用の実績に関しては，現状の定量的把握やシステム分析を行う専門家を病院側がいまだに必要とする状況である．

6.5.3　日本医学放射線学会および日本放射線科専門医会の遠隔画像診断ガイドライン[16]

日本放射線科専門医会・遠隔画像診断ワーキンググループおよび日本医学放射線学会・電子情報委員会は2008年に遠隔画像診断に関するガイドラインを作成，公表し，2009年に改訂した．このガイドラインは，遠隔画像診断が健全に発展することを目的として，米国放射線科専門医会（American College of Radiology: ACR）が作成した"医用画像の電子診療のためのACR技術規格"[17]を参考としていて，研究開発を担当する物理工学者が熟知すべきものであるので，以下にその主要部分を引用する．

**（引用開始）

（前略）

3.　本ガイドラインの目的

3-1.　医療の質の向上

現在の医療において，画像診断は急性・慢性疾患を問わず医療を遂行する上で大きな役割を担っており，国民皆保険制度の下ですべての国民は適切な画像診断による医療の恩恵を浴する権利を有している．（中略）画像診断を専門とする医師が時宜を得た的確な画像診断を下すことにより，常勤画像診断専門医のいない医療機関においても一定レベル以上の画像医療を享受することが可能となり，医療の効率化も図られる．ただし，医療の質の向上を目的とする遠隔画像診断の質を担保するためには，正確で迅速な画像データならびに患者情報の転送，過去画像等の検索機能，適切なレポーティングシステム等が必要であり，また，画像診断の専門医による読影が不可欠である．

3-2.　地域医療への貢献

地域医療連携は今後の我が国の医療における基本的な枠組みであり，一人の患者に対して複数の医療施設の複数の医療従事者がその専門分野において特長を生かしつつ貢献することが求められる．（中略）単独で画像診断の専門医を雇用することや，高額医療機器の導入することのできない多くの開業医や小規模病院にとっては，遠隔画像診断の利用は，画像診断機器の共同利用に加えて，読影リソースの共同利用も可能とする手段で，同時に患者の紹介や逆紹介を活性化させるものである．

3-3. 予防医療における有用性

遠隔画像診断は予防医療の発展における役割も期待されている．（中略）予防医療では二重の確認が有用であるが，同時に複数拠点に配信し読影することにより，意見の異なる症例に三重の確認を行う基盤ともなる．

4. 遠隔画像診断の位置づけと一般的課題

4-1. 画像診断の位置づけ

遠隔画像診断の位置づけを論じるにあたって，画像診断全般に関わる一般的な認識を明らかにしておく必要がある．それは以下の2点である．

（1）画像診断は医療行為である

（中略）医師でない者（外国の医師免許のみを有する者も含む）が行うことは，日本の法規に違反する行為である．

（2）画像診断は専門の医師によって行われることが望ましい医療行為である．

（中略）

4-2. 遠隔画像診断の考え方

画像情報を検査が施行された施設とは異なる施設の医師が診断することは，遠隔画像診断だけに限定される状況ではないが，診断に関与する程度や頻度も様々な遠隔画像診断においては，画像診断の業務の委託に関わって生じる問題は避けられない．代表的な問題は以下の2点に要約される．

（1）遠隔画像診断に従事する医師の立場

遠隔画像診断に従事する医師は検査が施行される医療施設の外にあって専門的知識を提供している．患者に対しては，遠隔画像診断に従事する医師は専門家として善良なる管理者の注意義務を負い，読影によって不法行為責任（民法709条）を患者に対して負う場合がある．また，委託を受けた主治医に対しては契約責任（民法415条，614条）を別途負うことになる．

（2）画像診断医の法的責任とは何か

不法行為責任及び主治医（読影依頼医）に対しての契約責任として，損害賠償義務を負う．専門家としての善良なる管理者の注意義務とは，診療当時の画像診断医の医療水準であって，具体的には各種ガイドラインや当時の刊行物，事後的なピアレビュー（裁判上の鑑定など）によって規定される．また，契約に伴う主治医に対する義務は契約内容に依存する．

［引用者注：遠隔画像診断を行う医師は上記のように通常の病院内とは異なる立場にある．物理工学者はこのような立場を認識して，研究開発にあたらなければならない．遠隔画像診断が普及している米国では，放射線科医が講習（州により期間や内容が異なる）を受講し，あらたに遠隔画像診断医のライセンスを取得する．そして，伝送されてきた画像の画質に応じて，抽出した診断情報の確信度（confidence level）を記載する義務がある．しかし，日本では伝送する画質の劣化が確信度にどのように影響するか記載する義務は負わされていない．したがって，画質の劣化が最小になるよう研究開発の重要度は高い．］

4-3．遠隔画像診断に備わっているべき態勢

遠隔画像診断においても医療施設内での医療行為と同様に医療行為として要求されている基本的な条件を満たしている必要がある．それは以下の2点である．

（1）画像診断業務の一般的な最低限の必要条件を満たしていること

緊急に治療を要する所見を見つけた場合には，直ちに担当医，場合によっては患者本人に直接連絡する態勢を整えていること，また定期的な意見交換などにより，偶発所見が適切に伝達され対処されていることを確認する仕組みを備えていることが必要である．

（2）診療情報管理の体制を明確にしていること

具体的事項については本ガイドラインで後述するが，診療情報管理の基本的な方針をもち，その方針に基づいた体制により，実際に運用に問題が生じた場合の対処法についての検討を行っていることが必要である．とくに診療情報管理の基本的な方針については文書化してあることが必要である．

5．遠隔画像診断の質の定義

5-1．ネットワークおよびハードウェア

ネットワークの構成やハードウェアには様々なレベルのものが存在しているが，技術的進歩とともに必要とされるレベルは常に変化していくと考えられる．そのため，常に施設の運用方針に基づいて，現在のシステムの限界を認識し，改善する態勢が求められている．

（1）システムの概要

遠隔画像診断に必要とされるシステムの基準は，その画像診断のレベルにより多様で有りうる．例えばコンサルテーションの内容がある画像所見に特定されていれば，その所見を描出するだけの最低限のシステムで十分であるし，異常所見自体の有無が問題になる場合には，画像情報を忠実に再現するシステムが必要である．そのような標準的な遠隔画像診断システムとしては，PACSの画像情報を遠隔画像診断用サーバを用いて，遠隔画像診断データセンターを介するかあるいは直接に読影医の端末に送信し，画像診断用端末より読影する．そして，読影医は報告書を作成し，返送することになる．なお，診断時の画像の取り扱いについては日本医学放射線学会”デジタル画像取り扱いガイドラインv.2.0（2006年4月）”に準拠する．（中略）画像の送信・報告の通信についてはVPNなどによる暗号化通信が必要である．ただし，第4－3項で述べられているように，遠隔画像診断も医療施設内と同様の医療行為であることから，読影医は患者氏名など画像に付帯する情報を含めて責任を負うことが原則である．（中略）患者情報を平文で電子メールに記載することは特別の暗号化を行うなどの対応がなされない場合は危険性を伴う場合もあるので注意するべきである．

（2）画像情報の管理体制

遠隔画像診断システムは情報システムに十分に精通した者により構築・管理される必要があり，システムの整備・運用においてはハードウェアのみならず人的管理体制の構築も求められる．システム構築・管理には盗聴・改ざん・なりすましなどの“悪意をもった情報操作”があり得ることを意識しなければならない．そのための対策として，暗号化，改ざん検出や機器の認証等，十分な検討を行い，リスクの範囲を見定める必要がある．このような管理責任や説明責任を果たすために画像情報管理においても運用管理規程を定め，文書化しておく

必要がある．なお，全般的な医療情報の取り扱いに関しては，医療情報システムの安全管理に関するガイドライン（第4版，厚生労働省）［引用者注，引用文献18)］に示されている．

5-2．医師の資格

画像診断の専門医のレベルが要求される．本ガイドラインで念頭においているのは日本医学放射線学会認定の”放射線診断専門医”ないしはそれと同等以上の能力を持つ医師である．

5-3．医師の教育

遠隔画像診断に従事する医師には，放射線診断専門医に対する一般的な教育に加えて，ネットワークの運用やそのセキュリティ対策などにかかわる教育を行う必要がある．

［引用者注：本ガイドラインでは，上記のように述べられているが，ネットワークの運用やセキュリティ対策についての教育は十分でなく，物理工学者もこのような教育に協力する必要がある．前述した米国の教育システムのように追加教育によるライセンス取得がないので，自発的な教育参加が望まれる．また，現在の遠隔画像診断は大学の系列ごとに運用され，読影システムの操作は病院内と同様になっているが，ネットワークの運用やそのセキュリティ対策は必ずしも同じではない．

究極的にはネットワークやセキュリティについても病院内と同じ感覚で使用できる実行環境を開発すべきであろう．］

6．情報の安全性確保

情報の安全性の確保については，個人情報保護法の第20条に安全管理措置の定めがあり，また包括的な医療情報の安全管理は厚生労働省のガイドライン［引用者注，引用文献18)］に定められている．ただし，安全性確保において要求されるレベルは常に変化しているため，定期的に点検し改善を図る必要がある．

（後略）

**（引用終了）

6.6　遠隔画像診断への物理工学面からの貢献

病院に所属する物理工学者は，次の3点での貢献が期待されている．

(1) 他病院や診療所との連携を含む病院業務のシステム分析を行い，request for proposal を明記する．

(2) 納入されつつあるシステムのコミッショニングや機器・ソフトウェアの品質チェックに貢献する．特に表示画像の画質チェック，画質維持は重要である．テストパターンやテストプログラム，受け入れ検査基準の標準化を行う．

(3) 授受される診断レポートの確診度（confidence level）の定量的な記述方法の標準化は遠隔画像診断による臨床的価値の更なるアップのために強く望まれる．同一の病院でのお互いに信頼する医師同士の診断レポートの授受から逸れて，見知らぬ診断医同志がレポートを送信・受信する場合のconfidence levelの記載については，アメリカで保険会社がstructured reporting（SR）を開発し，遠隔画像診断で使用している．

このSRはDICOM規格で標準化している．日本ではSRは記述する側で時間がかかるとか，煩雑であるとの理由で遠隔画像診断の現場では導入されていない．しかし，迅速に高品質のレポートを信頼できるconfidence levelで授受できるように研究開発がなされている．

さらに，これらの経験をもとに遠隔画像診断の技術開発および標準化への貢献が期待されている．

6.7　クラウドコンピューティングと医療情報システム

6.7.1　定義と応用環境

医療におけるクラウドコンピューティング，別名「医療クラウド」はアプリケーション，プラットフォームやサーバが医療機関には存在せず，ネットワークを介して外部に置くというサービスである．電子カルテ，PACSなどの臨床応用だけでなく，経営支援システム，調剤薬局向けシステム，臨床検査関連システムなどさまざまに活用される．この場合，クラウド事業者がサービスを一括管理できるため，サービス提供コストの低減のみならず，収集されたデータを活用した二次的なサービス提供という側面も期待される．いわゆるビッグデータ活用である．

「医療クラウド」は，厚生労働省が診療記録などの外部保存を2010年2月に認めたことで可能になった．すなわち「「診療録等の保存を行う場所について」の一部改正について」という通知により，民間企業が保有するデータセンタでの医療情報の外部保存が明確に認められた．これによってネットワークを介したクラウドコンピューティングによるITサービスを，医療分野において民間企業が提供しやすい環境が整った．

一方，需要側では2015年4月診療分の件数ベースで400床以上の病院の97.7%，400床未満の病院の96.9%，診療所の62.0%，薬局の98.3%の請求がオンラインによるものとなっている[19]など，医療機関におけるネットワーク活用は広まっている．さらにはクラウドによるサービス提供は価格が安い，他施設との連携が容易，自前で保守管理をする手間がないなど，さまざまなメリットがあるので普及拡大の可能性が期待されてきた．クラウドと高度な画像診断装置などとの組み合わせで，遠隔地間での難度が高い手術も可能になるとみられている．2011年3月の大震災や津波で，被災地域の医療機関に置かれていたカルテなどの医療情報が紛失する事態も発生した．しかし，患者データのクラウドに保管によりパソコンとネットがつながった環境があれば，他地域の医療機関でいつでも入手可能になる．このため患者保護の観点からもクラウド型医療サービスはきわめて有効とみなされている．そして，セキュリティ管理の高度化の技術が容易に入手できることから，一挙に普及が進むものと考えられている．医療情報システムにおけるクラウド利用の国内外の実績もある[20),21)]．

6.7.2　省庁によるガイドラインと行政動向

1）ガイドライン

2010年2月1日，厚生労働省医政局長および保険局長より「「診療録等の保存を行う場所について」の一部改正について」という通知が出され[22)]，厚生労働省から「医療情報システムの安全管理に関するガイドライン」[18]，経済産業省から「医療情報を受託管理する情報処理事業者向けガイドライン」[23]，ASP・SaaSの情報セキュリティ対策に関する研究会から「ASP・SaaSにおける情報セキュリティ対策ガイドライン」[24]，総務省から「ASP・SaaS事業者が医療情報を取り扱う際の安全管理に関するガイドライン」[25]が出された．ここでASP（application service provider）およびSaaS（software as a service）は，ともにネットワークを通じてアプリケーションサービスを提供するものであり，基本的なビジネスモデルに大きな差はない．これらガイドラインの順守を前提条件として，民間事業者によるクラウドコンピューティングを活用したサービス提供が開始された．すなわち，震災対策などの危機管理上の目的に限定されていた民間事業者による診療録などの外部保存が，この目的に限定されることなく認められたのである．また，すべての医療機関を対象とした医療情報の交換・共有による医療の質の向上を目的として，厚生労働省電子的診療情報交換推進事業（Standardized Structured Medical Record Information Exchange: SS-MIX）が平成18年度から開始されている．

2）データの二次利用

総務省「ASP・SaaS事業者が医療情報を取り扱う際の安全管理に関するガイドライン」[25]，経済産業省「医療情報を受託管理する情報処理事業者向けガイドライン」[23]によってデータセンタは国内法の及ぶ場所に設置し利用できることとなった．また，総務省から2010年12月に「ASP・SaaS事業者が医療情報を取り扱う際の安全管理に関するガイドラインに基づくSLA参考例」[26]（SLA: service level agreement）が出された．これにはASP・SaaS事業者が医療機関などに対してサービス提供を行う際に求められる合意事項などを整理し，参考例がまとめられており，クラウド運用のよりどころとなっている．

3）医療クラウドと国の施策

「新たな情報通信技術戦略と医療クラウド」「新たな情報通信技術戦略工程表」などが検討されてきた．

6.7.3　医療分野におけるクラウドコンピューティング活用サービスのターゲット

クラウドコンピューティングの医療における活用は大規模病院，中小病院，小規模診療所という三つの分野で進行中である．最初は大規模病院での電子カルテなどが主であったが最近は中小病院，小規模診療所にも普及し，機関別にも件数別に活用が拡大している．初期投資を必要とせず運用費で落とせるため．小規模診療所では診療報酬請求に係る業務や電子カルテなどの活用に効用が見いだせたのと，業者による積極的な勧誘があり，浸透している．将来は医療機関以外のシステム，たとえば患者退院後の医療と介護の連携システム，グループ病院同志の診療連携，地域医療連携，病院経営の環境変化に対する対応，臨床検査会社などの経営効率アップなどの広い範囲で利用されると考えられる．

6.7.4　クラウドコンピューティング活用の効用と目的

1）病院経営におけるコストダウン

画像診断装置の高度化に伴ってデータ量は膨らむ一方，一定期間の保存が必要なため，サーバの購入など関連費用の増加が病院の経営課題の一つになっている．クラウドシステムを使えば一定の初期費用や利用料などにコストをとどめられるメリットが期待される．コストを抑えられる点ではクラウド型電子カルテサービスが注目される．これにより「低価格でITが活用できる」というメリットを享受でき，「災害対策という安全・安心も確保できる」ので今後さらに多くの医療機関が活用することとなる．

2）患者サービスの向上

政府は患者情報を電子化して共有する「どこでもMy病院」構想を提唱し，かかりつけの病院以外でも，過去の記録を基に患者が診療や投薬を受けられる仕組みの基盤作りを進めている．地方での医師不足が深刻化していることもあり，診療記録の全国共通化と共有化による患者サービスが期待されている．

また2011年3月に発生した東日本大震災では津波によって多くの紙カルテが失われ，慢性疾患の患者の常用薬が正確にはわからなくなるという事態が発生した．さらに「カルテが流されたことで，カルテに記載されている個人情報が紙で手元に保管することの危険性が浮き彫りとなり，disaster recovery（災害復旧対策）としてのクラウドサービスの活用に注目が集まっている．

震災後に開かれた日本政府IT戦略本部の「医療情報化タスクフォース」は，「医療情報を外部保存してバックアップを取ることが有効である」と指摘した．また，このタスクフォースは，外部保存以外にも「医療機関が相互のバックアップを行う」，あるいは「患者自身が医療情報を所持することも有効だ」としている．「コスト削減」と「災害対策」という2つの要素が促進要因となり，今後は医療分野におけるクラウドサービスが広く普及すると考えられる．

3）保険医療環境の整備による診療報酬二重請求などの防止

4）地域医療再生

地域医療連携において，小規模病院は大規模病院の後方支援や回復期・リハビリ機能を担う病院という役割を持つが，連携をしていくためには病院同士が情報共有を行う必要がある．

6.7.5　クラウドの利点と欠点

1）メリット

病院における運営費（インフラコスト）を「固定費」から「変動費」として扱うことができることがクラウドサービスの大きなメリットになる．特に病院がさほど大規模でない場合は，高いコストパフォーマンスを有する．どの程度の規模では有利なのかは，医用画像のボリュームの現状や将来予測が必要である．

2）デメリットと不安

（i）性能上の問題

サーバのパフォーマンスでは，まず単純に「CPUパワー」に関する部分では，個々の病院にサーバを置く物理サーバが有利である．理由はクラウドサービスでは通常1つのサーバを多数のユーザでシェアするため，単純に遅い可能性があること以外に，「いつパフォーマンスが低下するかわからない」という安定性に対する不安があるからである．クラウドサービスでは，ディスクI/Oに不安があり，特にデータベースなどでボトルネックになる事例が報告されている．

またネットワークの遅延時間が大きい場合は，トラフィックのスループットに直接影響してくる．さらに，特にクラウド基盤が海外にある場合は遅延が問題になる．サーバ単体のパフォーマンスの高さや安定性が求められるようなシステムには，クラウドよりサーバを自前で保有するほうが適している．

病院が大規模になってくるとクラウドは必ずしも低コストとはならない．これは多くのクラウドサービスでは料金体系は「従量制」となっているので，規模が大きくなるとサーバ数量やトラフィック量に完全に比例してコストが増加してくるためである．小規模病院システムではクラウドサービスが有利となるが，大規模なシステムではコストが逆転する．

（ⅱ）セキュリティの問題

米国の「愛国者法」と呼ばれる法律によると，米国内にあるサーバのデータを閲覧する権利を米国の捜査当局が持っているから，日本の病院のデータも閲覧されることがあり得る．アメリカのクラウドサービス大手は日本の患者の診療情報を電子化して，日本国内にある同社のデータセンタで管理することに切り替えるところも出てきた．しかしそうではない会社は設置場所について何も言わない場合もある．逆に，日本での大規模災害時に患者の情報をいつでもどこでも取り出せる環境づくりとして，東日本大震災を機に海外でのデータセンタ利用に対する関心も高まっている．

クラウドサービスでは，ファイアウォールが導入されていないかオプションとなっている場合があり，標準ではネットワークのセキュリティは低くなっているから注意を要する．またクラウドサービスでは，一度サーバがダウンすると，サーバ上のデータがすべて消失するものもある．また，特に大規模なクラウドサービスでは，システム構成が複雑になってきており，一度大規模障害になると復旧のために数時間から数日間かかるといわれている．

6.7.6 クラウドに関するガイドライン上の記述

医療を含むクラウド利用全体のセキュリティに関しては，経済産業省より2011年に「クラウドサービス利用のための情報セキュリティマネジメントガイドライン」[27]（以下「本ガイドライン」と呼ぶ）が出されている．本ガイドラインは，クラウド利用全体に対するガイドラインを目指しているため，医療応用に用いる場合は注意が必要である．本ガイドラインを医療に用いる場合の注意事項や前述の医療向けガイドラインの関係について，日本PACS・PHDS研究会では，「クラウドを医療連携システムとして利用する場合のガイドライン」[28]により概説している．以下，日本PACS・PHDS研究会の「ガイドライン」の記載に従い，両者の関係を述べる．（記載の都合により，日本PACS・PHDS研究会の「ガイドライン」と表現を変えているところがある．）

1）安全管理

「安全管理に関するガイドライン」[18]（厚生労働省）では，以下がクラウドサービス利用に主に関連する．

・「4電子的な医療情報を扱う際の責任のあり方」

・「8診療録および診療諸記録を外部に保管する際の基準」

「安全管理に関するガイドライン」の基準に合致するためには以下が要求される．

・「ASP・SaaS事業者が医療情報を取り扱う際の安全管理に関するガイドライン」[25] および「SLA例」[26]（総務省）に沿って事業者との合意内容を確認する[23].

・「医療情報を受託管理する情報処理事業者向けガイドライン」に従って，クラウド事業者のデータセンタを確認する.

・診療録を対象にした上記既存ガイドラインの記載が，本ガイドラインに優先する．特に本ガイドラインの「望ましい」の記載を，「せねばならない」と読み替える必要が各所にある.

2）通信上の管理策

本ガイドラインの【10.8.1情報交換の方針及び手段】では，通信経路が暗号化できず，データの改ざんチェック機能を備えていない場合がある可能性に留意することが望ましいとされている．また，【12.3暗号による管理策】ではネットワーク経路が暗号化されていることを確認することが望ましいとされている．しかし，この対策は「安全管理に関するガイドライン6.11」では必須事項である．いずれにしろ，ネットワーク上での保護策がない状態では利用不可になる.

3）情報の管理責任

本ガイドラインの【6.1.3情報セキュリティ責任の割当て】において，情報セキュリティに関する全体の責任はクラウド利用者に残ったままである（以下，【　】は「本ガイドライン」からの引用であるので，「本ガイドライン」は省略する）．これは「安全管理に関するガイドライン」での指摘と同一である．「安全管理ガイドライン8.1.2」にある事業者選定のガイドラインに従って，クラウド事業者のセキュリティポリシーの確認や資格条件を確認することが必要である.

4）データの所在管理

本ガイドライン【6.1.5秘密保持契約】ではデータの所在などを，クラウド利用者が特定することが技術的に難しいとしている．クラウド利用者はこのことを肝に銘ずべきである．また【9.2.7資産の移動】でも事前にクラウド利用者の許可なく，データの物理的な所在が移動される可能性があることに留意することが望ましいとされている．さらに【付属書A（参考）クラウドサービス利用にかかわるリスク】においても，さまざまな国や場所にデータセンタが設置されることで，データセンタに従事する事業者の経験やモラルなどによる情報の取扱いの差がクラウド利用者の視点からは懸念事項として挙げられている．また以下が挙げられている．すなわちさまざまな国のネットワークの接続性などに伴って，サービスの質などの差による影響が出る可能性がある．また，現地の法執行機関による情報の差押えの懸念も発生する．そのため，クラウド利用者はあらかじめデータセンタの所在地の法規の適用にかかわる問題を認識して，リスクを受容するかの検討を要する.

5）患者への開示

医療機関は患者に対して記録の保管が外部ならば，その旨を開示する必要がある（「安全管理に関するガイドライン8.1.3」）．そして無断でデータ保管地域を移動させることは安易に許容されていないと解釈すべきである．さらにデータ所在地について，クラウド事業者との契約などで明確にする必要がある.

6）法的責任

【15.1法的要求事項の順守】において，法律の定める要求事項は国ごとに異なっており，

また，一つの国で作成され別の国へ伝送される情報（すなわち，国境を越えたデータの流れ）についても異なる場合があるとされている．【15.1.1 適用法令の識別】ではクラウド利用者は，クラウドサービスの利用契約に定められた準拠法と裁判管轄を確認し文書化すること，クラウド利用者はクラウド事業者が適用を受ける法令を調査し文書化すること，クラウド事業者が事業を行う国の法律や業界団体の慣習などについても洗い出し検討することが必要となることが挙げられている．また，外国法人でも日本国内において事業を行う限り，原則として国内法の適用を受けるとされている．

7）組織の記録の保護

【15.1.3 組織の記録の保護】で他国のクラウド事業者は，特定国内における法律に対応できない場合もある．そのため記録の保管が適切に行うことができるクラウド事業者を選択するか，自ら記録を保管する体制を構築することが望ましいとされている．元来，診療録は日本国内法で作成・保管が定められたものであり，その保管場所は「日本国内法の適用箇所」（総務省ガイドライン）と定めらており，日本法人・外国法人にかかわりなく国内法の適用箇所に保管することを遵守しなければならない．

6.8 モバイル端末（携帯端末）の活用

病院情報システム，遠隔画像システムなどでデスクトップ端末やワークステーションの代わりに，白衣のポケットに収まる大きさの携帯端末が使われつつある．画質が劣るという欠点があったので，診断用画像端末として使用に難点があったが，放射線診断医からの診断レポート付き画像の閲覧端末としては十分に使用できるので普及した．

京都大学医学部附属病院と日本電信電話（NTT）は関節リウマチ患者の病気の進行度や症状・機能障害の程度をスマートフォンで計測し，かつ医療従事者がリアルタイムに計測情報にアクセスできるシステムを開発した[3]．また，NTTドコモと東京慈恵会医科大学は脳卒中などの急性期医療におけるスマートフォンなどのモバイル端末を活用した医療情報システムに関する共同研究を行い，医療ICTの発展，および地域医療の質の向上に貢献している．具体的には，遠隔画像診断治療補助システム「i-Stroke（アイストローク）」を利用し，検査画像などの情報をドコモのAndroid OSが搭載されたスマートフォンやタブレット端末に対して即時に通知する機能を開発し，脳卒中領域におけるモバイルの有効性を実証した[3]．

第7節 放射線診療情報システム

7.1 定義

放射線診療情報システム（radiological information system: RIS）は主に放射線機器によ

る検査の予約や検査履歴の管理を行うシステムである．HISおよびPACSと連携して運用され，放射線診断部門における各種情報伝達の主軸となるシステムである．

電子カルテが医師による診療の経過を記入するシステムであるのに対して，RISは検査履歴や患者情報や予約情報などのHISやオーダリングシステムなどの一部と連動するのが一般的である．HISやPACSとの連携がうまくいかないと運用上孤立して効果が発揮できないので，RISはむしろIHE（Integrating the Healthcare Enterprise）の概念に吸収されて検討されている[29]．RISのシステム構成を含む詳細な記述は診療放射線技師教育用教科書に掲載されている[30),31)]．

7.2　機能と役割

RISでは自部門の現状分析とシステム分析，システム設計を先行させる点ではHIS，PACSと同じであり，以下の内容が検討されてきた．

①DICOM規格のモダリティーワークリスト（modality worklist management: MWM）と呼ばれる各モダリティ機器に対して患者情報や予約情報，検査終了の信号などをネットワーク経由で送受信する機能を持つ．この機能がないと各モダリティ機器の個別のコンソール上で患者情報などを手入力しなければならないという煩雑な作業が発生するため，患者取り違えなどのヒューマンエラーの原因となりやすい．

②診断レポート作成機能でDICOM規格のstructured reporting（SR）が古くから検討されてきた．放射線画像診断に特有なものとしてPACSと密接に連携して診断のキーとなる画像，手術や放射線治療計画に直接関連する画像を伴うという機能を満たさねばならない．これらはHISへ送信されてHIS端末で表示される．日本の病院では放射線画像診断は放射線医以外の医師が内科や外科などで行う例が多いので，上記のSRは必須とは限らない．しかしRIS開発者は放射線診断医の知的成果物である診断レポートの高度化と病院全体への影響力の向上に向けて貢献している．

7.3　放射線データ交換フォーマット

HISと放射線部門システム間のデータ交換フォーマットの標準化が促進されている．医用画像の標準規格であるDICOMやHL7（Health Level Seven）を考慮して作成され，実装の実績がある．

このフォーマットは，一般社団法人保健医療福祉情報システム工業会（JAHIS）が規格を発行した[29]．これはJAHISより発行されていた「臨床検査データ交換規約」や「処方データ交換規約」との共通部分の整合性に考慮しながら，HL7Ver2.4準拠の「放射線データ交換規約Ver.1.0」を作成したものである．

ここではHL7のオーダ入力を中心に，コントロールおよび患者管理などや放射線分野に関係する部分が記載され，HL7に準拠するようにメッセージが定義されている．従来からのHIS-RIS間のインタフェースに加えて，これまで範囲外にしていた実施情報（会計情報）や下流（RIS-PACS/Report間）のインタフェースが対象範囲として考慮されている．IHE-J

（Integrating the Healthcare Enterprise-Japan）のスムーズな実装も考慮されている.

第 8 節 放射線治療部門総合情報システム

8.1 定義

放射線治療部門総合情報システムは放射線治療のquality assurance（QA），quality control（QC）を通じて放射線治療成績の向上を目的としたシステムであり，病院情報システムと一貫性をもって機能するシステムであるが，独立性の高いものもある．これには，放射線治療計画のための医用画像の収集，放射線治療方針の策定，放射線治療計画，線量分布計算，放射線治療照合システム，放射線治療記録システム，放射線治療臨床症例データベースなどが含まれる.

このシステムは治療RISとも呼ばれ，RIS同様，HISやPACSと連携しなければならない性格を持つ．しかし，対象患者数がRISに比較して少ないことや，線量分布計算や最適化戦略など独自の領域を有する．このシステムの構成例などは診療放射線技師教育用書籍に詳述されている[31)].

8.2 機能と役割

このシステムの運用では放射線治療のQA，QCを最優先とし，しかも治療成績を長期的展望で向上させることが期待される.

（1）放射線治療計画と他のがん治療計画との連携と最適化計画

欧米ではmedical physicistsは，所属する医療機関のがん治療計画全体に深くかかわり，主導権を持つ．その際，このシステムと他の病院内関連システムとのデータ授受が重要課題となる.

（2）治療症例データベースの構築と運用

当該医療機関での放射線治療症例はもちろんのこと，他科の化学療法，外科手術，免疫療法など関連する診療データ，フォローアップデータも包含あるいは連携して閲覧が容易なシステムとして仕上げねばならない．また，他の医療機関のデータベースとの連携や多施設を包含した広域データベースへの参画を含めて，自施設の相対的成績の閲覧を可能にすることも求められる．そして治療戦略の最適化に貢献できるための閲覧の操作容易性の開発は継続的に行われねばならない.

8.3 放射線治療とDICOMおよびIHE

粒子線治療を含む放射線治療周辺の通信の規格としてDICOMとIHEは用語，フローチャートなど広い範囲にわたり取り決めをしている．この中には開発担当者が臨床上の常識として，また研究論文を執筆するうえでの前提となる知識として知っておくべき内容が多くある[32)-34)]．このうち文献34）は粒子線治療における施設間情報連携について述べている．

8.3.1　アクタ（Actor）の定義と解説

一般にある機能を提供するシステム，ソフトウェア，職種あるいは人をActorと定義して用語として使用する．放射線治療では下記の5個のアクタを定義している．

1）Contourer

CT画像を利用して輪郭情報を作成し，RT Structure SetとしてArchiveに保存する機能を有するシステムである．この場合のRTはradiation therapyの意である．複数シリーズを利用する場合や内部的にCTの再サンプリングを必要とする場合は，シングルシリーズのCTを生成し，RT Structure Setにマッピングする機能を持つ．

2）Geometric Planner

CT画像とRT Structure Setを利用して放射線治療計画を作成し，RT PlanとしてArchiveに保存する機能を有するシステムである．このとき保存されるRT Planは，基本照射計画で，Geometric Planとも呼ばれる．Geometric Planを扱うためGeometric Plannerと称する．

3）Dosimetric Planner

CT画像，RT Structure SetおよびGeometric Planを利用して線量分布を計算し，RT PlanとRT Doseを作成しArchiveに保存する機能を有するシステムである．このとき保存されたRT Planは，照射線量計画（Dosimetric Plan）である．

4）Dose Displayer

CT画像，RT Structure Set，Dosimetric PlanおよびRT Doseを利用して線量分布を表示する機能を有するシステムである．

5）Archive including RT

DICOM画像およびRT SOP（Service-Object Pair）Classを保存する機能を持ち，他システムへ転送する機能も有するシステムである．

IHEでは上記1）から5）のアクタに順番に流れるプロセスフローを例示している[32)]．

8.3.2　実際のシステムの機能とアクタの関係

治療計画装置内においては，輪郭情報作成機能はContourer，照射計画作成機能はGeometric Planner，線量情報作成機能はDosimetric Plannerとそれぞれ関係がある．治療計画装置および治療用Viewerでは，線量分布表示機能はDose Displayerと関係がある．他システムからの要求にかかわらず，Archiveが能動的な指示であるC-StoreでDICOMオブジェクトが送信できることとしている．

第9節 DICOMと医学物理

9.1 AAPMのDICOMへの貢献

AAPMは2008年の大会でDICOMの組織会員となり，医学物理に関係するワーキンググループに参画して貢献することを表明している．もともと米国で医療用システムや機器の標準化活動を行い，成果を上げたのは病院に勤務するmedical physicistや工学系技術者であった．DICOMはその典型である．彼らの貢献によりすべての企業が無料で使用できるopen sourceとしてのDICOMが普及し，PACSやHIS, RISも病院で普及するようになった．

これに対し，日本は常に医療システムや医療機器の国際標準には直接貢献できず，常に米国が開発した標準を翻訳し解釈して追随してきた．それも高度の知性と知識を持った少数の企業の技術者と大学や研究所の理工系職種であった．これからは臨床に従事する理工系職がopen source resolution[7] に向けて直接貢献することが期待される．

9.2 概要

DICOM（digital imaging and communications in medicine）は ACR（American College of Radiology）とNEMA（National Electrical Manufacturers Association）が，医療用ディジタル画像と通信のための規格を開発するために合同委員会を1981年から組織し，NEMAの手続きに従って開発してきた．1993年にACR-NEMA 3.0からDICOM 3.0と改名され，現在のDICOMの正式名称はDICOM 3.0となっている．併せて新たにDICOM Standards Committeeという団体が設立され，規格制定および追加・変更はそちらに移管された[35]．

この規格は欧州のCEN TC251（European Committee for Standardization: CEN），米国のIEEE，HL7と連携しつつ開発された．日本のJIRA，JAHISを含む他の標準化組織がこれに準拠している．また国際規格ISO TC215にも承認され，本格的国際標準として普及している．

DICOM規格はオブジェクト指向に基づいて情報が定義されており，用語もオブジェクト指向言語で定義されているものが使用される．たとえばエンティティ，インスタンス，オブジェクトなどである．DICOMは医用画像のファイルフォーマットやネットワークなどを通じての通信・伝達方法を規格化したものである．CT，MR，CR（コンピュータX線撮影）などの医用画像機器（モダリティ）で撮影した医用画像のフォーマットをはじめ，それらの画像データをどのように他のモダリティやPACS，医療情報システムと送受信するか，高精細モニタの初期設定はどうあるべきか，画像診断レポートの書き方などの多くの項目にわたって細かく規格化されている．

DICOM規格はインターネット経由の遠隔画像診断や医療クラウドなどを介する通信手段にも使われている．これは，病理学，外科手術，獣医学をも包含しており，医療以外の非破壊検査画像でも使われはじめている．DICOM規格はいまもさまざまな要求に対応すべく拡張が続けられているのでホームページなどで常時参照する必要がある[35]．DICOMはオープンな規格open resource[7]であるからインターネットから無償で入手可能である[35]．

9.3　DICOMの範疇

表4.1に標準化委員会とテーマをリストアップする．なお，日本ではDICOM規格書は英文のまま使用することになっている．当初はJIRAなどにより和文翻訳も試みられたが，正確な翻訳が困難なのと無理な和文は誤解を招くので英文のままでソフトウェアが開発されている．

医学物理関連分野では，WG-03：核医学，WG-04：画像圧縮と復元，WG-07：放射線治療，WG-14：セキュリティ，WG-15：コンピュータ支援診断CAD，WG-27：ウエブ利用，WG-28：医学物理　などである．特にWG-28：医学物理はAAPM，EFOMPが主導しており，吸収線量，臓器への線量，投与線量の決定方法，評価記録方法など医学物理の臨床にか

表4.1　DICOMの標準化委員会

The DICOM Standards Committee
WG-01: Cardiac and Vascular Information
WG-02: Projection Radiography and Angiography
WG-03: Nuclear Medicine
WG-04: Compression
WG-05: Exchange Media
WG-06: Base Standard
WG-07: Radiotherapy
WG-08: Structured Reporting
WG-09: Ophthalmology
WG-10: Strategic Advisory
WG-11: Display Function Standard
WG-12: Ultrasound
WG-13: Visible Light
WG-14: Security
WG-15: Digital Mammography and CAD
WG-16: Magnetic Resonance
WG-17: 3D
WG-18: Clinical Trials and Education
WG-19: Dermatologic Standards
WG-20: Integration of Imaging and Information Systems
WG-21: Computed Tomography
WG-22: Dentistry
WG-23: Application Hosting
WG-24: Surgery
WG-25: Veterinary Medicine
WG-26: Pathology
WG-27: Web Technology for DICOM
WG-28: Physics

かわる項目の表現方法の規格作りを目的としているので注目に値する．

9.4 DICOM規格書のリスト

DICOMは下記の規格書から構成される[36)]

DICOM Part 1：Introduction and Overview序文と概要

DICOM Part 2：Conformance 適合性

DICOM Part 3：Information Object Definitions情報オブジェクト定義

DICOM Part 4：Service Class Specifications サービスクラス仕様

DICOM Part 5：Data Structures and Encoding データ構造と符号化

DICOM Part 6：Data Dictionary データ辞書

DICOM Part 7：Message Exchange メッセージ交換

DICOM Part 8：Network Communication Support for Message Exchange メッセージ交換のためのネットワーク通信サポート

DICOM Part 9：欠番（退役）

DICOM Part 10：Media Storage and File Format for Media Interchange 可搬電子媒体を用いたデータ交換のための保存とファイルフォーマット

DICOM Part 11：Media Storage Application Profiles可搬電子媒体保存応用プロファイル

DICOM Part 12：Media Formats and Physical Media for Media Interchange可搬電子媒体を用いたデータ交換のための媒体フォーマットと物理媒体

DICOM Part 13：欠番（退役）

DICOM Part 14：Grayscale Standard Display Function グレイスケール関数の標準規格

DICOM Part 15：Security and System Management Profiles セキュリティと関連システムマネージメントプロファイル

DICOM Part 16：Content Mapping Resourceコード化されたコンテンツのマッピング

DICOM Part 17：Explanatory Information 説明に使用される情報群

DICOM Part 18：Web Access to DICOM Persistent Objects（WADO）DICOM準拠オブジェクトへのウエブアクセス

DICOM Part 19：Application Hosting アプリケーションソフトの接続

DICOM Part 20：Transformation of DICOM to and from HL7 Standards DICOM規格とHL7との相互変換

9.5 主たるソフトウェアコンポーネント

（1）DICOMビューア（DICOM viewer）

DICOM規格に準拠した医用画像を見ることに特化した画像ビューアソフトのことである．LANなどのオンラインを利用しDICOMサーバとRISやHISと連動して動作させる．チーム医療を想定してシステム化された大規模なものが主体である．しかしオフラインでの利用を想定し紹介状に添付するのを目的とした小規模なものもある，CDやDVDなどに

DICOMビューアとDICOMファイルをセットで書き込み，手動で運搬する媒体形式のものもある．

（2）DICOMサーバ

DICOMの形式でモダリティの画像を保存するサーバである．

（3）DICOMファイル

DICOM規格で定める医用画像ファイルフォーマットのことで基本構造は下記である．

1）プリアンブル：　DICOMファイルの先頭にある固定128バイト（0～128バイト）で将来の使用に備える空き領域である．

2）プリフィックス：　プリアンブルに続く固定4バイト（129～132バイト）．中身は「DICM」（0x44，0x49，0x43，0x4D）という文字列である．DICOMファイルかどうかを判断するのに使用する．DICOMファイルであることをチェックするためまずこのプリフィックスを読む．

3）メタ情報：　ファイルの終わりまで繰り返し登場する可変長の要素である．1個のメタ情報は基本的に，タグ，VR（データの型），データ長，データ本体の4つで構成される．ここでタグはデータ本体に何の情報が入っているかを示す4バイトでグループ（上位2バイト）とエレメント（下位2バイト）で構成される．グループの値が偶数の場合は標準タグといい，それぞれのタグの値が何を意味するかはDICOM規格に記載された膨大な辞書で決まっている．たとえばタグが(0010, 0010)(16進数で表示されている)であれば患者名である．グループの値が奇数の場合はプライベートタグ独自の値を入れる．VRはValue Representationの略で，データ本体の型を表す2バイト，文字列なのか数値なのかの区別，データ長，データ本体のバイト数を示す．2バイトまたは4バイトまたは6バイトである．

4）データ本体：目的のデータが入っている領域．

9.6　コンフォーマンスステートメント（適合性宣言書）

コンフォーマンスステートメント（Conformance Statement: C/S）適合性宣言書はDICOMに準拠した機器を製造販売する企業がDICOMサポート範囲を明記するドキュメントである[36)]．これがないとお互いを実際に接続し運用するためのソフトウェアを開発することはできない．各社が製造する機器について発行しており，ウェブで公開している[37)]．

DICOM規格では文字（Character Set: C/S）の各国対応（Localization）に対応している．日本で使われているほとんどの漢字はJISによって番号付けがされているのでこれを利用する．漢字のJISコードはISOにISO IR 87，およびISO IR159として登録されており，それぞれに含まれる文字の一覧についてはJIS X0208やJIS X0212でインターネットを検索できる．表4.2にDICOMに登録されている日本語関連の文字種を示す．

このように装置メーカーが装置に付随させるC/SにはSupported Character Sets（キャラクタセット使用可能文字種）を記述するセクションがあり，ここをみればその装置がどの文字集合をサポートしているかがわかる．国内で販売されている装置で日本語対応していると称されるものは，たいていは表4.2の中のIR 87を実装している装置である．表4.2の中の

表4.2　DICOMに登録されている日本語関連の文字種

キャラクタセット:	DICOMの予約語
定義:	Default set, ISO 2022 IR 6, ISO 646
宣言無しで使えるデフォルトの文字種:	Japanese, ISO_IR 13, JIS X0201
半角カタカナ:	Japanese, ISO 2022 IR 14, JIS X0201
半角カタカナ:	Japanese, ISO 2022 IR 87, JIS X0208
JIS漢字:	Japanese, ISO 2022 IR 159, JIS X0212, JIS補助漢字

IR 13（半角カタカナ）のみに対応しているだけでは実質的に日本語対応とはいえない.

第10節　IHE

10.1　定義と機能

IHE (Integrating the Healthcare Enterprise)[38), 39)] は医療情報の既存標準の効率的な導入を促進するための国際的な非営利団体である. IHEはopen systems resolutionの一環としてopen systems resourceを提供することにおいては標準化活動と目的は重複するところはあるが, 規格書作成そのものは行わない. 具体的な目的は医療分野におけるIT化標準化の推進を通じての医療安全や医療の質の向上である. その活動は, 一般にはIHEサイクルと呼ばれており,「医療機関におけるさまざまな部門の複雑な問題」を解決しようとするものである.

医療機関におけるいろいろなシステムに関する問題点を解決するために, 医療機関側はメーカーの技術者と協力して業務の流れを分析して, 他の医療機関でも適応可能な『業務の手順書』を作成する. この手順書に対して既存のDICOMやHL7などの標準的な規格書を基に, システム間の情報の流れを定義し, IHEのテクニカルフレームワークと呼ばれるドキュメントを作成する.

これに則り, 各メーカーは製品に組み込み接続テストを行う. 接続テストの結果は,「一覧表」としてIHE協会のホームページ上で公開される. この表から自分の施設に必要な装置やシステムを探して,『業務の手順書』を参考に仕様書に引用すれば, システムを円滑にかつ迅速に導入することができるとしている.

システム構築には, 何がやりたいかのシナリオづくりと, それを成り立たせる機能単位（アクタ）の特定と, それらが共同でなしえる情報処理のための情報交換の統合的な設計が必要である. DICOM, HL7という医療情報の標準規格が整備されてきたにもかかわらず, 標準化が進まないのは, その点が十分取り上げられなかったためである. そこで①共通のシナリオづくり, ②処理機能（アクタ）の特定, ③ユニット間の情報交換の標準化というステップを明確に仕様化する. これがIHEである.

10.2　IHEの手法

IHEでは，共通に使えるものをシナリオとして記述しなければならない．そのアウトラインを書いたものをプロファイルと呼ぶ．共通に使えるものとは各医療機関であるいは医療機関連携で使えるものである．これらのいくつかの要素を組み合わせ統合したものをIHEでは，Integration Profile（統合プロファイル，以下プロファイル）と定義する．

すなわち統合プロファイルは施設に共通の業務をモデル化したもので，ワークフロー，機能，コンテンツそのものなどがある．初めから有るものではなく，仲間内で自ら定義して用いる．ひな形は沢山あるので，申し合わせて定義すればよい．下記に例をあげる．

1. 通常業務運用（Scheduled Workflow）統合プロファイル

オーダ，予約，受付，撮影，実施結果送信，画像保存管理，表示といった一連の通常業務の流れ全般を示すワークフロー

2. マンモグラフィー（MAMMO）統合プロファイル

画像そのものすなわちコンテンツそのもの，マンモ画像とCADデータの収集と取り扱い機能，　画像やCAD結果などの表示機能，である．

3. エビデンスドキュメント文書（Evidence Documents）統合プロファイル

読影所見，測定値，CADの結果，検査詳細などの画像でない情報を記録管理する機能

次に，処理機能ユニットを前述したアクタ（Actor）とする．舞台で演技する，あるいはシナリオを展開する役者にたとえている．アクタが共通に話す言葉，話す様式，すなわち情報交換手続きをTransaction（以下，トランザクション）と呼んでいる．共通シナリオを記述する統合プロファイルは，アクタとトランザクションで構成される．これがIHEのモデル化の手法である．ユーザ側は，プロファイルが何の共通シナリオを実現するものかを知り，ベンダに注文することになる．その際には，仕様（後述のテクニカルフレームワークに記述される）は唯一であり，ベンダ-ユーザ間で誤解を起こすことがあってはならない．

施設間連携では，オンラインとオフラインの2種類がある．日本，米国や欧州で，施設間連携ではオンラインにXDS (Cross-Enterprise Document Sharing）が利用されている．オフラインにはPDI (Portable Data for Imaging）があり，CD-Rなどの媒体で利用する．IHEの普及により実際にメーカーやユーザにとってメリットがあることが報告されている．

10.3　地域連携システムの構築の場合の手順

IHEが作成している『業務の手順書』のうち，地域医療連携情報システムに応用可能なものが多くある．その中心が前述のXDSと呼ばれるもので情報共有のための『業務の手順書』である．この機能は，中央の1カ所に索引サーバをおいて，医療情報を共有する．

一方，情報を参照するときには，中央の索引サーバを利用して，その所在を突き止め，直接，保存してある保管サーバから情報を引き出す．XDSは，このような索引サーバと保管サーバが組となった枠組みを使用している．そして下記の3つの標準化を実施する．

(1) 第1レベルの標準化

IHEは利用形態を多くの医療機関で利用可能な業務の流れとしてまとめ『業務の手順書』

を作る．

（2）第2レベルの標準化

この『業務の手順書』をもとに，既存の標準規格を用いて情報の内容や情報の伝達方法などを定義書として決める．

（3）第3レベルの標準化

この『業務の手順書』をもとに，1年に一度接続テストを行い，メーカーが作ったシステムが実際に他のシステムとデータの交換ができるかを実演により実証する．これが下記のコネクタソンである．

以上の第1レベルから第3レベルまでの標準化を実施しているのはIHE環境以外にはない．

10.4　コネクタソン

これはconnect（システム間の接続）とmarathon（長時間をかけて行う）の合成語であり，ネットワーク接続の規格について各社が実装したシステムの相互接続性を確認する場として使われてきた．地域医療連携情報システムの構築で，IHEの統合プロファイルを適用して実現する方向で進められる．統合プロファイルの詳細仕様は，テクニカルフレームワークとして規定されており，これに基づいて各システムベンダは製品の開発を行い，相互接続性を検証する目的で製品を一堂に持ち寄り，規定された接続方式が守られているかの確認を実施している．この相互接続性の検証する場がコネクタソンである．これまでRSNAなどの国際会議場でデモンストレーションが行われてきた．

10.5　IHEと粒子線治療施設間情報連携プロジェクト[34)]

粒子線治療が一般に普及すると，さまざまな医療機関から粒子線治療を紹介する症例が増加する．すなわち，治療依頼時には電子化された画像や紹介状などの病歴を伝達する必要があり，治療終了後は依頼元に放射線治療に関する一連の情報を戻すことも必要である．依頼元の画像情報などを依頼先の粒子線治療施設で，迅速にかつ安全にデータを連携させる方法が望まれる．

このプロジェクトの目的は①粒子線治療施設における情報連携の構築，②XDSに関連する統合プロファイルの日本における適合性の検討，③XDSを用いた施設間連携データベースの実現可能検討，④施設間連携した場合のセキュリティ面の検討，⑤統合プロファイルに定義されてない施設連携に必要な規格などの検討，⑥利用プロファイル全体像の確定，⑦ソフト開発のためのRFP（request for proposal）の作成などである．

手順は下記のとおりである．

（1）粒子線治療の依頼時や治療終了時の病歴データを依頼元やフォローアップ先などと連携する方法を確立する．対象は画像データ，紹介状，診断書，診療情報提供書，照射録などである．

（2）施設間ドキュメント共有XDSを作成する．

対象となるコンセプトは次の4点である．

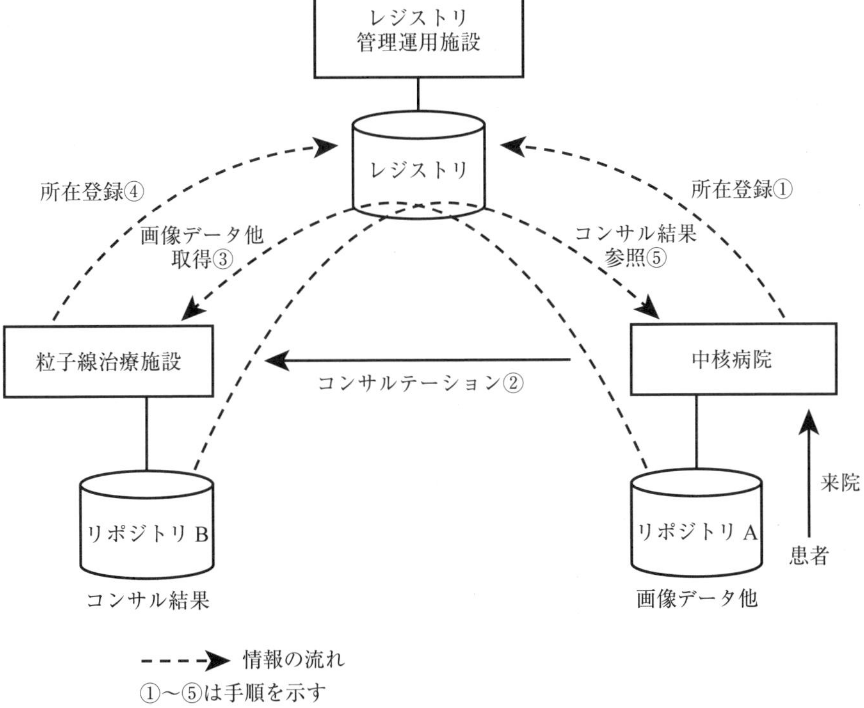

図4.4　粒子線治療施設間情報連携プロジェクトにおける情報の流れ

①EHR-CR（Electronic Health Record-Care-delivery Record）

EHR-CRによって共有されるドキュメントはレジストリによって追跡されるが，このレジストリは放医研に設置する．EHR-CRを提供するのは日本粒子線治療臨床研究会である．

②放射線治療，画像検査，再発・有害事象の情報（診療を行う機関によって管理）

③EHR-LR ここでLRとはLongitudinal Recordのことである．

④XDSにおけるClinical Affinity Domain（XAD）

（3）情報の流れは次の5項目で表現される（図4.4）．

①患者は中核病院で検査を受け，その画像を提携しているリポジトリAとして登録する．

②画像を用いて粒子線治療の可否についてコンサルテーション依頼をする．

③依頼された施設は，レジストリから画像の存在場所を調べ，画像を取得．

④コンサル結果をリポジトリBとして登録．

⑤レジストリからその患者のコンサル結果の存在場所を調べ，結果をリポジトリBから参照する．

10.6　病院内におけるIHE応用

病院内におけるIHE応用では施設間連携を病院内に置き換えればよい．すなわち，HIS，RIS，PACSなどの情報システムの相互運用性（情報の連携）を推進することで実現し，ワークフローあるいは業務シナリオ（integration profile）を分析して，いかに全体システム化を有効に運用するかを提言する．さらにコネクタソン（接続テスト）を行い実証する．

第11節 HL7

11.1 定義

HL7（Health Level Seven）[38),39)] はISO/OSI通信標準（7層のモデルで構成）の第7層アプリケーション層に由来している電子保健医療情報の総括的枠組みに関する標準である．1986年米国で発足し，現在34カ国に支部を持つ国際標準化組織である．通信規約，メッセージ交換規約だけでなく，多くの医療分野の標準となりつつある．下記のCDAの作成，EHRのopen system resourceの蓄積，CCOWの運営などを行う．

対象は医療情報のみならず，治験方法，遺伝子情報，セキュリティ，用語など多岐にわたっている．このHL7も目的はopen systems resolutionの一環としてopen systems resourceを提供することなので参加は自由である．会員には医療機関のほかに，コンピュータ会社，医療関連会社，コンサルタント会社などがある．

11.2 規格の例

（1）CDA

CDA（Clinical Document Architecture：臨床記録構造）は臨床文書交換モデルである．電子医療記録の実施を促進する．XML（Extensible Markup Language）を使用しRIM（Research in Motion）およびvocabularyを活用することで，このCDAドキュメントはマシンリーダブルとなり，かつヒューマンリーダブルともなって両方の機能を持つ電子ドキュメントを提供する．このCDAドキュメントは明確な定義を持ち，電子的に分析しやすく処理しやすいので，相互運用性が高い．そしてWebブラウザや携帯電話などのモバイルアプリケーションにも利用される．

（2）EHR機能モデル

EHR機能モデル（Electric Health Record Functional Model, Release 1）[42)] は，電子健康記録システム（EHRs）の機能のリファレンスリストを提供する．この中では目的とするシステムの機能を一貫した表現で優先順や必要機能など，最小限の要求機能がユーザの観点から説明されている．そして，治療方法や病名の標準化とその機能の説明求めに応じる形式で，与えられた環境で利用可能なシステム機能の共通の理解を可能にする．具体的なプロファイルは利害関係者が設計しHL7の承認を受け使用する．3つのカテゴリー，Direct Care, Supportive，Information Infrastructureがあり，140項目の機能について定義されている．

（3）CCOW

コンテキスト技術管理（Clinical Context Object Workgroup: CCOW Version 1.5）はユー

ザが目指すアプリケーションの統合が容易にできるようにするため，伝統的なデータ交換や企業のワークフローを補完する．これはユーザが複数のシステムを臨床で使用するとき，個々のユーザインタフェイスを介して，複数の独立したアプリケーションを連結統合するための記述である．

（4）Arden Syntax

Arden Syntax（The Arden syntax for medical logic systems）は医療知識の定義と交換・配布を目的としたシンタックス（構文あるいは文法）である．Ardenは開発が行われた場所に由来している．医療知識を記述するために，論理形式で記述されたモジュールMLM（Medical Logic Module）の集合を用いる．適用範囲は論理形式で記述可能な知識に制限されている．このMLMには，単一の意思決定をするのに十分な論理と，論理を判定するために必要なデータの取得方法が記載できる．知識の記載だけではなく，作成者・日時や他の知識ソースへのリンク情報など，維持整備するための管理情報も記載できる．そして医療従事者がArden Syntaxを使ってすぐにMLMを作成することができ，作成されたMLMはこの仕様に則った意思決定支援システムですぐに使用できることを目指している．

第12節　ISO（国際標準化機構）

12.1　定義と範疇

国際標準化機構（International Standard Organization: ISO）は各国の代表的標準化機関からなり，電気および電子技術分野を除く全産業分野（鉱工業，農業，医薬品など）に関する国際規格の作成を行う．電気および電子技術分野は国際電気標準会議（International Electrotechnical Commission: IEC）が担当する．医療情報関係はTC215（Health Informatics）（Technical Committee: TC）が担当する．下記の次の9つのWorking Groupで作業をしている．国内事務局はJISC*からMEDIS-DC*へ委託している．（*を付した国内事務局のフルスペルと日本語名称はこの項の末尾にまとめて示す）

TC215（Health Informatics）:

Working Group 1-Health Records and Modeling Coordinationデータ構造（国内事務局はJAHIS*）

Working Group 2-Messaging and Communicationデータ交換（国内事務局はJAHIS）．

Working Group 3-Health Concept Representation意味論的内容（国内事務局はMEDIS-DC）．

Working Group 4-Security，Safety and Privacyセキュリティなど（国内事務局はJAMI*），保健医療カード（国内事務局はMEDIS-DC）．

Working Group 5-Health Cards→Working Group 4へ併合．国内事務局はMEDIS-DC．

Working Group 6-Pharmacy and Medication Business薬局・調剤（国内事務局はJAHIS）．

Working Group 7-Medical Devices医療機器．国内事務局はJAHIS

JWorking Group 7-Business Requirement for Electric Health Records医療機器と接続されるネットワークへのリスクマネージメントの適用．上記WG7とIEC/WC62Aとの合同作業部会冒頭のJはjointの意

Working Group 8-EHRのビジネス要求

Working Group 9-標準開発機関間調整．国内事務局はMEDIS-DC

*事務局を務める国内組織のフルスペルと日本語名称

JISC	Japanese Industrial Standards Committee	日本工業標準調査会
MEDIS-DC	Medical Information System Development Center	医療情報システム開発センター
JAHIS	Japanese Association of Healthcare Information System Industry	保健医療福祉情報システム工業会
JAMI	Japan Association for Medical Informatics	日本医療情報学会

12.2　ISO規格の制定手順

次の①～⑥の手順で規格が制定される．

①新作業項目（new proposal: NP，new work item proposal: NWIP）の提案

各国加盟機関，TC（technical committee）/SC（subcommittee）の幹事などからの新規改定提案を各国で投票．

②作業原案（working draft: WD）の作成

専門家によりWDを作成し，委員会原案（committee draft: CD）として登録．

③委員会原案（CD）の作成

CDは幹事を中心に検討修正し，総会でのコンセンサスまたはPメンバー（規格案に対し投票権を持つ27カ国）の投票を経て国際規格原案（draft international standard: DIS）として登録

④DISの照会および策定

DISはすべてのメンバー国に回付，投票を経て，最終国際規格案（final draft international standard: FDIS）として登録．

⑤FDISの策定

登録されたFDISは．すべてのメンバー国に回付・投票

⑥国際規格の発行

FDIS承認後，国際規格として発行

・fast track procedure（迅速手続）制度

各国で一定の実績のある規格がTC/SCメンバーまたはISOと提携関係にある国際的標準化機関から国際規格提案された場合，上記①を実施し条件が満たされれば，②，③の作業手続を省いてDIS（国際規格原案）登録される．TC215ではHL7，DICOMなどが該当する．

12.3　ISOとDICOMの関係

DICOMがすでに国際標準となっているので新たにISOが画像の標準化を行うことは，ユーザに混乱をもたらすとの理由でISOではWGの設置はしていない．DICOM全体を概略説明する文章をISO標準とし，DICOMの詳細はそこから参照することになっている．すなわち，DICOM規格そのものがISO標準となっている．

12.4　ISO/TC215（医療情報の標準化）での電子カルテの定義

電子カルテの英文名称はEMR（electronic medical record）やEPR（electronic patient record）ではなく，EHR（electronic health record）を正式に用いる．すなわち，HERとはケアを必要とする人の健康状態に関する情報の集合体であり，保管および情報提供が安全に行われ，複数の許可されたユーザがアクセスできるコンピュータ処理可能な形態を持ち，標準的または一般に合意されている論理構造を有していることが必須である．持続的に，効率のよい，質の高い総合的な保健医療を提供することを主な目的としており，過去，現在，未来にわたる情報を含んでいる．

12.5　日本におけるISO関連活動の今後の課題

語学に堪能な専門家の継続的な養成が必要である．これがないと日本は欧米をフォローする立場から脱しきれない．また長期的作業分野を確定し取り組むことが必要である．優先順位や重点項目を定め，戦略的アプローチが必要である．ISO規格の日本提案項目は全体の7%に満たない．企画力の養成が必要である．

12.6　医療情報分野におけるISO関連標準化動向

国際的な医療情報システム関連の標準化は，用語・コード，メッセージ交換規約，セキュリティ・安全性分野でISO，HL 7，DICOMなどにより進められている．

（1）用語・コード

前述の世界保健機関（WHO）が体系を定めたICD（国際疾病分類）があるほかに，米国病理学会（College of American Pathologists: CAP）も用語・コードの標準を定めている．臨床医学用語・概念データベースではSNOMED/CT（Systematized Nomenclature of Medicine/Clinical Terms）が広く使われている．ICDは第10版（ICD-10）からICD-11へ改訂中であり，改訂プロセスなどへの意見の提出ができる．すなわち厚労省ICD専門委員会の委員を経由して厚労省に意見を提出することができる[41]．国内での用語・コードの例は，日本臨床検査医学会が制定した臨床検査項目分類コード（JLAC10），JIRA（Japan Medical Imaging and Radiological Systems Industries Association：日本画像医療システム工業会）とJAHISにより制定された画像検査項目コード（JJ1017），厚生労働省の委託を受けてMEDIS-DCが開発しているICD-10対応の病名マスター，手術・処置マスター，臨床検査マスター，医薬品マスター（HOT番号）など各種マスター/コード表がある．

（2）臨床的意味の互換性の確保

ISOが国際標準ISO 13606 openEHRとして審議しているEN13606 Health informatics-Electronic health record communicationは重要である．単にシステム間で交換されるメッセージの相互運用性を高めるのみならず，医療施設間，地域間あるいは国家間で医療情報交換を行う場合の用語の意味的な相互運用性の確保と臨床的意味の互換性と連携を強めることで医療の質の向上や安全性確保に貢献する．このEN13606の中で，注目すべきなのがアーキタイプ（Archetype）と呼ばれる従来システムのデータの臨床に直結した部分である．これにより内容を正確に反映する仕組みを定義しつつある．このEN13606の実装については，openEHR[42)]（http://openehr.jp/）でライブラリが整備されつつある．アメリカのOpen Source Electronic Health Record Alliance[7)]の活動との整合性を見届けるべきである．

（3）メッセージ交換規約

HL7とDICOMはこのメッセージ交換規約を規定している．前述のように患者管理，オーダ，各種照会，検査報告，情報管理，予約，患者紹介，患者ケア，ラボラトリオートメーションなど多岐にわたっている．これをさらにオブジェクト指向およびモデリング手法を適用して体系化したバージョン3も規格化され，これが前述のCDAである．XML表現による診療に関する文書の電子的交換標準が規定されている．ISOで審議されたのはCDA Release 2およびこれらの基準となるデータモデル（reference information model: RIM），データ形式，機能モデル（functional model）などである．HL7のWebサービスフレームワークも制定された．DICOM規格では前述のようにXML表記やWebに対応するためWG27 Web Technology for DICOMが検討された．そしてWeb上での画像の扱いがさらに検討されている．

第13節 セキュリティ

13.1 概要

セキュリティ（security）[43)]に関する学問的体系はほぼ確立されている．基礎は奥深く，数学，論理学，情報科学など既存の自然科学の上にあると述べている．日本セキュリティ・マネジメント学会[44)]は，情報セキュリティが総合科学の上に立っていて，セキュリティは①情報そのものの不変性，②機器やシステムや患者に関する安全性すなわちsafety，③プライバシー保護の3つを含んでいるとしている．一般的なセキュリティに関する技術標準はISO/SC27[43)]で検討されている．医療では前述したようにISO/TC215 WG4，CEN/TC251 WG3やHL7 WG13などで規格書やガイドラインが発行されている．国内では情報システムにおけるソフトウェア安全性について標準化規格書，ガイドラインが発行されている[18)]．

一方，2005年3月に「医療情報システムの安全管理に関するガイドライン（以下，安全管理ガイドライン）」が示されている．そして産と学により「保健・医療・福祉情報セキュアネットワーク基盤普及促進コンソーシアム（Healthcare Information Secure Network Consortium: HEASNET）」が設立された[45]．また安全管理ガイドラインが2009年3月に第4版が発行された．このコンソーシアムはISO TC215テクニカルレポートも日本語で紹介している[46]．さらに経済産業省は「医療情報を受託管理する情報処理事業者向けガイドライン」を，総務省は「ASP・SaaSにおける情報セキュリティ対策ガイドライン」を発行している[3),8),24)-26)]．

13.2　現実的なセキュリティ対策

（1）まず「安全」と「安心」の問題を直視

安全とは，①評価可能な技術要素を提示し，②明確に文書化して運用し，③継続的な確認作業と見直しを行い，④法律的準拠性を確保し，⑤容認できる確率で安全性が確保され，⑥説明可能であることなどである．

一方，「安心」とは「安全」であることを説明し納得を得ることに尽きる．調理用の出刃庖丁に例えて説明すると，下記を満足していなければならない．

①「技術的，構造的」問題の解決．すなわち刃を握らなくていいように握りがついている．

②「使い方」の問題を解決している．すなわち安全な使い方がある程度普遍的に知られている．

③「慣れ」の問題を解決している．すなわちいままで使ってきたが危険な目にあったことがない．

④「場」の問題を解決している．すなわち調理場で見ても危険な感じはしない．

⑤「使用者」の問題を解決している．すなわち調理人が持っていても危険な感じがしない．

（2）さらなる研究の必要性

脅威をなくすることは常にコスト，スピード，満足度とのバランスの上に成り立つ．低い脅威に対してsystematicな防御策を講じることは，コストを上げ，スピードを落とす．このためコストを上げずに社会的信用，道義的責任，個人的満足度を獲得するための研究が行われる．そこでは脅威を網羅的に想定したうえで，費用対効果などの観点から物理的セキュリティを確保する研究が必要となる．

13.3　病院情報システムの安全機能

診療情報は，患者のプライバシーにかかわる情報なので，機密性の確保が重要である．また，入院患者，救急患者も対象となるので，基本的に無停止の運用が求められる．日本では財団法人医療機能評価機構が1995年に設立され，病院に対し所定の基準に合格させるための評価と認定を行っている．また患者安全推進協議会が設立され，特に情報システムの安全性についてはIT・情報機器部会が活動している．そこでは情報システムの稼働により新たに発生したインシデント，アクシデントを分析し，システム改良に役立てる．

13.4 IHEにおけるセキュリティ対策

（1）IHEと「安全管理ガイドライン」[18]の記載範疇

「安全管理ガイドライン」では，セキュリティ対策として次のような対応を求めている[18]．①盗聴・改ざん・成りすまし対策をすること，②契約も含めて，責任の空白地帯を作らないこと，③オブジェクトセキュリティ，チャネルセキュリティ，相互認証をすること，④署名の必要な文書への電子署名・タイムスタンプを施すこと，⑤診療記録の保存を受託する民間事業者には経済産業省，総務省のガイドラインに適合すること，⑥具体的なネットワーク環境ごとのセキュリティ対策を記載している，の6点である．

一方，IHEは相互接続性のための技術仕様を中心に述べており，「安全管理に関するガイドライン」の記載範疇とは異なる．両者の関係を，文献47）に即して述べていく．（なお，記載の都合により，文献47）と表現を変えているところがある）IHE-ITI（IT infrastructure）では，XDSとして地域連携における情報共有の基盤の仕組みを述べている．また，XDRとして1:1の医療情報送受信の仕組みを述べている．技術仕様としては，セキュリティ機能（DSG），通信技術（SOAP），ネットワーク環境（TLS）などを挙げている．これらの技術仕様だけでは，「安全管理ガイドライン」の要請を満足できないため，運用全般のガイドライン「ITI User Handbooks」として，以下の（2)-(4）に述べる3つの文書を発行して，その中でセキュリティ対策のガイドを示している．（「ITI User Handbooks」の内容については文献48）にも詳細な説明がある）

（2）IHEプロファイルを通してのHIEにおけるセキュリティとプライバシー

複数医療機関が一人の患者の診療情報を長期に共有する仕組みであるHIE（healthcare information exchange）において，セキュリティとプライバシーに的を絞ったポリシー策定事項を述べている．前述のIHEのプロファイルは相互運用性の確保に必要な技術的詳細の取決めであり，Privacy and Security Policies, Risk Management, Operating Systems, Healthcare Application Functionality, Physical Controls, General Network Controlsについては触れていなかった．患者のプライバシーと情報セキュリティを守るための技術だけでなく，ポリシー定義が重要であり，本文書はプライバシーとセキュリティのために，IHEプロファイルの使い方を示している．すでに定められている統合プロファイルの中で，セキュリティとプライバシーに関する統合プロファイルには次のものがある[48]．

① Audit Trail and Node Authentication（ATNA），② Consistent Time（CT），③ Basic Patient Privacy Consents（BPPC），④ Enterprise User Authentication（EUA），⑤ Cross-Enterprise User Assertion（XUA），⑥ Personnel White Pages（PWP），⑦ Digital Signatures（DSG），⑧Notification of Document Availability（NAV）

XDSあるいはXDR，XCAモデルでシステムを構築する場合は，これらの機能を用いて安全管理ガイドラインの要求事項を満たすことが必要である．

（3）Cookbook: IHEプロファイルのSecurity Sectionの装備

一般的なセキュリティ対策の準備手順を紹介している．

（4）XDS Affinityドメインの開発計画のためのテンプレート

地域医療連携情報システム構築のためのポリシー作成ガイドが示されている．（1）で示すポリシーはセキュリティとプライバシーに的を絞ったものであったが，これはある地域における単独XAD，複数のXAD間連携（XCA）のポリシーを定義する場合の「決めるべき事項」の雛形として使用できる．個人情報保護方針，文書形式，内容，役割とアクセス権限の有る文書定義，運営組織などのポリシーに関わる内容などが記載されている．セキュリティについて示しており，安全管理ガイドラインとの関連も深い．

13.5　個人情報保護

個人情報保護法では，第20条に以下のような安全管理措置の定めがある．

（1）組織的安全管理対策

従業者の責任と権限を明確に定め，安全管理に関する規程や手順書を整備し，その実施状況を日常の自己点検などによって確認する．また，これらを実践し，管理責任や説明責任を果たすために運用管理規程を定める必要がある．

（2）物理的安全対策

情報の種別，重要性と利用形態，組織の規模に応じていくつかのセキュリティ上保護すべき区画を定義し，情報端末，コンピュータ，情報媒体（CD-RやUSBメモリなど）を物理的に適切に管理する必要がある．

（3）技術的安全対策

情報区分と利用者の対応付けを行いアクセス権限を設定すること，運用時における利用者の識別と認証およびアクセスの記録，不正なソフトウェアの混入やネットワークからの不正アクセス防止により医療情報システムへの脅威に対応する．

（4）人的安全対策

医療機関などは，情報の盗難や不正行為，情報設備の不正利用などのリスク軽減を図るため，人による誤りの防止を目的とした対策を施す必要がある．これには，守秘義務と違反時の罰則に関する規定や教育，訓練に関する事項を含む必要がある[3),7),50),51)]．

第14節　放射線腫瘍学広域データベース

14.1　基本データベースROGAD

1993年より日本放射線腫瘍学会（Japanese Society for Therapeutic Radiology and Oncology: JASTRO）データベース委員会の中の放射線腫瘍学広域データベース専門小委員会の下部組織である「放射線腫瘍学広域データベース登録委員会」（委員長稲邑清也）によって，放射線腫瘍学広域データベースROGAD（Radiation Oncology Greater Area Database）が14年間にわたり開発，運用された[52)]．データ登録委員会メンバーとして臨床症例を提供した協力施設のリストは文献[53)]の冒頭に掲載されている．事務局が大阪大学医学部保健学科に設置され，技術開発，データ収集・集計・配送業務が行われたが，臨床評価方法，技術開発の優先順位，活動方針は定期的に開催された事務局会議で提案，討論された．事務局員メンバーは文献[53]の著者である．経過・活動報告は主としてデータ収集方法・検索方法，追跡方法の研究，インターネット利用方法，多施設の既存データベースとの自動リンク方法，信頼性・セキュリティ対策などである．ROGADOの本質は多種類で多くのデータエレメントを収集し階層的に蓄積・構築し，分析し所見を見いだすことにあった．これらを応用した新しい医用システムの研究成果も報告されている．

14.2　自由運用ROGADへの展開

ROGADのフォーマットは2007年よりJASTROホームページから自由にダウンロード可能になった．すなわち基本データベース（基本DB）と各論データベース（各論DB）の二本立てが可能となった．台帳レベルの基本DBに加えて疾患固有各論版として放射線治療が重要な役割を果たしている乳がん，子宮頚がん，食道がん，肺がん，前立腺がんの5疾患について各施設で診療科DBとしても使用可能で詳細な各論DBが運用可能となった．入力項目の複雑度により，「Level 1（Lv. 1）」「Level 2（Lv. 2）」「Level 3（Lv. 3）」の3層構造となっており，現場の繁忙度，目的により使い分けできるようになっている[54]．

フォーマットは各臓器別がん登録の外科系の臨床医と厚生労働省がん研究助成金PCS研究班の放射線腫瘍学の臨床医の協力により開発された[55]．基本DBと各論DBの共通情報はリンクされているため重復入力の必要はない．

基本DBとともに各論DBを利用することより各放射線治療部門の情報系整備に貢献が期待されている．さらに重要な特徴としてこのフォーマットの個人情報部分は，国のがん診療連携拠点病院で進められている院内がん登録標準フォーマットの該当部分と一致している．このため各施設での院内・地域がん登録の情報（outcome）とのリンクが得られることであり，将来の各施設治療部門の共通DB構築などに大いに参考になる．また基本DBに登録すると定期構造調査用の年間疾患別症例数がワンクリックで計算され，提出可能となる．

ソフトウェアはFileMaker Pro 8 Advancedを用いて開発されているのでFileMaker Pro 8以上を使えれば自由に改変が可能である．ただしJASTROの共有財産として構築し，会員の利便性を確保するために一定の取り決めはある．なお，これは治療RIS整備の際に各施設での入力項目設定時の参考とすることもできる．JASTROデータベース委員会はIHE-J ROと協力し，本DBの入力項目の情報を治療RIS/HIS開発企業にも提示している．さらに外科学会が専門医申請と連携して開始したNational Clinical Database（NCD）は手術終了時13項目の登録を義務づけており，月5万例の登録を稼働させているが，American Society for Radiation Oncology（ASTRO）とRadiation Oncology Institue（ROI）も前立腺に関して症例登録を開始した．JASTROでも将来必要になることを想定して基本DB内に15の項目を提示している．そして基本DBからワンクリックで外科学会に提出可能にしている．

14.3　粒子線治療データベースへの応用

日本粒子線治療臨床研究会は2009年からJASTROの構造調査に合わせて項目を変更して治療患者について集計を行っている．1979年まで遡って2012年までの粒子線治療（陽子線と炭素イオン線）について集計し，年間の患者数や疾患別の内訳などを解析してきている[56)]．そして各症例の生存率や局所制御率，副作用の発現率などを求められるようにデータベースを整備している．さらにJASTROデータベース委員会と協力して全国規模の放射線治療症例データベースへの拡張を目指している．上記ROGADの項目を基に各施設が無理なくデータ登録の項目が選択されている．日本の粒子線治療施設9施設がこれに参画している．

14.4　JASTRO定期構造調査解析結果の公表

上述の構造調査が定期的に行われ，解析結果報告がJASTRO放射線腫瘍学データセンタページからダウンロードできる[57)]．そして日本全国での放射線治療施設，治療関連装置の装備状況，治療方法，患者の部位別・疾患別症例の実態が定量的に示されている．直近では2010年構造調査第1報，第2報が公表され[57)]，第1報では17個の表と4個の図，計14頁で780施設，21万人の患者の内訳データが掲載されている．第2報では放射線治療に従事する職種別（医学物理士を含む）の人数，患者負荷などが都道府県別に10個の表と4個の図，計12ページで掲載されている．定期調査は隔年，2年ごとに行われる．解析結果を論文に引用する場合はHPのURLと日時を記載すれば対外的にも引用文献として扱われる．

（稲邑清也）

参考文献

（1）　Gibson D: Microsoft windows security essentials. 2011, John Wiley & Sons, 336頁　ISBN-1801684X
（2）　Marcinko DE, Hetico HR: Dictionary of Health Information Technology and Security. 1 版，2007, Springer Publishing Company, ISBN-10: 0826149952, ISBN-13: 978-0826149954
（3）　一般社団法人日本医療情報学会医療情報技師育成部会．新版医療情報第2版医療情報システム編．2013，篠原出版新社，東京

引用文献

1）　経済産業省相互運用性実証事業相互運用性普及推進懇談会「平成20年度版病院情報システム標準仕様書(案)—システム基盤に関する基本仕様—」平成20年3月6日
2）　松村泰志「今後のHISを解く」月刊新医療データブック・シリーズ．電子カルテ&PACS白書2011～2012．エム・イー振興協会2011年10月31日
3）　三原直樹．医療機関間のネットワークを介した文書と画像データの転送の実際．日本医療情報学会関西支部2012年度　第1回　Meet the Experts.2012年7月5日
4）　日経メディカル2007.5月号米国人の見た日本のIT事情：「電子カルテは普及しない」と指摘する根拠
5）　Inamura K. et al.: Eur. J.Radiol. **78**: 184，2011
6）　月刊新医療データブック・シリーズ．電子カルテ&PACS白書2011～2012. エム・イー振興協会2011年10月31日
7）　Open Source Electronic Health Record Alliance OSEHRA. http://www.osehra.org/（accessed June 4, 2012）
8）　日本医学放射線学会電子情報委員会「ディジタル画像取り扱いガイドラインv.2.0（2006年4月）」平成18年4月

9） 八上全弘他：第68回日本医学放射線学会．演題番号：283．2012年4月
10） Jpeg2000 Update For DICOM Wg4 Meeting February 2005. Free Manual Ebook PDF. http://freemanualebook.com/（Accessed July 5, 2012）
11） AAPM 2008 Radiology research, Current DICOM Topic. http://www.aapm.org/meetings/amos2/pdf/35-9880-74452-493.pdf（Accessed July 5，2012）
12） Jiang H, Zhao Q, et al.: Proc. SPIE 8313, 2012
13） Page D. CAD/PACS integration promises diagnostic help. Mar. 2007. http://www.diagnosticimaging.com/display/article/113619/11840（Accessed July.7 2012）
14） 笹野泰彦，他：KONIKA MINOLTA TECHNOLOGY REPORT 8: 85-90, 2011
15） Cerello P. Barattini M.et al.: Int J CARS 7（Suppl 1）: S261, 2012
16） 日本放射線科専門医会・遠隔画像診断ワーキンググループ，日本医学放射線学会・電子情報委員会．遠隔画像診断ガイドライン．2009年8月，
http://www.radiology.jp/content/files/700.pdf（Accessed Sep. 17, 2015）
17） ACR. ACR technical standard for electronic practice of medical imaging. 2007（www.acr.org）（Accessed on July 7,2012）
18） 厚生労働省．医療情報システムの安全管理に関するガイドライン第4.1版平成22年2月17日）http://www.rbbtoday.com/article/2012/03/08/87068.html（Accessed July 4, 2012）
19） 「電子レセプト請求普及状況」と「請求状況」の算出方法（件数ベース）
http://www.ssk.or.jp/tokeijoho/files/seikyu.pdf（Accessed Nov. 25, 2015）
20） Kondoh H, et al.: Int J CARS 7（Suppl 1）S92, 2012
21） Anthony J M, et al.: Proc. SPIE 8313, 2012
22） 厚生労働省医政局長，厚生労働省保険局長．医政発0201 第2号保発0201第1号「診療録等の保存を行う場所について」の一部改正について．平成22年2月1日
23） 経済産業省告示第167号．医療情報を受託管理する情報処理事業者向けガイドライン．平成20年7月24日
24） ASP・SaaSの情報セキュリティ対策に関する研究会．ASP・SaaSにおける情報セキュリティ対策ガイドライン平成20年1月30日
25） 総務省．ASP・SaaS事業者が医療情報を取り扱う際の安全管理に関するガイドライン第1.1版．平成22年12月
26） 総務省．ASP・SaaS事業者が医療情報を取り扱う際の安全管理に関するガイドラインに基づくSLA参考例．平成22年12月
27） 経済産業省．クラウドサービス利用のための情報セキュリティマネジメントガイドライン．2011年4月（2014年3月に改訂されていて，改訂版が以下からダウンロードできる．
http://www.meti.go.jp/press/2013/03/20140314004/20140314004-2.pdf（Accessed Nov. 25, 2015））
28） 日本PACS・PHDS研究会．クラウドを医療連携システムとして利用する場合のガイドライン．2011年6月，
http://www.jpacs.jp/20110629-4.pdf（Accessed Sep. 19, 2015）
29） 保健医療福祉情報システム工業会JAHIS．標準放射線データ交換規約12-002. Ver2. 3, 2012
30） 小塚隆弘．稲邑清也監修診療放射線技術改訂13版上巻，403-406，2012，南江堂，東京
31） 小塚隆弘．稲邑清也監修診療放射線技術改訂13版下巻，78-81，2012，南江堂，東京
32） DICOM Standards Committee, Working Group 7 Radiation Therapy. Supplement 74: Utilization of Worklist in Radiotherapy Treatment Delivery. Virginia 22209 USA. 2011
33） http://www.ihe.net/Technical_Framework/index.cfm#rad_onc（Accessed July 4, 2012）
34） 安藤裕．IHEと地域連携．IHE Workshop in 新潟．日本IHE協会普及推進委員会．2008. http://www.ihe-j.org/file2/n27/WS13_07_XDS-PDI_ando.pdf（Accessed December 3, 2015）
35） http://medical.nema.org/（Accessed July 4, 2012）
36） DICOM Strategic Document. Version 2012-3, April 11, 2012.
http://medical.nema.org/dicom/geninfo/Strategy.pdf（Accessed July 4, 2012）
37） http://www.med.shimadzu.co.jp/products/dicom.html（Accessed July 4, 2012）
38） ePHDS委員会/日本PACS研究会日本IHE協会編．

http://www.jpacs.jp/book2010.pdf（Accessed July 4, 2012）
39） ePHDS委員会/日本PACS研究会日本IHE協会編.「地域医療連携情報システム構築ハンドブック2011別冊. IHE-XDSをめぐる最近の動向―日米の政策，クラウド技術，広域な連携について―http://www.jpacs.jp/2011 07-hanbook.pdf（Accessed July 4, 2012）
40） Health Level Seven International. http://www.hl7.org/（Accessed July 4, 2012）
41） http://www.dis.h.u-tokyo.ac.jp/byomei/icd11/index.html
42） OpenEHR http://openehr.jp/（Accessed July 4, 2012）
43） ISO.JTC 1/SC 27.IT Security techniques.
http://www.iso.org/iso/iso_technical_committee commid＝45306（Accessed July 4, 2012）
44） 日本学術会議協力学術研究団体. 日本セキュリティ・マネジメント学会Japan Society of Security Management http://www.jssm.net/（Accessed July 4, 2012）
45） 保健・医療・福祉情報セキュアネットワーク基盤普及促進コンソーシアム
HEASNET. http://heasnet.jp/index.htm（Accessed July 4, 2012）
46） ISO TC 215/SC WG 4.ISO 11636:2008（E）. ダイナミック・オンデマンドVPN方式を使った医療情報分野における有効性（Health informatics Dynamic on-demand virtual network for health information infrastructure）」ISO TC215テクニカルレポート（TR）日本語版・英語版Secretariat: ANSI 2008-11-06
47） 野津勤：IHEによる地域医療連携システム構築－安全管理ガイドライン等への対応. 日本IHE協会普及推進委員会IHE Workshop in Tokyo 2011.07.09 Tokyo-Midtown（発表資料がhttp://www.ihe-j.org/file2/n73/WS29-04-Guidlines.pdfよりダウンロードできる.（Accessed Nov. 25, 2015））
48） 野津勤：医療連携コミュニティの構築―ITI　User Handbooks―Cookbook, HIE Security & Privacy, Template. JPACS ePHDS委員会2009.1.23（発表資料がhttp://ihe-j.sakura.ne.jp/file2/tech/医療連携のIHE_ITI文書解説.pptよりダウンロードできる.（Accessed Nov. 25, 2015））
49） 日本PACS研究会・日本IHE協会. 地域医療連携情報システム構築ハンドブック2010
http://www.jpacs.jp/book2010.pdf（Accessed July 4, 2012）
50） ACR technical standard for electronic practice of medical imaging.2007.www.acr.org（Accessed July 4, 2012）
51） ACR. Revised statement on the interpretation of radiology images outside the United States. May 2006. www.acr.org（Accessed July 4, 2012）
52） 稲邑清也，他：日放腫会誌. **19**: 171-179. 2007.
53） 原内一，他：日放腫会誌. **13**: 47-53, 2001.
54） 日本放射線腫瘍学会JASTROホームページ. Radiation Oncology Greater Area Database ROGAD http://www.jastro.or.jp/aboutus/child.php?eid=00012
55） 日本放射線腫瘍学会JASTROホームページ. JASTROデータベース委員会よりのお知らせ：Radiation Oncology Greater Area Database（仮称：旧ROGAD）の公開. http://www.jastro.or.jp/aboutus/child.php?eid=00029
56） 安藤裕，他：日本放射線腫瘍学会第26回学術大会報文集. O-358. 233頁. 2013
57） JASTRO放射線腫瘍学データセンタページhttp://www.jastro.or.jp/aboutus/datacenter.php

索　引

医学物理学教科書シリーズ：画像・情報処理

2018年2月25日　第1版第1刷発行
2020年4月30日　第1版第2刷発行

編著者　尾川浩一
監　修　日本医学物理学会
発行者　笠井　健
発行所　株式会社国際文献社
〒162-0801 東京都新宿区山吹町358-5
Tel：03-6824-9360
Fax：03-5227-8671
URL：https://www.bunken.co.jp/
印刷製本　株式会社国際文献社

ISBN978-4-902590-77-7　C3047